Sexualmedizin im Grundriß

Eine Einführung in Klinik, Theorie und Therapie der sexuellen Konflikte und Störungen

Walter Bräutigam, Ulrich Clement

3., neubearbeitete und erweiterte Auflage

Georg Thieme Verlag Stuttgart · New York 1989

Prof. Dr. med. Walter Bräutigam
Ärztl. Direktor der Psychosomatischen
Klinik Heidelberg
Dr. phil. Ulrich Clement, Dipl.-Psych.
Psychosomatische Klinik Heidelberg
Thibautstr. 2, 6900 Heidelberg

1. Auflage 1977
2. Auflage 1979

CIP-Titelaufnahme der Deutschen Bibliothek

Bräutigam, Walter
Sexualmedizin im Grundriß : eine Einführung in Klinik, Theorie und Therapie der sexuellen Konflikte und Störungen / Walter Bräutigam ; Ulrich Clement. – 3., neubearb. u. erw. Aufl. – Stuttgart ; New York : Thieme, 1989

NE: Clement, Ulrich:

Wichtiger Hinweis: Medizin als Wissenschaft ist ständig im Fluß. Forschung und klinische Erfahrung erweitern unsere Kenntnisse, insbesondere was Behandlung und medikamentöse Therapie anbelangt. Soweit in diesem Werk eine Dosierung oder eine Applikation erwähnt wird, darf der Leser zwar darauf vertrauen, daß Autoren, Herausgeber und Verlag größte Mühe darauf verwandt haben, daß diese Angabe genau dem **Wissensstand bei Fertigstellung des Werkes** entspricht. **Dennoch ist jeder Benutzer aufgefordert,** die Beipackzettel der verwendeten Präparate zu prüfen, um in eigener Verantwortung festzustellen, ob die dort gegebene Empfehlung für Dosierungen oder die Beachtung von Kontraindikationen gegenüber der Angabe in diesem Buch abweicht. Das gilt besonders bei selten verwendeten oder neu auf den Markt gebrachten Präparaten und bei denjenigen, die vom Bundesgesundheitsamt (BGA) in ihrer Anwendbarkeit eingeschränkt worden sind. Benutzer außerhalb der Bundesrepublik Deutschland müssen sich nach den Vorschriften der für sie zuständigen Behörde richten.

Rüdigerstraße 14,
D-7000 Stuttgart 30
Printed in Germany

Satz und Druck: Druckhaus Götz KG, D-7140 Ludwigsburg, gesetzt auf Linotype System 5
(202)

ISBN 3-13-542203-8

1 2 3 4 5 6

Vorwort zur 3. Auflage

In den 10 Jahren seit der letzten Auflage dieses Buches hat sich Sexualmedizin als Praxis und Wissenschaft so lebhaft weiterentwickelt, daß überarbeitende Korrekturen nicht ausreichend erschienen. Ein neues Buch war erforderlich.

Zeichen dafür, wie sich die Fragestellungen ausgeweitet und differenziert haben, ist, daß jetzt zwei Autoren gemeinsam auftreten, die Erfahrungen aus verschiedenen Bereichen von Praxis und Wissenschaft mitbringen. Dabei ist es nicht einfach so, daß einer nur die organmedizinischen und der andere allein die psychologischen Bereiche und Perspektiven abgehandelt hat. Eine Gefahr der Medizinalisierung der Sexualmedizin als manipulative Praxis ist gegenwärtig ohnehin gegeben, bei der nicht nur psychogenetische Bedingungen, sondern Sexualität als Erleben völlig marginalisiert wird. Auf der anderen, der psychologischen Seite wird die Verflüchtigung des Sexuellen nicht nur seit langem in den Techniken der Verhaltenstherapie beklagt, in „gods own country" der Sexualitätstheorie, in der Psychoanalyse selbst, hat sich eine Psychologie ohne Konflikt und ohne Trieb, eine Praxis und Theorie ohne sinnlich-sexuelle Qualitäten entwickelt.

Beide Entwicklungen sind zwei Seiten der gleichen Medaille. Die Vergegenständlichung als Körpergeschehen wie auch die immer sublimeren theoretischen Konstrukte sind Ausdruck der wissenschaftlichen rationalisierten Isolierung und damit Harmonisierung des sexuellen Erlebens. Gewollt oder ungewollt dienen sie dazu, die Unruhe abzuwehren, die Sexualität hervorrufen kann, und zwar nicht nur bei Urologen und Psychoanalytikern.

Sexuelle Störungen sind nur vom psychosomatischen Ansatz her zu verstehen und zu behandeln. Psychosomatisch heißt, daß körperliche und psychosoziale Bedingungen sowohl in ihrer eigenen Konsequenz, aber ebenso in ihrem Miteinander und dabei auch in ihrem Widerspruch berücksichtigt werden, ohne daß fachimperialistisch eine Seite für die eigentliche erklärt und die andere als Konkurrenz betrachtet oder verleugnet wird. Psychosomatik bedeutet ferner ein Primat des Subjektes vor der Methode, d. h., daß sich Berater oder Behandler der Subjektivität und Individualität des Patienten stellen müssen, bevor sie bestimmte Behandlungstechniken heranziehen, seien sie organmedizinisch oder psychotherapeutisch.

Wenn hier zwei Autoren mit unterschiedlicher wissenschaftlicher und fachpolitischer Herkunft zusammenarbeiten, so hat das an mancher Stelle zu Spannungen und schließlich auch zu divergierenden Auffassungen geführt. Daß dabei ein gemeinsames Buch entstand, das nicht kapitelweise die inhaltliche Verantwortung aufteilt, war möglich durch die Bejahung des Widerspruchs, der in der Erkenntnismethode wie letztlich in dem Gegenstand liegt. Gerade in der gegenwärtigen Zeit, wo die Neigung besteht, sich in bestimmten Schulen, Vereinen, berufspolitischen Gruppierungen voneinander abzugrenzen und Feindbilder zu pflegen, schien es uns reizvoll, die Spannung und die Provokation, die die Meinung des einzelnen für den anderen an mancher Stelle bot, dem Leser weiterzugeben. Der ständigen Provokation des Sexuellen schien das ohnehin angemessen.

Wir hoffen, daß dies dem Buch zugute gekommen ist und Ärzte, Psychologen, Sozialarbeiter, Pädagogen, Eheberater und alle, die dieses Buch lesen und professionell und persönlich nützen, etwas von der Freude über das spannende Thema Sexualität spüren, die wir bei der Arbeit hatten, es zu schreiben.

Danken möchten wir Barbara Braun, Veronika Deffaa und Marianne Wörner für ihre unerschöpfliche Geduld bei der Abfassung der vielen Manuskriptfassungen.

Heidelberg, im Frühjahr 1989

Walter Bräutigam
Ulrich Clement

„Als Sohn des Poros und der Penia nun ist dem Eros folgendes Los zuteil geworden: Erstens ist er beständig arm und viel fehlt daran, daß er zart und schön wäre wie die meisten glauben, sondern er ist rauh und nachlässig im Äußeren, barfuß und obdachlos und ohne Decke schläft er auf der bloßen Erde, indem er vor den Türen und auf den Straßen unter freiem Himmel übernachtet, gemäß der Natur seiner Mutter, stets der Dürftigkeit Genosse. Von seinem Vater her aber stellt er wiederum dem Schönen und Guten nach, ist mannhaft, verwegen und beharrlich, ein gewaltiger Jäger und unaufhörlicher Ränkeschmied, der stets nach der Wahrheit trachtet und sie sich auch zu erwerben versteht . . .“.

Platon

«Il faut reconnaître, que nous sommes autant automat qu'esprit.»

Pascal

„Das Höchste und das Niedrigste hängen in der Sexualität überall am innigsten zusammen.“

S. Freud

Inhaltsverzeichnis

Einführung

Körperliche Grundlagen der Sexualität

Das diagnostische Gespräch

Sexuelle Funktionsstörungen

Perversionen

Transsexualismus

Sexuelle Partnerorientierung

Das Thema Inzest

Reproduktion

Psychosomatische Störungen aus sexuellen Ursachen

HIV-Infektion und Aids

Einführung

Aus der Geschichte der Sexualforschung

Vom Marquis de Sade zur sexuellen Krankheitslehre

In der Kulturgeschichte des menschlichen Geschlechtslebens ist die heutige, die wissenschaftliche Beschäftigung mit Sexualität eine späte Erscheinung. Darstellungen sexueller Szenen in Bildwerken und erotischen Erzählungen gab es in allen geschichtsträchtigen Gesellschaften und Kulturen. Viele Jahrhunderte waren es vor allem die Dichter, die von Liebe und Sexualität schrieben und die leiblichen Vorgänge beim Namen nannten. Bei Goethe geschah das noch in epigrammatisch versteckter Form oder in apokryphen, zur Veröffentlichung nicht gedachten Werken, in denen er Lust und Gefahren sexuellen Lebens andeutete. Die Romantik hat dann im 19. Jahrhundert nicht nur eine schöne Gefühlswelt beschrieben, sondern auch die Leiblichkeit wiederentdeckt. So hat Novalis in seinen Aphorismen die Physiologie und Psychologie des sexuellen Aktes behandelt und dabei Einsichten registriert, die bis in die Gegenwart aktuell bleiben.

Eine wahre Enzyklopädie sexueller Varianten und Perversionen, die er in seinen Romanen detailliert schilderte, gab aber schon Marquis de Sade (1740–1814). Sie reichen vom Ehebruch über Promiskuität, Inzest und Sodomie zu aggressiv quälenden, bis zum Lustmord gehenden Handlungen. Nach ihm ist die sexuelle Perversion des Sadismus benannt, bei dem die sexuelle Befriedigung daran gebunden ist, dem Sexualobjekt Schmerzen und Verletzungen zuzufügen. Weniger bekannt ist, daß de Sade in seiner „Philosophie im Boudoir“ nicht nur eine sexuelle Befreiung für den einzelnen, sondern vor dem Hintergrund der Französischen Revolution auch einen politisch-emanzipatorischen Anspruch vertrat. Die Leidenschaften des Sinnenmenschen werden gegenüber der Moral und gesellschaftlichen Unterdrükkung programmatisch verteidigt. In seiner utopischen Gesellschaft, die Männer und Frauen totale sexuelle Freiheit in Aussicht stellt, sind alle religiösen und sittlichen Wertsysteme überwunden. – Ein Nachfahre de Sades ist der Schriftsteller Jean Genet (1910–1986), der in seinen Romanen, so in „Pompes funèbres“ – „Das Totenfest“ die ausschweifenden homosexuellen Liebesphantasien und die Verschränkung von Mördern und ihren Opfern bis zu kannibalischen Ritualen beschreibt – jetzt vor dem Hintergrund des französischen Widerstandes gegen die deutsche Besatzung im Zweiten Weltkrieg.

Der österreichische Schriftsteller Sacher-Masoch (1836–1895) hat in seinen Erzählungen Szenen beschrieben, bei denen eine sexuelle Befriedigung erfolgt, indem man vom Partner erniedrigt oder schmerzhaft gequält wird. Nach ihm ist die sexuelle Perversion des Masochismus benannt.

Französische Ärzte legten im 19. Jahrhundert, dem Zeitalter, in dem systematische Krankheitslehren entwickelt wurden, die ersten wissenschaftlichen Beschreibungen des Exhibitionismus (Lasègue 1877) und des Fetischismus (Binet 1887) nieder. Seither war es üblich, sexuelle Abweichungen, auch die Homosexualität, im Rahmen einer Nosographie wie eine Krankheitseinheit zu fassen. Der deutsche Arzt Westphal hatte 1870 den Transvestitismus beschrieben, der nach dem Zweiten Weltkrieg als Transsexualismus durch Benjamin (1954) dargestellt wurde.

Im Jahre 1886 gab Krafft-Ebing mit der 1. Auflage der Psychopathia sexualis eine erste sexualmedizinische Gesamtdarstellung, bemerkenswerterweise als Studie sexueller Perversionen. Daß diese „Medicinisch gerichtliche Studie" von einem Gerichtspsychiater kam, war charakteristisch für die Betrachtungsweise und bestimmte für lange Zeit den Blick. Das Buch Krafft-Ebings ist eine bilderbuchartige Sammlung und minutiöse Beschreibung meist monströser Einzelfälle, die durch Heranziehung historisch überlieferter Extrembeispiele angereichert wurden. Es stellt eine einzigartige Sammlung von Lustmördern, Nekrophilen und Sodomisten, von raffinierten Sadisten und Masochisten dar. Auch in der Folge waren Nervenärzte und vor allem forensische Psychiater für die sexuellen Variationen zuständig. Diese erste Sexualitätsforschung teilte die psychiatrische, organzentrierte Auffassung im Hinblick auf seelische Abweichungen und Krankheiten. Es fehlte gänzlich eine Fundierung in einer allgemeinen psychologischen Theorie. Die Psychiatrie war noch nicht von der Neurologie getrennt, und man findet Abhandlungen über sexuelle Perversionen meist am Rande nervenärztlicher Lehr- und Handbücher. Noch 1918 geschah das durch Kahn in der Beschreibung von „Sexualpsychopathen" im Handbuch der Geisteskrankheiten unter den psychopathischen Persönlichkeiten, die mit Krankheiten oder Degenerationen der Nervenbahnen in Verbindung gebracht wurden.

Wenn bis dahin in der kirchlichen und moralischen Auffassung des Abendlandes Sexuelles meist als niedrig und sündhaft erschien, Abweichungen als Besessenheiten oder Verbrechen an der Sittlichkeit verfolgt und ausgetrieben wurden, so erschien diese Medizinalisierung zunächst als ein Fortschritt zur Versachlichung und Objektivierung. Daß aber die Vorstellung von Sexualität als einer gefährlichen Kraft in das scheinbar aufgeklärte ärztlich und wissenschaftlich denkende 19. Jahrhundert weiter wirkte, ist an vielen Beispielen deutlich zu machen. Das 19. Jahrhundert war erfüllt von der Vorstellung von Nervenschwäche, Degeneration und Erschöpfung infolge sexueller Überreizung. Die Satyriasis des Mannes und die Nymphomanie der Frau waren häufig diagnostizierte und medikamentös gedämpfte Krankheitszustände. Die Lehre von den Neurosen, den Psychopathien und den Perversionen war immer noch zu eng mit organzentrierten Auffassungen verbunden.

Von der Nervenheilkunde zur Psychoanalyse

Wie wenig die Medizinalisierung zu einer positiv bewertenden Betrachtung und humanen Einstellung gegenüber der Sexualität beitrug, läßt sich an der ärztlichen Einstellung zur Selbstbefriedigung zeigen.

Die Bezeichnung Onanie stammt aus dem alten Testament nach Onan, Sohn von Juda, der aber keine Masturbation, sondern Coitus interruptus ausübte, um der Frau seines toten Bruders keine Kinder zeugen zu müssen (Genesis 38,9). Die Einstellung zur Selbstbefriedigung erweist sich in historischer Sicht als Indikator für Toleranz oder Intoleranz gegenüber der Sexualität überhaupt, die in einer gesellschaftlichen Schicht, einer Religion oder in einem Zeitalter überhaupt bestimmend waren. Das hat der Kinderpsychoanalytiker René Spitz (1952/53) an einer Literaturuntersuchung gezeigt, die die in den letzten 100 Jahren empfohlenen Behandlungsmaßnahmen zur „Onaniebehandlung" in ihren Methoden zusammenstellt und kommentiert. Die Literatur umfaßt Einzelpublikationen und Lehr- und Handbuchbeiträge aus dem Gebiet der Allgemeinmedizin und Kinderheilkunde sowie der Psychiatrie, später der Psychologie und Psychoanalyse, die in dem Zeitraum in den USA und England, in deutschsprachigen Ländern sowie in Frankreich und anderen romanischen Ländern erschienen sind (Abb. 1).

Die Zusammenstellung von Spitz zeigt, daß bis 1849 maßvolle Diäten, Arzneien wie Chinarinde, Baldrian usw. oder Bäder empfohlen wurden. Diese milde Einstellung kontrastiert mit der in Tissots „L'onanisme" (1760) noch vertretenen Auffassung, daß die Wirkungen kindlicher Masturbation von Impotenz über Epilepsie, Schwindsucht, Schwachsinn, Rheumatismus und Tumoren bis zur Homosexualität reichen. Die in der zweiten Hälfte des vorigen Jahrhunderts aufkommende chirurgische Behandlung war bei Jungen eine Zirkumzision, bei Mädchen die Entfernung der Klitoris, Praktiken, die immerhin im Viktorianischen Zeitalter mehr als 10 Jahre lang bei Kindern und Erwachsenen zumindest vereinzelt ausgeführt wurden. Außerdem wurde empfohlen, die Wirbelsäulengegend oder direkt die Genitalien zu kauterisieren. Der quälende und strafende Charakter ist therapeutisch kaum verdeckt. Gleichzeitig wurde durch Schienen, Korsetts und ähnliche orthopädische Maßnahmen versucht, den Kindern das Spielen mit dem Genitale unmöglich zu machen. Die danach vorherrschenden Zwangsmaßnahmen betrafen vor allem körperliche

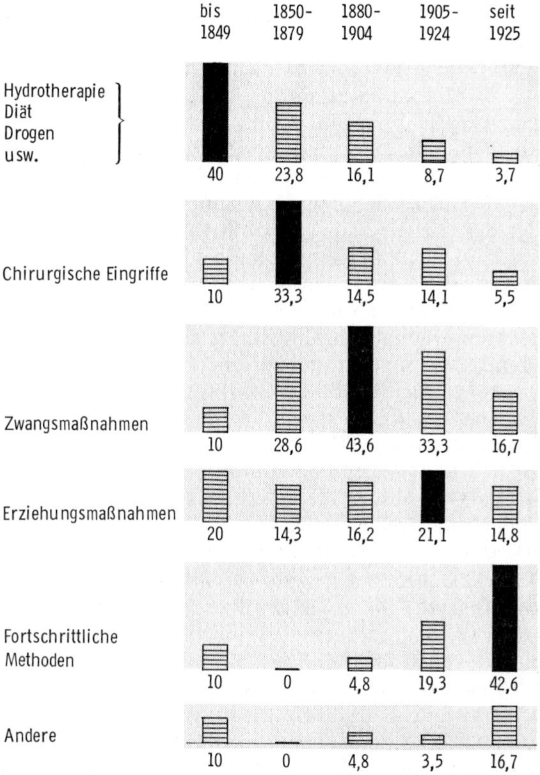

Abb. 1 Verhältnis der verschiedenen zur Onaniebehandlung empfohlenen Methoden in verschiedenen Zeitabschnitten (in Prozent) (aus R. Spitz: Psyche 6 [1952/53] 1)

Züchtigungen oder sonstige Strafmaßnahmen. Erst um die Jahrhundertwende kamen langsam, wie Spitz vermutet nicht ohne Einfluß der Psychoanalyse, tolerantere Einstellungen und erzieherische und fortschrittliche Methoden auf. Sie waren eher darauf gerichtet, die mit der Masturbation verknüpften Ängste und Schuldgefühle zu beruhigen. Bis in die Gegenwart knüpfen sich vor allem in der älteren Generation an die Onanie hypochondrische Vorstellungen der Selbstbeschädigung oder der Versündigung mit Folgen, die von der Rückenmarksschwindsucht über Potenzverlust und Neurasthenie bis zum sensitiven Beziehungswahn reichen sollen. Die Onanie taucht nicht selten bei neurotischen und bei endogenen Depressionen noch als Schuldselbstvorwurf auf. Heute wird die Selbstbefriedigung als Anzeichen der sexuellen Reifung gesehen, sie macht von der Pubertät bis zum Alter einen beträchtlichen Teil menschlichen Sexualverhaltens aus. Die kumulative Masturbationserfahrung liegt z. B. bei Studenten im 20. Lebensjahr bei 92%, bei Studentinnen bei 73% (Clement 1986). Ihr Fehlen korreliert mit einer verzögerten körperlichen Reifung oder einer die sexuellen Bedürfnisse bewußt oder unbewußt kontrollierenden Einstellung. Die Richtung des Phantasmas bei der ersten Erfahrung mit der Selbstbefriedigung ist in ärztlich-diagnostischer Hinsicht bedeutsam, vor allem im Hinblick auf die hetero- oder homosexuelle Partnereinstellung. Bei Frauen ist die Masturbationsaktivität in den höheren Bildungsschichten ausgeprägter und hat in den letzten beiden Jahrzehnten erheblich zugenommen, sie ist offenbar hier enger mit einer permissiven Sexualmoral korreliert als bei den Männern.

Was im Laufe dieser 100 Jahre als „Onaniebehandlung der Kinder" erscheint, ist nicht einfach ein geradliniger Prozeß, der von der Repression zur Emanzipation fortschreitet. An der Einstellung zur Onanie hat der Soziologe und Historiker Foucault (1926–1984) das aufgezeigt, was er die „Diskursivierung des Sexuellen" nennt. Im religiösen, pädagogischen und therapeutischen Sprechen über Sexuelles, in der Sexualwissenschaft schließlich, trete das Verborgene des Sexuellen aus dem Dunkel heraus und werde zur Sprache gebracht. Die Beichte, die psychoanalytische Behandlung, die pädagogische Unterweisung, ja auch die ärztlich-therapeutische Behandlung haben diese Gemeinsamkeit. Foucault sieht diese Diskursivierung des Sexuellen als einen über mehr als 300 Jahre zurückreichenden Prozeß, in dem sowohl befreiende wie zügelnde Kräfte, Emanzipation und Repression nebeneinander und nacheinander wirken. Als wissenschaftliche und publizistisch wirksame Disziplin trage die aufkommende Sexualforschung selbst diesen Widerspruch in sich, etwas ans Licht zu bringen und öffentlich zu machen, was sich diesem Zugriff immer wieder aufs neue entzieht.

Von Sigmund Freud zu Instituten für Sexualforschung

Eine Neubewertung der Sexualität erfolgte am Ende des vorigen Jahrhunderts und den ersten Jahrzehnten dieses Jahrhunderts unter dem Einfluß der psychoanalytischen Praxis und ihrer Theorien, wie sie Sigmund Freud im Laufe seines Lebens und Wirkens entwickelte. Seine Bücher „Studien zur Hysterie" (1895) und die „Drei Abhandlungen zur Sexualtheorie" (1905) stellen Marksteine dar. Bestimmend für die neue Situation wurde, daß die Psychoanalyse einerseits allgemein als aufklärender Diskurs in Erscheinung trat und zugleich durch ihre therapeutische Praxis des für alle Einfälle und Gefühle offenen

Gesprächs die subjektiven und objektiven Erscheinungen der menschlichen Sexualität zur Sprache brachte. Indem alle Erscheinungsformen verstehend durchdrungen und nicht aus traditionellen Werturteilen moralisch verurteilt wurden, erschienen auch Perversionen und Randformen nicht mehr als krankhaft gänzlich entfremdet und isoliert, sondern psychologisch einfühlbar. Das Besondere der Psychoanalyse liegt ja gerade darin, daß in ihren Theorien Sexualität in einem weiten Umfang und in den vielfältigsten Erscheinungen zum Aufbauelement der menschlichen Entwicklung überhaupt wurde. Dabei wird Sexualität nicht nur aufgewertet, sondern sie wird auch auf die gesamte frühkindliche und kindliche Entwicklung ausgeweitet. Die Reifung der sexuellen Triebe in den ersten 5 Lebensjahren wurde zur Grundlage der Entwicklungspsychologie des Menschen überhaupt. Das geschieht in einem über das genitale Geschehen hinaus erweiterten Triebbegriff, der grundsätzlich alle Körperzonen als erogene und libidinös besetzte Bereiche und alle Formen der Lust als sexuell charakterisiert. – Vor dem zeitgeschichtlichen Hintergrund des sexualfeindlichen Viktorianischen Zeitalters, in dem Freud selbst aufwuchs, erscheinen die zeitliche Ausdehnung auf die Kindheit und die qualitative Ausweitung auf jede Form von Lust und alle menschlichen Beziehungen wie eine Flucht nach vorn. Seine Nachfolger mußten sich von zeitbedingten Einseitigkeiten befreien. Bei der Ausweitung der Trieblehre und des Libidobegriffes drohte die ureigentliche Erlebnisqualität des Sexuellen in Verlust zu geraten. Sie tritt bei so vielen Vorstufen, Ableitungen und Ausweitungen gleichsam nur in verwässerter Form auf. Deutlich wurde auch, daß bei Freud die sexuelle Reifung an einen Normalitätsbegriff mit biologischen Zielsetzungen geknüpft ist. Dabei erscheinen nicht nur die Perversionen, sondern auch die Homosexualität als unreife Stufen und Fixierungen in der Entwicklung. Ebenso wird die weibliche sexuelle Entwicklung bei Freud als unvollkommene Entwicklungsstufe an der männlichen gemessen, ein Schritt, dem Analytikerinnen von Anfang an bis zur umfassenden Revision heute entschieden widersprochen haben (Mitscherlich-Nielsen 1975).

Die publizistische und politische Aktivität von Wissenschaftlern, Künstlern und Politikern in der Zeit vor und nach dem Ersten Weltkrieg, die vor allem einer Neubewertung der Homosexualität galt, gipfelte in der Gründung eines Instituts für Sexualforschung 1919 in Berlin durch den Arzt Magnus Hirschfeld. Er betrieb die Sexualwissenschaft mit internationalen Tagungen, mit Arbeit in der Öffentlichkeit und mit der Herausgabe von Zeitschriften, u. a. des „Jahrbuchs der Sexuellen Zwischenstufen".

Dabei war ein neuer entscheidender Schritt, daß sich Magnus Hirschfeld nicht nur für die Rechte der Homosexuellen einsetzte, sondern sich zu seiner eigenen Homosexualität bekannte, die er als eine in der körperlichen Anlage schicksalhaft von der Natur mitgegebenen Form der Partnerwahl verstand. Sein Institut wurde 1933 von den Nationalsozialisten zerstört, er starb in der Emigration.

In den Jahren nach dem Zweiten Weltkrieg hat in der Bundesrepublik Hans Giese an diese wissenschaftliche Tradition angeknüpft und zunächst ein privates Institut für Sexualforschung in Frankfurt gegründet. 1955 wurde ihm an der Universität Hamburg durch den Psychiater Bürger-Prinz eine Dozentur geboten, er gründete auch dort ein Institut für Sexualforschung, das nach seinem Tod 1970 dann 1974 als dauernde Universitätseinrichtung verankert wurde. 1973 hatte auch die Universität Frankfurt eine Abteilung für Sexualwissenschaft eingerichtet, der später eine vergleichbare Einrichtung in Kiel folgte. Diese Institute arbeiten bis heute bei knappster personeller Ausstattung an vielfältigen wissenschaftlichen Fragestellungen mit empirischen und theoretischen, sozialwissenschaftlichen und medizinischen Schwerpunkten. Außerdem leisten sie poliklinisch diagnostische und therapeutische Versorgung und forensische Arbeit.

Hans Giese selbst hatte einerseits eine empirisch-klinische Orientierung verfolgt, aber andererseits auch eine medizinisch-anthropologische Ebene der Interpretation. Vertreter dieser anthropologischen Medizin wie Viktor von Gebsattel, Erwin Straus und Ludwig Binswanger beschrieben im sexuellen leiblichen Geschehen zugleich das Gelingen oder Mißlingen einer umfassenden gegenseitigen Begegnung zweier Menschen, die in einer „dualen Liebeswirklichkeit" (von Gebsattel 1932) zusammentreten. Sexuelle Perversionen werden von der anthropologischen Medizin mit destruktiven oder deformierenden Elementen in einer mißlingenden leibseelischen Beziehung in Verbindung gebracht (Straus 1932, Boss 1947) als Zeichen einer negierten (von Gebsattel 1932) oder als Sexualisierung auf der eigentlich verfehlten Stufe einer Annäherung und bipersonalen Begegnung (Bräutigam 1960).

Nach dem Zweiten Weltkrieg erfolgte zunächst in den USA, später in den europäischen Ländern, eine breite Bestandsaufnahme sexuellen Verhaltens. Damit wurde eine neue Seite der Sexualforschung aufgeschlagen, wobei systematisch größere Bevölkerungsgruppen im Hinblick auf ihr sexuelles Verhalten befragt und aufgelistet wurden. Die taxonomischen Methoden und die statistischen Auswertungen von systematischen Interviews in der Gesamtbevölkerung, die der amerikanische Biologe Alfred Kinsey mit seinen Mitarbeitern von 1938 an einführte und 1948 publizierte, führten zu neuen Erkenntnissen über die durchschnittliche Streubreite sexuellen Verhaltens. Die Ergebnisse der Befragung Kinseys, z. B. über die Häufigkeit homosexueller Handlungen von Männern und Frauen, haben ebenso überrascht wie etwa Feststellungen über die Häufigkeit oraler Praktiken im heterosexuellen Verkehr. Spätere Untersuchungen aus anderen Ländern, so aus Schweden, der Bundesrepublik Deutschland und der

DDR weisen aber ebenso auf eine große Zahl von außerhalb der Idealnorm des heterosexuellen Aktes liegenden sexuellen Aktivitäten. Vom behavioristischen Standpunkt gibt es nicht nur breite Übergänge vom Normalen zum Abnormen, die Feststellung der Norm scheint vielmehr zu einem rein numerischen Problem des Durchschnitts zu werden.

Entscheidet allein die Häufigkeit eines Verhaltens über ihre Normalität und über ihre Rechtmäßigkeit? Wenn früher die Betrachtung der Sexualität und ihrer Varianten eine rein ethische Frage war, so droht sie jetzt zu einer rein numerischen zu werden. Daß auch das eine wertende Position darstellt, ist Kinsey als positivistischem Wissenschaftler nicht deutlich geworden, etwa wenn er herablassend feststellt:

„Wenn es sich um die moralische Begründung irgendwelcher religiöser Gebote handelt, ist der Wissenschaftler nicht in der Lage, sich dazu sachverständig zu äußern. Diese Probleme müssen anderen überlassen werden, die es gelernt haben, über ethische Werte und soziale Fragen zu urteilen" (Kinsey 1948). Ob aber das faktische Verhalten schon eine letzte Auskunft ist und ob soziale und ethische Aspekte vom Wissenschaftler an eine andere Fakultät delegiert werden können, ist die Frage.

Zur Bestandsaufnahme gehört auch die durch Masters u. Johnson (1966, 1970, 1973) vorgelegte minutiöse Beschreibung der Physiologie sexueller Reaktionen von Mann und Frau. Sie haben unsere Kenntnisse beträchtlich erweitert und einseitige Vorstellungen korrigiert. Im Sexuallabor von Masters und Johnson erscheint die Sexualität und auch die sexuelle Befriedigung im von außen beobachtbaren physiologischen Ablauf. Nicht die subjektiven Erlebnisqualitäten, sondern die meßbaren Muskelkontraktionen werden als Orgasmus und sexuelle Befriedigung beschreibend gefaßt. Auch diese scheinbar unvoreingenommenen objektivierenden Beschreibungen des Forscherpaares Masters und Johnson haben normative Wirkungen gehabt. Die Gleichsetzung der sexuellen Befriedigung mit einem bestimmten muskulären Geschehen im sexuellen Akt hat viele Frauen und Männer beunruhigt und an ihrer bisherigen individuellen Befriedigung unsicher werden lassen.

Zur gegenwärtigen Sexualwissenschaft: Empirische Bestandsaufnahme und politische Funktion des Sexuellen

Dem Beispiel von Kinsey, bestimmte Bevölkerungsgruppen konkret nach ihrem sexuellen Verhalten zu befragen, sind Untersuchungen gefolgt, die bis in die Gegenwart Aktualität haben. In verschiedenen

Ländern wurden unterschiedliche Schichten und Berufsgruppen, vor allem auch Gruppen mit abweichenden sexuellen Neigungen in bezug auf ihre gegenwärtige und vergangene Lebenssituation, ihre familiären und inneren psychologischen Entwicklungsbedingungen befragt. Die Sexualwissenschaft hat seither nicht aufgehört, epidemiologisch zu forschen. Der Unterschied zwischen Männern und Frauen, zwischen den Generationen beschäftigt ebenso wie die Frage nach den gesellschaftlichen und ökonomischen Bedingungen sexuellen Verhaltens. Dabei zeigen gerade vergleichende Bestandsaufnahmen einen sozialen Wandel der Sexualität im Sinne einer Liberalisierung. Sie hat die westliche industrielle Gesellschaft ebenso erfaßt wie die Menschen, die in den sozialistischen Ländern leben. Untersuchungen zeigen, daß die voreheliche Sexualität, die Masturbation wie auch das gleichgeschlechtliche Verhalten nicht nur eine weite Verbreitung, sondern auch eine neue Bewertung erfahren haben. Die Lösung der Sexualität von der Institution Ehe hat aber nicht zu einer allgemeinen Promiskuität geführt, sondern zu neuen Beziehungsformen, die etwa als sequentielle Partnerschaft erscheinen.

Eine neue empirische Bestandsaufnahme erfolgte aber nicht allein im Hinblick auf die Gegenwart, sondern auch in historischer Ausrichtung. Sexualwissenschaftler und Historiker unterzogen die Geschichte der Sexualität im Abendland einer Revision, retrospektiv Erleben und Verhalten der verschiedenen Gesellschaftsschichten in den einzelnen Nationen und Kulturen untersuchend (Foucault 1986). Eingefahrene Klischees über die Keuschheit der Minnesänger wurden ebenso in Frage gestellt wie die über die Frigidität der Frauen aller Schichten und Klassen im Viktorianischen Zeitalter.

Verändert hat sich dabei die berufliche Ausbildung der Menschen, die heute Sexualforschung betreiben. War es in der ersten Hälfte ihrer jetzt 100jährigen Geschichte ausschließlich „das traurige Vorrecht der Ärzte", wie Krafft-Ebing schrieb, sich den abnormen und normalen Tatsachen des Sexuellen zuwenden zu müssen, so sind es heute mindestens ebenso häufig Psychologen und Soziologen. An empirischen Untersuchungen menschlichen Verhaltens und an Fragen der sexuellen Motivation interessiert, treten für sie die körperlichen Grundlagen der Sexualität und Anlagefaktoren in den Hintergrund. In einer erweiterten Perspektive wird aber die Verbindung von Sexualverhalten und gesellschaftlichen Zwängen, etwa von Massenkonsum der Sexualität im westlichen kapitalistischen System, diskutiert.

Empirische Bestandsaufnahmen des Sexualverhaltens und die in ihr sich darbietende sexuelle Liberalisierung erwiesen sich mit zwei widersprüchlichen Auswirkungen verbunden:

Sie wirkten befreiend, indem der einzelne feststellen konnte, daß er mit seiner persönlichen sexuellen Einstellung in bezug auf masturbatorisches vor- oder außereheliches Verhalten usw. nicht allein war und daß man mit anderen darüber sprechen konnte; zugleich aber entwickelten die publizierten Meßzahlen über die orgastische oder nichtorgastische, die heterosexuelle oder homosexuelle, die pubertäre oder postklimakterische Aktivität eine neue normative Kraft. Der einzelne begann sich an den publizistisch in der Öffentlichkeit gehandelten Werten sexueller Aktivität und Erfüllung zu messen.

Zu einer explosionsartigen Entwicklung kam es auch im therapeutischen Bereich, in dem unterschiedlichste psychotherapeutische und speziell „sexualtherapeutisch“ sich profilierende Verfahren auftauchten. Im Anschluß an die Untersuchungen von Masters u. Johnson wurden zunächst ganz an Verhaltensänderungen und an der sexuellen Funktionsfähigkeit orientierte Therapieverfahren entwickelt, die auf Symptombeseitigung zielten (Literaturübersicht bei Pfäfflin u. Clement 1981). Ein breites Angebot von Therapien entstand, und die zunächst marktbeherrschenden psychoanalytischen Verfahren wurden im Hinblick auf sexuelle Störungen an den Rand gedrückt. Es kam zum „Niedergang der Psychoanalytiker, Aufstieg der Sexologen“ (Béjin 1984). Es war schon in der psychoanalytischen Ausweitung des Sexualbegriffes auf alle zwischenmenschlichen Bezüge der Keim zu ihrem Untergang als Sexualwissenschaft gelegt. Verhaltenstherapeutische und systemische Therapieverfahren traten an ihre Stelle. Das sind Therapien, in denen das Subjektive, die besondere Erlebniswelt und die innere Lebensgeschichte des einzelnen, unterzugehen droht. Verschüttet wird die „normenstiftende Potenz“ des einzelnen und die „duale Norm“ (Blankenburg 1974), die zwei Menschen gerade für ihr Erleben, Sprechen und Handeln im Intimbereich des Sexuellen besitzen.

Die Sexualforschung der 60er und 70er Jahre dieses Jahrhunderts konnte also nicht feststellen, daß sich in der öffentlichen Moral allgemein ein Prozeß sexueller Liberalisierung abzeichnete: Die Gesellschaft scheint toleranter für sexuelle Varianten; die Erziehung der Kinder ist permissiver, weniger sexualfeindlich; Frauen und Männer werden sexuell früher aktiv als früher. Die wissenschaftliche Aufklärung, auch die Wirkung der Sexualforschung selbst hat sicher Anteil daran, der öffentliche psychologische Diskurs sowohl der Sexualität wie der Emotionalität ist unübersehbar. Und doch zeichnet sich auch ein neues Unbehagen an der Kultur ab, die Sexualität selbst wird auf einmal als deformiert und bedroht bezeichnet. Das Lob des Triebes und der ursprünglichen Freudschen Trieblehre wird gesungen (Sigusch 1984). Nicht nur in der Sexualforschung, auch in der Psychoanalyse selbst soll die Sexualität gefährdet sein, an Sprengkraft zu verlieren (Parin 1987). Besorgt wird gefragt, wie die Sexualität vor der Gesellschaft zu retten sei. Die Wechselwirkung von sexuellen und nichtsexuellen Motivationen, die kulturelle Formung des Triebes und die gesellschaftlich angebotenen Sublimierungen werden als ebenso gefährlich angesehen wie die Entsublimierung im rein funktionellen Massenkonsum. Mußte vor 50 Jahren die Sexualität der Jugendlichen gegen die Autorität der Eltern und gegen gesellschaftliche und religiöse Tabus durchgesetzt werden, so war damit für die Überwindung des familiären und gesellschaftlichen Über-Ichs und in der Entfaltung der eigenen Sexualität ein Feld der Emanzipation für den einzelnen oder für bestimmte Minderheiten gegeben. Ist Sexualität heute zur Spielwiese geworden, wo alles möglich ist – und nichts mehr geht? Die nicht bloß gesellschaftlich tolerierte, sondern als Lebensqualität psychohygienisch einklagbare sexuelle Befriedigung scheint fest institutionalisiert. In den Massenmedien, in Zeitschriften und Büchern wird eine Öffentlichkeit hergestellt, die absolut nivellierend und für den einzelnen Menschen und für seinen Partner einengend wirkt. Eine für Zwänge sensibilisierte Generation nimmt wahr, daß bei dieser angepaßten und wissenschaftlich vermessenen Sexualität eine Qualität des Erlebens der geschlechtlichen Liebe, die Sehnsucht *und* Befriedigung ist, verlorenzugehen droht. Gehört zum Erleben der Sexualität nicht das Widerständige, Konflikthafte, die Grenzen des Rationalen Sprengenden, so wie dies alles zum menschlichen Leben überhaupt gehört? Sind für die Zielsetzungen einer Liebesbeziehung nicht die das eigene Wesen ergänzenden Idealbildungen ebenso bestimmend wie die Befriedigung des Triebes?

Es ist anzunehmen, daß sich Sexualität auf die Dauer nicht dem wissenschaftlich normierenden Zugriff unseres Zeitalters unterwerfen wird, wie sie sich früher den gesellschaftlichen Repressionen nie ganz unterworfen hat. Neben dem Außenbereich öffentlicher Maßstäbe und normierten Verhaltens gibt es die Spannung zum Innenbereich, der in der Liebesbeziehung zwischen zwei Menschen immer wieder neu auftaucht und der sich den äußeren Normen und Beurteilungen entzieht. Und diese subjektive Erfahrung einer je einmaligen intimen Liebesgeschichte ist nicht weniger bestimmend, als die körperlichen und als die gesellschaftlichen Bedingungen.

Sexualforschung wird, will sie ihrem Gegenstand, der immer mehr ist als nackte Sexualität, gerecht werden, Perspektiven und Methoden verschiedener wissenschaftlicher Disziplinen in sich vereinigen. Standen in ihren Anfängen im 19. Jahrhundert somatisch-biologische Fragen der Medizin im Vordergrund, so sind in der ersten Hälfte dieses Jahrhunderts psychoanalytische Beobachtungen und anthropologisch-hermeneutische Gesichtspunkte in den Vordergrund getreten. Die letzten Jahrzehnte sind durch stärker empirisch-sozialwissenschaftliche wie auch klinisch-psychotherapeutische Entwicklungen bestimmt. Das Phänomen der menschlichen Sexualität gibt offenbar als Fragestellung mehr her, als ein einzelnes Fach oder eine wissenschaftliche Disziplin auszuschöpfen vermag.

Vielfalt und Relativität sexueller Normen

Wir kennen keine Vergesellschaftung von Menschen, in der nicht ausdrückliche Regeln im Hinblick auf sexuelles Verhalten bestehen. Vom einfachen, noch in steinzeitlichen Verhältnissen lebenden Stamm bis zu den Hochkulturen des Altertums, von den wenig organisierten lockeren Verbänden der Sammler und Jäger bis zu den durchorganisierten modernen Staatssystemen existieren Regulative für diesen Bereich des Zusammenlebens. Dem religiös, ethisch, naturgesetzlich oder juristisch begründeten öffentlichen Bereich sexueller Normen steht ein Innenbereich tatsächlichen sexuellen Erlebens und Verhaltens gegenüber. In diesem kann der einzelne wie auch das allgemeine sexuelle Verhalten weit von den öffentlichen Maßstäben abweichen, so weit, daß diese Abweichungen die zahlenmäßige Mehrheit ausmachen. Das war wohl immer so, ist aber durch die Befragungen im Intimbereich, wie sie Kinsey nach dem letzten Weltkrieg unternommen hat, offengelegt: Jeder dritte Mann durchläuft in seinem Leben homosexuelle Erfahrungen; Onanie, die vor 100 Jahren bei Kindern chirurgisch behandelt wurde, die man vor 300 Jahren als strafwürdig ansah, ist für Männer und auch für Frauen in der Pubertät meist die erste, oft eine bis ins Alter weit verbreitete Erfahrung, die mehr als 90% der Männer und etwa die Hälfte der Frauen praktizieren.

Es ist nicht zu übersehen, daß neben einigen wenigen Regeln eine *große Streubeite der Normen* im Laufe der Geschichte zu beobachten ist. Selbst für Inzesthandlungen, die in der Kulturgeschichte bis in die Gegenwart als normwidrig angesehen werden, gibt es umschriebene, allerdings dann auch religiös und gesetzlich ausdrücklich sanktionierte Ausnahmen.

Die Instanzen, die sich aus religiösen, politischen, ethischen oder gesundheitlich-biologischen Gründen für diese verschiedenen Normen einsetzen, sind so vielfältig wie die Begründungen und Rechtfertigungen, die für die sexuellen Regulative herangezogen werden. Den im Laufe der Kulturgeschichte immer wieder neu gestalteten externalisierten Normen steht spannungsvoll der Innenbereich des Sexuellen gegenüber; wie der einzelne seine sexuellen Sehnsüchte entfaltet und in welcher Form er sie tatsächlich im Laufe seines Lebens mit anderen Menschen lebt. Gerade im Sexuellen entzieht sich der innere Handlungsbereich den äußeren und institutionalisierten Postulaten. „Es gibt keine Liebesgeschichte, die sich nicht ihre Innen- und Außenbeziehungen schafft, von deren Spannung sie sich zugleich tragen läßt“, bemerkt der Historiker R. Koselleck (1987). Er beschreibt dieses Oppositionspaar als grundlegende geschichtliche Kategorie. Die Konflikthaftigkeit, die die Geschlechtlichkeit des Menschen charakterisiert, wird durch dieses besondere Spannungsverhältnis von *öffentlichem Außen-* und dem sich entziehenden *Innenbereich* des einzelnen bestimmt. Es haben sich die Menschen als einzelne oder als Gruppen in sexuellen Subkulturen immer wieder der öffentlichen Moral und den allgemeinen Maßstäben entzogen. Sie gerieten dann in Bedrängnis, wenn im sexuellen Bereich die postulierten kollektiven Normen Forderungscharakter gewonnen und die Einhaltung moralischer Normen juristisch durchgesetzt wurde. Da sozial- und bildungsmäßig höherstehende Schichten gewöhnlich mehr Möglichkeiten haben, sexuell abweichendes Verhalten zu verbergen, sind es zudem die sozial Schwachen, die den Zugriff des Strafrechts zu spüren bekommen.

Wirft man einen Blick in die Kulturgeschichte, wie menschliche Sexualität gelebt wurde, kann man bezweifeln, ob es überhaupt bindende normative Maßstäbe sexuellen Verhaltens gibt, ob nicht jede normative Festlegung repressiv ist, ob nicht alles erlaubt ist, was gefällt. Im antiken Griechenland war die sexuelle Beziehung zwischen Männern, und vor allem die zwischen Männern und Knaben, eine mit dem kulturellen Leben eng verwobene Lebensform. In anderen Epochen und Ländern wird sie bis heute unter Strafe gestellt, im Mittelalter zeitweise mit Todesstrafe bedroht. Das sexuelle Lusterleben der Frau von Stand galt im Viktorianischen Zeitalter vor 100 Jahren noch als unfein und abnorm; heute wird der fehlende Orgasmus von vielen Frauen als beunruhigendes Zeichen einer Minderwertigkeit und Krankheit bewertet. Das Ausbleiben der Selbstbefriedigung bei Jungen in der Pubertät wirft heute die Frage auf, ob die körperliche Reifung in normalen Bahnen verläuft, während vor 100 Jahren noch drakonische Strafmaßnahmen und ärztliche, chirurgische Behandlungen eingesetzt wurden (s. S. 5). – Ebenso bemerkenswert ist aber, daß es zu allen Zeiten eine breite Mehrheit relativ normalen, offenbar „natürlich" sich durchsetzenden sexuellen Verhaltens gab: In Griechenland waren nicht alle Männer vom gleichgeschlechtlichen, pädophilen Eros und Sexus ergriffen, wie die Komödien des Aristophanes zeigen, der sich über die „Weichlinge" lustig macht. Im Viktorianischen Zeitalter gab es viele durchaus erlebnisfähige, die sexuelle Lust bejahende Frauen, wohl auch in der herrschenden Klasse und nicht nur bei Mägden und Zofen. Aber Frauen, die ihren Körper so gut kennen und mit ihm leben, daß sie eine sexuelle Befriedigung erreichen, sind gegenwärtig in den westlichen Ländern viel zahlreicher, als dies vor 100 Jahren der Fall war. Kultureller Wandel der Normen und Wandel sexuellen Erlebens und Verhaltens stehen in einer Wechselwirkung.

Der Notstand, der in einem säkularisierten Zeitalter im Hinblick auf die Begründung sexueller Normen besteht, wird etwa an der Stellungnahme der katholischen Kirche deutlich, wenn sie im Hinblick auf Empfängnisverhütung oder Homosexualität immer wieder die auf Fortpflanzung gerichtete *Natürlichkeit* des sexuellen Aktes als Maßstab anführt. Der Ehestand ist eine kulturelle Leistung und nicht „natürlich". Bei der Begründung sexueller Normen wird oft mit Natur argumentiert, wo es um die Durchsetzung kultureller gesellschaftlicher oder religiöser Normen geht. Jedenfalls wird mit einer solchen Argumentation der Fortpflanzungswert über den Liebescharakter und das personale Niveau einer Beziehung gestellt.

Relativ breite Übereinstimmung dürfte heute immer noch die Schutzwürdigkeit des Kindes vor sexuellen Zugriffen Erwachsener finden und vor allem die negative Beurteilung von Gewaltanwendung im Sexuellen. Sigmund Freud und die gesamte psychoanalytische Bewegung, die sexuelle Wünsche und sexuelle Aktivität der Kinder in den ersten Lebensjahren postulierten, haben die tatsächliche sexuelle Verführung des Kindes in diesen Jahren als normwidrig und schädlich angesprochen. Sie sahen solche realen Vorkommnisse offenbar überhaupt als Seltenheit an. In der Psychoanalyse auftauchende traumatische Erinnerungen wurden typischerweise als Phantasieprodukte im Rahmen einer neurotischen Entwicklung betrachtet. Heute wird einerseits nicht nur ein häufiges Vorkommen sexueller Verführungen von Kleinkindern und Kindern durch Väter, seltener auch durch Mütter behauptet. Solche tatsächlichen Verführungen werden auch als die eigentliche Keimzelle hysterisch-neurotischer Störungen betrachtet (Masson 1984). Noch weiter gehen hingegen politische Gruppen und einzelne Sexualforscher, die vertreten, daß das Kind ein Recht auf freie Entfaltung seiner Sexualentwicklung habe, die von elterlicher Seite von früh an zu fördern sei. So dürfe Kindern nicht nur eine „einvernehmliche" sexuelle Betätigung mit Erwachsenen nicht vorenthalten werden, sie müßten auch durch Beobachtung des elterlichen Geschlechtsverkehrs früh Vorstellungen vom Geschlechtsleben gewinnen und in das sexuelle Leben eingeführt werden (Bornemann 1971). Solche vereinzelten Äußerungen illustrieren eher, was heute publizistisch alles möglich ist und nicht das, was tatsächlich geht und von medizinischen, psychologischen und soziologischen Kennern als Erziehungsmaßstab vertreten wird. Repressive sexuelle Normen sind in den letzten Jahrzehnten im Zuge der sexuellen Liberalisierung offensichtlich zurückgetreten. Neurosen sind aber nicht verschwunden und wohl auch nicht seltener geworden, was das am Anfang der wissenschaftlichen Entwicklung der Psychoanalyse aufgestellte Dogma widerlegt, daß unterdrückte Sexualität die Wurzel der Neurose sei. Könnte die Umkehrung heute wahr sein, etwa daß junge Menschen heute unter „repressed chastity" leiden? (Görres 1983, S. 111).

Im Spannungsfeld äußerer und innerer Norm, von kollektiven Maßstäben und dem, was der einzelne für sich als angemessen herausfindet, lassen sich mit Blankenburg (1974) Normfragen auf verschiedenen Ebenen stellen:

1. Als Frage nach einem *kollektiven* und durchschnittlich zu erwartenden Erleben und Verhalten, das die Mehrheit kennzeichnet und damit Maßstab wird. In der durch Umfragen aufgeklärten und vernetzten, durchorganisierten kollektiven modernen Welt entfalten diese *Durchschnittswerte* eine *normative Macht.* Marcuse (1970) beschrieb im modernen Staats- und Industriesystem regulierte Formen hoher sexueller Aktivität mit dem Begriff „repressive Entsublimierung". Sexualfeindliche Normen werden mit dem Zweck aufgelöst, durch Sexualitäts- und Lustfreundlichkeit gesellschaftliche Kontrolle auszuüben. Die breite Emanzipation führe zu neuer Repression.
2. Dem steht die *individuelle Norm* sexuellen Erlebens und Verhaltens gegenüber, die der Mensch im Laufe seines Lebensweges zu finden unterwegs ist. Wie der Mensch mit seinen endogen aufsteigenden sexuellen Bedürfnissen im Laufe seines Lebens umzugehen und wie er sie in Beziehungen zu anderen Menschen zu gestalten lernt, ist etwas weder biologisch noch von gesellschaftlichen Regeln fest Vorgegebenes. Die individuelle Norm ist so nicht in einer bloß passiven Anpassung an ein durchschnittlich sexuelles Verhalten zu übernehmen, sie ist in den verschiedenen Lebensaltern und mit den sexuellen Partnern eine sich wandelnde relative Konstante. Wenn der Mensch als einzelner eine normenstiftende Potenz hat (Blankenburg 1974), so muß sie auch in dem personal zentralen Bereich des geschlechtlichen Lebens zu finden sein. Das Besondere im Bereich des Sexuellen ist allerdings, daß die individuelle Werdensnorm sich nicht je allein realisiert, sondern an die leib-seelische und personale Begegnung mit einem anderen Menschen geknüpft ist.
3. Gerade im dualen sexuellen Modus einer Beziehung liegt die Möglichkeit, daß zwei Menschen herausfinden, was ihnen beiden angemessen ist, wenn sie im Einanderkennenlernen und in gegenseitiger Abstimmung jeweils ihre eigenen Maßstäbe entwickeln. Der Reiz, mit einem zunächst fremden Menschen, einem ergänzenden Anderen vertraut und intim zu werden und die eigene sexuelle Befriedigung wie die des Partners mitzuerleben, ist eine bipersonale Grundgegebenheit – ihr vorübergehendes oder dauerndes Fehlen kann als gravierender Mangel empfunden werden.

Die in der sexuellen Gestimmtheit gefundenen Leitbilder des sexuellen Verhaltens stellen so eine *duale Norm* dar, die hier sichtbar wird. Was angemessen ist und in der rechten Proportion steht, ist von der Besonderheit der zwei hier zusammenkommenden Menschen und ihrer Geschichte abhängig. – Das Skandalöse des Buches Lolita von

Nabokov lag darin, daß hier zwischen einem Mann mittleren Alters und einem heranwachsenden Mädchen eine für beide Seiten für eine bestimmte Wegstrecke erfüllte sexuelle Beziehung geschildert wurde. So kann nicht nur die individuelle, sondern auch die duale Wertnorm sexuellen Verhaltens mit der kollektiven Norm in Konflikt treten. Mit 14 oder 15 Jahren mit älteren Partnern sexuell aktiv werdende Jungen und Mädchen übertreten eine juristische Norm, wenn sie eine nicht mit physischer oder sonstiger Gewalt erzwungene duale Beziehung wie selbstverständlich und in wachsender Zahl praktizieren. Das weist darauf hin, daß die Anwendung von Normen, auch von gesetzmäßig institutionalisierten, auf jeden Fall vorsichtig zu handhaben ist. Die Zeiten der moralischen Kreuzzüge gegen Hexen und gegen sexuelle Minderheiten sollten in der westlichen Welt vorüber sein. Es besteht jedoch keine Sicherheit, daß sie nicht in dieser oder jener Form wiederkehren.

Deshalb gehört es zur Grundhaltung eines auf dem sexuellen Gebiet beratenden oder behandelnd Tätigen, daß er nicht unreflektiert als Advokat ganz bestimmter gesellschaftlicher Normen auftritt, sondern für individuelle, duale und für Gruppennormen, die ihm begegnen, Verständnisbereitschaft zeigt. Das gilt heute vor allem auch für die Normen bestimmter Subkulturen, wie sie sich beispielsweise in der homosexuellen Szene oder unter Transsexuellen herausgebildet haben. Der Arzt, der Berater oder der Psychotherapeut sind zunächst die Vertreter des Hilfe suchenden Subjektes, nicht einer vorweg feststehenden inhaltlich fixierten gesellschaftlichen Norm und der bestimmtes Verhalten vorschreibenden Öffentlichkeit. Für den Psychotherapeuten ist diese inhaltlich vorweg nicht fixierte individuelle Werdensnorm das Ziel. Daß hier Konfliktmöglichkeiten liegen, muß in der Zeit von AIDS und der immer häufiger zutage tretenden sexuellen Gewalt in Familien nicht betont werden. Dazu gehört eben auch, daß ein Berater bereit ist, seine eigenen individuellen Maßstäbe und auch die Normen seiner Generation zu relativieren. Was in der Generation von 1968 als emanzipatorisch angesehen wurde, kann in der nächsten als altmodisch und überholt gelten. Dieser Erneuerungsprozeß der Leitbilder, in dem jede neue Generation die vorherige ins Unrecht setzt, scheint heute schneller zu verlaufen als je zuvor.

Sexualität in psychoanalytischen Theorien und Behandlungsverfahren

In der Psychoanalyse ist von ihren Anfängen bei Sigmund Freud bis in die Gegenwart eine Entwicklungspsychologie des Menschen eng mit einer Sexualtheorie verknüpft. Auf diese baut wiederum eine sexuelle Konflikte umfassende Krankheitslehre auf. Die gesamte, in sich vielschichtige und interpretationsbedürftige psychoanalytische Theorie abzuhandeln, ist hier nicht möglich. Es sollen jedoch die Grundlagen ihrer Theoriebildung, vor allem der klinische Ursprung ihrer Aussagen und Konstrukte, im kritischen historischen Rückblick behandelt werden.

Was ist der Gegenstand psychoanalytischer Aussagen? Was sind die Grundlagen ihrer Beobachtung und welche Methoden sind diesen Aussagen angemessen? Freud selbst stellte in seiner letzten, zusammenfassenden Darstellung der Psychoanalyse fest, daß er sich oft genötigt sah, über die Grenzen der psychologischen Wissenschaft hinauszugehen. „Die Phänomene, die wir bearbeiten, gehören nicht nur der Psychologie an, sie haben auch eine organisch-biologische Seite ..." (XVII, S. 125). Immer wieder hat Freud versucht, Brücken zu neurologischen, hormonalen und chemischen Bedingungen seelischer Vorgänge zu errichten, so zu den damals gerade entdeckten männlichen Keimdrüsenhormonen. In dem halben Jahrhundert seither haben sich die neurobiologischen Erkenntnisse über die körperlichen Grundlagen sexuellen Erlebens und Verhaltens außerordentlich erweitert. Die Psychoanalyse selbst hat sich seither aber als rein psychologische Wissenschaft konstituiert. Die Verbindungen mit somatischen Forschungen, mit der organisch-biologischen Seite, sind nicht gepflegt worden. Wir können hier nur versuchen, einige Hinweise auf sich aufdrängende Verbindungen zwischen psychoanalytischen Aussagen und biologischen Gegebenheiten zu geben und auf Widersprüche hinzuweisen. Es ist ja durchaus zu fragen, ob psychoanalytische Aussagen und Konstrukte zur Sexualität haltbar erscheinen, die **physiologisch** nicht möglich sind (Zimmer 1986).

Zur Ausgangssituation psychoanalytischer Aussagen

Psychoanalytische Theorien spiegeln die subjektive Erfahrung der inneren Lebensgeschichte wider. Ihre Aussagen gründen sich zunächst auf der selektiven Wahrnehmung, Erinnerung und Verarbeitung dieser inneren Lebensgeschichte, wie sie sich dialogisch im Verständnis der psychoanalytischen Behandlungssituation darstellt. Das Verhältnis von äußerem Geschehnis (bzw. Trauma) zu dem inneren Erlebnis (Straus 1978) ist nicht im Sinne einer einfachen Abbildung faktischer Realitäten oder in Ursachentheorien zu fassen. Die Gefahr psychoanalytischer Theoriebildung lag bei Freud bis 1895 und liegt in den letzten Jahrzehnten darin, die subjektive Erfahrung als notwendige Spiegelung der äußeren Realität „psychogenetisch" kausal zu interpretieren. Kann die subjektive Erfahrung und innere lebensgeschichtliche Konsequenz einer zu Homosexualität führenden Kindheit und Jugendzeit mit den häufigen Beziehungsmustern gegenüber Vater und Mutter eine Ursachentheorie der männlichen Homosexualität liefern? Psychoanalytiker wie Parin haben das bezweifelt und betont, daß die Psychoanalyse eine Theorie von Triebschicksalen gebe, sie sei aber nicht zu Aussagen über die Ursache der Homosexualität in der Lage (Parin 1961, S. 167; s. auch Rapaport 1959). Später hat Parin diese Auffassung, sich Morgenthaler anschließend, allerdings wieder abgeschwächt. Gegenwärtig besteht die Tendenz, die Bedeutung von Umwelteinflüssen in den frühkindlichen Entwicklungsphasen sehr hoch zu gewichten. Falsch dosierte mütterliche Zuwendungen in der Säuglingsphase werden für die homosexuelle Einstellung verantwortlich gemacht (Morgenthaler 1984a, b). Versuche, dies durch systematische Längsschnittbeobachtungen und Gruppenuntersuchungen zu bestätigen, sind bisher nicht erfolgreich gewesen (Ernst und von Luckner 1985, Green 1987, s. auch S. 230 unten).

– In der Psychoanalyse stellt sich der Sexualtrieb in seinen Strebungen und Abläufen als im Lauf der Lebensgeschichte sehr formbar dar. Die Triebziele, die Objekte, auf die sexuelle Intentionen gerichtet sind, werden als verschiebbar, austauschbar, umkehrbar usw. beschrieben. Dieses Kräftespiel seelischer Regungen, d. h. diese Psychodynamik, taucht unter dem Begriff der Verdrängung bzw. der Abwehr auf. Die intrapsychische Abwehr im originären psychoanalytischen Sinne richtet sich auf Erinnerungen, Vorstellungen, Affekte und schließlich auf Triebregungen. Später werden Abwehrmechanismen bzw. Abwehrorganisationen vor allem auch gegenüber der äußeren Realität und ihren Anforderungen beschrieben (Verleugnung, Introjektion usw.), wobei sich Abwehr den modernen Begriffen der Anpassung bzw. des „coping" und damit bewußter Bewältigungsstrategien nähert. Abwehr wird schließlich jetzt ganz allgemein jede Operation genannt, die versucht, gegenüber bedrohlichen intrapsychischen Kräften oder belastenden kognitiven Wahrnehmungen eine ausgleichende Regulationsform zu finden, mit dem Ziel, das eigene seelische Gleichgewicht aufrechtzuerhalten. Abwehr wird zu einem Erklärungsprinzip, das im seelischen Kräftespiel verschiedene miteinander im Konflikt stehende Wahrnehmungen oder Bedürfnisse in einen neuen, optimalen Zusammenhang bringt. Bei Freud wurden Symptombildungen noch als mißlungene Abwehr charakterisiert. Heute werden von verschiedenen Autoren (Morgenthaler 1974, Schorsch u. Mitarb. 1985) auch Perversionen, ja auch Homosexualität und Transsexualität als Abwehrorganisation beschrieben.

– Sexualität taucht in der psychoanalytischen Theorie in vielfältigen Bedeutungen auf. Sie ist einerseits eine charakteristische körperlich lustvolle Erregung und Erlebnisqualität, die vor allem mit den Genitalorganen verbunden ist. Darüber hinaus werden aber die verschiedensten Körperregionen und -funktionen als Sexualzonen und als sexuelle Tätigkeiten charakterisiert: Saugen, Trinken, Essen, Ausscheidungsfunktionen, Atmung, Verdauung usw. Darüber hinaus werden weitere Formen von Bindungsverhalten zu anderen Menschen als sexuell charakterisiert. Nicht nur Liebesbeziehungen, das Interesse an anderen Menschen und Dingen wird als „libidinös" bezeichnet, vor allem Erlebnisse und Verhaltensweisen der frühen Kindheit. Die ersten 5 Lebensjahre erscheinen als eine Blütezeit der sexuellen Entwicklung, sowohl im Hinblick auf bestimmte Körperzonen – oral, anal, phallisch usw. – wie auch im Hinblick auf die Beziehung zu mütterlichen und väterlichen Beziehungsfiguren. Dem soll dann eine Latenzzeit von 5–6 Jahren bis zum Beginn der Pubertät folgen.

Es war ein Vorteil dieses weiten Sexualbegriffes, daß er es unternimmt, einen geschichtlichen und verstehbaren Zusammenhang zwischen Kindheit und Erwachsenheit, zwischen frühen seelischen und körperlichen Entwicklungstufen und der späteren affektiven Entwicklung des Menschen herzustellen. Die Entdeckung der Kindheit (van den Berg 1960), die um die Jahrhundertwende einsetzte, ist ohne die Psychoanalyse nicht denkbar. Zugleich werden Verbindungen zwischen verschiedenen seelischen und körperlichen Entwicklungsstufen mit späteren normalen und krankhaften Befunden hergestellt (s. dazu z. B. Green 1987). Sexualität wird durch diese Ausweitung aufgewertet, kindliche Erfahrungen werden mit späteren seelischen und körperlichen Entwicklungen verbunden, und Sexuelles wird als Motivationsebene wie auch als Konsequenz der verschiedenen psychologischen und physiologischen Vorgänge der Kindheit gefaßt.

Ein Nachteil und die Gefahr dieser Ausweitung liegen darin, daß dabei die eigentliche Qualität des Sexuellen verlorengeht, die genital sexuellen Vorgänge im engeren Sinne und ihrer eigentlichen Gewalt aus dem Blickfeld verschwinden. Sexualität wird verharmlost. Wenn die „Allgewalt des Triebes" nicht nur im sexuellen Drama zwischen Mann und Frau, sondern ebenso im Lutschen und Saugen des Säuglings oder in der zärtlichen Neigung zu Vater und Mutter liegt, wenn jede freundschaftliche Bindung zwischen Menschen sexuellen Charakter haben soll, wird die eigentliche sexuelle Anziehung zumindest verflacht, wenn sie nicht ganz aus dem Blick gerät.

Wenn die Sexualitätstheorie der Psychoanalyse in vielen Einzelheiten auch kritisch zu reflektieren und psychobiologisch zu revidieren ist (s. S. 26ff), so hat sie doch den Prozeß der sexuellen Liberalisierung in diesem Jahrhundert gefördert. Allein der von ihr ausgehende, in die Literatur und die Wissenschaft wirkende Diskurs über Sexualität wirkte für viele unterdrückte sexuelle Strebungen befreiend. Sexuelle Minderheiten sind heute weniger in Gefahr, diskriminiert zu werden.

Wie jede klinisch-empirische, auf neue Beobachtungen gestützte und sich erweiternde Theorie ist auch die psychoanalytische Sexualtheorie in Bewegung. Die 1905 in den „Drei Abhandlungen zur Sexualtheorie" von Freud formulierten Auffassungen wurden im Laufe der Jahrzehnte nicht nur von ihm selbst differenziert, sondern auch von seinen Nachfahren erweitert. Das geschah vor allem im Rahmen der Entwicklungstheorien von Erikson (1950), außerdem durch die Entwicklung der Ich-Psychologie und zuletzt durch sich ausweitende Narzißmustheorien, die nachfolgend skizziert werden.

Die Phasen der Triebentwicklung und der Organmodi

Bestimmte körperliche Reifungsphasen der Kindheit, denen Stufen der seelischen Entwicklung entsprechen, führen unter Wechselwirkung mit der Umwelt – vor allem den Eltern – zu bestimmten Strukturierungen der Einstellung. Wie sich die körperlichen Organe in der embryonalen Entwicklung in einem bestimmten Moment aus der vorher noch undifferenzierten Anlage herausbilden (epigenetisches Gesetz), gibt es kritische Perioden, in denen bestimmte Organmodi und seelische Einstellungen aufgerufen werden und – in Wechselwirkung mit der Umwelt – eine normale Ausbildung oder eine Deformierung (Fixierung) erfahren können. Den Libidostufen entspricht also eine besondere Offenheit für familiäre und kulturelle Einflüsse.

– In der *oralen Phase* (bzw. oral-respiratorisch-sensorischen nach Erikson 1950) herrscht der einverleibende Modus im Verhalten aller Zonen, des Mundes, der Haut, der Atmung, vor. Im zweiten Teil dieser Phase lernt das Kind aktives Zupacken und Nehmen. In der oralen Phase bildet sich beim Kind ein Grundgefühl des Vertrauens (Urvertrauen) oder als negative Erfahrung ein Grundgefühl der Zurückweisung aus: in einer schlechten Welt selbst schlecht zu sein, das Urmißtrauen. Schädlich sind frühe Objektverluste, Trennungen von den Eltern durch Krankenhaus- oder Heimaufenthalte, Zurückweisungen durch Gefühlskälte. Noch wichtiger vielleicht ist es, wie die Mutter auf die Grundbedürfnisse des Säuglings reagiert: ob sie das Kind gewähren läßt, wenn es aktiv mit Mund und Händen sich entfaltet, wie die notwendigen Versagungen und Frustrationen, allein zu sein, hungrig zu sein, eingebettet sind usw. Es bildet sich eine zwischenmenschliche Grunderfahrung als Struktur der Persönlichkeit aus.

– In der *analen Phase* (bzw. anal-urethral-muskulären) werden an der Sauberkeitsgewöhnung und an der muskulär-motorischen Entfaltung die Organmodi des Hergebens und Festhaltens geübt. Zu frühe und strenge Forderungen können zu einer stärkeren Passivität und Unterwerfung führen, wenn sie mit viel Versagungen verbunden sind, mit einer retentiv-feindlichen Einstellung. Geben können, Beherrschen der Muskulatur und der expansiven Entfaltungsmöglichkeiten, z. B. freies Von-zu-Haus-weggehen-Können des Kindes führt zu frühen Formen der Autonomie oder – wenn mißlingend – zu Unsicherheit und Zweifel an sich selbst.

– In der *genitalen Phase* (infantil-genitalen-lokomotorischen) wird von Jungen der eindringende Modus im Spiel wie im Phantasieren für den sexuellen Bereich vorweggenommen. Die mit dem Penis gegebenen Phantasien des Eindringenkönnens, die mit der Vagina gegebenen Phantasien des Aufnehmens führen zu Differenzen zwischen Jungen und Mädchen. Dem Organmodus parallel gehen Entwicklungs- und Konfliktebenen von Initiative, Entfalten, Eindringen und In-Besitznehmen-Können und im Umschließen und Aufnehmenkönnen, ohne oder mit Schuldgefühlen.

– In der klassischen psychoanalytischen Entwicklungstheorie wird vom 6. Lebensjahr bis zur Pubertät eine Phase der Latenz, d. h. eine Ruhephase, im Hinblick auf die sexuelle Entwicklung angenommen. Diese Auffassung wird durch physiologische Untersuchungen und auch durch empirische Beobachtungen, die ein doch langsam progredientes Anwachsen sexuellen Interesses und sexueller Aktivität in diesen Jahren beschreiben, nicht bestätigt (Walczak u. Mitarb. 1975). Sicher sind diese Jahre auch in der psychosozialen Entwicklung eine wichtige Lern- und Leistungsphase, was in den Theorien von Erikson festgehalten ist. Indem Kinder sich jetzt von der Familie zu lösen beginnen, auf der Straße und in der Schule bestimmte Leistungen erbringen müssen, soziale Kontaktformen einüben, die für die Ausformung und Stabilisierung der Persönlichkeit und für die Ablösung von der Ursprungsfamilie wichtig werden, treten die Grunderfahrungen in der Familie in den ersten 5–6 Lebensjahren zurück, können sicher z. T., soweit ungünstige Bedingungen vorlagen, korrigiert werden (Ernst u. von Luckner 1985). Sie gewinnen in dieser Zeit für die psychosoziale Entwicklung und auch für die Zeit der späteren sexuellen Reifung wichtige soziale Grunderfahrungen außerhalb der Ursprungsfamilie.

Die psychosexuelle Entwicklung im Rahmen der klassischen Objektbeziehungstheorien

Die Parallelität von triebtheoretischen und objektbeziehungstheoretischen Ansätzen ist nicht absolut, da z. B. in der Triebtheorie vor der oralen Phase zunächst ein autoerotisches Stadium angenommen wird, in dem das Kind noch keine Objektbeziehungen hat, sondern allein mit Hilfe seines eigenen Körpers Befriedigung erlangt und die Partialtriebe bzw. erogenen Zonen allein Ort und Stelle der Befriedigung sind; von Freud wird ein narzißtisches Stadium beschrieben, in dem als erstes Liebesobjekt das Bild von sich selbst auftaucht. Dem stehen Auffassungen gegenüber, die diese autoerotische oder narzißtische Einstellung stets als sekundär, d. h. als Folge von Enttäuschungen und regressiven Rückzügen aus einer von früher Kindheit an gegebenen primären Objektbeziehung beschreiben (Balint 1965).

Die ersten Objektbeziehungen des Kindes, d. h. von Jungen und von Mädchen, gehen zur Mutter. Diese Beziehung muß eine gegenseitige sein, d. h. die libidinöse Befriedigung des einen Partners muß auch die des anderen sein, soll es nicht zu Deformierungen kommen. Die gelungene Dyade dieser Zweierbeziehung in der primären Liebe bildet für die weitere Entwicklung eine harmonische Grundlage, oder eine Grundstörung wird geschaffen. Das bedeutet nicht, daß diese Beziehung ohne Frustrationen und sekundäre Enttäuschungen mit reaktiven aggressiven Anteilen sein muß. Aber alle sekundären sadistischen und aggressiven Regungen sind in dem Aufeinanderbezogensein der primären Liebe aufgehoben. Man kann im Rahmen dieser Objektbeziehung der primären Liebe, aktive und passive Triebziele, sadistische und masochistische Elemente, archaische und realistische Befriedigungen, die das Liebesobjekt respektieren, finden.

Diese erste Objektbeziehung bestimmt die orale und anale Phase und legt auch die Grundlage für die phallische Phase. Hier wird aus der dyadischen jedoch eine triadische Beziehung, ein Dreierverhältnis, in dem der Junge den Vater als Rivalen um die Mutter erlebt und es zu einer Konkurrenz zwischen beiden kommt. In der Zeit dieses aktiven Austragens der Rivalität – wie Freud annahm, unter Wahrnehmung der Penislosigkeit der Mädchen und der dadurch ausgelösten Kastrationsangst – fühlt er sich vom Vater durch die Kastration bedroht, wenn er die Mutter sexuell begehrt. Er gibt sie deswegen als Liebesobjekt auf und richtet seine Wünsche auf andere Frauen, das vom Vater stammende Gebot der Exogamie als Gewissensstimme und Über-Ich internalisierend. Damit wird er zu einer heterosexuellen Liebesbeziehung fähig. Kommt es nicht zu einer aktiven Auseinandersetzung in der Rivalität mit dem Vater, verhält er sich eher passiv dem Vater gegenüber, verzichtet er früh auf die Mutter als Liebesobjekt, identifiziert sich mit ihr unter Umständen, weil er sie auch als zu beengend, nämlich sexuell verführend und zugleich tabuisierend erlebt (Identifizierung mit dem Angreifer), kommt es zur negativen, passiven ödipalen Einstellung und Entwicklung. Er möchte passiv vom Vater geliebt werden, wie die Mutter von ihm geliebt wird, oder auch aktiv den Vater lieben, wie die Mutter den Vater liebt: das ist die homosexuelle Position, wie sie aus dem negativen Ödipuskomplex resultiert.

Das Mädchen lebt zunächst auch in der primären Liebesbeziehung zur Mutter, die nach psychoanalytischer Auffassung dann in die Krise gerät, wenn sie mit ihrer kindlichen Vorstellung, auch einen Penis zu besitzen oder ihn noch zu bekommen, unter der Wahrnehmung des anatomischen Geschlechtsunterschiedes sich selbst aber als verstümmelt und kastriert erlebt. Das Mädchen soll die Mutter für diese Penislosigkeit verantwortlich machen, es überträgt die Erwartung, ihn zu bekommen, auf den Vater, wendet sich ihm zu in der Hoffnung, von ihm ein Kind zu bekommen, d. h. in der kindlichen Phantasie einen Penis. Es bleibt in einer passiven Einstellung gegenüber dem Vater und überträgt diese Erwartung dann allerdings auf andere Männer, wenn es nicht im Sinne eines positiven Ödipuskomplexes und dem Wunsch, einen Phallus zu bekommen und andere phallisch zu erobern, sich u. U. der Mutter wieder zuwendet: dabei nicht passiv ein Kind vom Vater oder anderen Männern empfangen will, sondern aktiv phallisch der Mutter bzw. anderen Frauen gegenübertritt – die positive, aktive ödipale Entwicklung, die zur homosexuellen Einstellung führen soll.

In den psychoanalytischen Gesellschaften umstrittene und teilweise als überholt angesehene Vorstellungen betreffen meist die organ- und trieborientierten Auffassungen, u. a. die folgenden:

– Ist der anatomische Geschlechtsunterschied wirklich grundlegend? Haben alle Mädchen den Wunsch und die Phantasie, einen Phallus zu bekommen? Erleben sie ihre eigenen Geschlechtsorgane als verstümmelt, negativ, oder handelt es sich bei der negativen Bewertung von Mädchen und Frauen nur um sekundäre, sozial vermittelte Phänomene? Sicher hat für kleine Kinder Bedeutung, daß das Genitale des Knaben anschaulicher ist, daß es beim Urinieren in aufrechter Haltung benutzt werden kann. Die unterschiedlichen genitalen Formen haben aber eine wohl wichtigere Parallele in der durchschnittlich stärker entwickelten Muskulatur der Knaben und der damit gegebenen körperlichen Überlegenheit. Davon nicht zu trennen sind Entwicklungseinflüsse durch die unterschiedliche gesellschaftliche Stellung und Bewertung, die Mädchen und Knaben von Kindheit an in der Familie und in der Gesellschaft erfahren. Das geschieht zunächst am Beispiel Vater und Mutter in der Familie, der Macht und den Funktionen, die sie hier und in der Gesamtgesellschaft haben.

– Ist bei Mädchen die Übertragung vom primären Liebesobjekt Mutter auf den Vater durch die Kastrationsannahme und die Erwartung, vom Vater ein Kind (= Phallus) zu bekommen, ausreichend erklärt? Diese Wendung in der Objektbeziehung legt nach biologischen Beobachtungen angeborene oder früh erworbene körperliche Substrate nahe.
– Die Annahme Freuds ist nicht aufrechtzuerhalten, daß eine Fixierung der sexuellen Libido auf das phallische Organ des Mädchens, die Klitoris, einen als krankhaft oder neurotisch zu wertenden männlichen Protest darstellt. Die Mehrzahl der Psychoanalytiker neigt heute dazu, die These von der Wanderung der sexuellen Erregbarkeit von der Klitoris in die Vagina nicht mehr zu vertreten. Sie erscheint als eine der männlichen Vorstellung entsprungene Gleichsetzung von Penis und Vagina, die der Wirklichkeit des weiblichen psychosexuellen Lebens nicht entspricht. Das sind jedenfalls die Feststellungen, die sowohl von Psychoanalytikern wie von Sexualforschern gemacht wurden (Mitscherlich-Nielsen 1975, Masters u. Johnson 1973).

Narzißmustheorien und Sexualität

Nach der frühen Einführung des Narzißmus in die psychoanalytische Theorie durch Freud 1911, die zunächst als Entwicklungsphase zwischen Autoerotismus und Objektliebe beschrieben wird, hat sich in den letzten Jahrzehnten mit bestimmten entwicklungspsychologischen Konzepten eine ganz neue Dimension psychoanalytischen Denkens herausgebildet. Diese Narzißmus-Selbsttheorien kreisen um die Frage der Selbstwertregulation und haben auch sexualtheoretisch Bedeutung gewonnen.

Die Narzißmustheorien, von Psychoanalytikern wie H. Kohut und O. Kernberg entscheidend über Freuds Gesichtspunkte weiterentwickelt, kreisen um Stabilität oder Bedrohung des Selbstwertgefühls bzw. um die Entwicklung eines echten oder falschen Selbst. Es wird von einem intrauterinen Zustand der harmonischen Einheit mit der Mutter ausgegangen, die nach der Geburt mit sich differenzierenden kognitiven Leistungen zu Erfahrungen der Trennung des Selbst vom Objekt führt. Ob diese Erfahrung mehr oder weniger traumatisch abläuft, wird von dem zu geringen oder dem zu großen Maß an Zuwendung der Mutter abhängig gesehen, ebenso von dem richtigen Maß an affektiver Ausstrahlung, dem „Glanz im Auge der Mutter". Der Vorgang wird einerseits wie eine prozeßhaft notwendige Reifung gesehen, andererseits als intersubjektive Erfahrung, nämlich als Verinnerlichung einer Beziehung, wobei das Selbst sich spiegelbildlich konstituieren soll, indem es sich mit dem Bild des pflegenden mütterlichen Objektes identifiziert. Die Trennung von Selbst und Objekt soll zur Bildung eines Selbst(-bildes) und je nach angemessener oder unangemessener, d. h. zu großer oder zu geringer Zuwendung durch die Mutter zu realistischen Selbstbildern führen – oder durch Abwehrmanöver gezeichneten Selbst- und Objektrepräsentanzen. Dann ist das Selbst und sind die Objektbilder durch narzißtische Defekte oder kompensatorisch durch grandiose Selbstbilder und idealisierte Objektbilder verformt. Das soll sich durch narzißtische Wut, durch Spaltungsmechanismen in gute und böse Objekte usw. zeigen. Als Teil dieser narzißtischen Entwicklung wird dann auch die sexuelle Partnereinstellung, die gelingende oder durch mütterliche Überflutungsreize mißlingende homosexuelle Orientierung (Socarides 1978, Morgenthaler 1974) beschrieben.

Es ist in der klinischen Erfahrung unübersehbar, daß Fragen des Selbstwertgefühls, d. h. vor allem die soziale zwischenmenschliche Sicherheit, für jede Beziehung, speziell auch für die gelingende sexuelle Beziehung und Entfaltung großes Gewicht haben. Konstrukte wie das wahre oder echte Selbst (auch schon Begriffe wie Identität) erscheinen allerdings nicht nur als hochabstrahierende Konstruktionen, sie sind auch dazu angetan, ein statisches, konfliktloses Idealbild zu suggerieren, das von dem ursprünglichen Menschenbild der Psychoanalyse, das den Menschen als konflikthaftes Wesen zwischen Trieb und Gesellschaft beschreibt, weit entfernt ist. Die Konstrukte der Narzißmustheorie können im psychoanalytischen Behandlungsprozeß zum Verständnis bestimmter Beziehungsfiguren nützlich sein. Ob sie als Ursachentheorie der homosexuellen Partnereinstellung, der transsexuellen Entwicklung usw. herangezogen werden können, wie es Morgenthaler und Dannecker versuchen, erscheint fraglich. Freud selbst hat seine Triebtheorie schon „als Mythologie der Psychoanalyse" bezeichnet. Dabei war sie anschaulich und logisch stringenter als die modernen Narzißmustheorien und bot mehr Möglichkeiten, sie mit Konstellationen und Erfahrungen zu verbinden, wie sie in Behandlungssituationen selbst auftauchten.

Konfliktthemen aus psychoanalytischer Erfahrung und psychobiologischer Sicht

Das psychoanalytische Verständnis sexueller Funktionsstörungen und Perversionen wird im Zusammenhang mit bestimmten Konfliktthemen beschrieben. Die Annahme unterschiedlicher Stärken der Partialtriebe und ihre äußere Hemmung (Schultz-Hencke 1970) machen das Triebschicksal aus. Sie ist mit den Ergebnissen moderner psychobiologischer Forschung, die auf körperlich mitgegebene Ausrichtungen und Vorprogrammierung hinweisen, in Beziehung zu setzen.

Sexuell und aggressiv

Ein Mischungsverhältnis von Sexualität und Aggression, die Amalgamierung von Libido und Destrudo konstituieren die reife sexuelle Stufe, wobei die sadistische Komponente eher dem männlichen, eine masochistische Tönung dem weiblichen Erleben zugesprochen wird. Eine Entmischung, in der die sadistisch-aggressive Kraft nicht libidinös gebunden ist, wird im Zusammenhang mit sexuellen Perversionen (Stoller 1979) und allgemein bei sexuell aggressiven Handlungen beschrieben. Die zu Hemmungen führende Abwehr der aggressiven Strebungen kann die sexuelle Funktionsfähigkeit vor allem des Mannes behindern und zu Impotenz führen. Sexuelles Begehren, das nicht von aktiven und phallisch eindringenden Strebungen getragen wird, stellt also die sexuelle Funktionsfähigkeit beim Mann in Frage. Das weibliche Erleben wird mit passiven und einverleibenden Wünschen der Hingabe in Verbindung gebracht. In der gelungenen Objektbeziehung bestehen bewußt und auch unbewußt zum gleichen Objekt liebevolle und aggressive Strebungen. Im psychosexuellen Leben sind Mann und Frau aber nicht auf ihre biologische Rolle beschränkt, sondern nehmen am Erleben des Partners teil. Es ist dabei auch daran zu erinnern, daß Aggression tiefenpsychologisch nicht nur im negativen Sinn als destruktiv, sondern im Sinne von Zupacken, Angreifen und Sicheinverleiben verstanden wird.

Ethologen haben bei Tierprimaten den Begriff „Agress" eingeführt und in geschlechtstypisch unterschiedlicher Verteilung beschrieben. Darunter wird nicht Aggressivität im üblichen Sinne, sondern das „energisch tätliche" Herantreten an die Umwelt als Hauptfaktor eines männlichen Syndroms beschrieben. Es ist intrauterin androgenstimuliert und betrifft Erkundung, Verteidigung und soziale Rangstellung sowie die Neigung zu Kampfspielen. Dieses männliche Verhaltenssyndrom, das mit einer androgenstimulierten Repräsentanz im Hirnstamm bei männlichen Primaten verbunden wird, kann in der intrauterinen Entwicklungsphase durch Antiandrogene unterdrückt werden. Umgekehrt können weibliche Tiere durch Androgengabe intrauterin beeinflußt werden, was sich dann darin manifestiert, daß spätere sexuelle Verhaltensweisen, wie bei männlichen Tieren mit hohem „Agress"-Niveau auftreten, dann mit anderen sozialen Variablen wie Rangstellung korrelieren (Kummer 1980).

Heterosexuell – homosexuell – bisexuell

In biologischer Begründung geht Freud davon aus, daß „auch der Mensch ein Tierwesen von unzweideutig bisexueller Anlage ist" (G. W. XIV, S. 465). Dementsprechend sollen bei allen Menschen heterosexuelle und homosexuelle Einstellungen vorliegen, wobei beim Heterosexuellen die homosexuelle Seite verdrängt wird und in die

Latenz tritt, beim Homosexuellen die heterosexuelle Seite. Jeder Mensch ist nur relativ heterosexuell oder relativ homosexuell. Diese manifeste Einstellung soll durch den Ausgang der ödipalen Phase, nach anderen Interpretationen durch anale oder orale Fixierungen oder schließlich durch narzißtische Verletzungen in der frühesten Kindheitsentwicklung bestimmt werden.

Im Hinblick auf die Bisexualität stellt die biologische Forschung heute fest, daß die Urgonade in der fetalen Entwicklung undifferenziert ist, zunächst weder weiblich noch männlich. Es besteht keine ursprüngliche ausdifferenzierte Bisexualität. Anders als in der christlichen Schöpfungsgeschichte entsteht aus dieser Urgonade eine „ursprüngliche Weiblichkeit", aus der sich die männliche Organisation herausbildet (s. S. 43).

Auch die klinische Empirie lehrt, daß die ganz überwiegende Mehrzahl der Menschen entweder entschieden heterosexuell oder ebenso entschieden homosexuell eingestellt ist. Diese in der Pubertät sich manifestierende sexuelle Orientierung ist nicht mehr zu beeinflussen oder etwa durch Aufhebung von Verdrängungen oder Einsicht in Schädigungen umzukehren.

Biologische Befunde und empirische Untersuchungen weisen im Hinblick auf geschlechtsspezifisches Verhalten auf hormonale Einflüsse in pränatalen oder auch postnatalen Phasen. Allerdings kann die hetero- oder homosexuelle Partnerorientierung gegenwärtig mit solchen Befunden nicht klar in Verbindung gebracht werden. Andererseits weist in biologischer Sicht bei höheren Säugetieren, so bei den Vögeln, bei denen visuelle Auslöser ähnlich wie beim Menschen in der sexuellen Partnerorientierung eine große Rolle spielen, darauf hin, daß das Erkennen des andersgeschlechtlichen Partners erbgenetisch fixiert ist (s. S. 199). Es kann aber z. B. bei Vögeln durch Aufzuchtexperimente in bestimmten postnatalen sensiblen Phasen in Richtung gleichgeschlechtlicher Artgenossen sowie anderer Arten beeinflußt werden.

Auf der Verhaltensebene ist im Hinblick auf Bisexualität allerdings bedeutsam, daß psychobiologische Befunde von Ethologen dafür sprechen, daß die meisten Säugetiere in ihrem geschlechtstypischen Verhalten, z. B. im Hinblick auf die Kopulation, zwar differenziert sind, daß die beiden Geschlechter aber das Verhaltensinventar der ganzen Art und damit auch der andersgeschlechtlichen Partner zur Verfügung haben. Es bleibt aber unter dem Einfluß der normalen Sozialsituation latent. Verändern sich die Verhältnisse des sozialen Ranges in der Gruppe, wird ein weibliches Tier durch hormonale Einflüsse dominant und aggressiv, so kann die latente männliche Seite des Kopulationsverhaltens stärker hervortreten. Umgekehrt läßt sich beim Rangverlust männlicher Tiere das weibliche Kopulationsmuster beobachten.

Weiblich – Männlich

In der psychoanalytischen Auffassung erscheinen weiblich und männlich als psychisches Gegensatzpaar, das in vieler Hinsicht von den biologischen Bedeutungen gelöst ist.

Im Psychosexuellen werden männliche und weibliche Einstellungen mit dem Gegensatzpaar, männlich = aktiv und weiblich = passiv, von sadistisch und masochistisch, schließlich phallisch und kastriert assoziiert. Bei jedem Mann wird eine latente weibliche Seite und in der Auseinandersetzung mit ihr ein mehr oder weniger deutlich ausgeprägter Weiblichkeitskomplex angenommen, bei jeder Frau ein Konflikt um die männliche Seite, ein männlicher Protest. Eine betont männlich phallische Selbstdarstellung beim Mann kann als Kastrationsschutz interpretiert werden oder auch als Abwehr der damit verknüpften weiblich passiven Tendenzen. Umgekehrt wird der Männlichkeitskomplex der Frau beschrieben, er soll in der Behandlung der Neurosen als ein oft unüberwindbarer fester Kern, als „gewachsener Fels" (Freud XVI, S. 99) auftauchen.

Wenn männlich und weiblich als Gegensatzpaar von aktiv und passiv in dieser spezifischen und polarisierenden Form auch kaum aufrechtzuerhalten ist und es in der Lebensgeschichte jedes Menschen um eine Synthese aktiver und passiver Momente geht, so ist damit auch ein gesellschaftlich und auch biologisch begründetes Konfliktthema bezeichnet. So ist die Auseinandersetzung mit passiven und rezeptiven Wünschen für den Mann und die Entfaltung von aktiven expansiven und aggressiven Wünschen bei Frauen ein konfliktträchtiges Thema. In neurotischen Entwicklungen und in psychoanalytischen Behandlungen zeigen sich diese Tendenzen nicht selten mit Ängsten und Schuldgefühlen verbunden. Sie tauchen bei der Behandlung vieler konflikthafter Paarbeziehungen und bei sexuellen Funktionsstörungen als Thema auf.

Biologische Befunde bei den meisten Säugetieren zeigen ein bei männlichen Tieren ausgeprägteres Dominanz- und Aggressionsverhalten, wobei experimentelle Befunde auf embryonale hormonale Einflüsse auf die mehr oder weniger starke Ausprägung des geschlechtstypischen Verhaltens hinweisen (Fett 1980, S. 97).

Empirische Untersuchungen an Kindern in den ersten Jahren zeigen vom 2. Lebensjahr an bei Jungen eine stärker ausgeprägte Aggression, vom 4. Lebensjahr an eine stärker ausgeprägte Dominanz. Der Aktivitätsgrad ist zwischen den Geschlechtern nicht sicher zu differenzieren, ebenso nicht Impulsivität, Furcht und Angst (Degenhardt 1979, S. 26ff). Für die Interaktion mit sozialen Umfeldeinflüssen spricht, daß die geringen primären Unterschiede im Hinblick auf Aggression und Dominanz sich nicht in allen Altersstufen und unter allen Bedingungen konstant erhalten. In der Zeit der

Adoleszenz zeigen sich deutliche Unterschiede z. B. im Hinblick auf verbale Fähigkeiten, Personenorientiertheit, Interaktionsbezogenheit zugunsten der Frauen und andererseits bessere räumliche Wahrnehmungsfähigkeiten, Vertrauen in die eigene Leistung, sachorientierte Interessen sowie Machtbezogenheit bei den Jungen. Zu diesem Zeitpunkt lassen sich aber primär körperliche Determinanten kaum noch von den gesellschaftlich geformten Geschlechtsrollen abgrenzen. Dahinter erhebt sich aber unausweichlich wieder die Frage, ob die gesellschaftlich institutionalisierten Geschlechtsrollen nicht eine biologische Mitgift spiegeln und variierend ausgestalten.

Filial und sexuell

Die Psychoanalyse läßt die sexuelle Entwicklung des Menschen schon mit der Geburt beginnen. Sie beschreibt frühkindliche libidinöse Strebungen, eine Blütezeit sexuellen Erlebens und Verhaltens in den ersten Lebensjahren, die die orale Phase, die anschließende anale und genitale Phase bis zum 6. Lebensjahr bestimmen. Dann soll bis zur Pubertät eine nicht geradlinig ansteigende Entwicklung, sondern eine Phase der Latenz folgen, die dann von der Pubertät abgelöst wird. Diese wird dann in vielen Zügen als Wiederholung der frühkindlichen Entwicklung interpretiert.

Die Anerkennung der infantilen Sexualität wird von Psychoanalytikern zum wesentlichen Merkmal der Psychoanalyse gerechnet. Ohne ihre Bejahung wird man nicht zur psychoanalytischen Bewegung gezählt (Freud XIV, 304). Sexuell sind alle sinnlichen Regungen in dieser Auffassung, nicht nur die genitalen, auch alle Objektbeziehungen stehen unter libidinösen Zeichen. Erstaunlich ist, daß auch Neopsychoanalytiker, die ein differenzierteres und weniger trieb- als leibumweltbestimmtes Antriebssystem vertreten, Freud darin gefolgt sind. „Das sexuelle Erleben, auch im eigentlichen gewöhnlichen Wortsinn, beginnt ... in früher Kindheit“, schreibt Schultz-Hencke in seinem Lehrbuch (1951, S. 37). Eine deskriptive Kritik unternahm allein Ferenczi (1932), was ihm den Tadel Freuds eintrug, er sei wieder „zur Unschuld der Kindheit zurückgekehrt“. Ferenczi differenzierte zwischen zärtlichen Regungen des Kindesalters und der Leidenschaft des Erwachsenenalters, unterschied auch erotische und sexuelle Regungen und sprach, im Hinblick auf sexuelle, etwa inzestuöse Handlungen zwischen Erwachsenen und Kindern von einer „Sprachverwirrung“ (III, S. 511). – Eine deutliche phänomenologische Abgrenzung wurde von anthropologischen Psychoanalytikern wie Hans Kunz und von Psychiatern wie Erwin Straus vorgelegt, ohne daß das von psychoanalytischer Seite zur Kenntnis genommen wurde. Die Ausweitung des Sexualbegriffes auf die Kindheit wurde einer deskriptiven und phänomenologischen Kritik unterzogen. Die Formen zärtlicher, spielerischer

Anlehnung an die Mutter wird nicht als zielgehemmte sexuelle Tendenz angesehen. Wenn ein Kind mit einer Schere in eine Puppe eindringt, so wurde das nicht als Zeichen sadistischer Tendenzen gesehen, sondern als dem Kinde eigentümliche Form der Besitzergreifung (Straus 1930, S. 112).

In biologischer Sicht ist das Sozialverhalten bei Tieren in der ersten Lebensphase nach der Geburt von dem Verhalten in der Phase sexueller Reife getrennt. Das zeigen die Beobachtungen von Ethologen, die nicht nur die frühen Beziehungsformen und Verhaltensmuster von denen der sexuellen Reifezeit differenzieren, sondern die Unterscheidung, ja einen Antagonismus von filialer und sexueller Beziehungsform herausgearbeitet haben.

Der Ethologe und Psychologe Norbert Bischof greift die Aussagen des finnischen Anthropologen Westermark auf, der eine instinktive sexuelle Hemmung in der Reifezeit gegenüber den Lebewesen behauptet hatte, mit denen in der frühen und weiteren Kindheit eine Aufzuchtgemeinschaft bestanden hatte. Diese kindlichen Filialbindungen werden als innerhalb der Art individuell ausgerichtet beschrieben. Es besteht eine nahe, intime, zärtliche und vertraute Beziehungsform gegenüber den Tieren und auch den Menschen, die in dieser Aufzuchtphase in nahem Austausch standen. Die von Lorenz bei Graugänsen vor mehr als 50 Jahren beschriebene Nachfolgeprägung ist die bekannteste, wenn auch im Tierreich relativ seltene Beziehungsform, die für diese filiale Bindung charakteristisch ist. Schon Lorenz war aufgefallen, daß menschliche oder tierische Individuen, gegenüber denen eine Nachfolgeprägung bestand, als Paarungspartner in der Zeit der Sexualreife nicht nur gemieden, sondern ausgesprochen abgelehnt wurden. Diese vereinzelte Beobachtung hat Bischof dann an Bläßgänsen vertieft und systematisch erkundet. Sie wurden zum Ausgangspunkt seiner Differenzierung zwischen filialer und sexualer Beziehung: Filiale Beziehungen sind individuell, gehen auf Nähe, Intimität und zärtliche Annäherung. Sie sind für die psychophysische Reifung und für die psychosoziale Entwicklung eine ganz entscheidende allgemeine Grundlage.

Die bei allen höheren Tieren und auch beim Menschen in der sexuellen Reifungszeit erfolgende sexuelle Ausrichtung richtet sich zwar auf Spezies der gleichen Art, der gleichen Rasse oder des gleichen Typus, mit denen eine Aufzuchtgemeinschaft bestanden hat. Die Individuen der Aufzuchtphase werden als sexuelle Partner jedoch ausgesprochen gemieden. Für die sexuelle Bindungsform ist nicht der von Kindheit an vertraute Mensch, sondern der fremde Artgenosse interessant. Das nicht aus dem gleichen Nest kommende Tier ist attraktiv, die sexuelle Ausrichtung ist darauf ausgerichtet, mit diesem fremden Individuum eine sexuelle Beziehung herzustellen, die dann sekundär Vertrautheit, Nähe und Intimität beinhaltet und unter Umständen auch zu einer dauernden, zu monogamer Bindung führt.

Welche Bedeutung hat diese Unterscheidung für die Sexualforschung? Nach unserer Auffassung ist sie in ihrem Gewicht sehr hoch anzusetzen, sie wird unten im Zusammenhang mit dem Inzestthema (S. 249), bei der Frage homosexueller Verhaltensweisen (S. 214) und an verschiedenen anderen Stellen als wichtiges Erklärungsprinzip auftauchen.

Psychoanalytische Therapieverfahren

Ursprungsort aller psychoanalytischen Beobachtungen und Ausgangspunkt der Theoriebildung ist die psychoanalytische Behandlungssituation. Praxis und Theoriebildung sind eng miteinander verbunden.

Der psychoanalytisch verstandene therapeutische Prozeß hat die folgenden Wirkfaktoren:

– Jede therapeutische Wirkung setzt eine tragende therapeutische Beziehung voraus. Diese wird einerseits durch realistische Wahrnehmungen und Einstellungen von Patient und Therapeut, die eine vertrauensvolle Gemeinsamkeit konstituiert, bestimmt. Davon abzugrenzen sind unbewußte Einstellungen, die durch affektive und frühere Erfahrungen wiederholende Vorstellungen und Phantasien bestimmt sind und als Übertragung bezeichnet werden.
– Gegenstand des psychoanalytischen Dialogs sind reale aktuelle Lebensbedingungen, Affekte und Konflikte und ihre Bedingungen in der bisherigen Lebensentwicklung. Zu einer gemeinsamen Sprache, Benennung und zu einem Verständnis der aktuellen Konfliktsituation und ihrer Geschichte zu kommen ist Gegenstand der Aufdeckungsarbeit. Dazu gehört auch, die affektiven Motive der Verdrängung, der Abwehr dieser Konflikte, wie sie in neurotischen Symptombildungen liegen, durchsichtig zu machen. Es kommt darauf an, der gegenwärtigen Lebenssituation und früheren Erlebnissen eine neue Bedeutung zu geben.
– Dazu gehört, daß die in der Behandlung erfahrene Ich-Stärkung zu neuen Lernerfahrungen genutzt wird, daß der Mensch mit seinen Bedürfnissen vertrauter und für sie offener wird.

Historisch stand am Anfang der psychoanalytischen Technik allein die Aufdeckung und Bewußtmachung verdrängter Kindheitserfahrungen, wobei zunächst unter Hypnose mit suggestiven und persuasiven Momenten gearbeitet wurde. In der weiteren Analysetechnik wurde vor allem der Traum benutzt, um tieferliegende, in der Vergangenheit vermutete unbewußte Zusammenhänge ans Licht zu bringen. Dazu ist heute die Tendenz getreten, die Problematik des Patienten in der Behandlungssituation und in der Beziehung zum Therapeuten zu aktualisieren und hier eine neue korrigierende emotionale Erfahrung zu fördern.

Zu neurotischen und vor allem auch zu sexuellen Störungen gehören häufig die charakterneurotische Fehlhaltung, die als bewußte, zum Teil weltanschaulich unterbaute Rationalisierung und charakterstrukturelle Verfestigungen der Abwehr aufzufassen sind. Den Patienten mit dieser charakterneurotischen Abwehr zu konfrontieren, die Einengungen und Defekte der Wahrnehmung zu überwinden und gefühlsmäßige Einschränkungen von Ich-Funktionen und Gefühlswahrnehmungen dadurch zu überwinden, daß der Therapeut eigene Ich-Funktionen „ausleiht", ist für die psychotherapeutische Arbeit gerade bei schwer charakterneurotischen, ich-gestörten Patienten die Aufgabe.

Im ganzen ist der therapeutische Prozeß auch als eine emotionale Reifung und Nachentwicklung der Persönlichkeit aufzufassen, in der eingeengte und unterdrückte Gefühlsbereiche erschlossen werden.

Vor dem Hintergrund psychoanalytischer Theoriebildung haben sich im Laufe der Zeit unter den Anforderungen von Patienten, die aus allen Bildungsschichten und mit einer Vielzahl seelischer, funktioneller und körperlicher Störungen kommen, verschiedene Therapieverfahren entwickelt, die im Hinblick auf äußere Bedingungen, Dauer und Form des Dialogs recht unterschiedlich sind:

Konflikt- und situationszentrierte analytische Gespräche

Die Mehrzahl der Patienten, die mit akuten Krisen und Belastungen einen psychoanalytischen Arzt oder Psychologen konsultieren, treten nicht in eine längere Behandlung ein. Sie suchen in einem oder mehreren Gesprächskontakten ein neues Verständnis ihrer seelischen, körperlichen oder auch sexuellen Schwierigkeiten. Bei einem erfahrenen, für den Störungsbereich kompetenten Fachmann Verständnis zu finden, eine offen gegebene Mitteilung seiner Sichtweise und das Bewußtsein, einen Mitwisser in einer belastenden, oft nicht auflösbaren und zu verändernden Lebenssituation zu haben, ist für viele Menschen eine Hilfe.

Dynamische Psychotherapie

Charakteristisch für die dynamische Psychotherapie ist die Form der Behandlung, die im Sitzen mit ein oder zwei Wochenstunden erfolgt und zeitlich nicht begrenzt, sondern in die Zukunft offen angelegt ist. Sie kann je nach Bedürfnis und Art der Störung über Wochen oder auch mehrere Jahre gehen, meist mit größerer Stundendichte am Anfang und Abnahme der Frequenz gegen Ende. In dem Behandlungsangebot liegt weniger Aufforderungscharakter für den Patienten zu regredieren; die aktuellen und die vergangenen Konflikte, die äußere Realität und die lebensgeschichtlichen Bedingungen der Kindheit werden ins Gespräch gebracht. Die Therapie erlaubt sowohl Einsicht in die eigenen Fehlhaltungen wie neue Lernerfahrungen und kann zur Ich-Stärkung führen. – Indiziert ist die dynamische Psychotherapie bei psychosexuellen und psychosomatischen Störungen von Patienten, die u. U. zunächst auch kein seelisches Krankheitsbewußtsein und wenig Introspektionsfähigkeit mitbringen. Das therapeutische Setting bringt für den Patienten mehr Möglichkeiten mit, sich mit dem Therapeuten zu identifizieren, als die klassische psychoanalytische Methode, die viel Autonomie neben Introspektionsfähigkeit verlangt.

Kontaktpsychotherapie

Gerade bei Patienten mit sexuellen Funktionsstörungen, Perversionen oder sonstigen Abweichungen ist mit der Symptomatik und den mit ihr verbundenen psychischen und sozialen Problemen die Gefahr verbunden, daß sie sich im Vergleich mit anderen Menschen entwertet und unter ihnen isoliert fühlen. Eine die soziale Realität des Patienten erfassende und ich-stützende therapeutische Beziehung herzustellen, Interesse und Verständnis für ihn aufzubringen, ist oft besonders schwer, für das Gelingen einer Beziehung aber entscheidend.

Die Patienten neigen dazu, ihre Problematik auszuagieren. Das bedeutet, daß der Therapeut das ertragen und Rückfälle einkalkulieren muß. Das Verstehen der Rückfälle und ihre Durcharbeitung ist nutzbringend. Vor allem für Patienten mit sexuellen Perversionen oder mit aggressiven Durchbruchshandlungen scheint diese Behandlung geeignet, die von Goudsmit (1963/64) als Kontaktpsychotherapie eingeführt wurde (Bräutigam 1966).

Analytische Gruppentherapie

Analytische Gruppentherapie wird gewöhnlich in geschlossenen Gruppen durchgeführt, wobei die Teilnehmer, gewöhnlich 8–9 an der Zahl, über eine Zeit von 1–3 Jahren einmal die Woche für 2 Stunden zusammenkommen. Auch Patienten mit geringer seelischer Krankheitseinsicht und Leidensdruck können in der Beziehung zu Leidensgenossen eigene Probleme entdecken und identifikatorisch bearbeiten. Wenig verbalisierungsfähige Patienten mit sexuellen Störungen finden hier eine Möglichkeit der Entwicklung und Nachreifung.

In den letzten Jahren haben sich symptomzentrierte homogene Gruppen als Setting herausgebildet, wobei Männer und Frauen mit einer bestimmten Störung und mit Partnerproblemen zusammenkommen. Das kann unter der Leitung eines Therapeuten oder auch in einer Selbsthilfegruppe geschehen.

Psychodynamisch orientierte Gesprächstherapie

Patienten mit sexuellen Funktionsstörungen, Perversionen und sonstigen sexuellen Abweichungen bieten eine Symptomatik, die meist mit einer persönlichen und sozialen Isolierung verbunden ist. Sie erleben sich gegenüber anderen Menschen abgewertet, mit ihrer Problematik allein und vermögen diese nicht in ihren Lebenszusammenhang einzuordnen. Eine im ganzen mehr ichstützende als aufdeckende Psychotherapie, die die realistische therapeutische Beziehung und die soziale Wirklichkeit des Patienten einbezieht, scheint bei diesen Menschen am ehesten indiziert und erfolgreich. Von seiten der Patienten ist ein Minimum an Mitarbeit und Fähigkeit zu positiver Beziehungsfindung erforderlich. Von seiten der Therapeuten die Fähigkeit, für den Patienten Interesse und Sympathie zu entwickeln, emotional auf ihn einzugehen und auch die eigene Enttäuschung und Hilflosigkeit zu ertragen, wenn der Patient mit seiner Symptomatik agiert.

Das in der Beziehung mit dem Patienten auszuhalten und zu verstehen, stellt häufig eine entscheidende Station im Behandlungsgeschehen dar (Schorsch u. Mitarb. 1985).

Behandlung sexueller Störungen in lerntheoretischen Verfahren und systemtheoretischen Modellen

Lerntheoretisch orientierte Verfahren

Lerntheoretische Verfahren haben in der Behandlung sexueller Störungen unterschiedliches Gewicht, je nachdem, um welche Art der Störung es sich handelt. Am bedeutsamsten ist ihr Einfluß bei der Behandlung *sexueller Funktionsstörungen* (s. Kapitel Sexuelle Funktionsstörungen).

In den 60er Jahren begannen verschiedene Therapeuten (Cooper 1963, 1969, Johnson 1965, Garfield u. Mitarb. 1968), durch stufenweise „Übungen" in der Phantasie („in vitro") sexuelle Ängste zu desensibilisieren. Dabei wird mit dem Patienten zusammen eine Hierarchie sexueller Situationen entwickelt, die der Patient als zunehmend „schwieriger", d. h. angstbesetzter, erlebt. In einem Zustand körperlich-emotionaler Entspannung werden dann die Situationen schrittweise vorgestellt, bis die Angst verschwindet, also die ursprüngliche Reiz(sexuelle Situation)-Reaktions(-Angst)-Verbindung „gelöscht" wird. Manche Autoren (Brady 1966, Friedmann 1968) verwandten auch medikamentöse Unterstützung zur Herstellung der Entspannung. Nach der Lerntheorie werden diese symptomatischen Reiz-Reaktions-Verbindungen „operant konditioniert", d. h. es wird gelernt, daß sich durch Vermeiden sexueller Situationen Angst reduzieren läßt. Das der Behandlung zugrundeliegende Lernprinzip ist das der reziproken Hemmung. Danach wird als Folge eines Reizes (hier: der sexuellen Situation) statt einer unerwünschten Reaktion (hier: Angst) eine durch Konditionierung gelernte andere Reaktion (hier: Entspannung) ausgelöst, die mit der unerwünschten Reaktion nicht vereinbar ist. Dadurch wird diese gehemmt. Diesem Prinzip zufolge sind Angst und sexuelle Erregung physiologisch unvereinbar. Wenn es durch die systematische Desensibilisierung gelingt, eine Konditionierung der sexuellen Situation mit körperlicher-emotionaler Entspannung herzustellen, wird die Angst gelöst und sexuelle Reaktionen können sich entfalten.

Später waren es vor allem Masters u. Johnson (1970) (s. Kapitel Sexuelle Funktionsstörungen), die das Prinzip übernommen haben und „in vivo" weiterentwickelten. Während bei ihnen noch ein unausgesprochenes Sexualkonzept von „verschütteten Trieben", die von überflüssigen Restriktionen therapeutisch zu befreien sind, erkennbar ist, die Sexualität also noch als biologisch „natürliche" Kraft gesehen wird, setzt sich in den 70er Jahren eine vollends lerntheoretisch verstandene Auffassung durch. Unter dem Stichwort „arousal reconditioning“ (Lo Piccolo u. Lobitz 1972) wird die Sexualität nicht als konflikthaft, behindert oder verschüttet verstanden, sondern als erlernbares Verhalten wie jedes andere Verhalten auch. Hier treten nun Masturbationstechniken und körperliche Selbsterfahrungsübungen in den Vordergrund, vor allem bei der Behandlung orgasmus-, erregungs- und appetenzgestörter Frauen (Barbach 1974). Dazu gehören etwa auch enthemmende Rollenspiele, z. B. das „orgasm-role-play“, wo innerhalb der Therapiesitzung ein exaltierter Orgasmus gespielt wird (Lobitz u. Lo Piccolo 1972, Literaturübersicht bei Pfäfflin u. Clement 1981).

Noch einen Schritt weiter, über den Rahmen der Verhaltenstherapie hinaus in die „humanistische“ Therapierichtung, geht die Entwicklung von sogenannten Marital-enrichment- und Sexual-enhancement-Programmen, die mit einer Vorstellung des „sexual growth“ nicht direkt funktionelle sexuelle Störungen beheben, sondern die durchschnittliche Alltagssexualität bereichern und beleben sollen. Diese Form der programmierten Sinnlichkeitsgestaltung ist in den USA recht verbreitet. Bereits 1975 berichtete Otto in einer Übersicht, daß in den USA mindestens 180000 Paare solche Kurse gemacht haben sollen, was mittlerweile längst ein Mehrfaches sein dürfte. In Europa haben solche Sexualkonsumkurse bisher wenig Verbreitung gefunden.

Bei der Behandlung *sexueller Abweichungen* oder *Perversionen* hat die Verhaltenstherapie eine lange Geschichte. In ihrer frühen, ausschließlich symptomzentrierten Phase kamen ausgiebig *aversive* Methoden zur Anwendung. Bei der aversiven Konditionierung soll auf einen sexuell devianten Reiz statt der sexuellen Erregung eine Vermeidungsreaktion folgen. Deshalb wird der sexuelle Reiz mit einem aversiven Stimulus gekoppelt, indem z. B. bei Pädophilen das Bild eines nackten Kindes gezeigt und gleichzeitig ein Elektroschock gegeben wird. Nachdem aversive Methoden aus ethischen Gründen, wegen ihrer schwer vorhersehbaren Nebenwirkungen und auch wegen ihrer begrenzten Wirksamkeit kritisiert wurden, setzten sich später mehr Symptomkontrollmethoden und solche Konditionierungstechniken durch, die versuchen, nichtdeviante Reize mit positiven Folgen zu verbinden. Eine Form dieser Symptomkontrolltechniken ist die „covert sensitization“, ein kognitives Verfahren, bei dem der Patient in der Phantasie versuchen soll, deviante Reize mit abschreckenden Konsequenzen zu verbinden, um damit den devianten Handlungsablauf zu unterbrechen.

Erst später, etwa Mitte der 70er Jahre, kommen einzelne lerntheoretisch orientierte Autoren von der bloßen Symptomorientierung ab, bringen das Symptom in Zusammenhang mit der Persönlichkeit, mit sozialen und Geschlechtsrollenängsten und mit der Beziehungsfähigkeit der Patienten und versuchen nun mehr, die entsprechenden

Defizite zu kompensieren, als daß sie bloß das Symptom wegzutherapieren versuchen. Eine ausführliche Literaturübersicht findet sich bei Schorsch u. Mitarb. (1985). Diese Arbeitsgruppe hat auch einen Ansatz vorgelegt, bei sexuellen Perversionen verhaltenstherapeutische Methoden, allerdings nur nichtaversive, einzubeziehen, sie aber auf einem psychodynamischen Störungsverständnis zu reflektieren (s. Kapitel Transsexualismus).

Bei der Behandlung des Transsexualismus gibt es unseres Wissens keine verhaltenstherapeutischen Behandlungsversuche, auch keine lerntheoretisch orientierten Erklärungsansätze.

Systemtheoretische Modelle

Seelische Prozesse und Krankheiten, auch sexuelle Funktionsstörungen können als Teil eines verbalen oder nonverbalen Kommunikationssystems interpretiert werden. Das Symptom stellt dann ein Zeichen dar, das erst in der Interaktion mit den Lebenspartnern, meist der Familie, seinen Stellenwert gewinnt. Es kann auch nur innerhalb dieses Systems verstanden werden. So werden sexuelle Funktionsstörungen nicht längsschnitthaft aus der subjektiven Lebensgeschichte und als Zeichen einer emotionalen oder kognitiven Entwicklungsstörung des einzelnen interpretiert, sondern querschnitthaft als Zeichen einer in der Gegenwart gestörten Kommunikation.

Die Kommunikationstheorie von Bateson (1969) ist zunächst an schizophrenen Kranken entwickelt worden. An der Wurzel der Krankheit wurden gestörte oder einseitige, sprachliche oder nonverbale Interaktionen beschrieben. Die späteren Systemtheorien und systemischen Familientherapien beruhen auf einem kybernetischen Modell. Sie drücken Beziehungen auf einem hohen mathematischen Abstraktionsniveau aus (Simon u. Stierlin 1984). So wird eine Familie oder ein Paar als ein komplexes lebendes System betrachtet, dessen Funktionsunfähigkeit durch Erstarrung, fehlende Gegenseitigkeit usw. charakterisiert ist.

Als therapeutische Technik zielt die systemische Familientherapie nicht darauf ab, den einzelnen Patienten zum Sprechen über sich selbst zu bringen, es wird vielmehr eine Außenperspektive insofern eingeführt, indem in „zirkulären Fragen“ einer über den anderen zum Sprechen gebracht wird. Die Therapeuten versuchen durch Hypothesen, die auf die zirkulären und kybernetischen Beziehungsstörungen hinweisen, ein Verständnis der Situation aus ihrer Sicht einzuführen.

Eine im engeren Sinne systemische Sexualtherapie hat sich nicht herausgebildet. Die Therapieprogramme von Masters u. Johnson zur Behandlung von funktionellen Störungen beziehen zwar beide Partner ein, sind in ihrer Zielrichtung im ganzen aber mehr lerntheoretisch und verhaltenstherapeutisch ausgerichtet. Zweierbeziehungen, wie sie bei funktionellen Sexualstörungen eine Rolle spielen, sind für die systemische Familientherapie offenbar eine zu kleine Gruppe. Diese versucht, die gesamte Familie, möglichst eine Mehrgenerationenperspektive ins Behandlungssetting einzuführen, was bei sexuellen Störungen an Grenzen stößt. Bei sexuellen Perversionen etwa findet man doch häufig isolierte und vom familiären und gesellschaftlichen Hintergrund weitgehend abgelöste Personen, die therapeutisch schwer in ihre Ursprungsfamilie oder auch nur in Partnerbeziehungen therapeutisch einzubinden sind. Systemische Familientherapeuten sind deshalb dazu übergegangen, z. B. bei der Behandlung von Impotenz, Gruppentherapien vorzuschlagen (Price u. Mitarb. 1980). Sie kombinieren Paartherapie mit medikamentösen Gaben (Kaplan 1988) oder sie zentrieren sich mit gezielten „Verschreibungen“ bei sexuellen Störungen auf den Einzelpatienten.

Körperliche Grundlagen der Sexualität

Körperliche Geschlechtsentwicklung

In biologischer Sicht ist mit dem Schritt von der ungeschlechtlichen zur geschlechtlichen Fortpflanzung die Ausbildung von zwei in den Fortpflanzungsorganen und meistens auch im körperlichen Gesamtbild unterschiedlichen Formen verbunden, in denen sich Pflanzen, Tiere und Menschen dann präsentieren: weibliche und männliche Spezies. In der Sicht der Evolutionstheorie läßt sich die geschlechtliche Form der Fortpflanzung und die Ausbildung der Sexualität gegenüber der ungeschlechtlichen als überlegen und zweckmäßig interpretieren. Im Vergleich z. B. mit der Sprossung oder mit sonstigen Formen ungeschlechtlichen Wachstums besteht der Vorteil, daß nach Reduktionsteilung der normalen Chromosomensätze auf die Hälfte und dem Wiederzusammentreten bei der Befruchtung neue Kombinationen möglich sind. Für das Überleben einer Art erscheint es notwendig, daß das genetische Material breit gestreut der Auslese durch die Umwelt angeboten wird. Neue Kombinationen und neue Varianten der Arten bieten bessere Überlebenswahrscheinlichkeiten. Voraussetzung dazu ist allerdings, daß nach der Teilung der Chromosomensätze wieder die Vereinigung sicher zustande kommt, d. h., daß die männlichen oder weiblichen Lebewesen sich erkennen und finden, die Kopulation erfolgreich verläuft und auch die Vereinigung der Geschlechtszellen nicht behindert wird. Bei vielen Pflanzen und auch bei manchen Tieren, z. B. den Schnecken, ist das dadurch gesichert, daß auf einem Organismus männliche und weibliche Geschlechtsorgane (z. B. Pollen und Stempel) vorhanden sind. Beim Menschen sind die unterschiedlichen geschlechtlichen Ausprägungen nicht nur in einem Teil des Organismus vertreten, sondern es haben sich wie auch bei vielen Tieren unterscheidbare Formen ausgebildet. Die unterschiedliche Erscheinung in Größe, Farben, Geruchsmerkmalen, Verhaltensweisen usw. dient eben dazu, daß sich die Geschlechtspartner der gleichen Art erkennen und finden.

Den Menschen gibt es nur als Frau oder Mann. Auch bei ihm sind die Unterschiede nicht auf die Geschlechtsorgane beschränkt, sondern im äußeren Habitus sichtbar: im Körpergewicht bei der Geburt, in der Körpergröße, im Verhältnis von Muskulatur zum Fettgewebe. Diese Unterschiede bestehen jedoch nur im statistischen Durchschnitt beim Menschen, nicht im einzelnen individuellen Fall.

Dabei sollte man sich bewußt machen, daß sowohl im Körperlichen wie im Seelischen bestimmten einzelnen Merkmalen oder Eigenschaften nicht der ganze Bedeutungsgehalt von „männlich“ oder

„weiblich“ zugesprochen werden kann. Es handelt sich vielmehr um komplexe Gesamtstrukturen, wobei das Zusammenwirken verschiedener Faktoren die männlichen oder weiblichen Endformen der Entwicklung bestimmt.

Das Geschlecht manifestiert sich körperlich mindestens auf 6 verschiedenen Ebenen:

– Chromosomen: Die menschlichen Zellen haben 46 Chromosomen (färbbare feste Zellteile), je 23 Paare. Davon sind 22 Paare XX-Chromosomen, und 1 Paar, die Geschlechtschromosomen (Heterochromosomen), werden bei der Frau von einem XX-Paar und beim Mann von einem XY-Paar gebildet. Nur die Geschlechtszellen haben den halben Chromosomensatz: die jeweils einen X-Chromosomensatz enthaltenden Eizellen der Frau und die entweder einen X- oder einen Y-Satz enthaltenden Samenfäden des Mannes. Bei der Vereinigung von Samenfäden und Eizellen, gewöhnlich 12–36 Stunden nach dem Koitus, fällt die Entscheidung über den neuen Chromosomensatz und damit über das Geschlecht der Frucht. Entscheidend ist, ob ein Samenfaden mit einem X- oder einem Y-Satz als erster die Eizelle erreicht. Da die kleineren und beweglicheren Samenfäden mit den Y-Chromosomen etwas häufiger das Ziel, das Eindringen in die Eizelle, erreichen, gibt es auf 100 Mädchengeburten 106–107 Knabengeburten. In Kriegszeiten, wahrscheinlich wegen des unter Ernährungseinflüssen veränderten Milieus in der Vagina, wurde ein noch größerer Knabenüberschuß beobachtet. Ist die Teilung der Geschlechtschromosomen XX oder XY zum halben Chromosomensatz unvollkommen, bleiben z. B. die Geschlechtschromosomen XY beide in einer Eizelle bei der Teilung zusammen, können z. B. XXY-Geschlechtschromosomen bei der Befruchtung entstehen.

– Keimdrüsen (Gonaden): Die primitive Keimdrüse der ersten 6 Wochen ist noch nicht geschlechtsdifferenziert. Erst danach werden durch den Einfluß männlicher Hormone (Androgene), vor allem des Testosterons, männliche Geschlechtsdrüsen (Hoden) entwickelt und die Entwicklung weiblicher Geschlechtsdrüsen unterdrückt. Ohne Androgeneinwirkung kommt es zur Entwicklung der weiblichen Geschlechtsdrüsen, der Ovarien. Die Keimdrüsen haben später die Funktion der Keimzellenproduktion und der geschlechtsspezifischen Hormonproduktion.

– Innere und äußere (primäre) Geschlechtsmerkmale: In den Leydig-Zellen der fetalen Hoden wird Testosteron produziert, das die männliche Entwicklung der sogenannten Wolffschen Gänge zu Samenleiter, Samenbläschen und Ejakulationssystem stimuliert. Ein weiteres Hormon (der Müllersche Hemmstoff MIF) führt zu einer Verkümmerung der für die weibliche Entwicklung angelegten Müllerschen Gänge. Das Ausbleiben der Testosteronwirkung führt zur weiblichen Entwicklung der Gebärmutter, der Eileiter und des hinteren Teils der Scheide aus den Müller-Gängen. Eine spezifische Stimulation durch ein weibliches Hormon ist nicht erforderlich. Die äußeren Geschlechsteile bilden sich ebenfalls aus einer zunächst geschlechtsundifferenzierten anatomischen Region, die in den ersten Schwangerschaftswochen aus dem Genitalhöcker, der Genitalfurche, der Urethrolabialfalte und der beidseitigen labioskrotalen Schwellung bestehen. Wenn der androgene Einfluß wirksam wird, bilden sich hieraus Penis und Hodensack (Skrotum) beim Mann, ohne diesen Einfluß die Vulva (große und kleine Schamlippen), Klitoris und der vordere Teil der Scheide.

– Sekundäre Geschlechtsmerkmale: Unter Einfluß der Geschlechtshormone bildet sich ein unterschiedlicher Gesamtkörperbau aus mit einer Verschiebung des Verhältnisses von Fettgewebe zu Muskelgewebe, mit unterschiedlicher Behaarung, Stimmbildung, Brüsten usw.

– Zentrales Nervensystem und endokrines System: Das Gehirn hat eine geschlechtsspezifische Differenzierung. Bereits intrauterin findet eine geschlechtsspezifische Ausrichtung des Hypothalamus in männliche oder weibliche Richtung unter dem Einfluß der Androgene statt. Der Hypothalamus regelt über die Hypophyse die Produktion der Geschlechtshormone und damit auch die sexuelle Reifung in der Pubertät, bei den Frauen zusätzlich den Menstruationszyklus, die Schwangerschaft, den Geburtsvorgang und die Stillperiode. Wieweit hierdurch geschlechtstypisches Verhalten mitbestimmt wird, ist unklar. Die Hormonausschüttung und der Hormonspiegel sensibilisieren auch die im Rückenmark gelegenen Zentren für den Ablauf der Kopulation, so das im unteren Sakralmark gelegene Erektionszentrum und das im oberen Lendenmark gelegene Ejakulationszentrum des Mannes. Die spinalen Kopulationszentren stehen ebenso unter dem steuernden Einfluß des Hypothalamus und der durch das Großhirn vermittelten Sinneseindrücke.

Zur Physiologie sexueller Erregung

Die maßgeblichen Erkenntnisse über die Sexualphysiologie stammen aus der Pionierarbeit von W. H. Masters und V. E. Johnson (1967). Nach einer Pilotstudie durch Befragung sexuell erfahrener Personen wurde 1954 ein experimentelles Programm zur Erforschung sexueller Funktionen beim Menschen erstellt. Ab 1959 wurden die sexuellen Dysfunktionen bei Mann und Frau genauer untersucht und ein klinisches Behandlungsprogramm sexueller Störungen entwickelt.

Das in St. Louis (Missouri/USA) durchgeführte Forschungsprogramm untersuchte in der Pilotstudie (1950) weibliche und männliche Prostituierte, die in bezug auf ihre sexuellen Erfahrungen befragt wurden. Das experimentelle Programm betraf freiwillige Versuchspersonen, nämlich 382 Frauen und 312 Männer, überwiegend zwischen 20 und 40 Jahre alt. Es waren darunter 276 Ehepaare, aber auch nichtverheiratete Untersuchungspersonen. Masters u. Johnson (1967) weisen darauf hin, daß 10000 „Reaktionszyklen", d.h. sexuelle Abläufe bis zur Befriedigung durch Orgasmus oder Ejakulation, in das Untersuchungsprogramm einbezogen wurden, 7500 weibliche und 2500 männliche. Die Untersuchungspersonen, die von dem Forscherteam auch bezahlt wurden, kamen aus verschiedenen Sozialschichten. Sie blieben in den Publikationen anonym. Die Zusammenstellung der Untersuchungsgruppe war durch die freiwillige Meldung aber sicher nicht auslesefrei, die mittleren und oberen Bildungsgrade überwogen. Das Untersuchungsprogramm wurde dann im Hinblick auf die Alterssexualität um eine geriatrische Gruppe erweitert, 34 Frauen im Alter von 51–78 Jahren, 39 Männer im Alter von 51–89 Jahren arbeiteten aktiv in diesem Forschungsprogramm mit. Im Hinblick auf die Frage der Sexualität nach Erkrankungen im Beckenbereich wurde eine Untersuchungsgruppe von Frauen und Männern zusammengestellt, die einen chirurgischen Eingriff (z.B. Hysterektomie) gehabt hatten. Weiter wurde eine Untersuchungsgruppe von 111 Schwangeren zusammengestellt, die man über ihr sexuelles Verhalten in der Schwangerschaft befragte. Das experimentelle Untersuchungsprogramm umfaßte Beobachtungen bei Masturbation, Petting, normalem Koitus und artefiziellem Koitus, umfaßte Geräte wie einen Penis aus Plastik, der intravaginale optische Beobachtungen erlaubte. Ziel all dieser Forschungen war „objektivierbares Reagieren von Männern und Frauen während einer sexuellen Stimulierung".

Die „Bereitschaft zur Teilnahme, die sexuelle Reaktionsfähigkeit und die Verbalisationsfähigkeit hinsichtlich der Details sexueller

Reaktionen" wurde bei den Versuchspersonen in einem Aufnahmegespräch vorher festgestellt.

Sicher waren bei der Vorauslese schon Frauen bevorzugt, die dem Ideal einer gut abgrenzbaren, durch eindeutige motorische Komponenten greifbaren sexuellen Befriedigungsform der Frau entsprachen. In einer für die Aufnahme entscheidenden Befragung wurden die „sexuelle Reaktionsfähigkeit und die Verbalisationsfähigkeit hinsichtlich Details sexueller Reaktionen" vorher geklärt. Personen mit „soziosexuellen Abweichungen", die der Norm von Masters u. Johnson also nicht entsprachen, nahmen an dem Untersuchungsprogramm nicht teil. Bei dem größten Teil der Orgasmen der Frau handelt es sich ja um solche, die entweder durch Masturbation oder durch künstliche sexuelle Stimulation mittels Vibrator, des elektrisch angetriebenen Gerätes für den artefiziellen Koitus, ausgelöst wurden.

Nach den unter diesen Voraussetzungen gewonnenen Ergebnissen lassen sich beim sexuellen Erregungsablauf vier Phasen unterscheiden.

Beim Mann

Erregungsphase: Durch äußere (Berührung) oder innere (Phantasien, Träume) Stimulation kommt es zu einer Erektion des Penis durch Blutanstauung in den Schwellkörpern (Corpora cavernosa) des Penis. Dieser Druck wird durch die Tunica albuginea, einen stabilen „Mantel", der die Schwellkörper umgibt, möglich. Auch die Eichel (Glans) und das Corpus spongiosum, d. h. der Schwellkörper, der die Harnröhre umgibt, schwellen an. Es kommt zu einer Anhebung und Vergrößerung (etwa um die Hälfte) der Hoden; die Skrotalhaut wird dicker und straffer.

Plateauphase: Als Plateauphase wird eine hohe Stufe sexueller Spannung bezeichnet, von der aus der Orgasmus möglich ist oder von der ein langsames Abfallen der Spannung und eine Rückbildung der Erregung erfolgen kann. Sie kann einige wenige Minuten, aber auch länger dauern. Vor der Ejakulation und dem Orgasmus nimmt der Penisdurchmesser noch geringfügig zu, wobei vor allem die Corona glandis betroffen ist. Es kommt zu einer vollkommenen Elevation der Hoden und zu einer Sekretion der Cowper-Drüsen, dem Vorsekret. Daneben gibt es periphere Begleiterscheinungen der Erregung. Die allgemeine muskuläre Spannung erhöht sich, Herzfrequenz und Blutdruck steigen an. Es kann zu Atmungsveränderungen, einer Pupillenerweiterung und einer Reduktion der Hautleitfähigkeit sowie einer Versteifung der Brustwarzen kommen. Der von Masters u. Johnson beschriebene „sex flush", eine kurzfristige Rötung der Haut, trat bei einem Viertel der von ihnen untersuchten Männer auf. Diese peripheren, nicht genitalen Reaktionen sind aber indviduell sehr verschieden.

Orgasmus: Dem Orgasmus geht ein Gefühl der Unvermeidbarkeit der Ejakulation voraus, dem die Ejakulation nach 1–3 Sekunden folgt. Sie geschieht durch regelmäßige unwillkürliche Kontraktion der Urethralmuskeln. Der größte Teil des Ejakulats stammt aus der Prostata, nur ca. 1% sind Spermien. Durch das Verschließen des inneren Sphinkters wird verhindert, daß das Ejakulat in die Harnblase gerät. Die Ejakulationsmenge variiert individuell, zwischen etwa 1–6 ml. Bei späteren Orgasmen nehmen Ejakulationsmenge und Spermienanteil ab. Auch die peripheren Reaktionen beim Orgasmus variieren erheblich: Anspannung und Kontraktionen der Skelettmuskulatur können völlig ausbleiben, können aber auch sehr heftig, einem epileptischen Anfall ähnlich, sein. Die Atemfrequenz steigt bei einigen Männern stark an, bei anderen kommt es zu einem kurzen Zustand des atemlosen Luftanhaltens. Am durchgängigsten scheint ein kurz vor dem Orgasmus einsetzender Anstieg der Herzfrequenz um 20–80 auf 120–180 Schläge pro Minute und des Blutdruckes zu sein. Die gelegentlich berichteten kurzen Bewußtlosigkeiten sind wahrscheinlich Folge von Hyperventilationen.

Refraktärphase (Rückbildungsphase): Der Verlust der Erektion mit Erschlaffung des Penis erfolgt innerhalb von Sekunden nach der Ejakulation, also sehr schnell. Es dauert aber längere Zeit, bis der Penis wieder die Größe wie vor der sexuellen Erregung erreicht. Dies ist abhängig von dem Fortbestehen psychischer oder äußerer Reize, z. B. von der Frage, ob noch eine Umfassung des Penis durch die Vagina erhalten bleibt. In dieser Rückbildungsphase besteht, abhängig vom Alter, mindestens für einige Minuten, meist erheblich länger, keine sexuelle Ansprechbarkeit und für diese Zeit auch eine Unfähigkeit zu erneuter Ejakulation. Gegen eine erneute sexuelle Stimulierung besteht ein psychophysiologischer Widerstand (Refraktärzeit). Die motorische Anspannung, die erhöhten Herzfrequenz- und Blutdruckwerte klingen im Laufe von wenigen Minuten zu den normalen Ausgangswerten wieder ab. Masters u. Johnson sehen die Refraktärzeit als spezifisch männliches Phänomen. Bancroft (1985) weist aber darauf hin, daß es sehr wohl Frauen gibt, die eindeutig eine Refraktärzeit beschreiben, möglicherweise bei Orgasmen, die in dem Laborsetting von Masters u. Johnson nicht stattfinden. Auch berichten Kinsey u. Mitarb. (1948), daß ein gewisser Teil der Jungen, die vor der Pubertät bis zum Orgasmus masturbierten, innerhalb weniger Minuten wiederholt Orgasmen haben konnten. Mit der Pubertät reduziert sich aber diese Fähigkeit.

Bei der Frau

Erregungsphase: Durch seelische oder körperliche Stimulation kommt es zum Feuchtwerden (Lubrikation) der Scheide und des Scheideneingangs. Bei der Lubrikationsflüssigkeit handelt es sich nicht um ein Drüsensekret, sondern um Transsudat: Es entsteht durch einen dem Schwitzen vergleichbaren Vorgang, bedingt durch die Zunahme der Blutzufuhr in der Scheidenwand. Das Scheideninnere ist mit schwammigem Epithel ausgekleidet, ist also keine Schleimhaut. Die großen und kleinen Schamlippen vergrößern sich durch eine venöse Blutstauung. Die Klitoris schwillt durch eine stärkere Durchblutung ebenfalls an, allerdings in individuell unterschiedlichem Ausmaß, in den meisten Fällen kaum sichtbar. Das vordere Drittel der Scheide verengt und verlängert sich, das hintere Drittel erweitert sich ballonförmig. Auch der Uterus nimmt an Größe zu und verändert seine Lage nach oben.

Plateauphase: In dieser Phase zieht sich die Klitoris hinter das Schambein zurück, was gelegentlich mit einer Abnahme der Klitorisgröße und entsprechender Erregungsabnahme verwechselt wird. Die Größe verändert sich aber nicht. Die Durchblutung und Rötung der Labia minora erreichen ihren Höhepunkt, und in der Scheide kommt es zu einer lokalen Vasokongestion als unwillkürliche Reaktion, die vor allem das vordere Drittel der Vagina betrifft. Diese als „orgasmic platform" bezeichnete Veränderung wird als anatomische Grundlage für die physiologische Reaktion der Vagina beim Orgasmus angesehen („orgastische Manschette"). In geringerem Ausmaß wird etwas Sekret von den Bartholinschen Drüsen abgesondert. Die peripheren Begleiterscheinungen sind denen des Mannes vergleichbar. Der „sex flush", die sich am Rumpf ausdehnenden flüchtigen Rötungen, sind in der Stichprobe von Masters u. Johnson erheblich häufiger als bei Männern, nämlich bei drei Viertel der Frauen, beobachtet worden.

Orgasmus: Kurz nach dem subjektiven Orgasmusgefühl treten unwillkürlich rhythmische Kontraktionen der sogenannten „orgastischen Manschette", also des vorderen Scheidendrittels auf. Parallel können bei manchen Frauen auch Kontraktionen des Sphincter ani und des Uterus auftreten. Es gibt auch Frauen, die ohne vaginale Kontraktionen Orgasmen erleben. Auch die in dieser Phase auftretenden peripheren Reaktionen sind bei beiden Geschlechtern ähnlich. Ein nicht geringer Prozentsatz von Frauen erreicht den Orgasmus nicht oder nur selten; manche Frauen dagegen können mehrfache Orgasmen erleben. Es gibt also bei Frauen eine erheblich größere Varianz der Orgasmusfähigkeit als bei Männern.

Refraktärzeit: Nach dem Orgasmus folgt eine relativ schnelle Reduktion des Aktivierungszustandes und der Gefäßkongestion; ohne Orgasmus dauert die Kongestion länger. Eine Refraktärzeit gibt es bei vielen Frauen nicht, sie sind relativ schnell nach einem Orgasmus wieder erregungsfähig und erneut orgasmusfähig.

Unterschiede im Erregungsablauf zwischen Frau und Mann

Sexualpsychologische Erfahrungen weisen seit langem auf Unterschiede im Erleben und in der sexuellen Reaktionsweise zwischen Mann und Frau hin, die auch durch die Beobachtungen von Masters u. Johnson (1954) bestätigt wurden. Solche Unterschiede legen bei fehlendem verbalem Austausch und Verständnis für den Partner typische Störungen und Enttäuschungen nahe. Die wichtigsten Unterschiede betreffen die folgenden Punkte:

– Die individuelle Varianz des sexuellen Erregungsablaufes bei der Frau ist im ganzen größer als beim Mann. Dies betrifft sowohl die Art und den Ablauf des Erregungsbeginns wie auch den Höhepunkt, die Abfuhr der Erregung. Sie betrifft vor allem auch das subjektive Empfinden, das von den Frauen sehr viel variabler und mit ganz unterschiedlichen Akzenten beschrieben wird. Während die sexuelle Befriedigung des Mannes an die Orgasmus-Ejakulation gebunden ist, ist die Verbindung von muskulär motorischen Erregungsabläufen und punktuellem Höhepunkt mit abfallender Befriedigung bei der Frau nicht gegeben. So kann die Frau während eines sexuellen Verkehrs zu mehreren Orgasmen kommen, „Status orgasticus“, sie kann aber auch ohne einen solchen Höhepunkt zu einer für sie sexuell befriedigenden Erfahrung kommen.

– Die Verlaufskurve der sexuellen Erregung der Frau beim Koitus ist sowohl im ganzen wie auch in den einzelnen Phasen länger. Während der Mann, vor allem bei der in der Phantasie vorweggenommenen sexuellen Vorstellung, in weniger als einer Minute alle Phasen der sexuellen Erregung im Verkehr durchlaufen kann, ist das bei der Frau nicht möglich.

– Der Mann hat nach der Orgasmus-Ejakulation eine absolute Refraktärphase von mindestens einigen Minuten, in der eine psychophysiologische, bis zur Abwehr gehende sexuelle Unansprechbarkeit besteht. Bei der Frau trifft dies nicht zu, und zwar sowohl im Hinblick auf die Fähigkeit zur längeren Erregungskurve in der Plateauphase wie auch durch die Fähigkeit zu wiederholten Orgasmen mit Muskelkontraktionen, wobei manche Frauen eine volle Befriedigung erst bei der Wiederholung erleben.

– Der Mann kann in Phantasien durch Bilder, Bücher und Schaustellungen stärkere visuelle Anregungen seiner Erregbarkeit erfahren als die Frau, die optisch visuell zumindest langsamer, seltener und schwächer erregbar ist als der Mann. Die sexuelle Anregung ist bei den meisten Frauen mehr an körperliche Berührungen, Kontakte, Zärtlichkeiten gebunden.

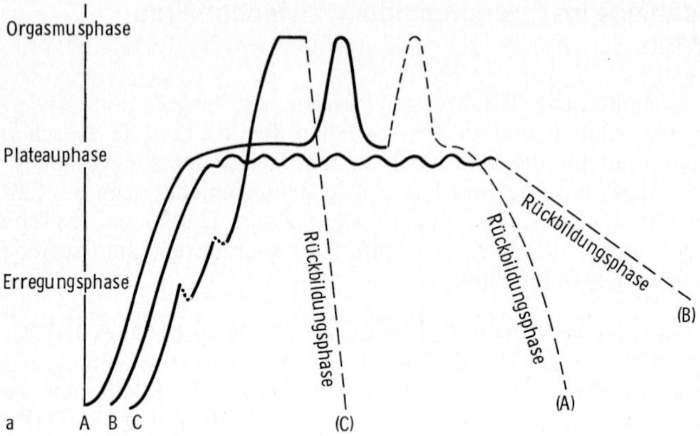

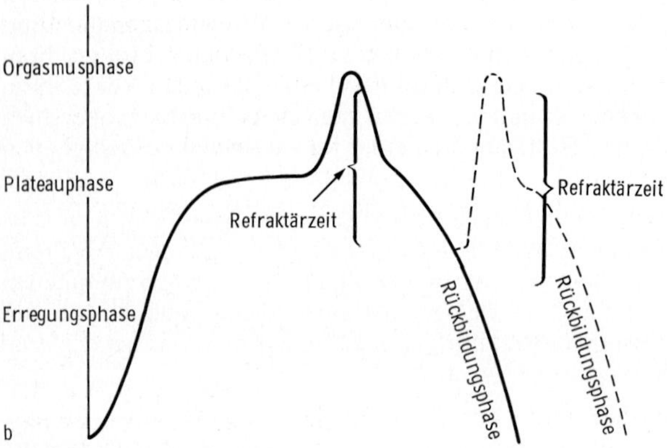

Abb. 2a u. b Ablauf der sexuellen Erregung bei der Frau (**a**) und beim Mann (**b**) (nach Masters u. Johnson)

Das von Masters u. Johnson (1967) gegebene Schema (Abb. 2), das den Ablauf der sexuellen Erregung beim Mann und bei der Frau gegenüberstellt, macht diese Unterschiede deutlich.

Sexualhormone

Das für das sexuelle Verhalten und die Fortpflanzung wichtigste endokrine System ist das Hypothalamus-Hypophysenvorderlappen-Gonaden-System. Der Hypothalamus bewirkt über die Freisetzungshormone FSH-RH und LH-RH, daß im Hypophysenvorderlappen FSH (follikelstimulierendes Hormon) und LH (luteinisierendes Hormon) freigesetzt werden. Diese beiden Hormone haben bei Männern und Frauen unterschiedliche Wirkungen.

Beim Mann fördert das FSH die Spermiogenese in den Samenkanälen der Hoden. Das LH (auch ICSH, Interstitial cell-stimulating hormone genannt) regt die Leydig- oder Interstitialzellen des Hodens zur Produktion von Testosteron, dem wichtigsten männlichen Sexualhormon, an.

Bei der Frau stimuliert das FSH das Wachstum und die Reifung der Follikel im Ovar. Das LH bewirkt den Eisprung im Follikel und fördert die Produktion von Progesteron und Östrogen. Durch ein komplexes Rückkopplungssystem zwischen Hypophyse und Keimdrüsen regeln FSH, LH, Östrogene und Progesterone den Ablauf des Menstruationszyklus: Die erste Zyklushälfte (Proliferations- oder Follikelphase) ist durch einen starken Östrogenanstieg gekennzeichnet. Durch ein negatives Feedback hemmt das hohe Östrogenniveau die FSH-Freisetzung. In der Zyklusmitte geschieht ein Wechsel zu einem positiven Feedback zwischen Östrogen und LH: Es wird aufgrund des erhöhten Östrogenspiegels eine große Menge LH freigesetzt, die zum Eisprung führt. Der geplatzte Follikel wird zu einem Gelbkörper (Corpus luteum), der große Mengen Östrogen und Progesteron produziert. In der zweiten Zyklushälfte, der lutealen oder Sekretionsphase, wird das hormonelle Geschehen verstärkt durch das Progesteron gesteuert.

Die Sexualhormone beeinflussen neben der pränatalen Geschlechtsdifferenzierung auch den Pubertätsbeginn und die Sexualität im Alter.

Beim Mann kommt es in der präpubertären Zeit, etwa vom 13. Lebensjahr an, zu einer Erhöhung der Gonadotropinwerte und in der Folge zu einem Anstieg der Testosteronproduktion. Das führt zu einem verstärkten Wachstum der äußeren Genitalien, der Samenbläschen und der Prostata; parallel bildet sich die Schambehaarung, und der Stimmbruch setzt als Folge des Kehlkopfwachstums ein. Die erste Ejakulation tritt etwa ein Jahr nach Beginn des Genitalwachstums ein. Der nach dem Abschluß der Pubertät erreichte Hormonstatus bleibt dann im wesentlichen bis zum 5. oder 6. Lebensjahrzehnt erhalten. Dann sinkt das Testosteronniveau kontinuierlich ab. Verbunden ist damit eine Verlangsamung der sexuellen Erregbarkeit, d. h. morgendliche Erektionen und spontane Erektionen werden seltener; es dauert länger, bis eine Erektion erreicht wird, und die Refraktärzeit nach einer Ejakulation nimmt erheblich zu. Die Ejakulation wird auch weniger intensiv, bei manchen Männern wird sie schwerer bzw. später erreicht.

Bei der Frau: Bereits im Alter von 7–8 Jahren vergrößern sich die Eierstöcke und produzieren Östrogene. Brüste und Schamhaare beginnen etwa 2 Jahre vor der Menarche zu wachsen. Die Pubertät beginnt bei Mädchen durchschnittlich 1–2 Jahre früher als bei den Jungen. Die Menarche ist von einem bestimmten Östrogenspiegel abhängig, die ersten Regelblutungen sind meist unregelmäßig und anovulatorisch. Wenn sie sich eingependelt haben, verläuft der Sexualhormonhaushalt vorhersagbar und zyklisch, von Schwangerschaft und Stillzeit einmal abgesehen. Die hormonellen Veränderungen im Alter sind bei Frauen deutlicher als bei Männern, wo sie eher gradueller Natur sind. Im Durchschnitt gegen Ende des 5. Lebensjahrzehntes – aber mit einer großen Varianz von ± 10 Jahren – beginnt die Menopause. Die Fortpflanzungsfähigkeit erlischt langsam, indem die Ovarientätigkeit nachläßt. Später wird die Regelblutung unregelmäßiger, bis sie schließlich ausbleibt. Der Östrogenspiegel nimmt in der Folge rapide ab, auch dies in individuell sehr unterschiedlichem Ausmaß. Die Lubrikationsreaktion in der Scheide nimmt ab; in höherem Alter bilden sich die äußeren und inneren Genitalien zurück.

Welchen Einfluß die altersbedingten hormonellen Veränderungen auf die sexuelle Erregbarkeit und Aktivität haben, ist nicht eindeutig klar. Jedenfalls ist die häufige Abnahme sexueller Aktivität im Alter nicht allein als Reaktion auf die endokrinen Verhältnisse zu sehen. Psychologisch sich auswirkende Gründe, wie Verlust des Partners, Berentung, soziale Isolation, spielen ebenso eine Rolle. Vor allem scheint, wie verschiedene Untersuchungen (Kinsey u. Mitarb. 1948, 1953, Schneider 1980) gezeigt haben, die sexuelle Aktivität im Alter von der in früheren Jahren praktizierten Sexualität abzuhängen. Sexuell aktive alte Menschen waren auch früher sexuell aktiver als diejenigen, die ihr Sexualleben reduzieren oder einstellen.

Varianten der körperlichen geschlechtlichen Differenzierung

Geschlechtsunterschiede gibt es, wie schon oben ausgeführt, auf mehreren körperlichen Merkmalsebenen: der chromosomalen, der hormonalen, der der Gonaden, der inneren Geschlechtsorgane, der äußeren Geschlechtsorgane, des körperlichen Habitus usw. Mit keiner dieser Merkmalsebenen allein ist die sichere somatische Geschlechtszugehörigkeit zu begründen. Normalerweise führt das aber nicht zu Problemen, da sie in der Regel alle in der gleichen weiblichen oder männlichen Richtung liegen.

Liegen jedoch auf einer oder mehrerer dieser Ebenen widersprüchliche Befunde vor oder wirken sich diese Faktoren während der fetalen oder postnatalen Entwicklungsphase nicht in der gleichen Richtung im Hinblick auf die körperliche Geschlechtsdifferenzierung, so kann es zu Abweichungen des körperlichen Bildes kommen. Solche Abweichungen sind von besonderem Interesse, da sie nicht nur Einblicke in Gewichtung und Ineinandergreifen der einzelnen körperlichen Faktoren geben. Sie können auch zeigen, ob bestimmte körperliche Faktoren Einfluß auf die psychosexuelle Reifung und im besonderen auf die Geschlechtsrolle und die Partnereinstellung haben. Diese intersexuellen Varianten sind auch noch aus einem anderen Grund bemerkenswert: Wird ein Kind bei der Geburt und in der weiteren Entwicklung in einer Geschlechtsrolle aufgezogen, die bestimmten körperlichen Faktoren widerspricht, so kann sich hier der mehr oder weniger große Einfluß der Umwelt gegen die körperlichen Determinanten zeigen.

Wenn Intersexualität im ganzen auch mit 2–3 Intersexuellen auf 1000 Menschen selten ist, verdienen sie doch als „Naturexperiment" Aufmerksamkeit. Im groben kann man zwischen chromosomenbedingten Varianten und hormonal bedingten Varianten unterscheiden.

Chromosomenbedingte Varianten

Im Jahre 1956 ist es gelungen, die Chromosomen des Menschen im mikroskopischen Bild zur Darstellung zu bringen. Damit wurde nicht nur die Zahl der Chromosomen, sondern auch die Identität der 23 Chromosomenpaare bestimmbar. Für die sexuelle Entwicklung sind die Heterochromosomen, d.h. die unpaaren Geschlechtschromosomen, entscheidend: das XX-Paar bei der Frau und das XY-Paar beim Mann. Findet bei der Reduktionsteilung keine vollständige Halbierung der Chromosomen statt, kommt es durch die überzählige oder unterzählige Chromosomenzahl der Ei- oder Samenzelle zu Anomalien mit nur 45 oder auch 47 Chromosomen. Solche abnormen Chromosomensätze stellen meist einen Letalfaktor dar, der zu einer Fehlgeburt führt, jedoch nicht immer. Wachsen Menschen mit Chromosomenanomalien auf, so zeigen sie häufiger psychopathologische Züge und Verhaltensstörungen. Im Hinblick auf Intelligenz und Sprachentwicklung sind sie häufig im unteren Normbereich, bei einem Teil von ihnen wurden asoziale Entwicklungen beschrieben. Diese Auffälligkeiten sind jedoch nicht zwingend. Es kann auch zu psychisch unauffälligen Verläufen kommen. Deshalb ist bei Einzelfallbeschreibungen in dieser Hinsicht besondere Vorsicht angezeigt.

Die häufigsten, gegenwärtig bekannten chromosomenbedingten Varianten werden nachfolgend beschrieben.

Klinefelter-Syndrom

Das Klinefelter-Syndrom mit dem XXY-Chromosomensatz ist die häufigste Anomalie. Man rechnet mit 1–3 Fällen auf 1000 Knaben. Der amerikanische Arzt Klinefelter beschrieb 1947 erstmals das typische Bild mit Hochwuchs, verspäteter Entwicklung eines hypoplastischen männlichen Genitales mit kleinen harten Hoden, weiblicher Brustdrüsenbildung im Laufe der verspäteten Pubertät. Häufig ist die Intelligenzentwicklung unterdurchschnittlich, die psychosexuelle Neigung ist heterosexuell, aber mit schwacher Potenz und einer Neigung zu passiven Zügen. Vereinzelt, auf etwa 20–100 Klinefelter-Fälle einmal, kommt es zu transvestitisch-transsexuellen Entwicklungen. Dabei setzt sich gewöhnlich erst im 3. Lebensjahrzehnt ein weibliches Geschlechtsbewußtsein nach Krisen und Scheitern in der männlichen Geschlechtsrolle durch.

Ein 28jähriger Mann, Gelegenheitsarbeiter, hatte mit 25 Jahren eine Frau mit einem Kind geheiratet. Wegen seiner Passivität und sexuellen Indifferenz hatte sich die Frau bald wieder von ihm getrennt. Es setzte sich ein zunächst transvestitisches, dann transsexuelles Interesse durch, wegen Tragen weiblicher Kleidung sah sich die Polizei veranlaßt, eine Untersuchung durchführen zu lassen. Es stellte sich ein XY-Chromosomensatz heraus. Es wurde eine Personenstandsänderung zum Weiblichen durchgeführt. Nach 15jähriger Tätigkeit als Krankenpflegerin bei einer alten Dame fühlte sie sich aber nach deren Tod vereinsamt, wünschte jetzt wieder eine Personenstandsänderung zum Männlichen, „da es Männer im Alter leichter haben." Sexuelle Interessen waren auch jetzt ohne Bedeutung.

Ein 30jähriger Mann, groß und vital wirkend, hatte Beziehungen mit vielen Frauen, war durch Verwahrlosung, Alkoholismus und kleine Betrügereien auffällig geworden. Bei einer gerichtspsychiatrischen Untersuchung fielen die kleinen Hoden und eine weibliche Brustdrüse auf, es wurde ein XXY-Chromosomensatz und ein Klinefelter-Syndrom diagnostiziert. Er gab an, schon seit längerer Zeit, angeblich schon immer sich als Frau zu fühlen und *als Frau* zu anderen Frauen *homosexuell* hingezogen zu sein. Es wurde eine

Personenstandsänderung und operative Geschlechtsumwandlung durchgeführt, seitdem lebt sie als homosexuelle Frau, unterhält weiter mit anderen Frauen intensive sexuelle Beziehungen.

Die transvestitisch-transsexuelle Entwicklung folgt in diesen Fällen also dem XX-Anteil des XXY-Chromosomensatzes. Wie dieser Anteil wirkt, warum in manchen und in anderen Klinefelter-Fällen nicht, ob es intrauterine Einflüsse sind, die das Geschlechtszentrum beeinflussen oder ob die Geschlechtsrollenveränderung durch Persönlichkeitsmerkmale nahegelegt ist, muß als noch völlig offen angesehen werden.

Wie gefährlich es ist, allgemein und bei der psychopathologischen Beurteilung von Chromosomenanomalien von Einzelfällen aus klinischen Stichproben auszugehen, zeigen die Untersuchungen von Schiavi u. Mitarb. (1988), die 28884 Männer aus dem Geburtsregister in Kopenhagen erfaßten. Sie fanden unter ihnen 4139, die durch körperlichen Hochwuchs im oberen 15%-Bereich lagen, und unter diesen 16 XXY-Männer, von denen sie 14 genau körperlich und psychologisch untersuchen konnten. Sie fanden sie intelligenzmäßig etwas unter dem Durchschnitt, sexuell weniger aktiv als die Kontrollgruppe, sie hatten geringere Testosteronausscheidungen, atrophische Testes und erhöhte LH- und FSH-Werte. Transvestitismus, Transsexualismus oder andere sexuelle Perversionen fanden sich unter ihnen nicht. Sie konnten auch keine Verbindung zwischen dem im ganzen nicht sehr auffälligen Hormonbefund – nur bei zwei Fällen im pathologischen Bereich – und dem Persönlichkeitsbild finden, ebensowenig Unterschiede in der familiären oder in der frühen Umwelt zwischen den Gruppen. Die emotionale Reifungsstörung, Intelligenzeinschränkungen und neuropsychologischen Einschränkungen zeigten große individuelle Schwankungsbreiten. Die Autoren betonen, daß es keine Hinweise gibt, daß der Hormonstatus im Erwachsenenalter den Einfluß der Sexchromosomenanomalien auf die männliche Sexualität vermittelt.

Turner-Syndrom (Gonadendysgenesie)

Es handelt sich um phänotypisch weiblich erscheinende kleinwüchsige Personen, die neben leichten intellektuellen Beeinträchtigungen häufig eine Reihe körperlicher Mißbildungen haben und einen 45-Chromosomensatz mit nur einem X-Geschlechtschromosom. Die äußeren und inneren Geschlechtsmerkmale sind weiblich, wenn auch meist dysplastisch, die sexuelle Appetenz meist schwach. Im Temperament sind sie eher antriebsarm und mit geringer Aggressions- und Durchsetzungsfähigkeit ausgestattet. Die Häufigkeit liegt bei etwa 1:3000 Frauen.

Therapeutisch ist an der weiblichen Geschlechtsrolle unbedingt festzuhalten, Östrogentherapie kann die meist verzögerte und schwache sexuelle Entwicklung in der Pubertät fördern. Frauen mit Turner-Syndrom haben alle ein offenbar unauffälliges, aber nicht voll funktionsfähiges Ovar. Ähnliche Formen von Gonadendysgenesie sind allerdings auch mit einem XX- und einem XY-Chromosomensatz beschrieben worden.

XXX-Trisomie

Als Trisomie bezeichnet man bei den Geschlechtschromosomen den XXX-Chromosomensatz. Er führt gewöhnlich zu Schwachsinn bei phänotypisch weiblichen Personen mit unvollkommen ausgebildeten weiblichen Geschlechtsorganen.

XYY-Anomalie

Mehr durch Zufall sind Chromosomenaberrationen vom XYY-Typ bei phänotypisch männlichen Personen mit Hochwuchs aufgefallen. Die Feststellung, daß man den XYY-Satz unter Häftlingen von Strafanstalten und hier unter Gewaltstraftätern gehäuft findet, hat 1956 beim ersten Bekanntwerden große Aufmerksamkeit gefunden. Nachuntersuchungen an größeren Populationen ergaben, daß in der Durchschnittsbevölkerung die Häufigkeit des XYY-Satzes 1,8 auf 1000 männliche Einwohner beträgt. In Gefängnissen und in psychiatrischen Anstalten, wo Gewaltdelinquenten untergebracht waren, fand sich ein noch größerer Anteil: 7,1 auf 1000.* Geht man von einem Häftlingssample mit Hochwuchs aus, d. h. Männer mit einer Körpergröße über 1,80 m, so finden sich sogar 29,1 Männer mit XYY-Satz auf 1000 Inhaftierte. In der Persönlichkeit fallen sie durch ihr hitziges Temperament, Neigung zu aggressiven Handlungen und sonstigen Verhaltensauffälligkeiten aus dem Rahmen. Jungen mit diesen Chromosomenstörungen sind in englischen und dänischen Erziehungsheimen gehäuft gefunden worden, wo sie mit aggressiven und destruktiven, schwer kontrollierbaren Tendenzen auffielen.

Allerdings wäre auch hier zu fragen, inwieweit ein besonderes Temperament sich unter den jeweils gegebenen familiären und gesellschaftlichen Sozialisationsbedingungen nicht besonders schwer tut. Es ist sicher gefährlich, wie es geschehen ist, überzählige männliche Y-Chromosomen oder auch einen Längenüberschuß eines solchen Y-Chromosoms mit aggressiven Tendenzen oder gar mit kriminellen Anlagen zu verbinden. Es läßt sich zeigen, daß ungünstige familiäre

* Umfangreichere Untersuchungen ergaben ebenso einen großen, statistisch signifikanten Abstand zwischen Gesamtbevölkerung und Häftlingen: Sie fanden eine Rate von 0,1% in der Gesamtbevölkerung und 3,5% in einer Häftlingsstichprobe (Murken 1973)

und soziale Einflüsse in der Kindheit und Jugendzeit in vielen Fällen zu der asozialen Entwicklung bereits beigetragen haben.

Die erwähnten Autoren (Schiavi u. Mitarb. 1988) fanden bei der epidemiologischen Untersuchung aus den Geburtsregistern von 28884 in Kopenhagen geborenen Männern 12 XYY-Männer, die sie mit zwei Kontrollgruppen verglichen, von denen eine im hier gegebenen niedrigen Intelligenzbereich parallelisiert war. Die XYY-Männer waren sexuell nicht aktiver als die Kontrollgruppen, sie fanden bei dieser Auslese keine Hinweise für eine „Hypermaskulinität“. Sie waren aber signifikant aggressiver gegenüber ihren Frauen, aber sonst im Hinblick auf Impulsivität, Affektivität, sportliche Interessen usw. unauffällig und auch nicht durch kriminelle Handlungen aufgefallen. Sie werden in der Persönlichkeit aber im ganzen als unreif geschildert. Die Testosteronwerte waren bei ihnen etwas über dem Durchschnitt, ohne daß sich Hinweise ergaben, daß diese Hormonwerte einen Einfluß auf das sexuelle oder sonstige Verhalten hätten.

Trisomie 21

Die häufigste Chromosomenanomalie, die aber nicht die Geschlechtschromosomen betrifft, ist der Mongolismus mit einer Trisomie des Chromosoms 21. Neben einer Entwicklungsstörung des Gesichtsschädels und des Gehirns, die zu Schwachsinn führt, findet sich eine Retardierung der Persönlichkeit, wobei die Kinder auf dem Stand der 2–4jährigen bleiben. Die Pubertät ist verzögert, eine reife Sexualität entwickelt sich nicht, es überwiegen autoerotische Verhaltensweisen. Mongoloide Männer sind unfruchtbar, Frauen jedoch nicht!

Hormonalbedingte Geschlechtsvarianten

Der französische Endokrinologe Jost konnte 1947 am Kaninchen zeigen, daß bei intrauteriner Kastration von männlichen und weiblichen Feten, unabhängig vom chromosomalen und gonadalen Geschlecht, weibliche Tiere reifen mit Vulva, Vagina, Uterus und Tuben. Wie sich zeigen läßt, ist die Ausbildung der vorher ebenso angelegten männlichen Genitalorgane an die innere Sekretion bestimmter Hormone im 2. Fetalmonat geknüpft, nämlich die vorwiegend vom fetalen Hoden produzierten Androgene. Diese Androgene können allerdings auch aus anderen Quellen, z. B. den Nebennieren, kommen. Es gibt Hinweise dafür, daß die fetale Androgenproduktion bzw. etwaige von der Mutter her kommende Androgene in der fetalen Entwicklung nicht nur für die Ausbildung der Genitalien zum männlichen Typus verantwortlich zu machen sind. Eine männlich ausgeprägte Psychosexualität, d. h. die spätere männliche Ausrichtung der Geschlechtsrolle und/oder der Partnereinstellung, ist bei weiblichen

Säugetieren experimentell durch fetale bzw. perinatal wirkende Androgenstimulation des zentralen Nervensystems herstellbar. Beim Menschen gibt es sichere Beweise für die intrauterine Wirkung der Androgene auf die körperliche Entwicklung, indirekte klinische Hinweise auch für ihre Bedeutung für die Psychosexualität.

Pseudohermaphroditismus – Scheinzwitter

Nach der klinischen Tradition werden Zwitter in ihrer Geschlechtszugehörigkeit je nach Gonadenbefund als männlich oder weiblich bezeichnet. Als weiblichen Hermaphroditismus bezeichnet man demnach Frauen mit einem intersexuellen Genitale, die aber eine weibliche Geschlechtsdrüse, ein Ovar, besitzen. Dabei können die äußeren und/oder auch die inneren Organe ganz oder teilweise männliche Formen haben. Am häufigsten findet sich bei sonst weiblichem äußerem, Genitale ein Phallus von der Größe eines kleinen Penis mit spontanen Erektionen, oft mit Hypospadie (Abgang der Harnröhre nicht an der Spitze, sondern an der Unterseite des Penis oder am Damm). Die Ursache liegt in bleibenden oder vorübergehenden Androgeneinflüssen, die während der Schwangerschaft auf die Mutter gewirkt haben. Der häufigste Grund heute ist, daß die Mutter während der Schwangerschaft synthetische Hormonpräparate genommen hat, die den Androgenen nahestehen, wodurch der weibliche Fetus in manchen Fällen eine Vermännlichung erfährt. Die Psychosexualität der weiblichen Hermaphroditen, die gewöhnlich auch in der weiblichen Geschlechtsrolle erzogen werden, ist im allgemeinen weiblich. Doch gibt es vereinzelte Fälle, die auf eine männliche Sensibilisierung sexueller Zentren im Gehirn hinweisen und später in der Pubertät Neigungen zu Frauen und ein männliches Geschlechtsbewußtsein entwickeln. Sie setzen vereinzelt einen Geschlechtswechsel zum Männlichen durch, wenn sie als Frau erzogen wurden.

Das adrenogenitale Syndrom (AGS)

Die bei Mädchen dreimal häufiger als bei Jungen vorkommende Entwicklung des AGS (Häufigkeit 1:5000 Geburten) beruht auf einer kongenitalen, rezessiv vererbten, schon während der Fetalzeit durch Stoffwechselstörungen induzierten Überfunktion der Nebennierenrinde.

Mädchen und Jungen mit AGS zeigen erhöhtes Größenwachstum in der frühen Kindheit und Wachstumsstillstand vom 12. Lebensjahr an, so daß sie relativ klein bleiben. Bei gedrungenem Körperbau ist die Muskulatur aber sehr kräftig entwickelt. Sie sind sexuell frühreif, aber meist unfruchtbar, da die Hoden nicht voll entwickelt sind. Bei genetisch weiblichem AGS-Syndrom mit Ovarien finden sich alle Abstufungen einer Vermännlichung mit mehr oder weniger großer

Ausbildung des Penis, geschlossener Scheide usw. Seit 1950 besteht die Möglichkeit, durch Cortisonbehandlung gleich nach der Geburt die Stoffwechselstörung auszugleichen. Bemerkenswert ist aber auch bei diesen unmittelbar nach der Geburt behandelten Mädchen, daß sie häufig ein jungenhaftes Verhalten zeigen, das sie unter Mädchen auffällig werden läßt: größere Neigung zu Knabenspielzeug, zu motorischen und aggressiven Spielen, zu jungenhaften Interessenbildungen in Kleidung und in beruflichen Zukunftsplänen im Vergleich mit Kontrollgruppen (Ehrhardt u. Mitarb. 1968). Die Psychosexualität entspricht in den meisten Fällen der anerzogenen weiblichen Geschlechtsrolle. Doch gibt es vereinzelt Fälle von weiblich erzogenen unbehandelten Mädchen mit AGS, die in der Pubertät unter dem Eindruck eines sich herausbildenden männlichen Rollenselbstverständnisses und einer auf Frauen gerichteten sexuellen Objektbeziehung einen Geschlechtswechsel durchsetzen. Sie sind von besonderem Interesse, weil eine androgeninduzierte Differenzierung zentralnervöser Struktur in der intrauterinen oder späteren Entwicklungsphase hier unabweisbar wird.

Inge B., geboren 1928, Vater Schuhmacher, eine 7 Jahre ältere Schwester, Geburt, frühkindliche Entwicklung usw. normal. Schon als kleines Mädchen für ihr Alter sehr kräftig, bei der Einschulung einen Kopf größer als die Gleichaltrigen. Blieb mit 11 Jahren im Wachstum stehen, wurde von den anderen überholt. Von Kindheit an besseres Verhältnis und Zuneigung zur Mutter, die ältere Schwester neigte mehr zum Vater. War in den ersten Schuljahren wilder als die anderen Mädchen, stellte Streiche an, kletterte auf Zäune und Bäume, war waghalsig und übermütig. Half den Großeltern gerne in der Landwirtschaft, lernte mähen, holte Futter vom Feld, betätigte sich auch beim Vater in der Schusterwerkstatt, lernte selbst Schuhe anzufertigen, kann heute noch Schuhe sohlen, was die ältere Schwester alles nicht interessierte. Dafür hatte sie selbst weniger Interesse an Haushalt und Kochen, wo die ältere Schwester überlegen blieb.

Zweifel an der eigenen Geschlechtszugehörigkeit traten bei Inge B. vom 10. Lebensjahr an auf. Sie war in ihrem Benehmen anders als die anderen Mädchen, litt auch unter ihrem anderen Aussehen. Daß sie keine Scheide und ein kleines Glied hatte, war schon bei der Geburt bemerkt worden, es wurde in der Familie und nach außen nicht über die Anomalie gesprochen, die Eltern hatten Befürchtungen, ihre Tochter werde im Hitler-Deutschland als „lebensunwertes Leben“ vernichtet. Sie selbst wagte nicht zum Schwimmen mit anderen Mädchen zu gehen, schämte sich, mochte sich nicht ausziehen. Dabei „sah sie von jungen Jahren an Frauen gerne“, besonders nachdem sie „so ins Alter kam“. Mit 16 Jahren bekam sie bei bildlichen Darstellungen des weiblichen Körpers Erektionen. „In dieser Zeit ist es für mich eindeutig geworden, daß ich nicht zu den Mädchen gehöre.“ Sie war äußerst deprimiert, hatte das Gefühl, mit der Anomalie ganz alleine zu sein. In der Verzweiflung und der Absicht, irgendwie den unerträglichen Zustand zu verändern, unternahm sie mit 18 Jahren 1946 einen Suizidversuch mit Schlaftabletten. Sie hatte irgendwo in einer Zeitschrift gelesen, daß man so etwas ändern könne.

Erstmals genaue körperliche Untersuchungen 1946: Größe 1,47 m, Gewicht 60 kg. Runder Kopf mit langem, lockigem, etwas dünnem Haar, weibliche sekundäre Geschlechtsmerkmale wie Brust usw. fehlen. Starke Körperbehaarung vom männlichen Typus. Kräftige Muskulatur. Stimme in Altlage, für einen Mann zu hoch, eher eine tiefe Frauenstimme. 4 cm langer Penis, Hypospadia penoscrotalis. Bei Laparotomie findet sich ein kleiner Uterus mit Paremetrien, Eileitern und Fimbrien. An typischer Stelle zwei atrophische, etwa pflaumengroße Ovarien. (Die 10 Jahre später durchgeführte Untersuchung der chromosomalen Geschlechts ergab einen chromatinpositiven Befund. 17-Ketosteroide 45,4 mg%, etwas später 79,9 mg%.)

Es handelt sich zweifellos um einen Fall von kongenitalem adrenogenitalem Syndrom bei einem genetisch weiblichen Individuum. Unter dem Eindruck des starken Wunsches nach Geschlechtswechsel wurden die Ovarien entfernt und es wurde der Personenstand auf männlich geändert.

1958, 12 Jahre nach der Operation, heiratete er. Seine Frau war wie er sehr einfach strukturiert, körperlich ebenfalls sehr klein. Die sexuellen Beziehungen waren befriedigend für beide. Im Betrieb, wo er arbeitete, wohl anerkannt, doch sehr unsicher, fühlt er sich von anderen beobachtet, wegen seiner auffällig geringen Körpergröße. Zu Hause bei seiner Frau ist er der Führende, wie er betont, seine Frau erkenne ihn völlig als Mann an. 1968 treten schwere hypochondrische und depressive Wahnideen auf, er muß psychiatrisch interniert werden. In einem unbeobachteten Moment entweicht er aus der Anstalt und suizidiert sich.

Solche spontanen, nicht unter Transvestismus oder Transsexualismus einzuordnenden Fälle von Geschlechtswechsel bei Intersexuellen verdienen Aufmerksamkeit, auch wenn es nur Einzelfälle sind (Walter u. Bräutigam 1958), geschehen sie doch nicht nur gegen die anerzogene Geschlechtsrolle, sondern auch gegen andere körperliche Determinanten. Sie wurden vor allem bei Pseudohermaphroditismus masculinus und bei echtem Hermaphroditismus wiederholt beschrieben. Es finden sich in der Literatur über 100 Fälle einer solchen Tendenz zum Geschlechtswechsel, die gewöhnlich in der Pubertät unter dem Eindruck ein der bisherigen Rolle konträren sexuellen Partneranziehung auftritt. Beinahe alle diese Fälle gingen von einer anerzogenen weiblichen zu einer männlichen Geschlechtsrolle. Dabei ist häufig ein Androgeneinfluß in der embryonalen und frühkindlichen Zeit gegeben (Bräutigam 1964).

Nachdem heute sofort nach der Geburt eine Dauermedikation mit Glucocorticoiden üblich ist, werden Frauen mit AGS, auch wenn eine penisähnliche Klitoris vorhanden ist, gewöhnlich als Frauen erzogen und bleiben auch durchweg in dieser Rolle. Autoren, die den Einfluß des Erziehungsgeschlechtes gegen körperliche Determinanten betonen, beschreiben bei Frauen mit AGS gehäuft auftretende homosexuelle Phantasien (Ehrhardt 1980). Differenziertere Studien zur psychosexuellen Entwicklung einer größeren Zahl von Frauen mit AGS liegen allerdings nicht vor. Es ist sehr die Frage, ob nicht bei manchen eine auf Frauen gerichtete Partnereinstellung zu finden ist.

Allerdings sind Menschen mit AGS psychisch gewöhnlich wenig durchsetzungsfähig, so daß die Formbarkeit durch Umwelteinflüsse bei ihnen vielleicht stärker ist.

Pseudohermaphroditismus masculinus

Von männlichen Scheinzwittern spricht man, wenn bei vorhandenen männlichen Keimdrüsen eine unvollkommene Maskulinisierung der äußeren und inneren Genitalien vorliegt. Die leichten Störungen zeigen nur eine Verlagerung des Harnröhrenabgangs an die Unterseite des Penis (Hypospadie), doch kann der Penis auch nur fingernagelgroß bleiben. An der Seite finden sich meist größere Hautfalten, die wie Schamlippen aussehen. Die übrige Körperentwicklung ist gewöhnlich normal. Werden die Individuen irrtümlicherweise in der weiblichen Geschlechtsrolle erzogen, so können Fälle von spontanem Geschlechtswechsel auftreten. Die Ursache dieser Störungen liegt in einer verminderten Androgenproduktion während der fetalen Entwicklung oder in einer lokalen Resistenz des Gewebes gegen Androgeneinflüsse.

Testikuläre Feminisierung

Es handelt sich um eine genetisch bedingte Form der Intersexualität, bei der ursprünglich männlich angelegte Feten sich intrauterin zu einem äußerlich weiblichen Habitus entwickeln, mit weiblichem äußeren Genitale ohne Uterus und weiblicher Brustentwicklung, jedoch männlichen Chromosomen und Gonaden, meist in der Leistenbeuge liegend (Leistenhoden). Die Ursache wird in einer Androgenresistenz des Gewebes in der intrauterinen Entwicklungszeit oder in einer sonstigen Störung des Androgenhaushaltes gesehen. Die als Mädchen erzogenen Individuen fallen durch Ausbleiben der Menstruation, die geringe oder ganz fehlende Schambehaarung und Leistenhoden auf. Die Häufigkeit wird zwischen 1:2000 bis 1:20000 geschätzt. Psychisch erscheinen sie meist unauffällig, wenn auch manchmal eine Vorliebe für motorische Spiele und Knabengesellschaft zu beobachten ist. Psychosexuell werden sie als eher passiv, beim sexuellen Verkehr aber als erlebnisfähig beschrieben. Zweifel an der weiblichen Rolle treten nicht auf, der fehlende Androgeneinfluß führt dazu, daß die gewöhnlich groß gewachsenen Frauem dem gegenwärtigen weiblichen Schönheitsideal entsprechen.

Hermaphroditismus verus (echter Zwitter)

Echte Zwitter sind Individuen, die nebeneinander männliche und weibliche Gonaden haben, wobei Eierstock und Hodengewebe getrennt oder auch in einem Organ vereint liegen können (Ovotestis).

Beide Gonaden können das Reifestadium erreichen, der theoretischen Möglichkeit nach könnten sie sich auch selbst befruchten, was jedoch noch nicht beobachtet wurde. Es finden sich nebeneinander alle Formen unvollkommener Ausbildung männlicher und weiblicher, innerer und äußerer Genitalbildungen. Der häufigste Geschlechtschromosomenbestand ist XX. Es sind in der Weltliteratur 150 Fälle beschrieben. In der Mehrzahl der Fälle scheint sich bei den häufig allgemein entwicklungsgehemmten Individuen, die unter ihrer Sonderstellung leiden und sich ihrer schämen, die anerzogene Geschlechtsrolle und eine Partneranziehung entsprechend dem Erziehungsgeschlecht durchzusetzen. Immerhin findet sich bei 5–10% in der Pubertät eine Tendenz zum Geschlechtswechsel, wie erwähnt, immer von der weiblichen zur männlichen Seite. Dabei ist bemerkenswert, daß zwei Drittel der Fälle von echten Zwittern ohnehin als männlich standesamtlich geführt und erzogen wurden, wobei der meist vorhandene Penis die Entscheidung bestimmte.

Vereinzelt finden sich auch bei weiblich erzogenen Individuen sexuelle Partnereinstellungen, die in homosexuellen Beziehungen gelebt werden, ohne daß ein Wunsch zum Geschlechtswechsel auftritt.

Das diagnostische Gespräch

Bedarf und Angebot

Personen, denen sexuelle Konflikte bewußt sind, haben ein Bedürfnis nach Aussprache, Information, Beratung oder therapeutischer Hilfe, das nur in den wenigsten Fällen von Ärzten, Psychologen und Beratern erfüllt wird. Bei noch mehr Menschen dürften sexuelle Konflikte, die nicht bewußt sind oder am Rande des Bewußtseins stehen, für ihre seelischen oder körperlichen Störungen relevant sein.

Zwei Drittel der Patienten einer psychiatrischen Klinik, die neben anderen Problemen auch sexuelle Schwierigkeiten hatten, gaben in einer späteren Befragung an, daß ihre sexuellen Probleme dort nicht ausreichend berücksichtigt worden seien. Mit nur jedem dritten Patienten und nur jeder vierten Patientin war überhaupt über Sexualität gesprochen worden (Schorsch u. Mitarb. 1977). Nach dieser Studie waren in den Krankengeschichten relativ wenig Angaben zum sexuellen Leben der Patienten zu finden, und wenn, dann überwiegend über körperliche und biologische Daten: 59% der Frauen waren nach dem Eintritt der Menarche und nach der Menstruation befragt worden – nach heterosexuellen Kontakten aber nur 16% der Frauen und 29% der Männer. Nach Masturbation befragt wurden nur 2% der Frauen und 22% der Männer, nach homosexuellen Erfahrungen nur 1% der Frauen und 11% der Männer, nach sexuellen Erlebnis- und Funktionsstörungen nur 3% der Frauen und 8% der Männer. Frauen wurde danach offenbar überhaupt weniger Sexualität zugestanden als Männern. Dabei fanden es drei von vier Patientinnen und Patienten richtig, wenn der Arzt sie nach Sexuellem befragt, und jeder Dritte war sich bewußt, sexuelle Probleme zu haben. Diese Situation spiegelt das Ausbildungsdefizit der Mediziner und Psychologen in Sexualmedizin, die Einengung des Horizontes innerhalb der medizinischen Fachdisziplinen und sicher auch die persönliche Unfreiheit vieler Untersucher in sexuellen Fragen. Eine Ausnahme dürften psychoanalytisch ausgebildete Mediziner und Psychologen sein, in deren theoretischem Denken die Psychosexualität im Mittelpunkt steht und in deren Krankengeschichten sexuelle Fragen ausdrücklich Berücksichtigung finden. Von hier kommen auch die größten Erfahrungen zum diagnostischen Gespräch allgemein und zu dem in der Sexualmedizin und Sexualberatung.

Neben der theoretischen Ausrichtung und persönlichen Befangenheit spielt auch das institutionelle Umfeld eine wichtige Rolle: In einer gynäkologischen Ambulanz kommt es eher vor, daß über Sexualität gesprochen wird als in einer internistischen. Die Hemmschwelle liegt aber in beiden Fällen bei Arzt und Patient hoch, selbst dann, wenn der medizinische Befund sexuelle Schwierigkeiten nahelegt, etwa bei hormonellen Störungen oder Unterleibsoperationen. Am niedrigsten ist die Barriere sicher in einer sexologischen Ambulanz, wohin die Patienten von vornherein mit der Absicht gehen, über ihre Sexualität zu sprechen. Ähnliches gilt auch für Pro-Familia-Beratungsstellen.

Beim diagnostischen Gespräch sind die inhaltliche (*was* wird gefragt bzw. berichtet) und die Interaktionsebene (*wie* verläuft das Gespräch) gleichzeitig zu beachten. Ein lediglich faktenabfragendes Gespräch, das die Beziehungsgestaltung und atmosphärische Information nicht nutzt, reicht nicht aus; es wäre auch durch einen Fragebogen ersetzbar. Andererseits genügt natürlich die szenische Information des Interaktionsablaufes nicht; bestimmte faktische Informationen sind unerläßlich für Diagnose und Indikationsstellung.

Inhalte des diagnostischen Gesprächs

Wir beschreiben relativ ausführlich alle Aspekte, die ein diagnostisches Gespräch bei sexuellen Störungen umfassen *kann*. Nicht in jedem Fall sind alle Informationen notwendig; sie sind – je nach Fall – auch unterschiedlich wichtig. Wir haben daher die Minimalinformation (•) und im Einzelfall evtl. zusätzlich erforderliche Information (–) kenntlich gemacht. Entscheidend ist, daß der Untersucher sich ein differenziertes Gesamtbild über die Störung, deren Entstehung und Verlauf sowie ihren Stellenwert im Leben des Patienten machen kann.

Erscheinungsbild der Störung

- Worin besteht die sexuelle Störung oder die Verhaltensabweichung des Patienten?
  - Betrifft sie die sexuelle Appetenz, die Erregung, den Orgasmus, die Phantasien, die Partnerpräferenz oder die Befriedigung?
- Wann tritt sie auf? Ist sie *chronisch* oder gibt es *situative* Schwankungen? Wenn ja, welche sind dies?
  - Ist ein progredienter oder phasischer Verlauf erkennbar?
- Hängt das Problem vom *Partner* oder der sexuellen *Praktik* ab?

Auslösesituation und subjektive Bewertung des Patienten

- Gibt es eine bewußte oder unbewußte Auslösesituation?
  - Hat der Patient selbst eine Vorstellung, was zu der Störung geführt haben könnte?
  - Gibt es auffallende biographische Ereignisse in zeitlicher Nähe zum ersten Auftreten, auch wenn der Patient sie als unwichtig bewertet?
- Wie bewertet der Patient selbst seine Störung?
  - Hat er eine organische, individualpsychologische oder paardynamische eigene „Theorie" der Störung?
  - Welche Vermutung über die Bewertung des Partners hat er?
- Warum kommt der Patient gerade jetzt?
- Kommt er aus eigenem Antrieb oder wird er von jemandem geschickt? (Gibt es einen direkten oder indirekten Druck des Partners?)
  - Kommt der Patient auf äußeren Druck, z. B. nach Behandlungsauflage durch ein Gericht oder im Zusammenhang mit einem drohenden Strafverfahren?

- Kommt der Patient auf Drängen seines Arztes ohne eigene Überzeugung?
- Bei Sexualdelinquenten: Welches Bild der Opferreaktion und der sozialen Bewertung seiner Tat hat der Patient?

Gegenwärtige Sexualität

- Welche Art der sexuellen Partnerschaft(en) besteht?
  - Wie häufig, wie variabel und wie befriedigend ist die partnerschaftliche Sexualität?
  - Gibt es Spannungen wegen unterschiedlicher sexueller Bedürfnisse?
  - Kann der Patient mit seinem Partner über die gemeinsamen sexuellen Erfahrungen sprechen?
  - Gibt es gegenüber dem Partner unausgesprochene (z. B. auch deviante) Wünsche? Wie werden Diskrepanzen und Unstimmigkeiten ausgesprochen und verarbeitet?
  - Welche Form der Kontrazeption wird praktiziert? Gibt es Unstimmigkeiten (z. B. bei unterschiedlichem Kinderwunsch)?
  - Von wem geht die sexuelle Initiative aus?
- (bei Homosexuellen): Wie wird die eigene Homosexualität bewertet?
  - Wer weiß von der Homosexualität und wie offen wird sie gezeigt?
  - Welche Rolle spielt die homosexuelle Subkultur?
- Gibt es sexuelle Beziehungen außerhalb der festen Partnerschaft und wird die Sexualität unterschiedlich erlebt? Weiß der feste Partner davon?
- (bei Partnerlosen): Welche Form sexueller Kontakte und Begegnungen gab und gibt es und wie befriedigend sind/waren diese?
- Wie wird Masturbation bewertet?
  - Ist die Masturbation eine eigene Form des sexuellen Erlebens oder wird sie als Ersatz empfunden?
  - Welche Phantasien laufen ab? Sind sie anders als beim Geschlechtsverkehr?
  - Besteht eine subjektive Störung auch bei der Masturbation?

Sexuelle Entwicklung

- Welches sexuelle „Klima" herrschte im *Elternhaus*?
  - Wie war die Einstellung der Herkunftsfamilie zu Sinnlichkeit und Körperlichkeit?
  - Wie war die ökonomisch-berufliche Situation und religiöse Bindung der Eltern und welchen Einfluß hat/hatte sie auf den Patienten?

- Gab es Beobachtungen des elterlichen Geschlechtsverkehrs oder Phantasien darüber, und wie wurden diese verarbeitet?
- Welches Bild besteht vom gleichgeschlechtlichen, welches vom gegengeschlechtlichen Elternteil als sexuelle Wesen? Wer ist Vorbild, wer wird abgewertet? Zu wem besteht eine Anziehung, wer wird abgelehnt?
- Gab es sexuelle Beziehungen (oder Phantasien darüber) mit einem Elternteil oder Geschwistern und wie wird das verarbeitet?
- Wie reagierten (z. B. bestraften, ermunterten, übersahen) die Eltern auf das kindliche und das jugendliche sexuelle Interesse?

• Wie wurde die Pubertät und die jugendliche Sexualität erlebt?
  - Wurde auf die sexuelle Reife (vor allem bei Mädchen: Menarche) vorbereitet?
  - Werden die ersten Erfahrungen experimentierend, neugierig oder ängstlich, schuldbelastet gemacht?
  - Wer sind die ersten Sexualpartner (Gleichaltrige, Ältere; homosexuelle, heterosexuelle Partner; Liebesbeziehungen oder flüchtige Bekanntschaften usw.)?
  - (bei Homosexuellen): Wann entsteht die Gewißheit über die eigene Homosexualität und wie wurde sie verarbeitet?
• Welche Erfahrungen wurden bis zur gegenwärtigen Partnerschaft gemacht?
  - Werden diese Erlebnisse als frustrierend, suchend, befreit, unbeschwert, deprimierend erinnert? In welchem Kontrast steht sie zur gegenwärtigen Sexualität? Wie werden frühere Partnerschaften mit der gegenwärtigen Partnerschaft verglichen? Wie wird die eigene sexuelle Entwicklung bewertet?
  - Wie hat sich der Patient in früheren Beziehungen erlebt (als Verführer, Opfer, Verlierer gegen Rivalen, als naiv, als vertraut usw.)?
  - Gibt es sich wiederholende typische positive oder negative sexuelle Erfahrungen und entsprechende typische Beziehungskonflikte?

Gegenwärtige Partnerbeziehung

• Wie kam es zu der Partnerbeziehung, wie lange dauert sie und wie hat sie sich entwickelt?
• Welchen Stellenwert hat die Sexualität in der Partnerschaft?
  - Ist die Sexualität ein „Abbild" der Beziehung (d. h. ebenso kämpferisch, konfliktvermeidend, flüchtig, lieblos, zuverlässig, rigide usw.) oder eher ein Kontrast zur sonstigen Beziehung?
  - Messen die Partner der Sexualität unterschiedliche Bedeutung bei?

  - Ist das sexuelle Problem im Lauf der Beziehung entstanden oder hat es einer der Partner „mitgebracht“?
  - Wie geht der symptomfreie Partner mit dem Problem um (vorwurfsvoll, stützend usw.)? Wird einem der Partner die Schuld am Problem zugeschoben?
- Welche Rolle spielen Kinder und der Kinderwunsch?
  - Gibt es Differenzen beim Kinderwunsch und welche Gründe führen beide Partner an?
- Wie sind die Allianzen innerhalb der Familie (Kinder, jeweilige Herkunftsfamilien), d. h. wer verbündet sich mit wem gegen wen?

Therapiemotivation

- Welche Vorstellungen, welche Hoffnungen und Befürchtungen verbindet der Patient mit einer Behandlung?
  - Ist er von vornherein zu einer Psychotherapie bereit bzw. zu motivieren oder beharrt er auf einer somatischen Behandlung, auch wenn eine psychotherapeutische Behandlung indiziert wäre?
  - Gibt es bereits gescheiterte oder frühere Behandlungen?

Einbeziehung des Partners

Bei vielen sexuellen Störungen kann die Einbeziehung des Partners notwendig sein. Gerade bei sexuellen Funktionsstörungen, die im Rahmen fester Partnerschaften auftauchen, ist der zuerst kommende Partner unter Umständen nicht der, bei dem die Störung liegt, sondern lediglich der, der als erster den Mut hat oder den stärkeren Leidensdruck, in die Sprechstunde zu kommen. Es ist dann bei vielen sexuellen Störungen wichtig, den Partner einzubeziehen. Das sollte aber immer so geschehen, daß beide Partner davon wissen und damit einverstanden sind, daß der jeweils andere auch mit dem Untersucher alleine spricht. In den Einzelgesprächen werden dann oft Tabus und Geheimnisse deutlich, die in Gegenwart des Partners nicht ausgesprochen werden, die aber zum Verständnis der Störung wesentlich sind. Das Gespräch zu dritt bringt nicht nur neue Informationen, sondern macht auch deutlich, wie die Partner miteinander kommunizieren. Sie stellen ihre Konflikte meist szenisch eindrucksvoll dar. Ein solches Gespräch zu dritt, in dem jeder Partner Gelegenheit hat, eine Darstellung seiner selbst und seines Partners zu geben, kann oft auch schon eine therapeutische Funktion haben und den Partnern einen Anstoß geben, auch außerhalb der Untersuchungs- und Behandlungssituation anders miteinander zu sprechen.

Gesprächsführung

Eine gute Anamneseerhebung ist in vielen medizinischen Fächern die halbe, bei psychisch bedingten Störungen beinahe die ganze Diagnose. Das gilt auch für die Mehrzahl sexueller Störungen. Im Laufe eines diagnostischen Gesprächs sind nicht nur die wichtigsten Informationen über Formen und Ursachen der sexuellen Störung zu gewinnen, der Patient stellt sie in der Vergegenwärtigung des Gesprächs auch szenisch selbst dar. Sein Verhalten in der Gesprächssituation und gegenüber dem Untersucher kann repräsentativ dafür sein, wie er sich entwickelt hat und sich jetzt selbst gegenüber anderen Menschen, auch gegenüber andersgeschlechtlichen oder gleichgeschlechtlichen Partnern darstellt. Ein mittlerer Weg zwischen Offenheit und Strukturierung, freiem Redeablauf und konkreten Mitteilungen ist optimal. Erfahrungsgemäß muß in den verschiedenen Phasen des Gesprächs die Aufmerksamkeit in bestimmter Weise ausgerichtet und gelenkt werden.

Die *szenische Information,* wie also der Patient die diagnostische Situation gestaltet, läßt sich aus drei Fragen erschließen:

- Was geschieht im *Vorfeld* des eigentlichen Gesprächs?
- Wie nimmt der Patient im Gespräch *die Beziehung zum Interviewer* auf?
- Welcher *emotionale* Eindruck entsteht beim Interviewer?

Der 40jährige Privatpatient war bereits drei Jahre zuvor wegen desselben Problems in der Psychosomatischen Ambulanz bei einem anderen Kollegen gewesen, ohne daß damals eine Behandlung begonnen worden war. Zwei Tage zuvor ruft er wegen eines Termins an, drängt auf einen eiligen Termin, möglichst noch am selben Tag, auf jeden Fall abends, da er tagsüber beruflich (er ist selbständig) verhindert sei. Das ist nicht möglich, und er wird zum normalen Ambulanztermin zwei Tage später bestellt. Als er in die Sprechstunde kommt und erfährt, daß er noch ein paar Minuten warten muß, eilt er wieder hinaus und hinterläßt bei der Sekretärin, daß er vom Autotelefon aus anrufen werde, wenn genau er drankomme. Als die Reihe an ihm ist, ist er weg und ein anderer Patient wird vorgezogen. Während dieses anderen Gesprächs ruft er wieder an und erhält die Auskunft, daß er danach drankomme, in ca. 15 Minuten.

Als der Untersucher nach 20 Minuten den Patienten im Wartezimmer sucht, ist er weg. Ein anderer Patient sagt, er sei aus dem Haus gegangen. Der Untersucher sucht den Patienten vor der Tür, als dieser ihm entgegeneilt: Er habe die Wartezeit nutzen und aus dem Auto etwas holen wollen. Bereits vor dem Gesprächstermin ist also deutlich: keine Zeit, alles möglichst schnell und drängend, Abwarten ist nicht auszuhalten.

Der Patient beginnt seine Beschwerdeschilderung, ehe er recht Platz genommen hat: Er habe eine vorzeitige Ejakulation, bereits seit seiner ersten sexuellen Erfahrung; das Problem bestehe also seit über 20 Jahren. Seitdem habe er etliche Ärzte und Psychotherapeuten aufgesucht, alles ohne Erfolg. „Aber das habe ich Ihnen ja schon das letzte Mal erzählt!" Als der Interviewer einwirft, das sei damals ein anderer Kollege gewesen, winkt der Patient ab: „Ist ja egal, es war so ein ähnlicher Typ wie Sie."

Als der Interviewer nach Einzelheiten der Störung fragt, berichtet der Patient zunächst, daß es bei wenigen Ausnahmen, unter Alkoholeinfluß oder wenn er sehr erschöpft sei, nicht auftrete, bricht dann aber ab, als sei ihm das Gespräch nach ein paar Minuten schon zu lange, und fragte nach einer Lösung und danach, wie effizient eine Behandlung sei.

Als sich der Untersucher nach der Partnerbeziehung erkundigt, antwortet der Patient mit einem Ton der Beiläufigkeit, vermittelt deutlich, daß er das für peripher hält: Er sei seit 16 Jahren verheiratet, habe eine 15jährige Tochter. Seine Frau behaupte zwar, ihr mache das Problem nichts aus, aber er glaube ihr nicht. Ehrlicherweise müsse sie zugeben, daß sie unbefriedigt sei, auch wenn sie gelegentlich einen Orgasmus beim Verkehr habe, wenn dieser ausnahmsweise länger dauere. Wegen seines Problems habe er viele außereheliche Beziehungen gehabt, sei häufig zu Prostituierten in gehobenen Sex-Clubs gegangen, aber auch da bestehe das Problem. Seine Frau wisse davon nichts. Er habe mit ihr ca. zweimal in der Woche Verkehr. Die Ehe sei „in Ordnung", auch wenn er die Frau verdächtigt, nicht offen zu sein. Sie sei lebenslustig, habe aber täglich Migräne und nehme eine Unmenge verschiedener Tabletten, was nach seiner Ansicht erblich sei; ihr Vater und ihr Bruder seien genauso.

Vor ein paar Jahren habe er mit erhöhtem Alkoholkonsum begonnen in der Hoffnung, daß sich das Problem ändere, aber das, finde er, sei nun auch keine Lösung.

In diesem Gespräch ist sehr deutlich, wie der szenische Ablauf die Dramaturgie des Symptoms wiederholt: Der Patient beginnt drängend, wie unaufschiebbar, Momente von Ruhe und Abwarten scheinen unerträglich. Als er dann im Gespräch, also „drin" ist, wertet er den Interviewer ab (als austauschbar und beliebig), macht die diagnostische Beziehung dadurch ebenso unpersönlich wie einen Prostituiertenbesuch. Schon nach ein paar Sätzen ist er „fertig" und will eine Lösung haben, die er sich eher technisch vorstellt. Er benutzt Frauen und Therapeuten, um sich kurze Kontakte zuzuführen, funktionalisiert die Beziehungen also. Das macht ihn einerseits unabhängig und wahrt ihm sein narzißtisches Größengefühl, überall Beziehungen kaufen zu können, andererseits bleibt er unbefriedigt und unberührt. Die langjährige Beziehung zu seiner Frau bleibt fern: Er traut ihr nicht, hat offenbar gar keinen emotionalen Zugang zu ihren Depressionen und ihrem Migräneleiden.

Die diagnostische Verwertung dieser szenischen Information erfordert vom Arzt oder Therapeuten, daß er sich selbst als Teil des Geschehens reflektiert und die eigenen affektiven Reaktionen registriert, aber sie nur in einer Form ausdrückt, die den diagnostischen

Prozeß voranbringt. Im beschriebenen Beispiel etwa empfand der Interviewer die Verwechslung des Patienten mit einem Kollegen zunächst als kränkend. Die im Alltag übliche Spontanreaktion, etwa einer empörten Richtigstellung, wäre im diagnostischen Interview nicht hilfreich. Ebenso falsch wäre es, wenn der Interviewer diese Kränkung innerlich verleugnen würde. Vielmehr muß er sie als Information für die Beziehungsgestaltung des Patienten nutzen, etwa in dieser Weise: Ich fühle mich vom Patienten als austauschbar abgewertet. – Geht der Patient auch mit anderen Menschen abwertend um? – Überprüfung dieser Vermutung: Ja, sein Kontakt mit Prostituierten hat etwas Vergleichbares. – Warum tut er das? – Möglicherweise aus Angst vor Nähe und Abhängigkeit, um in einer Illusion der Unabhängigkeit sein narzißtisches Größenselbst zu wahren. – Das würde zum Symptom der vorzeitigen Ejakulation passen, das auch eine Nähevermeidung ist. Ob diese psychodynamische Hypothese zumindest teilweise zutrifft oder nicht, läßt sich erst im weiteren Prozeß herausfinden. Sie ist zunächst aber eine Spur, die sich weiter verfolgen läßt.

Sexuelles im diagnostischen Gespräch

Für die Gesprächsführung selbst gilt im Hinblick auf die Sexualität:

Gerade das Gespräch über sexuelle Störungen muß in eine gut vorbereitete und vertrauensvolle Beziehung eingebettet sein. Der Untersuchte muß die Bereitschaft beim Untersucher spüren, ihn mit seinen Schwierigkeiten anzunehmen und zu verstehen. Die Rolle des Untersuchers, Beraters und Therapeuten beinhaltet eine große Einsatzbereitschaft und hohe fachliche Kompetenz in bezug auf die körperlichen und seelisch-emotionalen Probleme im Zusammenhang mit den sexuellen Fragen. Sie ist aber eine professionelle, keine private Beziehung und schließt selbstverständlich ein persönliches sexuelles Interesse des Untersuchers aus. Es hilft dem Patienten nichts, wenn der Arzt oder Therapeut ihm mitteilt, daß er selbst gleiche oder ähnliche sexuelle oder seelische Schwierigkeiten hat, vielleicht auch einsam ist. Die unbegrenzte Möglichkeit der Selbstoffenbarung des Patienten im sexuellen und psychischen Bereich ist an eine professionelle Zurückhaltung des therapeutischen Gesprächspartners geknüpft. Eine helfende und beratende Beziehung in dieser Form muß asymmetrischen Charakter tragen, und der Arzt, Therapeut oder Berater kann seine eigenen Bedürfnisse nicht im Rahmen dieser Beziehung ausdrücken, will er helfenden und therapeutischen Charakter nicht zerstören.

Ein häufiges Problem, gerade bei Sexualanamnesen, stellt die *Wortwahl* dar.

Wird eine Sexualanamnese im Rahmen einer allgemeinen ärztlichen Untersuchungs- oder Behandlungssituation erhoben, so ist auf Hinweise des Patienten zu achten, die als Einstieg für Sexualanamnese zu verstehen sind. Viele Patienten wagen nicht direkt vom Sexuellen zu sprechen, sondern nur in Umschreibungen, „von den Jahren, in die sie gekommen sind“, oder auch z. B., daß sie „ja noch nicht so alt“ seien, usw.

Am günstigsten ist es, wenn die Sexualanamnese im Rahmen der allgemeinen Anamnese eingebettet ist. Es ist nicht günstig und weist u. U. auf Hemmungen des Untersuchers hin, wenn Fragen nach der Sexualität von der übrigen Lebensgeschichte isoliert, z. B. erst für eine spätere Gesprächsstunde aufgehoben werden. Dadurch kann sich die Schwelle für das Gespräch über Sexualität sogar noch erhöhen, weil der Untersucher damit signalisiert, daß er die Sexualität für ein besonders schwieriges und angstbesetztes Thema hält. Wenn sich von seiten des Patienten keine indirekten Anknüpfungspunkte ergeben und auch das Beschwerdeangebot und das bisherige Gespräch eine Anknüpfung nicht zuließen, kann man durch allgemeine Bemerkungen hinlenken: „Wir haben noch nicht von Ihrem sexuellen Leben gesprochen. Sexuelle Fragen haben ja für die körperliche und seelische Gesundheit große Bedeutung.“

Merkt man, daß der Patient einige Hemmungen hat, hierüber zu sprechen, sich aufgrund seiner Erziehung oder seiner besonderen Beschwerden schämt, so kann man ihm eine Hilfe geben, etwa mit der die Abwehr thematisierenden Bemerkung: „Wir sollten doch eingehender über Ihr sexuelles Leben miteinander sprechen. Offenbar gibt es aber Hemmungen, das zu tun. Vielleicht könnten wir zunächst einmal darüber miteinander reden, was es Ihnen schwer macht, das sexuelle Thema aufzunehmen?“

Bei Frauen bietet der Eintritt der Menstruation und dabei nicht nur der körperlich-physiologische Ablauf, sondern die damals vorhandene Empfangswelt in der Familie Anknüpfungspunkte, Fragen zu stellen. „Wie haben Sie das damals erlebt, als Sie Ihre Menstruation bekamen?“ – „Waren Sie darauf vorbereitet?“ – „Mit wem haben Sie darüber sprechen können?“ – „War überhaupt in der Familie über Sexuelles vorher schon gesprochen worden?“

Es gibt Patienten, die so verschämt und gehemmt sind, daß sie die Dinge nicht klar beim Namen nennen können. Sie setzen vielleicht in magisch-animistischer Weise voraus, daß der Untersucher schon weiß oder aus Andeutungen erahnen kann, wie die Dinge bei ihnen liegen. Die Erfahrungen psychoanalytischer Behandlung, in denen nach langer Zeit neue Tatsachen und Einstellungen ans Licht gebracht werden, zeigen, daß auch bei bestem Willen im ersten Gespräch noch viele Dinge vergessen, verdeckt oder verdrängt bleiben.

Besser als Alternativfragen, die allgemein verbreitete sexuelle Verhaltensweisen in Frageform aufwerfen, ist es, diese vorauszusetzen und zu fragen, wie sie erlebt und verarbeitet wurden. Also nicht: „Haben Sie onaniert?“ – „Praktizieren Sie Empfängnisverhütung?“ –

sondern: „In welchem Alter haben Sie mit der Selbstbefriedigung begonnen?“ – „Welche Form der Empfängnisverhütung wenden Sie gegenwärtig an?“

Damit signalisiert der Untersucher, daß er von einem aktiven Sexualleben des Patienten ausgeht und verringert damit die Schwellenangst. Erfahrungsgemäß fällt es Patienten erheblich leichter, eine falsche Vermutung zu negieren (z. B.: „Ich masturbiere doch gar nicht!“) als einem abwartenden Untersucher positiv von der Sexualität zu berichten (z. B. „Ich habe das Gefühl, zuviel zu masturbieren.“) Deshalb können vom Untersucher formulierte Vermutungen oder fragend ausgesprochene Behauptungen eine große Hilfe gerade für scheue und gehemmte Patienten sein.

Dabei muß der Arzt oder Therapeut darauf achten, nicht durch seine Wortwahl eine sexualisierte Gesprächsatmosphäre herzustellen, sondern sollte sich in der Wortwahl dem Patienten annähern, dabei aber selbst authentisch bleiben.

Abschließende Bemerkungen können den Patienten ermutigen, Dinge, die er vergessen hat oder aus inneren Abhaltungen noch nicht sagen konnte, später zu bringen: „Wir haben jetzt über manches gesprochen, oft fällt einem nach einem solchen Gespräch aber noch mehr dazu ein. Wir sollten in der nächsten Stunde noch einmal darauf zurückkommen, was Ihnen in der Zwischenzeit noch an Gedanken und Erinnerungen gekommen ist.“

Am Ende jeden diagnostischen Gesprächs sollte eine Bilanz gezogen werden, bei der das gemeinsame Verständnis, das mit dem Patienten gewonnen wurde, verbalisiert wird. Was können wir dem Patienten von unserem gegenwärtigen Verständnis seiner Störungen mitteilen? Welche Einsichten von ihm selbst können wir verstärken, erweitern oder müssen wir korrigieren?

Körperliche und testpsychologische Untersuchungen

In den meisten Fällen sexueller Störungen ist, bevor der Patient psychologisch untersucht und beraten wird, eine körperliche Untersuchung durch Gynäkologen, Endokrinologen, Urologen oder Andrologen vorausgegangen. Die Mehrzahl der Patienten wird von den praktischen Ärzten zunächst zu körperlichen Untersuchungen dorthin überwiesen. Ist das nicht der Fall und besteht nach Art der Störungen die Möglichkeit, daß körperliche Befunde zum Verständnis der Störung beitragen können, so ist eine körperliche Untersuchung möglichst früh zu veranlassen oder selbst vorzunehmen. Sind Beratungsgespräche oder eine Psychotherapie in Gang gekommen, so sollten notwendige körperliche Untersuchungen besser durch Dritte durchgeführt werden.

Es richtet sich nach der Art der Störung, welche körperlichen Befunde zu erheben sind. Man wird bei einem im Körperbau auffälligen Transsexuellen nicht nur den äußeren Habitus, die Ausbildung der primären und sekundären Geschlechtsmerkmale erheben, sondern u. U. einen Chromosomenstatus im Hinblick auf eine XXY-Konstellation veranlassen. Solche körperlichen Untersuchungen sollten *gezielt* mit bestimmten Fragestellungen vorgenommen werden. Es ist sinnlos, bei einem Exhibitionisten einen gesamten Hormonstatus mit Untersuchung der Androgene oder Östrogene zu veranlassen.

Bei Frauen mit sexuellen Funktionsstörungen, etwa vaginistischer Art, ist eine gynäkologische Untersuchung unbedingt erforderlich, um Anomalien der Geschlechtsorgane, Infektionen o. ä. auszuschließen, zumindest, um der Patientin in dieser Hinsicht mit Sicherheit gegenübertreten zu können.

Primäre Erektionsstörungen beim Mann mit normalem Körperhabitus, Ausbildung der primären und sekundären Geschlechtsmerkmale und vorhandener Libido mit normaler Masturbations- und Pollutionsfrequenz erfordern bei positivem psychologischem Befund nicht unbedingt eine endokrinologische oder andrologische Untersuchung des Hormonstatus und des Ejakulats. Bevor aber bei einer sekundären Potenzstörung im Alter eine hormonale Substitutionstherapie begonnen wird, sollte man zur Sicherung eine Untersuchung der Testosteronproduktion und der Stoffwechsellage (Diabetes mellitus) vornehmen lassen. Im allgemeinen sind die anamnestischen und klinischen Zeichen nachlassender Androgenproduktion beim Manne und der Ösrogenproduktion bei der Frau im Rückbildungsalter sehr deutlich.

Fälle von Sterilität des Mannes und der Frau erfordern natürlich eingehende fachärztliche Untersuchungen durch Andrologen und durch Gynäkologen.

Psychologische Testuntersuchungen

Psychologische Testverfahren können zur Vervollständigung des anamnestischen und klinischen Befundes bei Abweichungen in der sexuellen Partnerbeziehung (Exhibitionismus, Pädophilie usw.) hilfreich sein, aber ebenfalls nur bei gezielten Fragestellungen. Bestehen auffällige und hoch deviante Fixierungen auf Teilziele und Zeichen einer allgemeinen Entwicklungsstörung der Persönlichkeit in den sozialen und zwischenmenschlichen Bereichen, so ist nicht nur ein allgemeiner Intelligenztest interessant, sondern auch Leistungstests, die nach frühkindlichen oder späteren Hirnschädigungen fahnden.

Der trotz seiner mäßigen Gütekriterien gebräuchlichste *allgemeine* Intelligenztest ist der HAWIE. Er kann aber nur orientierend verwendet werden. Sinnvoller sind differentielle Intelligenztests wie der IST (Intelligenzstrukturtest) 70 oder das LPS (Leistungsprüfsystem), die Aussagen über das Intelligenzprofil erlauben.

Bei Verdacht auf frühkindliche Hirnschädigung kann der Benton-Test oder der Rupp-Waben-Test Hinweise geben.

Von den Persönlichkeitstests sind projektive Verfahren (z. B. Rorschach, TAT) und psychometrische Tests (Gießen-Test, Freiburger Persönlichkeitsinventar) zur Ergänzung nützlich. Die Interpretation dieser Tests erfordert gute Kenntnisse der Testtheorie und Psychometrie und sollte daher nur von erfahrenen Psychologen vorgenommen werden.

Sexuelle Funktionsstörungen

Zur Systematik der Symptombilder

Für eine systematische Ordnung der sexuellen Funktionsstörungen liegt es nahe, sich an den physiologischen Phasen der sexuellen Interaktionen zu orientieren. Die Meinungen gehen jedoch auseinander, wieviele Phasen man sinnvollerweise unterscheidet. Masters u. Johnson (1966) hatten in ihrer Arbeit zur Genitalphysiologie vier Phasen differenziert: Erregung, Plateau, Orgasmus und Rückbildung (s. Kap. Körperliche Grundlagen der Sexualität). Kaplan (1977) kritisierte diese Unterscheidung als zwar deskriptiv, nicht aber physiologisch sinnvoll. Ihr zufolge beziehen sich Erregung und Plateau lediglich auf unterschiedliche Ausprägungen derselben vasodilatorischen Reaktion, gehören also physiologisch zusammen. Die Rückbildungsphase sei nur negativ definiert, als Fehlen von sexueller Erregung und Erregbarkeit. Dagegen habe die von Masters u. Johnson vernachlässigte Phase der Appetenz eine eigene Physiologie und ein besonderes Muster des Gestörtwerdens. Kaplan kommt damit zu ihrem triphasischen Konzept (Appetenz, Erregung, Orgasmus), das sie nicht allein als taxonomische Ordnung der sexuellen Funktionsstörungen versteht, sondern als physiologische Basis ihrer Sexualtheorie.

Pragmatisch motiviert dagegen ist die Klassifikation von Arentewicz u. Schmidt (1980), die in Anlehnung an Fordney-Settlage (1975) fünf Abschnitte der sexuellen Interaktion unterscheiden: sexuelle Annäherung, sexuelle Stimulation, Einführung des Penis/Koitus, Orgasmus und nachorgastische Reaktion. In den vier letztgenannten Abschnitten finden sich die vier Phasen von Masters u. Johnson wieder. Die funktionellen Störungen lassen sich hier eindeutig dem entsprechenden Interaktionsabschnitt zuordnen. Dies ist ein klassifikatorischer Vorteil gegenüber dem Kaplanschen triphasischen Modell, das den Vaginismus und den schmerzhaften Geschlechtsverkehr (Dyspareunie) nicht eindeutig zuordnen läßt. Ein theoretischer Nachteil liegt u. E. darin, daß Arentewicz u. Schmidt das Problem der sexuellen Inappetenz klassifikatorisch aussparen, wenn sie lediglich auf der Ebene der sexuellen Interaktion bleiben. Sexuelle Inappetenz kann, muß aber nicht sich als Störung der sexuellen Annäherung zweier Partner bemerkbar machen, sie kann umfassender sein, sich auf sexuelle Phantasien und auf die Masturbation erstrecken.

Wir kombinieren hier die klassifikatorischen Vorteile des Konzeptes von Kaplan mit dem von Arentewicz u. Schmidt, um damit zu einer Unterscheidung von vier störungsrelevanten Phasen zu kommen: Appetenz, Erregung, Immissio/Koitus, Orgasmus. Ordnen wir die

Tabelle 1 Störungsbilder

Phase	Störungen beim Mann	Störungen bei der Frau
1. Appetenz	Appetenzstörung	Appetenzstörung
2. Erregung	Erektionsstörung	Erregungsstörung/ Lubrikationsstörung
3. Immissio/Koitus	–	Vaginismus
	Dyspareunie	Dyspareunie
4. Orgasmus	Vorzeitige Ejakulation	–
	Ausbleibende Ejakulation	Orgasmusstörung
	Retrograde Ejakulation	
	Ejakulation ohne Orgasmusgefühl	„Physiologischer" Orgasmus ohne Orgasmusgefühl

einzelnen Störungsbilder den entsprechenden Phasen des sexuellen Erregungsablaufes zu, so kommen wir zu folgender Übersicht (Tab. 1).

Diese Übersicht macht bereits deutlich, daß bei Männern und Frauen die Störbarkeit der einzelnen Phasen sehr unterschiedlich ist. Drei Störungen sind nur bei einem Geschlecht zu finden, der Vaginismus und die retrograde Ejakulation, für die es keine anatomisch-physiologische Entsprechung gibt, sowie die vorzeitige Ejakulation, für die es keine im *Erleben* analoge weibliche Störung gibt. Auch bei den anderen Störungen läßt sich die Analogisierbarkeit nur auf ihren physiologischen Aspekt begrenzt halten, mit Ausnahme der Dyspareunie, die bei den Männern und Frauen unterschiedliche Ursachen hat. Ganz aufgeben müssen wir die zweigeschlechtliche Analogie im Hinblick auf das psychosexuelle Erleben und die geschlechtsspezifische Bedeutung der Störungen. Diese Unterschiede im sexuellen Erleben ließen sich in kurzer Form nur übermäßig stereotypisiert nebeneinanderstellen. Wir tragen ihnen daher in adäquater Weise Rechnung, indem wir die einzelnen Störungsbilder für die beiden Geschlechter getrennt darstellen.

Störungen der Männer

Inappetenz

Männer, die wegen nachlassender oder überhaupt ausbleibender sexueller Appetenz eine psychologische Beratung oder ärztliche Hilfe suchen, berichten meist entweder Gefühle von Lustlosigkeit, von spannungsarmer sexueller Desinteressiertheit oder von ausgesprochener Aversion mit Vermeidung sexuell gestimmter Situationen. Häufig verdeckt das resignativ und ratlos geschilderte Desinteresse dann doch eine konflikthafte Vermeidung sexueller Nähe. Dies kann sich als mürrische Zurückweisung zeigen, als Ekel vor körperlicher Berührung oder Körpergeruch, aber auch als freundliches Sich-Entziehen. Diese Form von Inappetenz ist fast immer ein partnerbezogenes Problem. Der appetentere Partner ist unzufrieden, akzeptiert den sexuellen Rückzug nicht, wird bedrängend, was dann die Inappetenz meist noch verstärkt. Die Partner geraten dann häufig in eine Eskalation von Drängen und Verweigern, was die anfänglichen Appetenzunterschiede weiter polarisierend vergrößert. Meist ist es erst die Partnerreaktion, die eine Inappetenz zur Störung macht. Deshalb ist hier auch an die Partnerschaften zu erinnern, die sich im Laufe langer Beziehungen auf ein niedriges Niveau sexueller Aktivität eingependelt haben, ohne daß sich Gefühle des Mangels eingestellt haben.

Inappetenz bei Männern ohne Partnerin kann noch eine andere Erlebnisqualität haben. Sie wird unter Umständen dann nicht als natürlicher Ruhezustand bei fehlender Anregung erfahren, sondern bedrohlich als Trieblosigkeit empfunden. Sie ist damit sehr an die Angst gebunden, das geringere Verlangen sei ein Zeichen von Unmännlichkeit und „Impotenz“, die die Partnersuche erschweren oder zur Erfolglosigkeit verurteilen.

Klinisch relevante Inappetenz ohne Verbindung mit anderen – bereits erlebten oder erst befürchteten – Funktionsstörungen kommt bei alleinstehenden Männern praktisch nicht vor. Dabei sind diejenigen Männer auszunehmen, die ihre Partnerlosigkeit ich-synton auf asexuelle Weise erleben oder für die die Sexualität eine nur marginale Rolle spielt.

Ein primäres, immer schon bestehendes Fehlen sexueller Appetenz muß an chromosomale oder hormonale körperliche Störungen denken lassen. Auch ein erheblich verzögertes oder sehr schwaches Erwachen der Libido kann ein Hinweis darauf sein.

Es gibt keine systematischen Untersuchungen, die den altersbedingten Abfall der sexuellen Appetenz von den funktionellen Erektionsstörungen deutlich abgegrenzt haben. Die von Kinsey u. Mitarb. (1948) gesammelten Daten über den altersabhängigen Beginn einer dauernden Potenzstörung dürften weitgehend dem altersbedingten Rückgang der Appetenz entsprechen. Sie zeigen, daß mit 55 Jahren ca. 4%, mit 60 Jahren 20%, mit 65 Jahren 22%, mit 70 Jahren 25%, mit 75 Jahren 58% und mit 80 Jahren 75% nicht mehr sexuell aktiv sind bzw. sein können. Zwar können Stoffwechselkrankheiten wie Diabetes mellitus, eine allgemeine Voralterung des Gefäßsystems oder Schädigungen des zentralen Nervensystems durch Alkohol oder andere toxische Substanzen im Einzelfall dieses Nachlassen der sexuellen Libido begünstigen, jedoch ist eine individuelle Varianz auch unabhängig davon anzunehmen. Eine hohe sexuelle Aktivität in den mittleren Jahren zwischen 30 und 60 begünstigt auch eine längere Appetenz im höheren Alter.

Erektionsstörungen

Eine Erektionsstörung liegt vor, wenn trotz sexueller Appetenz der Penis für einen befriedigenden Geschlechtsverkehr nicht, nicht stark genug oder nicht lange genug steif wird. Im Extremfall bleibt die Erektion völlig aus, es kommt dann auch bei anderen sexuellen Praktiken, bei der Masturbation oder beim morgendlichen Erwachen zu keiner Gliedsteife. Meist beschränkt sich die Erektionsstörung jedoch auf den Koitus bzw. auf Koitusversuche. In den häufigsten Fällen geht eine anfängliche Erektion bei intimen Zärtlichkeiten oder schließlich beim Versuch, den Penis in die Scheide einzuführen, zurück, gelegentlich auch erst während des Verkehrs.

Subjektiv werden chronifizierte Erektionsstörungen als sehr kränkend empfunden und gehen mit einer erheblichen Beeinträchtigung des Selbstbewußtseins einher. Nicht nur die fehlende sexuelle Befriedigung selbst, sondern auch die vor dem Partner empfundene Demütigung sind im Spiele. Die männliche Selbstachtung wird durch die Erektionsschwäche wie durch kaum ein anderes Erlebnis in Frage gestellt, sie wird nicht selten als Hinweis erlebt, überhaupt ein Versager zu sein. Es kann zu Depressionen oder zu Verschiebungen auf hypochondrische Befürchtungen kommen. Die umgangssprachliche herabsetzende Verwendung des Begriffes „impotent“ verstärkt diese Kränkung dann noch. Auch aus diesem Grund vermeiden wir den Begriff „Impotenz“ als diagnostische Kategorie und sprechen im folgenden von Erektionsstörungen. Dies erleichtert zudem terminologisch die Unterscheidung zu Ejakulationsstörungen, die in einzelnen älteren Arbeiten noch unter der Diagnose „Impotenz“ gefaßt wurden.

Schmerzen beim Geschlechtsverkehr (Dyspareunie, Algopareunie)

Schmerzen beim Einführen des Penis oder beim Geschlechtsverkehr sind bei Männern relativ selten. Wenn keine körperliche Schmerzursache vorliegt (z. B. eine Phimose oder kleinere Verletzungen), wird der Schmerz fast immer an der Eichel empfunden oder befürchtet. Bereits das Zurückziehen der Vorhaut und das Entblößen der Eichel kann dann heftige Angst vor der Berührung der Eichel auslösen und dazu führen, daß die Berührung nach Möglichkeit ganz vermieden wird. Eine solche sogenannte Eichelphobie tritt praktisch immer zusammen mit anderen Störungen auf, z. B. mit der Vermeidung des Geschlechtsverkehrs oder mit Erektionsstörungen. Chronische Schmerzen an der Eichel ohne organischen Befund kommen bei Männern, die regelmäßig koitusaktiv sind, praktisch nicht vor, da sie durch die sexuelle Aktivität selbst desensibilisiert werden.

Vorzeitiger Samenerguß (Ejaculatio praecox)

Wann ein Samenerguß als vorzeitig zu bezeichnen ist, läßt sich nur mittels normierender Definitionen sagen. Unstrittig ist die Vorzeitigkeit einer ungewollten Ejakulation vor dem Einführen des Penis in die Scheide, „ante portas", wie eine (wegen des Plurals) sprachlich unlogische und auch bildlich unklare Bezeichnung lautet. Im Extremfall kommt es bereits bei der Berührung oder Umarmung durch die Patnerin zur Ejakulation. Häufiger ist die Ejakulation während oder kurz nach der Einführung des Penis. Es ist wenig hilfreich, dieses Symptom zeitlich (etwa: innerhalb maximal einer Minute) oder mechanisch (etwa: innerhalb von 10 Beckenbewegungen) definieren zu wollen, ganz abgesehen davon, daß zumindest die zeitlichen Angaben wenig valide sein dürften. Auch die partnerbezogene Symptomdiagnose von Masters u. Johnson (1973) hat nur begrenzten Wert. Ihr zufolge liegt eine Ejaculatio praecox dann vor, wenn die Partnerin nicht wenigstens in 50% der Fälle einen Orgasmus hat. Diese Definition setzt eine orgasmusfähige Partnerin voraus und sieht zudem davon ab, daß die Zeit, die eine Frau bis zum Orgasmus braucht, intra- und interindividuell sehr variiert. Andererseits hat die nur an der subjektiven Bewertung des Patienten orientierte Definition, wie sie etwa Hastings (1971) vorschlägt, mindestens zwei Nachteile: Sie läßt die Partnerinteraktion außer Betracht, insbesondere eine mögliche Orgasmusstörung der Frau, und sie umgeht die Abgrenzung zu überzogenen Dauerpotenzphantasien mancher Männer.

Die vorzeitige Ejakulation wird meist auch weniger intensiv empfunden, beeinträchtigt von dem beschämenden oder enttäuschten Gefühl, daß sie zu früh „passiert". Oft ist das Orgasmuserleben von Schuld- oder Inferioritätsgefühlen gegenüber der Partnerin eingefärbt, unabhängig davon, wie die Partnerin selbst die Störung bewertet.

Die vorzeitige Ejakulation als behandlungsbedürftige Störung muß vom schnellen Geschlechtsverkehr unterschieden werden, den manche Männer als befriedigend erleben. Wenn auch die Partnerinnen diese Koitusdynamik bevorzugen, besteht kein Anlaß zu einer Behandlung. Kinsey u. Mitarb. (1948) stellten eine solche Bevorzugung des schnelleren Geschlechtsverkehrs häufiger bei Männern mit niedriger Schulbildung fest. Arentewicz u. Schmidt (1980) bringen das in Zusammenhang mit einer „grundsätzlich anderen Konzeption von Sexualität", die „als explosive Zunahme und Entladung körperlicher Spannungen", nicht als „lustvolles spielerisches Umgehen mit der Erregung" (S. 14) erlebt wird.

Die vorzeitige Ejakulation ist in der Regel auf den Koitus begrenzt. Das Gefühl, die Ejakulation auch bei der Masturbation nicht kontrollieren zu können, wird nur selten berichtet. Häufig und typisch ist die chronische Form, während ein partnerabhängiges oder situationsbezogenes Auftreten des Symptoms zumindest weniger häufig Anlaß gibt, eine Beratung oder Behandlung aufzusuchen.

Die vorzeitige Ejakulation zeigt eine deutliche Abhängigkeit vom Lebensalter und von der sexuellen Erfahrung. Bei sexuell unerfahrenen, mit der Partnerin wenig vertrauten jungen Männern, die schnell erregt sind, ist sie häufiger. Sie tritt mit wachsender Erfahrung und größerer Vertrautheit mit dem eigenen Körper und dem der Partnerin zurück.

Ausbleibender Samenerguß (Ejaculatio deficiens, Anorgasmie des Mannes)

Der ausbleibende Samenerguß ist bei Männern relativ selten. Dabei kommt es auch nach längerem Geschlechtsverkehr oder längerer Masturbation nicht zur Ejakulation. Der Versuch, die Ejakulation durch heftigen Geschlechtsverkehr zu „erzwingen“, endet oft in körperlicher Erschöpfung. Bei manchen Männern ist diese Störung auf den Geschlechtsverkehr beschränkt, sie können bei der Masturbation leichter zum Orgasmus kommen. Eine verzögerte oder gelegentlich ganz ausbleibende Ejakulation ist häufiger im höheren Lebensalter zu beobachten und dann nicht unbedingt als Krankheitssymptom zu bewerten. Es wird dann auch selten als solches erlebt. Bei Männern jüngeren oder mittleren Alters kommt es selten vor, daß die Störung partiell, d. h. in manchen Situationen auftritt, in anderen wieder nicht. Meist hat die erste Ejakulation den Charakter eines „Durchbruchserlebnisses“, das die Störung behebt oder entscheidend bessert. Auch aus diesem Grund sind kaum Fälle bekannt, in denen sich diese Störung erst sekundär einstellt. Eine leichtere Form ist die verzögerte Ejakulation (Ejaculatio tarda), die erst nach langer, oft als mühsam empfundener Reizung erfolgt.

Retrograde Ejakulation und „trockener Orgasmus“

Von der ausbleibenden ist die retrograde Ejakulation zu unterscheiden, bei der das Ejakulat nicht durch die Harnröhre nach außen gelangt, sondern in die Harnblase. Das Orgasmuserleben ist hier nicht beeinträchtigt. Hier besteht meist kein psychischer Leidensdruck, wenn nicht ein Kinderwunsch bei einem der Partner im Spiel ist. Die retrograde Ejakulation hat stets körperliche Ursachen. Sie kann eine primäre Störung sein; am häufigsten ist sie jedoch die Folge einer Operation wegen Prostataadenom, da hierbei der Colliculus seminalis abgetragen wird, wodurch die Mündung des Ductus deferens und die

Ejakulation in Richtung der Blase verlagert werden. Damit sind die operierten Männer praktisch infertil, in ihrem sexuellen Erleben und in der Befriedigung jedoch nicht oder kaum beeinträchtigt. Im Gegensatz zu den bisher beschriebenen Symptomen hat die retrograde Ejakulation also nie psychologische Ursachen und ist auch nicht psychotherapeutisch behandelbar.

Im Erleben ähnlich ist der in Einzelfällen beschriebene „trokkene Orgasmus“ (Money u. Yankowitz 1967), bei dem physiologisch aber keine retrograde Ejakulation nachweisbar ist. Auch diese Störung hat keine psychischen Ursachen, sondern kann als medikamentöse Nebenwirkung auftauchen, vor allem bei der Einnahme von Psychopharmaka.

Ejakulation ohne Orgasmus

Einige wenige Männer empfinden bei der Ejakulation kein Lust- oder Befriedigungsgefühl, erleben die Ejakulation ohne innere Berührung. Dieses eingeschränkte Orgasmuserleben geht meist einher mit einer allgemein reduzierten Fähigkeit zum Körpererleben. Kinsey u. Mitarb. (1948) betrachten dies als physiologische Variante ohne Symptomwert. Nicht klinisch relevant sind daher Fälle, in denen Männer mit der Heftigkeit ihres Orgasmus unzufrieden sind und sich eine ekstatischere Intensität wünschen. Eine solche Hoffnung auf eine orgastische Erlebnisintensivierung kann therapeutisch nicht eingelöst werden.

Störungen der Frau

Inappetenz

Sexuelle Inappetenz ist bei Frauen erheblich häufiger als bei Männern. Auch wenn es sich hier vordergründig bei beiden Geschlechtern um dieselbe Erscheinung handelt, hat sie zumindest in zweifacher Hinsicht einen geschlechtstypischen Aspekt. Zum einen läßt sich die sexuelle Inappetenz bei Frauen, zumindest der älteren Generation, mit dem Selbstbild eher in Einklang bringen als bei Männern. Dies gilt allerdings in den letzten beiden Jahrzehnten weniger und daher für junge Frauen weniger als für ältere. Die in einer sexuell permissiveren Zeit aufgewachsenen und geprägten Frauen sind weniger durch ein sexuell restriktives Frauenbild geprägt, für das sexuelle Zurückhaltung ein Ideal darstellte, als die Generation vor ihnen, für welche das Symptom der Inappetenz durchaus sozial positiv bewertet war. Um so beunruhigender erleben gerade jüngere Frauen die sexuelle Lustlosigkeit. Zum anderen können – anders als bei den Männern – inappetente Frauen, wenn auch passiv, Geschlechtsverkehr haben. Diese Tatsache kann je nach sexueller Präferenz der Frau oder ihres Partners etwas sehr

Verschiedenes bedeuten. Es ist möglich, daß die Frau den Geschlechtsverkehr aversiv über sich ergehen läßt, um einem Partnerkonflikt aus dem Weg zu gehen, Sexualität also mit einem Gefühl des Ekels oder der emotionalen Unberührtheit erlebt. Die Inappetenz kann aber auch eine unbewußte passiv-rezeptive Lust verdecken, die unter der Decke der Lustlosigkeit genossen wird. Diagnostisch ist es daher wichtig zu erfahren, ob die geschilderte Inappetenz tatsächlich zu einer aversiven Vermeidung der sexuellen Aktivität führt oder nicht. Mehr als andere Störungen ist die Appetenz auch situativen Einflüssen unterworfen, von der Partnerbeziehung und von der jeweiligen emotionalen und atmosphärischen Einstimmung abhängig. Häufig ist sie auch in dem Sinne partnerabhängig, daß sie in Beziehungen, die den Reiz der Neuheit, des Abenteuers und der hochgespannten Erwartung besitzen, weniger auftaucht als in Beziehungen, die zur Gewohnheit geworden sind. Der vertraute alltägliche Partner ist offenbar sexuell weniger reizvoll als der neu zu gewinnende, unbekannte, das Abenteuer bietende.

Eine Art von physiologischer Inappetenz ist in manchen Lebensphasen, vor allem im Wochenbett, aber auch in manchen Phasen der Schwangerschaft und in den Zeiten der Kinderaufzucht gegeben. Die Aufmerksamkeit, das Interesse und auch die emotionale Zuwendung der Frau muß sich der Mann in dieser Zeit mit dem Kind oder den Kindern teilen, was nicht selten dann auch von den Männern nicht verstanden wird und sie eifersüchtig werden läßt.

Erregungsstörungen

Unter Erregungsstörungen versteht man physiologisch das Ausbleiben der Lubrikations-Schwell-Reaktion (Kaplan 1974), also des Feuchtwerdens der Scheide und des Anschwellens der Schamlippen, trotz sexueller Erregung. Es gibt große individuelle Unterschiede in der Lubrikationsreaktion. Manchen Frauen reagieren langsamer und weniger stark als andere, oder sie sind auf bestimmte taktile oder visuelle Reize angewiesen. Das völlige Ausbleiben der Reaktion geht subjektiv einher mit einem enttäuschten Gefühl über die fehlende körperliche Reaktion, gerade weil bewußt keine sexuelle Aversion erlebt wird. Freilich erleben die meisten Frauen mit Erregungsstörungen auch ihre sexuelle Appetenz indirekt. Sie meinen bewußt, „eigentlich" Lust zu haben, kommen nur nicht in eine erregte Stimmung. Die enge Verbindung von Appetenz- und Erregungsstörungen hat verschiedene Autoren dazu geführt, beide Symptome nicht zu unterscheiden, sondern sie synonym zu verwenden. Eicher (1975) z. B. betont mehr den Aspekt der „Libidostörung", Arentewicz u. Schmidt (1980) den der Erregungsstörung. Trotz der engen Korrelation beider Störungen halten wir doch die klassifikatorische Unterscheidung für nützlich, da sie verschiedene Phasen der sexuellen Interaktion betreffen und auch subjektiv unterschiedlich erlebt werden: Es gibt inappetente Frauen, die – wenn sie in seltenen Situationen doch sich auf eine sexuelle Aktivität einlassen – voll erregungsfähig sind, und umgekehrt berichten erregungsgestörte Frauen von gelegentlich auftretender Appetenz, die dann aber während der sexuellen Annäherung oder bei genitaler Berührung verschwindet. Auch das Orgasmuserleben ist häufig mitbetroffen, wenn eine Erregungsstörung vorliegt. Freilich gibt es hier Ausnahmen bei Frauen, die trotz Erregungsstörungen einen flüchtigen Orgasmus haben können.

Schmerzhafter Geschlechtsverkehr (Dyspareunie, Algopareunie)

Schmerzen beim Geschlechtsverkehr, die nicht organisch verursacht sind (z. B. durch Vernarbungen, Infektionen, Atrophien), treten fast immer aufgrund geringer oder ausbleibender Lubrikation auf, sind damit auch Folge einer Erregungsstörung. Der Schmerz kann auf den kurzen Moment der Peniseinführung begrenzt sein, dann nachlassen oder verschwinden; er kann im Scheideninnern während des Geschlechtsverkehrs auftreten, gelegentlich auch nur bei starken Beckenbewegungen. Chronische vaginale Schmerzen führen zwar fast immer zu sexueller Vermeidung. Es gibt aber auch Frauen, die trotz – allerdings dann nur mäßig ausgeprägter – Schmerzen regelmäßig koitusaktiv sind und dies keineswegs nur dann, wenn der Partner sich sexuell sehr drängend verhält.

Einer inneren Aversion entstammen die von Sharpe u. Meyer (1973) beschriebenen „kognitiven Sexualschmerzen", die analog zu der Eichelphobie bei Männern verstanden werden können: als phobische Schmerzerwartung bei der Penetration oder bereits beim Petting.

Vaginismus

Der Vaginismus ist eine unwillkürliche und reflexartige Verkrampfung des äußeren Drittels der Scheide und der Beckenbodenmuskulatur beim Koitusversuch. Sie führt zu einer so starken Verengung oder einem „Verschließen" des Scheideneinganges, daß der Penis nicht eingeführt werden kann. In schweren Fällen ist auch das Einführen eines Fingers oder Tampons nicht möglich, auch eine gynäkologische Untersuchung scheitert dann. Die Verkrampfung ist als solche nicht schmerzhaft. Mißempfindungen und Schmerzen können freilich die Folge sein, wenn versucht wird, die Einführung des Gliedes zu „erzwingen", was ohnehin kaum möglich ist und die Symptomatik eher verfestigt als löst.

Fast immer ist der Vaginismus eine primäre Störung, die oft verbunden ist mit unbewußt motivierten Koitusphobien oder bewußten Verletzungsphantasien bei der Defloration. Solche Koitusphobien, welche auch als „Virginität in der Ehe" (Friedman 1962) oder „sexuelles Paniksyndrom“ (Kaplan 1988) beschrieben und behandelt wurden, können als bewußtseinsnahe Einstellung auch allein, also ohne vaginistische Reaktion, auftreten. Frauen mit dieser Symptomatik verweigern oder umgehen – anders als beim Vaginismus – bereits Koitus*versuche*. Beide verwandten Erscheinungen treten selten sekundär, also nach einer sexuell störungsfreien Zeit auf. Bemerkenswert ist, daß die meisten Frauen mit Vaginismus in der sexuellen Erregbarkeit und auch in ihrer Orgasmusfähigkeit nicht beeinträchtigt sind. Sie sind durch manuelle oder orale Stimulation durchaus in der Lage, eine Befriedigung zu erleben. Anders als die übrigen sexuellen Funktionsstörungen führt die vaginistische Reaktion also kaum zu einer Generalisierung auf andere Bereiche des sexuellen Erlebens. Gerade Frauen, die in längeren Partnerschaften leben, berichten häufig von Möglichkeiten der sexuellen Aktivität, die – solange Koitusversuche ausgespart bleiben – durchaus in begrenztem Maße befriedigend sein können. Erstaunlich ist die häufig zu beobachtende Geduld der Partner bei dieser Störung. Hier lassen sich häufig eigene unbewußte sexuelle Ängste der männlichen Partner finden.

Orgasmusstörung (Anorgasmie)

Von Orgasmusstörungen sprechen wir beim völligen oder fast völligen Ausbleiben des Orgasmus. Dies kann zusammen mit einer meist mehr oder weniger stark ausgeprägten Erregungsstörung auftreten oder zusammen mit einer unbeeinträchtigten sexuellen Erregbarkeit. Frauen, die an dieser „reinen“ Form der Orgasmusstörung leiden, sind sexuell appetent und initiativ, haben beim Geschlechtsverkehr intensive Lustgefühle, kommen aber nicht über die Plateauphase der sexuellen Erregung hinaus. Oft wird beschrieben, daß „der letzte Kick fehlt“, obwohl bewußt die innere Bereitschaft da ist.

Ganz anders als bei Männern weist die Orgasmusfähigkeit der Frauen eine große Streubreite auf, gemessen daran, wie häufig der Orgasmus beim Geschlechtsverkehr erreicht wird. Höchstens die Hälfte aller Frauen kommt immer oder fast immer beim Geschlechtsverkehr zum Orgasmus (Schnabl 1972, Starke u. Friedrich 1984, Clement 1986a). Keine definitorische Mühe macht es, von Orgasmusstörung oder Anorgasmie zu sprechen bei Frauen, die nie einen koitalen Orgasmus erleben. Bei der großen Zahl von Frauen, die manchmal einen Orgasmus haben, manchmal auch nicht, ist der subjektive Leidensdruck in bezug auf diese Variabilität und oft auch Situations- und Stimmungsabhängigkeit sehr verschieden. Wir sind hier bei einem ähnlichen Problem, wie wir es bei der Definition der vorzeitigen Ejakulation bereits erörtert haben. Hier wie dort halten wir die Einführung eines quantifizierenden Kriteriums nicht für weiterführend. In der Regel wird der gelegentlich oder auch öfter ausbleibende koitale Orgasmus nicht als Problem erlebt, wenn nicht fremde

Orgasmusnormen ins Spiel kommen. Das kann durch Partner geschehen, die sich durch die Anorgasmie der Frau in ihrer Männlichkeit gekränkt oder alleingelassen fühlen oder auch, bei den Frauen selbst, durch Unterlegenheitsgefühle nach überwertig aufgenommenen Erlebnisberichten anderer Frauen. Um solche tendenziösen Normen nicht auch in der Fachterminologie fortzusetzen, gebrauchen wir die umgangssprachliche Bezeichnung der „Frigidität" nicht. Ähnlich wie der Begriff Impotenz ist diese Bezeichnung mit einer abschätzigen Konnotation verbunden, die die Persönlichkeit im ganzen als gefühlskalt abwertet.

In der Beratungspraxis spielt die Praktikabhängigkeit der Orgasmusstörung eine große Rolle. Orgasmusstörungen können entweder nur beim Koitus auftreten, sie können aber auch andere sexuelle Praktiken (Masturbation, Petting) betreffen. Zwar können andere Störungen ebenso praktikabhängig sein, bei der Orgasmusstörung von Frauen rührt dies jedoch auch an eine sexualideologische Frage, nämlich die Unterscheidung von *klitoralem* und *vaginalem* Orgasmus. Sie durchzieht die psychoanalytische Literatur ebenso wie die empirische Sexualwissenschaft und die Literatur der Frauenbewegung und ist ein Schlüsselthema der Theorie weiblicher Sexualität. Physiologisch ist als sicher anzunehmen, daß fast jeder Orgasmus direkt oder indirekt durch eine Klitorisstimulation ausgelöst ist. Daß Frauen den Orgasmus durch manuelle Klitorisreizung subjektiv anders, meist weniger beglückend und entspannend erleben als durch den Koitus (Singer 1973), ist zunächst mit der *psychologisch* differenten Situation und nur in sekundärer Hinsicht mit der Stimulations*technik* in Verbindung zu bringen. Wir betonen dies deshalb, weil diese Unterscheidung in der Literatur nur selten ohne tendenziöse Bewertung gemacht wird, nämlich des vaginalen Orgasmus als reif, weiblich, vollwertig und des klitoralen als minderwertig und unreif. Freud hat in der sexuellen Erregbarkeit der Klitoris der Frau das Zeichen eines männlichen Protestes gesehen. Von der sexuell reifen Frau müsse die klitorale Erregbarkeit zugunsten der vaginalen aufgegeben werden, ein Entwicklungsschritt, den er in die Pubertätszeit legt. Diese Transmissionstheorie, der bemerkenswerterweise die meisten Analytikerinnen (Deutsch 1965, Fleck 1969, Sherfey 1974) widersprochen haben, ist wissenschaftlich nicht aufrechtzuerhalten. Sie ist wohl nur als Konkretisierung eines bestimmten Frauenbildes von Freud zu verstehen. Für sinnvoll halten wir den von Kaplan (1974a) gemachten Vorschlag, von einer individuell unterschiedlichen Orgasmusschwelle bei Frauen auszugehen, die – wenn sie individuell niedrig ist – durch koitale Reizung schon überschritten wird, bei hoher Schwelle erst durch intensive direkte Klitorisreizung. Bei einer solchen Sichtweise entgehen wir der Gefahr, einen Bereich großer Variabilität zu pathologisieren und bewertend einzuengen.

Formale Merkmale funktioneller Sexualstörungen

Diagnostisch relevant sind einige formale Merkmale, die auch Hinweise auf mögliche Ursachen geben (vgl. Arentewicz u. Schmidt 1980).

Primär – sekundär

Primär ist eine Störung, die von Beginn der sexuellen Aktivität an besteht; sekundär eine Störung, die nach einer symptomfreien Phase beginnt. Bei sekundären Störungen ist diagnostisch nach psychologischen Auslösesituationen oder körperlichen Erkrankungen zu fahnden, die dem Störungsbeginn vorausgingen oder bei Störungsbeginn zu erwarten waren.

Praktikabhängig – praktikunabhängig

Praktikabhängige Störungen treten bei bestimmten sexuellen Aktivitäten auf, bei anderen wiederum nicht. Die in der Beratung und Therapie relevanteste Form der Praktikabhängigkeit ist die, daß eine Störung lediglich beim Koitus oder Koitusversuch auftaucht, bei der Masturbation jedoch nicht. Die Praktikabhängigkeit ist das wichtigste diagnostische Kriterium für die Psychogenese eines Symptoms. Praktikunabhängige Störungen sind solche, die bei allen sexuellen Aktivitäten und Situationen vorkommen. Vor allem bei Erektionsstörungen muß bei einer Praktikunabhängigkeit – wenn also weder beim Koitus noch bei der Masturbation noch bei Tagträumen noch beim morgendlichen Erwachen noch im Schlaf noch bei homosexueller Aktivität noch beim Petting eine Erektion auftritt – an organische Ursachen gedacht werden und dieser Verdacht diagnostisch geprüft werden.

Partnerabhängig – partnerunabhängig

Partnerabhängige Störungen treten nur bei einem oder einigen Partnern auf, bei anderen nicht. Dieses Kriterium läßt sich in strengem Sinne nur beantworten bei Patienten, die gleichzeitig zwei oder mehr Partner haben, z. B. einen Ehepartner und eine außereheliche Beziehung. Die Partnerabhängigkeit wird in der Regel nur dann konflikthaft erlebt, wenn die ungestörte Beziehung die „Außen"-Beziehung ist und mit dem festen Partner die Sexualität gestört ist. Häufig sind partnerabhängige Störungen gleichzeitig auch sekundäre Störungen, wenn sich nach einer problemlosen Zeit mit einem neuen Partner eine Störung einstellt. Die Partnerabhängigkeit läßt sich oft nicht einschätzen, da Patienten mit sexuellen Störungen eher wenige Sexualpartner haben.

Situativ – nichtsituativ

Situative Störungen sind solche, die nur in bestimmten Situationen auftreten. Relativ verbreitet ist etwa die sexuelle Inappetenz während einer arbeitsreichen Woche oder während längerer beruflicher Belastungen bzw. umgekehrt: die Begrenztheit der sexuellen Aktivität auf Wochenende und/oder Urlaub. Auch die situative Abhängigkeit von enthemmendem Alkoholgenuß ist verbreitet. In der Regel sind situative Störungen nur selten Anlaß für eine Beratung, weil die Patienten selbst leicht die Ursachen erkennen und oft auch beheben können.

Zur Epidemiologie sexueller Funktionsstörungen

Es ist schwer, auch nur einigermaßen verläßliche Angaben über die Verbreitung sexueller Funktionsstörungen zu machen. Epidemiologische Studien mit einer gewissen Repräsentativität können ihre Gültigkeit nur für eine relativ begrenzte Gruppe beanspruchen. So sind etwa die Daten von Garde u. Lunde (1980a, b) zwar für 40jährige dänische Frauen repräsentativ, aber auch nur für diese. Ähnliches gilt für die Untersuchungen an Studentenstichproben (z. B. Giese u. Schmidt, 1968, Clement 1986a). Der Fehlereinfluß, der bei sexualepidemiologischen Studien immer eine Rolle spielt, ist die Stichprobenselektion, die durch Antwortverweigerungen zustande kommt. Die Stärke dieses Einflusses läßt sich nur begrenzt feststellen. Er wird aber von methodenkritischer Seite nicht größer eingeschätzt als bei epidemiologischen Studien, die einen anderen Inhalt thematisieren (Johnson u. Delamater 1976). Erheblich geringer als oft behauptet ist die Validitätseinbuße durch absichtliche Falschantworten. Insbesondere bei anonymen Fragebogenuntersuchungen, bei denen weder Schamgefühle zum *Untertreiben* noch Selbstdarstellungswünsche zum *Übertreiben* sexueller Erfahrungen führen, ist dieser Fehler sehr gering.

Wenn wir im folgenden die Verbreitung sexueller Störungen in der Bevölkerung und in klinischen Gruppen getrennt beschreiben, so deshalb, weil wir es mit verschiedenen Prävalenztypen zu tun haben. Klinische Gruppen sind durch ein Behandlungsanliegen zustande gekommen. Da der Leidensdruck bei den einzelnen Störungen sehr unterschiedlich ist, kann von der relativen Häufigkeit der Störung in einer klinischen Population nicht auf die Prävalenz in der Bevölkerung geschlossen werden. Patientenkollektive sind kein Mikrokosmos sozialer Verhältnisse, sondern hochselektierte Gruppen. Es spricht z. B. vieles dafür, daß Frauen mit einem Vaginismus relativ häufig eine Behandlungsmöglichkeit suchen, Frauen mit Appetenzstörungen dagegen seltener. Im ersten Fall würde also vom klinischen Eindruck her die Verbreitung in der Bevölkerung überschätzt, im zweiten Fall unterschätzt.

Verbreitung in der Bevölkerung

Verbreitung bei Männern

Die meisten Autoren nennen immer noch die Daten, die Kinsey u. Mitarb. vor vier Jahrzehnten in den USA erhoben, als auch für heute beste Schätzwerte. Dies gilt wohl auch, was Stichprobengröße und

Differenziertheit der erhobenen sexuellen Parameter betrifft. Wir müssen aber die begrenzte Übertragbarkeit sehen, die durch die kulturelle Differenz zwischen den USA und der Bundesrepublik gegeben ist, und auch den erheblichen zeitlichen Wandel im sexuellen Verhalten, der seitdem in beiden Kulturen stattgefunden hat.

Nach Kinsey u. Mitarb. (1948) liegt der Anteil von Männern „mit mehr oder weniger permanenter Impotenz zur Erektion" bei 1,6%. Er ist altersabhängig und steigt von 0,4% bei jüngeren Männern (unter 30 Jahre) auf 25% bei 65jährigen. Die Abb. 3 zeigt diese Altersabhängigkeit der Erektionsstörungen. Man kann die Jahrfünftprävalenzen durch eine idealtypisierte positiv beschleunigte Kurve zu einem „Verlauf" verbinden. Diese Kurve nivelliert aber die diskontinuierliche Entwicklung nach dem 50. Lebensjahr: Zwischen dem 55. und 60. wie auch zwischen dem 70. und 75. Lebensjahr verdoppelt sich die Prävalenz sprunghaft, während sie zwischen dem 60. und 70. Lebensjahr nur wenig zunimmt. Diese Daten haben Kinsey u. Mitarb. als Daten über den Altersverlauf interpretiert. Wir weisen aber darauf hin, daß dies keine biographischen Verläufe sind, so daß wir daraus nicht unbedingt den Beginn der altersabhängigen Erektionsstörung ablesen können. Es ist also hieraus nicht abzulesen, daß z. B. von den 55% der 75jährigen mit einer Erektionsstörung fünf Jahre vorher nur 27% diese Erektionsstörung hatten. Eine weitere Einschränkung dieser Daten ergibt sich aus der Tatsache, daß es sich um eine kumulative Kurve handelt mit einer erheblichen Reduktion der Subsamples bei den relativ alten Männern. So besteht die Gruppe der 70jährigen nur noch aus 26 Männern, die der 75jährigen aus 11, der 80jährigen nur

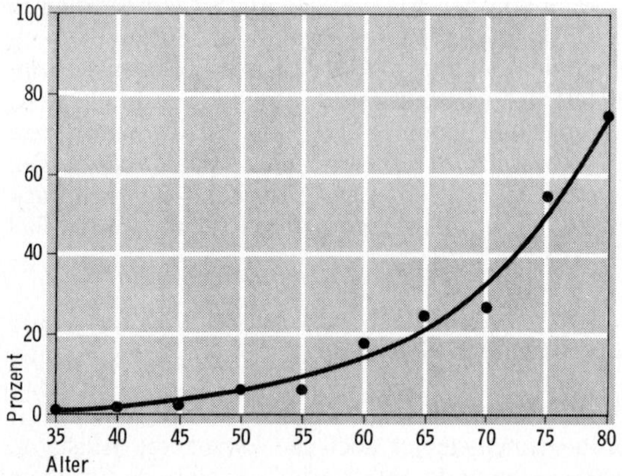

Abb. 3 Prävalenz der Erektionsstörungen nach Alter (nach Kinsey u. Mitarb. 1948)

aus 4 Männern. Eine gewisse Verläßlichkeit können nur die Daten bis etwa 55 Jahre beanspruchen. Trotz dieser Begrenzung dieser in ihrem Aussagewert häufig überschätzten Daten gerade für die hohen Altersgruppen können wir von einer größeren Häufigkeit der Erektionsstörungen mit zunehmendem Alter ausgehen.

Die geschilderten Zahlen betreffen chronische Erektionsstörungen. Gelegentliche Erektionsstörungen kommen erheblich häufiger vor. Bei ihrer Reanalyse der Kinsey-Daten kommen Gebhard u. Johnson (1979) auf 35%, die gelegentliche Erektionsstörungen haben, dazu weiter 7%, die „häufiger, mehr als gelegentlich" Erektionsstörungen berichteten.

Die Verbreitung der *vorzeitigen Ejakulation* ist weit schwieriger zu schätzen, was z. T. an dem definitorisch schwerer zu fassenden Symptom liegt. Entsprechend stark variieren auch die Prävalenzangaben. Kinsey u. Mitarb. kommen mit 0,2% auf eine extrem niedrige Schätzung, alle späteren Angaben liegen höher. Gebhard u. Johnson (1979) kommen auf 4% der verheirateten Männer, die eine durchschnittliche Koitusdauer von höchstens einer Minute angeben. Die Schätzung von Schnabl (1972) liegt mit 6% in einer ähnlichen Höhe. Es ist Arentewicz u. Schmidt zuzustimmen, wenn sie in diesen Quoten Maximalschätzungen sehen und argumentieren, daß ja auch Männer eingeschlossen sind, die willkürlich schnell zum Samenerguß kommen und keinen Leidensdruck empfinden. Mit Sicherheit weit über der Grenze klinischer Relevanz liegen die 17% der koituserfahrenen deutschen Studenten, die in einer eigenen Befragung (Clement 1986a) ihren Samenerguß als „kurz nach dem Einführen" beschreiben, was aber doch auf die größere Verbreitung relativ schneller Ejakulationen bei jüngeren Männern hinweist.

Keine Angaben gibt es zur Verbreitung der *ausbleibenden Ejakulation*, die aber mit Sicherheit erheblich seltener vorkommt als die beiden erstgenannten Störungen. Dasselbe gilt für die *retrograde Ejakulation*, jedenfalls bei organisch gesunden, vor allem nicht prostatektomierten Männern. Vollends ohne quantitative Anhaltspunkte sind wir bei den symptomatisch sehr unscharfen Phänomenen der Inappetenz und der Ejakulation ohne Orgasmus.

Verbreitung bei Frauen

Fast alle epidemiologischen Untersuchungen zum Vorkommen sexueller Störungen bei Frauen zielen primär auf Anorgasmie, also auf den Anteil derjenigen Frauen, die *nie* einen Orgasmus erleben oder erlebt haben. Kinsey u. Mitarb. (1953) berichten von einer starken Altersabhängigkeit der Orgasmusfähigkeit, also einer zunehmenden Orgasmusfähigkeit mit dem Alter. Der Grund dafür ist in der zunehmenden sexuellen Erfahrung und Selbstsicherheit, nicht im Alter als solchem zu sehen. Während mit 19 Jahren etwa die Hälfte der Frauen noch nie einen Orgasmus erlebt hat, waren das mit 35 Jahren nur noch 10%. Damit korreliert, aber nicht identisch ist eine zunehmende Orgasmusfähigkeit mit der Dauer der Koituserfahrung. Die Kinsey-Gruppe erfragte sie indirekt über die Dauer der Ehejahre und fand einen Anteil von Frauen, die sich selbst als anorgastisch bezeichneten:

in den ersten 5 Ehejahren von 25%,
nach 5 Ehejahren von 17%,
nach 20 Ehejahren von 11%.

Sicher wirkt sich hier außerdem ein Generationseffekt gerade in dieser Epoche aus: Kinsey u. Mitarb. fanden eine Abnahme der beim ehelichen Geschlechtsverkehr anorgastischen Frauen mit späterem Geburtsjahrgang, von 20% (vor 1900 geborene) auf 8% (vor 1930 geborene). Dieser Generationseffekt ist freilich nicht extrapolierbar, wie wir an einem Vergleich von Studentinnen aus dem Jahr 1966 und 1981 gesehen haben. Während die Quote der koital anorgastischen ledigen Studentinnen mit 16% (1966) und 20% (1981) relativ konstant blieb, stieg sie bei den verheirateten Studentinnen von 5 auf 16% (Clement 1986a). Wir können diesen Trend zwar nicht als repräsentativ für die Allgemeinbevölkerung erklären, hielten aber eine entsprechende Untersuchung, die diesen Effekt der sexuellen Liberalisierung in der Allgemeinbevölkerung untersucht, für sehr interessant. Man kann auch nicht unbedingt davon ausgehen, daß die von der Kinsey-Gruppe gefundene größere Verbreitung von Orgasmusstörungen in der Unterschicht heute in der Bundesrepublik noch gültig ist.

Untersuchungen aus der Zeit nach Kinsey kommen auf etwas geringere Prävalenzquoten der Anorgasmie, soweit sie sich über Befragungen erfassen läßt. Das könnte sich auch als Ergebnis der veränderten sexuellen Normen verstehen lassen. Sie haben sich besonders auf die weibliche Sexualität ausgewirkt. Die Untersuchungen von Gebhard (1966) mit 16% (nur verheiratete Frauen) und Hunt (1974) mit 15% berichten noch relativ hohe Quoten, die Angaben von Terman (1951) (8%), Garde u. Lunde (1980) (4%) und Frenken (1976) (5%) liegen deutlich niedriger. Insgesamt dürfte die Quote der von Barbach (1974) so genannten „präorgastischen“ Frauen – also Frauen, die durch keine Stimulationspraktik einen Orgasmus erleben können – zwischen 5 und 10% liegen. Zu dieser Schätzung kommen auch Kaplan (1974a) und Arentewicz u. Schmidt (1980). Wir müssen hier aber die großen Veränderungen im Auge behalten, die sich in der Bedeutung der Masturbation für die weibliche Sexualität in den letzten beiden Jahrzehnten ergeben haben. Gerade junge Frauen sind weit häufiger masturbationsaktiv und haben auch bei der Masturbation häufiger Orgasmen als früher. Bei der oben angeführten eigenen Studie berichten 67% der 1981 befragten Studentinnen gegenüber nur

47% der 1966 Befragten, daß sie bei der Masturbation (fast) immer einen Orgasmus hatten.

Über das Vorkommen der sexuellen *Inappetenz* und der *Erregungsstörungen* sind keine sicheren Angaben möglich. Die in verschiedenen Studien erfragten „sexuellen Schwierigkeiten" oder „sexuelle Zufriedenheit" sind zu vage gefaßt, um sie als klinisch-symptomatisch relevant zu betrachten, so daß sie nicht als Anhaltspunkte zu verwenden sind.

Über das Vorkommen von *schmerzhaftem Geschlechtsverkehr* liegen lediglich die Daten von Gebhard (1966) vor, der die relativ hohe Quote von 2,6% bei verheirateten Frauen angibt. Beim Vaginismus ist aufgrund der Prägnanz des Symptoms von einer relativ geringen „Dunkelziffer" auszugehen. Es ist mit Sicherheit das von den beschriebenen Symptomen mit Abstand seltenste.

Der Einfluß der sozialen Schicht

Die soziale Schichtzugehörigkeit beeinflußt über Rollensterotype und den sexuellen Interaktionsstil das sexuelle Erleben und dessen Störungen. Auch hier war es die Kinsey-Gruppe, die als erste darauf hinwies, daß Männer der Unterschicht eher einen kurzen Geschlechtsverkehr bevorzugen, während Männer mit höherer Bildung eher den eigenen Orgasmus hinauszögern. Dies würde vielleicht teilweise die größere Verbreitung von Orgasmusstörungen und Erregungsstörungen bei Frauen der Unterschicht erklären, die Kinsey u. Mitarb. (1953), später auch Chesser (1956), Rainwater (1965), Schmidt u. Sigusch (1971), Fordney-Settlage (1975) und Garde u. Lunde (1980a) fanden. Insbesondere die Untersuchungen von Rainwater (1965) sind hier zu erwähnen, der die sexuell ablehnenderen Einstellungen von Frauen aus der Unterschicht mit der dort stärkeren Geschlechtersegregation, d. h. der geschlechtstypischen Aufteilung von Interessen und Lebensbereichen, erklärt. Auch wenn Rainwater keine Daten auf der Ebene sexueller Symptome angibt, sind seine Ergebnisse aber eine wichtige Erklärungshilfe für die schichtabhängige Verteilung sexueller Symptome, gerade bei Frauen. Allerdings sind die Ergebnisse mittlerweile zwei Jahrzehnte alt. Durch das Fehlen jüngerer Untersuchungen besteht hier eine Wissenslücke, da wir weder das Ergebnis der sich anzeichnenden Konvergenz schichtspezifischen Sexualverhaltens (Schmidt 1977) genauer kennen, noch den Einfluß der sexuellen Liberalisierung auf die Sexualität von Unterschichtangehörigen.

Verbreitung in der psychotherapeutischen und ärztlichen Praxis

Nur ein Teil der Patienten mit sexuellen Störungen sucht professionelle Hilfe. Neben dem individuell unterschiedlich erlebten Leidensdruck und dem sekundären Krankheitsgewinn spielen Scham- und Peinlichkeitsgefühle eine Rolle. Aber auch Widerstände gegen ein psychosomatisches Symptomverständnis, das bei sexuellen Störungen immer notwendig ist, sind im Spiel: Für viele Patienten bedeutet das, daß sie gar nicht erst eine Psychotherapie aufsuchen. Deshalb ist der Gang zu einem Psychotherapeuten, zu einer psychosozialen Einrichtung oder einem psychosomatisch orientierten Arzt oft ein relativ später Schritt, nachdem das Problem schon eine lange Zeit besteht.

Meist sind Hausärzte oder bestimmte Fachärzte (vor allem Gynäkologen, Urologen und Internisten) die ersten, an die sich Patienten mit einer sexuellen Problematik wenden. Eine Befragung von Hamburger Ärzten (Schorsch u. Mitarb. 1977) kommt zu einer Minimalschätzung von 1100 Patienten, die in einer Stadt wie Hamburg pro Woche primär wegen eines sexuellen Problems einen Arzt aufsuchen. Berücksichtigt man zusätzlich die Patienten mit einer sexuellen Störung als Nebensymptom, kommt man auf weitere 1200 Patienten. 95% kommen wegen sexueller Funktionsstörungen, Frauen häufiger als Männer. Am häufigsten sind Frauen mit Erregungs- und Orgasmusstörungen, danach Männer mit vorzeitiger Ejakulation. Freilich sind – nach unserer Symptomdefinition – hier sexuelle Inappetenz und Erregungsstörungen nicht unterschieden. Das wäre fast 1‰ der gesamten Hamburger Bevölkerung (ca. 1,6 Millionen), das im Laufe einer Woche wegen eines primären oder sekundären sexuellen Symptoms den Arzt aufsucht. Bei einer Befragung von Schweizer Allgemeinärzten (Buddeberg u. Merz 1981) schätzt über ein Viertel der Ärzte den Anteil ihrer Patienten, die auch sexuelle Störungen haben, auf über 10%. Am häufigsten werden neben Allgemeininformationen zur Sexualität auch hier Orgasmus- und Erregungsstörungen der Frau genannt. Selbst die Dyspareunie der Frau wird in dieser Studie häufiger genannt als Erektionsstörungen und vorzeitiger Samenerguß beim Mann.

Verbreitung in Spezialambulanzen

Eine hoch selegierte Gruppe stellen Patienten in sexologischen Spezialambulanzen dar. Tab. 2 gibt einen Überblick über die Patientenstatistiken solcher Einrichtungen in der Bundesrepublik, der Schweiz und Großbritannien. Wegen der verschiedenen Symptomdefinitionen, vor allem der weiblichen Störungen, sind sie nur begrenzt vergleichbar. Dennoch lassen sich als ungefähre Schätzzahlen festhal-

Tabelle 2 Häufigkeitsverteilung der einzelnen sexuellen Funktionsstörungen in sexologischen Spezialambulanzen

Männer	Schoof 1973* (n = 195)	Brand 1979* (n = 399)	Schorsch u. Mitarb. 1984 (n = 286)	Buddeberg 1988* (n = 187)	Mears 1978** (n – 381)
Inappetenz/sexuelle Aversion	0%	–	9%	10%	11%
Erektionsstörungen	72%	59%	41%	56%	42%
Vorzeitige Ejakulation	13%	24%	32%	28%	25%
Erektive Störungen und vorzeitige Ejakulation	4%	11%	8%	–	–
Ausbleibende Ejakulation	10%	6%	7%	6%	20%
Ejakulation ohne Orgasmus	–	–	4%	–	–
Frauen	(n = 110)	(n = 353)	(n = 289)	(n = 381)	(n = 1210)
Inappetenz	5%	} 65% (Inappetenz + Erregungsstörungen)	} 60% (Inappetenz + Erregungsstörungen)	39%	} 56% (Inappetenz + Erregungsstörungen)
Erregungsstörungen	} 87% (Erregungs- + Orgasmusstörungen)			3%	
Orgasmusstörungen		21%	32%	22%	24%
Dyspareunie	5%	2%	} 9% (Dyspareunie + Vaginismus)	17%	–
Vaginismus	3%	12%		19%	20%

* In den jeweiligen Originaltabellen wurden neben funktionellen Störungen auch andere Störungen aufgeführt. Um Vergleichbarkeit herzustellen, wurden die Originaltabellen umgerechnet und nur die Funktionsstörungen prozentuiert.

** Daß die Studie von Mears (1978) mehr Frauen als Männer umfaßt, liegt daran, daß hier überdurchnittlich viele Gynäkologen befragt wurden.

Tabelle 3 Lebensalter und Sexualstörungen des Mannes, bezogen auf Männer mit vorkommenden Störungen (nach *Schnabl* 1972)

Alter	Mangelhafte Erektion	Vorzeitige Ejakulation	Kombinierte Störungen
bis 29 Jahre	21%	64%	15%
30 bis 39 Jahre	27%	49%	24%
40 bis 49 Jahre	34%	38%	28%
ab 50 Jahre	43%	34%	23%
(n = 430)			

ten: Bei den Männern sind die Erektionsstörungen mit mindestens zwei Fünfteln die häufigste Störung vor der vorzeitigen Ejakulation mit 17–40%. Beide Störungen sind altersabhängig: Schnabl (1974) findet bei 430 Männern mit sexuellen Störungen in der DDR eine Zunahme der Erektionsstörungen und eine Abnahme der vorzeitigen Ejakulation mit dem Alter (Tab. 3). Diese Altersabhängigkeit ergibt sich auch aus den Daten von Buddeberg u. Mitarb. (1988). Die ausbleibende Ejakulation ist mit 7–20% erheblich seltener, wobei der hohe Wert der Mears-Studie sicher eine Ausnahme ist, auch im Vergleich mit anderen, hier nicht angegebenen Statistiken.

Bei den Störungen der Frauen erschwert die unterschiedliche diagnostische Zuordnung der Erregungsstörungen den Vergleich. Dies liegt an der erst 1974 von Kaplan eingeführten Unterteilung der Störungen nach den drei Phasen der Erregung, die sich nicht überall durchgesetzt hat. So bleibt es eine Schätzung, wenn wir sagen, daß die Appetenz- und Erregungsstörungen mehr als die Hälfte der weiblichen Funktionsstörungen ausmachen, die Orgasmusstörungen bei ungestörter Erregung und Appetenz zwischen einem Fünftel und einem Drittel. Die Häufigkeit des Vaginismus – meist werden hier dyspareunische Schmerzen subsumiert – variiert zwischen 3 und 30%. Bei den höheren Zahlen ist von einem kleineren Teil vaginistischer, einem größeren Teil dyspareunischer Beschwerden auszugehen.

Als Besonderheit der sexologischen Ambulanzen, im Vergleich mit anderen psychosozialen Institutionen ist zu erwähnen, daß Männer hier überrepräsentiert sind*. Interessant ist die von Arentewicz u. Schmidt berichtete Umkehrung des Geschlechterverhältnisses bei der Psychotherapieindikation: Obwohl mehr Männer als Frauen in die Ambulanz kommen, wurde für Frauen häufiger eine Psychotherapieindikation gestellt und dann auch eine Behandlung begonnen. Die Autoren erklären das mit einer stärkeren Fixierung der Männer auf eine somatische Ursache ihrer Störung und mit einem damit verbundenen Widerstand gegen eine psychotherapeutische Behandlung. Insbesondere bei Männern mit geringer Schulbildung, die offenbar mit einem psychogenetischen Zugang zu ihrer Störung besondere Mühe haben, spielt das eine Rolle. Ebenfalls schichtabhängig scheint die Verbreitung der vorzeitigen Ejakulation zu sein: Männer mit höherer Schulbildung kommen häufiger wegen einer vorzeitigen Ejakulation als solche mit niederer Schulbildung (Arentewicz u. Schmidt 1980, Masters u. Johnson 1970). Freilich muß man hier die erwähnte Schichtabhängigkeit des sexuellen Verhaltens bedenken. Wir halten es nach unserer klinischen Erfahrung für wahrscheinlich, daß Männer mit höherer Schulbildung einen schnellen Geschlechtsverkehr weniger mit ihrem Konzept von Partnerbeziehung und Sexualität in Einklang bringen und deshalb eine frühzeitige Ejakulation eher für behandlungsbedürftig halten. Frauen mit höherer Schulbildung haben häufiger Orgasmusstörungen als Behandlungsanliegen, Arbeiterinnen und Hausfrauen dagegen häufiger Appetenz- und Erregungsstörungen (Fordney-Settlage 1975, Clement 1980).

Ein letztes Charakteristikum muß noch erwähnt werden: Ein Teil der Patienten sucht eine Spezialambulanz zusammen mit dem Partner auf, hat damit meist auch eine subjektive Symptomtheorie. Interessanterweise ist diese Tendenz, zusammen mit dem Partner zu kommen, mit der Symptomatik korreliert. So geht aus den Daten der Hamburger Sexualberatungsstelle hervor, daß nur 32% der erektionsgestörten Männer, aber 55% der Männer mit vorzeitiger Ejakulation zusammen mit der Partnerin kommen. Bei den weiblichen Patienten sind diese Proportionen ebenso deutlich: 39% der Frauen mit Orgasmusstörungen, aber 67% derjenigen mit Appetenz- und Erregungsstörungen bringen ihren Partner zur Sprechstunde mit, begreifen also offenbar das Symptom nicht als nur individuell bedingt, sondern als ein Problem, das ursächlich oder zumindest sekundär mit ihrer Partnerschaft in Verbindung steht (Clement 1986b).

Körperliche Ursachen

Der körperliche Allgemeinzustand hat Einfluß auf die sexuelle Appetenz, die Funktions- sowie die Erlebnisfähigkeit. Schwere Infektionskrankheiten, Stoffwechselstörungen, Operationen mit der Belastung durch die Narkose sowie akute und chronische Intoxikationen mindern auf Wochen und Monate die sexuelle Funktionsfähigkeit. Ebenso kommt den in immer größerer Zahl genommenen Medikamenten, vor allem den Psychopharmaka, sowie Mitteln gegen Bluthochdruck, Schlafmitteln usw. wachsende Bedeutung zu. Es sind vor allem die auf das Nervensystem wirkenden Arzneimittel, die hier in den Konsequenzen für die sexuelle Funktionsfähigkeit beachtet werden müssen. Sexuelle Funktionsstörungen können auch altersbedingt sein. In der Praxis eines Geriaters, eines auf Stoffwechselkrankheiten spezialisierten Internisten oder in einer sexualmedizinischen Beratungsstelle treten somatogene und psychogene Störungen in unterschiedlicher Häufigkeit auf. In der Praxis sexualmedizinischer Beratung ist nur eine Minderheit der sexuellen Störungen somatogen. Es muß überhaupt vor einem vorschnellen Kausalitätsdenken gewarnt werden. Das Vorliegen einer Krankheit bei einem erektionsgestörten Mann sollte nicht gleich zur Ursache dieser Störung erklärt werden. Sehr häufig ist bei sexuellen Funktionsstörungen eine Kombination von körperlichen und situativen oder partnerbezogenen Gründen im Spiel, wobei Konflikte und Belastungen das somatisch vorbereitete sexuelle Symptom erst manifest werden lassen. Die im folgenden genannten Faktoren *können* also sexuelle Funktionsstörungen zur Folge haben, *müssen* dies aber nicht. Es ist immer auch auf die psychologischen Bedingungen zu achten.

Internistische Erkrankungen

Diabetes mellitus

Die Angaben über die Häufigkeit von Erektionsstörungen bei männlichen Diabetikern schwankt in verschiedenen Studien zwischen einem Drittel und zwei Dritteln (Schiavi u. Hogan 1979, McCulloch u. Mitarb. 1980). Dabei ist bei Männern in der Regel lediglich die Erektionsfähigkeit betroffen, die Appetenz meist nicht oder nur sekundär als Reaktion auf die Erektionsstörung. In einer Studie von McCulloch u. Mitarb. (1980) zeigt sich ein deutlicher Zusammenhang mit der Dauer des Diabetes sowie ein Einfluß von Altersfaktoren auf die Erektionsstörung. Patienten, die mit Insulin behandelt wurden, unterscheiden sich nicht von solchen, die nur orale Antidiabetika erhielten.

Beide Gruppen wiesen aber eine höhere Quote von Erektionsstörungen auf als die nur mit Diät behandelten Diabetiker. Welcher Faktor des Diabetes zu der sexuellen Störung führt, ist bisher nicht eindeutig geklärt. Es scheint aber die endokrine Störung weniger eine Rolle zu spielen als die Neuropathie des autonomen Nervensystems. Bei weiblichen Diabetikern lassen sich Zusammenhänge mit sexuellen Störungen bisher nicht eindeutig nachweisen. Das von Kolodny (1971) berichtete höhere Vorkommen von Orgasmusstörungen bei Diabetikerinnen konnte in späteren Studien (Ellenberg 1977, Jensen 1981) jedenfalls nicht bestätigt werden.

Herz-Kreislauf-Erkrankungen

Bei männlichen Herzinfarktpatienten werden häufig Erektionsstörungen berichtet. Sie beginnen häufig in der Rekonvaleszenzphase bei solchen Patienten, die sexuelle Erregung mit der Angst vor einem Rezidiv verbinden. In vielen Fällen lagen aber bereits vor dem Infarkt sexuelle Störungen vor. Wabrek u. Burchell (1980) berichten von zwei Dritteln ihrer Patienten, die bereits vor dem Herzinfarkt sexuelle Funktionsstörungen, meist Erektionsstörungen, hatten. Ähnliche Ergebnisse zeigen sich bei Frauen (Abramov 1976). Auch bei *Hypertonikern* kommen häufiger als bei gesunden Männern Erektionsstörungen vor (Bulpitt u. Mitarb. 1976). Hier läßt sich jedoch der Einfluß des erhöhten Blutdrucks selbst von dem des antihypertensiven Medikaments nicht trennen.

Nierenerkrankungen

Bei Patienten mit chronischen Nierenschäden kommen sexuelle Störungen sehr häufig vor, besonders bei Patienten, die in Dialysebehandlung sind. Insbesondere vermindert sich die sexuelle Appetenz erheblich; bei Männern stellen sich oft Erektionsstörungen, bei Frauen Erregungs- und Orgasmusstörungen ein (Kolodny u. Mitarb. 1979). Auch wenn hier der metabolisch-toxische und endokrine Einfluß auf die Sexualität unstrittig ist, muß die abhängige Lebenssituation von Heimdialysepatienten gesehen werden, die die sexuelle Atmosphäre zwischen den Partnern massiv beeinträchtigen kann.

Alkohol

Geringer Alkoholgenuß kann durch seine enthemmende Wirkung die sexuelle Reaktionsbereitschaft erhöhen, größere Mengen beeinträchtigen bei Männern die Erektionsfähigkeit und Appetenz. Den Effekt niedriger Dosen erklären neben pharmakologischen vor allem auch die psychologischen Faktoren wie das gesteigerte Selbstgefühl und die gehobene Stimmung.

Wilson (1977) hat in verschiedenen Experimenten zeigen können, daß bereits die Erwartung einer sexuellen Enthemmung wirksam ist, auch wenn statt Alkohol ein Placebogetränk gegeben wird. Er folgert daraus, daß nicht die körperliche Wirkung des Alkohols allein zur Enthemmung führt, sondern daß der Alkohol zudem auch als Rechtfertigung benutzt werden kann für ein Verhalten, das nüchtern nicht akzeptabel wäre.

Anders stellt sich die Situation bei süchtigen Alkoholkranken dar. Man kann zwar davon ausgehen, daß der Anteil von Erektionsstörungen bei alkoholabhängigen Männern gegenüber gesunden deutlich erhöht ist, die in der Literatur genannten Prävalenzen variieren aber stark. Sehr niedrige Angaben machen Lemere u. Smith (1973), die auf lediglich 8% „impotenter" Männer unter den 17000 an ihrer Klinik untersuchten kommen. Die meisten Studien (z. B. Whalley 1978, Jensen 1979, Fahrner 1985) kommen auf Schätzungen um 50% der alkoholkranken Männer, die eine Erektionsstörung berichten. In der Praxis ist immer an eine Kombination der langfristig toxischen Alkoholwirkung (Polyneuropathie) und der psychischen und insbesondere partnerschaftlichen Konflikte Alkoholabhängiger, an ihr geringes Selbstbewußtsein und ihren Prestigeverlust im sozialen Umfeld zu denken. Unter den organischen Ursachen sind weiter die Folgen der Leberschäden durch chronischen Alkoholabusus hervorzuheben. So ist bei mehr als der Hälfte der Leberzirrhosepatienten mit sexuellen Störungen, vor allem der Appetenz, zu rechnen. Fahrner (1985) weist allerdings darauf hin, daß die Leberschäden allein das Ausmaß der sexuellen Störungen bei Alkoholikern nicht erklären können, da der Anteil sexueller Störungen mit ca. 50% mehrfach höher liegt als die 10–20% Alkoholiker mit Leberzirrhose erklären. Verschiedene Untersuchungen (von Thiel u. Mitarb. 1979, Mendelsohn u. Mello 1976) weisen zudem auf Effekte des Alkohols auf das testikuläre Gewebe und den Hormonstoffwechsel hin sowie auf neurologische Veränderungen (alkoholische Polyneuropathie mit Sensibilitätsstörungen) (Literaturübersicht bei Fahrner 1985). Sexuelle *Beziehungsstörungen* sind häufig die Ursache und noch häufiger die Folge von Alkoholismus.

Rückenmarksverletzungen

Jährlich kommt es zu etwa 1000 neuen Querschnittslähmungen von Menschen, die dann ein langes Leben als Behinderte vor sich haben. Der komplette Querschnitt führt bei Männern zum Verlust der Erektions- und Ejakulationsfähigkeit. Wenn die sexuelle Appetenz beeinträchtigt ist, handelt es sich nach Ansicht der meisten Autoren um eine sekundäre psychoreaktive Erscheinung, nicht um eine direkte Folge der Rückenmarksläsion. Die Auswirkungen einer Querschnittslähmung hängen davon ab, ob es sich um eine hohe oder eine tiefe Schädigung handelt und davon, ob die Verletzung komplett ist oder nicht. Männliche Paraplegiker können bei hohen und mittleren Querschnittslähmungen gelegentlich Erektionen haben, die aber oft mangelhaft sind oder vorzeitig zurückgehen. Die Wahrscheinlichkeit reflexiver (durch Berührung ausgelöster) Erektionen steigt mit der Höhe der Läsionsstelle. Bei den meisten tiefen Rückenmarksschäden besteht völlige Erektionsunfähigkeit. Erheblich häufiger als die Erektion ist die Ejakulation beeinträchtigt, wahrscheinlich bedingt durch die Unterbrechung des Ejakulationsreflexes durch die Schädigung des Lumbalmarks. Bei kompletter Schädigung kommen Ejakulationen nicht mehr vor, bei inkompletter Schädigung in etwa einem Drittel. Die Zeugungsunfähigkeit ist selbst bei noch ejakulationsfähigen Männern – durch eine sich nach dem Querschnitt entwickelnde Azoospermie – fast immer gegeben.

Bei den Frauen wird – bei kompletter sensibler Lähmung – die sexuelle Erregbarkeit und Orgasmusfähigkeit erheblich beeinträchtigt, infolge der sensiblen Lähmung gibt es keine Wahrnehmung sexueller Reize, jedenfalls im Genitalbereich. Paeslack (1984) berichtet aber von einigen querschnittsgelähmten Frauen, die vor der Lähmung ein befriedigendes Sexualleben hatten und ein relativ hohes Maß an sexueller Befriedigung durch „Phantomorgasmen“, die der Phantasie und Tagträumen entsprangen, erhalten konnten. Da die hormonelle Regulation weitgehend unabhängig von spinalen Abläufen ist, bedeutet die Querschnittlähmung für die Frauen keine Infertilität. In den ersten Monaten nach dem Unfall kommt es aber bei vielen Frauen zu einer mehrmonatigen Amenorrhö.

Genitaloperationen

Operationen an den Genitalien und an der weiblichen Brust wirken sich auf das sexuelle Erleben aus und können zu sexuellen Störungen führen. Die Folgen der Erkrankung selbst wie die der Operation beeinflussen vor allem das sexuelle Körperbild und Körperempfinden.

Nach einer *Prostatektomie* kommt es – je nach Operationstechnik – in den meisten Fällen zu einer retrograden Ejakulation, die das Orgasmuserleben nicht beeinflussen muß. Dennoch berichten immerhin 29% der von Hauri (1982) nachuntersuchten 200 prostatektomierten Männer eine Verminderung der Orgasmusintensität. Ein Einfluß auf die Erektion ist von der Operationstechnik abhängig, wird aber von einzelnen Autoren (Hauri 1982, Spengler 1984, Bancroft 1985) sehr unterschiedlich eingeschätzt. Hauri z. B. berichtet von einer unveränderten Erektionsfähigkeit bei 68%, von einer erst postoperativ entstandenen „Impotenz" bei 13%. Daß hier die psychische Operationsverarbeitung entscheidend ist, zeigen die Fälle von postoperativen Erektionsstörungen beim Geschlechtsverkehr, obwohl die morgendlichen Erektionen weiter bestehen, wo also die organische Erektionsfähigkeit erhalten ist. Es ist daran zu denken, daß manche Männer die Operation unbewußt als Kastration erleben und entsprechend sexuell reagieren. Bei den meist älteren Männern kann im Einzelfall die Operation ein Nachlassen des sexuellen Interesses beschleunigen, was in Hauris Studie immerhin 33% berichten. Ein großer Teil der negativen psychischen Verarbeitung dieser Operation kann durch eine gute präoperative Aufklärung und postoperative Beratung über die Folgen abgefangen werden.

Negative sexuelle Folgen einer *Hysterektomie* sind selten, wenn keine maligne Erkrankung des Uterus vorlag. Gath (1980) berichtet sogar von einer Zunahme sexueller Befriedigung und erhöhter Koitusfähigkeit nach einer Operation. Andere Studien bestätigen diese Tendenz zu positiven postoperativen Veränderungen (z. B. Jackson 1979). Die endokrinen Folgen bei gleichzeitiger Ovarektomie lassen sich medikamentös kompensieren. Mit negativen Folgen muß man jedoch bei Frauen rechnen, die relativ jung operiert werden und deren Kinderwunsch dadurch nicht mehr realisierbar wird. Gerade wenn die erhoffte Mutterschaft als wichtiger Teil der weiblichen Identität erlebt wird, kann sich die operationsbedingte Sterilität negativ auf das Selbstbild, nicht nur das sexuelle Erleben auswirken. Erheblich stärker auf die Sexualität wirkt sich eine *Mastektomie* aus. Offenbar ist die Brust viel zentraler für das weibliche Körpererleben als der Uterus. Dies liegt vor allem daran, daß eine Brustoperation auch äußerlich sichtbar ist und Anlaß für heftige Schamgefühle gegenüber dem Partner sein kann, so daß es zu sexuellem Rückzug und Vermeidung kommen kann. Organerhaltende Operationen und möglichst frühzeitige oder auch in den folgenden Jahren unternommene Rekonstruktionen haben in jüngster Zeit so eine wachsende Bedeutung bekommen.

Medikamentöse Nebenwirkungen

Viele Medikamente beeinträchtigen die sexuelle Funktionsfähigkeit. Zunächst sind hier die blutdrucksenkenden Mittel zu nennen, wobei die Auswirkung von Dosis und Einnahmedauer abhängig ist. Bei den heute am häufigsten verwendeten Antihypertonika, den Betablokkern, treten sexuelle Nebenwirkungen jedoch nicht allzu häufig auf.

Daß alle gebräuchlichen *Psychopharmaka* (Antidepressiva, Tranquilizer, Neuroleptika, Lithium, Parkinson-Mittel) sexuelle Nebenwirkungen haben, zeigen Strauß u. Gross (1984a u. b) in einer detaillierten Literaturdurchsicht. Demnach lassen sich in der Regel die sexuellen Störungen auf die Medikation, nicht auf die damit behandelte Grunderkrankung zurückführen. Dies gilt jedenfalls für funktionelle Störungen der Erregung und des Orgasmus, nicht für Beeinträchtigungen des sexuellen Erlebens und Empfindens. Der häufigste nachgewiesene Effekt sind Ejakulationsstörungen (vor allem Ejaculatio deficiens) und Appetenzstörungen. Die Beeinträchtigung ist weitgehend dosisunabhängig, ist also bereits bei geringer Medikation möglich. Sie ist stets nur passager und auf die Zeit der Medikamenteneinnahme begrenzt. Dieser Effekt von Psychopharmaka auf die sexuelle Funktion hat verschiedentlich zur mißbräuchlichen Verwendung von Psychopharmaka als Therapeutika bei sexuellen Störungen geführt. So wurden Substanzen mit ejakulationshemmender Wirkung zur Behandlung der vorzeitigen Ejakulation eingesetzt, natürlich ohne Erfolg.

Psychische Ursachen

Anders als bei den organischen Ursachen können wir eine psychogene Störung der sexuellen Funktion nicht aus einer einzelnen Ursache, z. B. einer einzelnen traumatischen Erfahrung, ableiten. Sie ist vor allem verstehbar vor dem Hintergrund der Persönlichkeits- und Konfliktstruktur, der sexuellen Erfahrungen, der Partnerbeziehung, in der eine sexuelle Störung entsteht oder sich chronifiziert, und schließlich der Eigendynamik des Symptoms. Auch wenn – bei sekundären Störungen, also nach zunächst symptomfreier sexueller Erfahrung – eine Auslösesituation erkennbar ist, wird diese erst im biographischen Kontext verstehbar. Dies gilt auch für die psychische und partnerschaftliche Verarbeitung einer organisch (mit-)bedingten Sexualstörung, die ebenso ein psychologisches Verständnis erfordert wie rein psychogene Symptome. Differentielle, d. h. störungsspezifische Ursachen für die einzelnen Symptombilder sind weniger wichtig als die allgemeinen. Deshalb gelten die folgenden ätiologischen Überlegungen für alle sexuellen Funktions- und Erlebensstörungen. Differentielle Ursachen lassen sich nur selten erkennen, wir werden sie jedenfalls erwähnen, wo sie eine Rolle spielen.

Die u. E. sinnvollste Unterscheidung machen Arentewicz u. Schmidt (1980), indem sie vier ursächliche Bereiche nennen:

- die *Psychodynamik*, d. h. welche biographisch verstehbaren Konflikte führen zur sexuellen Störung und welche Funktion hat das sexuelle Symptom für das psychische Gleichgewicht?
- *Partnerdynamik*, d. h. welche Partnerkonflikte führen zu einer sexuellen Störung und welche Funktion hat das Symptom für das Partnergleichgewicht?
- *Lerndefizite*, d. h. welche Erfahrungslücken tragen zu einer sexuellen Störung bei?
- *Selbstverstärkungsmechanismus des Symptoms,* d. h. wie chronifiziert die Erwartungsangst das Symptom?

Psychodynamik

Für psychogene sexuelle Symptome gilt dasselbe wie für andere neurotische Symptome auch: Sie sind das Resultat eines Konfliktes von angstauslösenden Triebimpulsen und deren Abwehr. Damit sind sie nicht bloß als Mangel (an Befriedigungsmöglichkeiten) zu verstehen, sondern auch als – wenn auch kompromißhafte – *Stabilisierung* des psychischen Haushalts. Als Triebimpulse spielen nicht nur im engeren Sinne genitale Eroberungs- und Hingabewünsche eine Rolle. Vielmehr können in der sexuellen Phantasie orale Versorgungswünsche ebenso zum Tragen kommen wie analsadistische Bemächtigungs- und Kontrollust oder narzißtische Größenphantasien. Solche Wunschphantasien färben immer das sexuelle Erleben, werden aber bei funktionell Ungestörten weniger als bedrohlich, sondern vorwiegend als lustvoll erlebt. Wird der Triebimpuls jedoch so heftig, reagiert das Ich mit Angst und mit Verzicht auf die Sexualfunktion. Dieser Verzicht hat also auch einen schützenden, ich-stabilisierenden Sinn.

Eine 28jährige Frau wird von ihrem Frauenarzt in die Ambulanz der Psychosomatischen Klinik überwiesen. Sie berichtet von Orgasmusstörungen beim Geschlechtsverkehr. Das empfinde sie nicht als einziges Problem, sondern erlebe darüber hinaus eine allgemeine Gefühlskälte, die immer schlimmer werde. Sie empfinde überhaupt kein Verlangen, Zärtlichkeiten mit ihrem Ehemann auszutauschen. Das erlebe sie selbst nicht als Mangel, sondern komme nun auf Drängen ihres Mannes, der sich bei ihr beklagt habe, weil ihm die emotionale Wärme fehle. Sie könne mit ihrem ein Jahr alten Sohn sehr zärtlich sein, allerdings begrenze sich das Bedürfnis nach körperlicher Zärtlichkeit auf den Sohn. Sie habe ein schlechtes Gewissen ihrem Mann gegenüber, selbst leide sie unter dem mangelnden sexuellen Verlangen nicht.

Die sexuelle Beziehung mit ihrem Mann habe sich vor einigen Monaten dadurch geändert, daß sie bis dahin noch durch manuelle Stimulation zum Orgasmus habe kommen können. Das habe dann aber nicht mehr geklappt und sie habe seitdem wieder mit Selbstbefriedigung begonnen, bei der sie immer einen Orgasmus empfinde.

Zur Biographie: Sie sei die älteste von vier Geschwistern und habe immer schon das Gefühl gehabt, des Vaters liebste Tochter zu sein. Allerdings habe sie als Kind mitbekommen, daß der Vater unter Alkoholeinfluß die Mutter mißhandelt habe, nach ihrer Vermutung die Mutter auch betrunken zum Geschlechtsverkehr gedrängt habe. Der Vater hatte sie später dann in der Pubertätszeit, mit 15 Jahren etwa, auch berührt und habe sie sexuell befriedigen wollen mit dem Argument, er wolle sie auf Männer vorbereiten. Verkehr habe der Vater mit ihr nicht gewollt. Diese inzestuöse Episode sei auf etwa zwei Monate begrenzt gewesen. Sie habe damals sehr Angst vor dem Vater gehabt, habe es aber doch im Beisein des Vaters der Mutter erzählt. Daraufhin habe die Mutter immer streng darauf geachtet, daß sie nicht mehr mit dem Vater allein geblieben sei. Die Mutter beschreibt sie als ruhigen Pol der Familie, die wegen der Kinder wohl viel geschluckt habe, insbesondere die Launen des Vaters in Kauf genommen habe. Sie sei sehr religiös gewesen, menschlich eigentlich stärker als der Vater. Sie habe sie immer als beste Freundin erlebt.

Zur sexuellen Entwicklung: Sie habe relativ früh, bereits im 9. Lebensjahr, mit Orgasmus masturbieren können. Dabei sei sie aber Jungen gegenüber zunehmend zurückhaltend gewesen. Mit 18 Jahren lernte sie ihren späteren Mann kennen, der auch ihr erster Sexualpartner gewesen sei, bisher auch der einzige Sexualpartner. Mit Beginn der Beziehung habe sie dann auch die Selbstbefriedigung aufgegeben, bei der sie, wie sie sagt, keine Phantasien gehabt habe, lediglich das Gefühl, ihrem Körper etwas Gutes zu tun. Seit sie seit einigen Monaten keinen Orgasmus mehr durch die manuelle Stimulation des Mannes haben könne, sei sie wieder zur Selbstbefriedigung zurückgekehrt, die sie heimlich betreibe. Ihr Mann wisse davon nichts. Ihr Mann habe ihr einmal gesagt, daß er bemerke, daß sie erregt sei, wenn Männer Frauen brutal behandeln, z. B. in Filmen. Sie habe sich bei dieser Bemerkung sehr ertappt gefühlt, sei irgendwie schockiert gewesen. Bewußt jedenfalls sei ihr der Wunsch nach Brutalität ganz fern. Ihr Mann sei sehr gefühlsbetont, selbstbewußt, ein guter Partner. Die Stimmung zu Hause sei eigentlich immer gut und ausgeglichen. In sexueller Hinsicht mache der Mann ihr zwar keine Vorwürfe, sei aber doch enttäuscht. Gegenwärtig komme es etwa ein- bis zweimal in der Woche zum Verkehr.

Die Patientin hat sich offenbar bereits früh als Mädchen mit sexuellen Wünschen erlebt. So hat sie die sexuelle Annäherung des Vaters in der Pubertätszeit als schuldhaft verarbeitet und sich als diejenige gesehen, die den Vater zum Teil auch verführt hat, indem er sie als sexualisiert wahrgenommen hatte. Sie löste damals die Konfliktsituation, indem sie sich als die verantwortungsvolle Schwester in die moralische Offensive bringt, die die jüngeren Schwestern vor der Triebhaftigkeit des Vaters schützt. Ihre eigenen sexuellen Verführungswünsche wehrt sie mit dem Symptom der Orgasmusstörung und der „Gefühlskälte“ ab.

Neben solchen *Triebängsten* spielen sehr häufig *Beziehungsängste* eine große Rolle, insbesondere die Angst vor regessiver Hingabe. Diese Angst kann unbewußt sein und erst im Laufe einer psychotherapeutischen Behandlung erkennbar werden. Oft ist sie jedoch auch bewußtseinsnah. Gerade Frauen mit Erregungs- und Orgasmusstörungen beschreiben häufig von sich aus die Angst, sich „fallen zu lassen“, die emotionale Kontrolle ganz aufzugeben, und damit die Unfähigkeit zur passageren Ich-Regression, ohne die das Orgasmuserleben nicht möglich ist. Verschiedene Autoren (Fleck 1969, Becker 1980) haben dies mit einer gestörten Auflösung der Mutter-Kind-Symbiose in Zusammenhang gebracht. Danach wird die symbiotische Einheit als traumatisch erlebt, z. B. durch ein klammerndes Verhalten der Mutter, später werden dann die Verschmelzungswünsche und -ängste auf den Partner übertragen und als bedrohlich erlebt, weil sie mit der befürchteten Gefahr der Ich-Auflösung und des Kontrollverlustes einhergehen.

Schließlich sind *Gewissensängste* zu nennen. Auf sexuelle Wünsche wie auf alle Triebansprüche reagiert ein strenges Über-Ich mit Strafandrohung. Eine trieb- und sexualfeindliche Erziehung, die meist noch geschlechtstypisch ist und für Mädchen weit restriktiver ausfällt als für Jungen, kann Sexualität zur subjektiven Gefahr machen, zum Teil mit massiven realen Sanktionen belegen. Die mit entsprechenden Strafen verbundene Tabuisierung der Sexualität wird von fast allen Autoren als ätiologischer Faktor benannt. Man muß jedoch darauf hinweisen, daß auch in Generationen mit durchgängig sexualfeindlicher Erziehung sexuelle Störungen nicht unbedingt häufiger vorkamen als heute. Gewissensängste allein erklären daher vermutlich nur einen Teilaspekt sexueller Störungen.

In psychoanalytischer Sicht konkretisiert sich das Über-Ich als Gewissensinstanz erst relativ „spät“ während des 4. und 5. Lebensjahres in der sogenannten ödipalen Phase und differenziert sich dann als konkrete Sexualmoral während der Pubertätszeit. Nun hat sich die Sexualmoral Jugendlicher in den letzten beiden Jahrzehnten erheblich gewandelt, ist permissiver geworden. Vor allem ist die Doppelmoral, die für Mädchen noch größere sexuelle Restriktionen setzte als für Jungen, erheblich abgebaut worden (Walczak u. Mitarb. 1975). So ist auch in sexologischen Ambulanzen eine Abnahme solcher Patienten zu verzeichnen, deren sexuelle Störung sich primär als sexuelle Hemmung im Sinne eines „klassischen" Trieb-Über-Ich-Konfliktes verstehen läßt. Auch die von Masters u. Johnson (1970) für die amerikanischen Paare des konservativen Mittelwestens der USA in den 60er Jahren – durchaus zu Recht – in den Vordergrund gerückte religiöse Bindung verliert damit ihre ätiologische Relevanz. Umgekehrt kann es sogar durch eine vordergründig prosexuell erscheinende Moral des Lusthabenmüssens zu einer Abwehr der regressiv prägenitalen Triebwünsche kommen, was ebenso sexuelle Symptome schaffen kann.

Partnerdynamik

Sexuelle Störungen treten in Beziehungen auf, betreffen also zwei Menschen. Das gilt auch dann, wenn nur einer der beiden Partner ein manifestes Symptom aufweist. Wir können hier zwei Situationen unterscheiden:

– Einer der beiden Partner hatte das sexuelle Symptom bereits vor dem Beginn der Partnerschaft, der andere war zuvor symptomfrei. In diesem Fall müssen wir die bewußten und unbewußten Motive für die Partnerwahl beachten u. a. die Frage stellen, ob der sexuell symptomfreie Partner aus dieser sexuellen Asymmetrie unbewußten Gewinn zieht.
– Beide Partner gehen symptomfrei oder sexuell unerfahren in die Partnerschaft, in deren Verlauf sich das Symptom bei einem oder beiden Partnern entwickelt. Hier gilt die Frage der Geschichte dieser Beziehung, der offenen und der unbewußten Paardynamik, den Veränderungen des Partnergleichgewichts und der Einstellung, die beide zur Symptomatik gefunden haben.

In beiden Situationen hat auch der symptomfreie Partner einen Anteil an der sexuellen Störung. Anders als offene Feindschaft, Machtkämpfe oder Mißtrauen, die meist von den Patienten selbst als Ursache einer sexuellen Störung verstanden werden können, sind latente Partnerkonflikte häufiger und auch schwerer zu durchschauen.

Solche Konflikte können nach dem Kollusionsmodell von Willi (1975) verstanden werden. Der Begriff *Kollusion* beschreibt das unbewußte Zusammenspiel beider Partner in einem gemeinsamen Grundkonflikt. Nach diesem Modell ist die Partnerdynamik durch unbewußte gemeinsame Phantasien und Ängste bestimmt, die bereits bei der Partnerwahl oder im Verlauf einer Beziehung zu einer Polarisierung von Verhaltensweisen führen können. Die manifeste Gegensätzlichkeit im Verhalten (z. B. Drängen versus Verweigern; Distanzierung versus Nähesuchen), auch ein starres polarisiertes Rollenverhalten kann die Funktion einer *Abwehr* des gemeinsamen Grundkonfliktes haben. Dann werden die beiden Seiten des intrapsychischen Konfliktes, den jeder Partner in sich selbst hat – und häufig wählen sich unbewußt Partner, die denselben Konflikt haben – *inter*individuell ausgetragen. Jeder Partner übernimmt manifest eine Seite des Konfliktes, verdrängt und delegiert die jeweils andere Seite an den Partner.

Fallbeispiel:

Eine 30jährige Designerin und ein 28jähriger Lehrer, die seit zwei Jahren befreundet sind, kommen wegen sexueller Störungen beider Partner. Der Mann hat eine leicht ausgeprägte Ejaculatio praecox, die Frau hat im Lauf des letzten Jahres eine zunehmende sexuelle Aversion entwickelt. Bereits auf nichtgenitale Zärtlichkeiten des Mannes hin reagiert sie abweisend und fühlt sich nicht mehr in der Lage, mit ihm zu schlafen. Der Mann, der aus einer stark kirchengebundenen Handwerkerfamilie kommt, hatte außer einer mehrjährigen Beziehung, die für ihn enttäuschend zu Ende ging, kaum sexuelle Erfahrungen. Flüchtige Sexualkontakte lehnt er ab, für ihn ist Sexualität immer nur im Rahmen einer engen Liebesbeziehung möglich. Die Frau stammt aus einer großen gutsituierten Beamtenfamilie. Sie hatte nach einer kurzen Ehe, die sie als „jugendlichen Irrtum" bezeichnet, eine „wilde Zeit" mit verschiedenen Sexualpartnern, häufig mit verheirateten oder sonst partnergebundenen Männern. Sie hatte sich dabei sexuell immer als offensiv und aktiv erlebt, empfand den Verkehr auch als lustvoll und orgastisch. Zunehmend entwickelte sie aber ein emotionales Unbefriedigtsein mit dieser Lebensform, bekam Gefühle von Heimatlosigkeit und Einsamkeit. Das sexuelle Problem der Frau entwickelte sich nach einem guten Jahr, als beide in eine gemeinsame Wohnung eingezogen waren. Vor allem der Mann investierte viel Zeit und Energie in die Wohnungsrenovierung, wollte sich endlich die Häuslichkeit herstellen, die er sich lange gewünscht hatte. Die Frau verspürte immer weniger Lust nach Zärtlichkeit und Sexualität. Der Mann fühlte sich durch ihre Lustlosigkeit herausgefordert, sie sexuell zu umwerben oder auch zu bedrängen. Als sich die Inappetenz der Frau nicht änderte, war sie es schließlich, die darauf drängte, eine Beratung aufzusuchen. Aus ihrer Sicht war die sexuelle Aversion unverständlich. Nachdem sie nun doch endlich den Partner gefunden habe, der sich ganz auf sie einlasse, der auch kein Interesse an anderen Frauen habe, müsse es doch auch mit der Sexualität klappen. Das Paar kommt in einer Situation zur Beratung, als die beiden jeweils manifesten sexuellen Wünsche gegenseitig eskalieren: Je mehr der Mann die Frau bedrängt, desto mehr zieht sie sich sexuell zurück, was ihn wiederum zu vermehrtem Drängen veranlaßt usw.

Nach dem Kollusionsmodell läßt sich die Paardynamik in diesem Fallbeispiel etwa so verstehen: Beide Partner haben bereits vor Beginn ihrer Beziehung einen Nähe-Distanz-Konflikt (oder Bindungs-Autonomie-Konflikt). Beim Mann drückt er sich in zwei Symptomen aus: In einer manifesten Beziehungsscheu bei gleichzeitigem Wunschtraum nach Nähe und Bindung sowie in der bereits vorher bestehenden Ejaculatio praecox, die oft eine Kompromißbildung von Nähewünschen und Näheängsten ist. Bei der Frau könnte man von einem „Nähe agieren" sprechen, indem sie mit gebundenen Männern eine intensive Sexualität herstellt, deren Begrenztheit gleichzeitig gewährleistet ist. In die unbewußte Partnerwahl geht hier also auch der gemeinsame Konflikt ein. Die sexuellen Probleme entstehen, als die bisherige Nähe-Distanz-Balance der Partner durch das Zusammenziehen labilisiert wird. Der gemeinsame Konflikt findet nun interindividuell statt: Die Frau ist in der regressiven (d. h. verweigernden, sabotierenden) Position, agiert im sexuellen Symptom die Distanzierungswünsche, delegiert die Nähewünsche an den Mann. Der Mann ist in der progressiven (d. h. hier fordernden, offensiven) Position, agiert die Nähewünsche und delegiert die Distanzierung an die Frau. Dem Paar wurde eine Paartherapie vorgeschlagen, womit es zunächst einverstanden war. Während der Wartezeit auf den Therapiebeginn spitzte sich die Situation zwischen beiden Partnern zu: Die Frau trennte sich schließlich und zog aus der gemeinsamen Wohnung aus. Sie erlebte die Therapieindikation als zusätzliche Bedrohung wegen ihrer eigenen Distanzierungsbedürfnisse und konnte sich offenbar nur durch eine Trennung davor schützen.

In Fortführung des Modells von Willi, das vor allem Buddeberg (1987) auf sexuelle Störungen angewendet hat, kann man hier auch von „sexuellen Kollusionen" sprechen. Beide Autoren beschreiben verschiedene Typen von häufigen Kollusionen. Statt einer Auflistung dieser Typologie erscheint uns jedoch wichtig, überhaupt daran zu denken, daß sexuelle Störungen in einer Beziehung kollusiv sein können, d. h., daß ein symptomfreier Partner ein unbewußtes Interesse an der Störung seines Partners haben kann. Ein häufig anzutreffendes Beispiel hierfür ist, daß Partner vaginistischer Frauen fast regelmäßig sehr rücksichtsvoll, zärtlich, einfühlsam, verständnisvoll sind, sexuell wenig aggressiv und fordernd und damit das Symptom der Partnerin schonen. Der unbewußte Partnerkonflikt ist hier häufig eine gemeinsame Angst vor sexueller Aggressivität, die im Symptom abgewehrt wird. Solche Paare sind häufig auffällig harmonisch miteinander und leben in dem Bewußtsein, daß das sexuelle Problem das einzig Störende in einer sonst vollkommenen Beziehung sei.

Nicht alle sexuellen Störungen jedoch, die partnerdynamisch verstehbar sind, lassen sich auf das Kollusionsmodell beziehen. Das Kollusionsmodell beschreibt *komplementäre* neurotische Paarstrukturen, aber keine symmetrischen Strukturen. Eine solche *symmetrische* Sexualabwehr findet sich häufig bei Paaren mit einer Struktur von geringer Abgegrenztheit nach innen und starker Abgrenzung nach außen, also sogenannten symbiotischen Beziehungen. Paardynamisch handelt es sich hier nicht um eine interindividuelle Polarisierung eines gemeinsamen unbewußten Konflikts beider Partner, sondern um eine *Abwehrkoalition*. Bei Paaren mit sexuellen Störungen finden wir hier als häufigste Variante dieses symmetrischen Abwehrbündnisses gegen sexuelle Ängste die *Harmonisierung*. Grundstruktur dieser Abwehr ist das manifeste Gefühl beider Partner, eine besonders enge und offene Beziehung zu haben, bei der alles stimmt, keine Geheimnisse der Partner voreinander bestehen; das bestehende sexuelle Problem wird als unverständlich, gar nicht zur empfundenen vollkommenen Liebesbeziehung passend erlebt. Konflikthaftes, Trennendes wird verleugnet oder bagatellisiert, das sexuelle Symptom ist partnerschafts-dyston. Sexualität wird ausschließlich unter dem romantischen Gesichtspunkt, als Ausdruck von Zuneigung gesehen, der „triebhafte", narzißtische Aspekt ist verdrängt und wird oft bewußt abgelehnt. Solche Paare kommen häufig – wenn überhaupt – erst nach langer Symptomdauer zu einer Beratung, meist mit Skepsis gegenüber dem Therapeuten, der als potentiell gefährlich erlebt wird und dessen Probedeutungen im paardiagnostischen Gespräch schnell ängstlich abgewehrt oder beschwichtigt werden. Aufgrund des ausgeprägten gemeinsamen sekundären „Krankheits"-Gewinns (der Harmonisierung nämlich) ist die Wahrscheinlichkeit des Nichtzustandekommens einer Therapie hier relativ hoch.

In den letzten Jahren seltener geworden ist eine andere Form der symmetrischen Abwehr, die *sexuelle Hemmung*. Hier spielen vor allem konservativ-moralische, z. B. kirchliche Einstellungen eine Rolle, die wir bereits unter den individuellen psychodynamischen Ursachen erwähnt haben.

Ein Fallbeispiel:

Ein 33jähriger Landwirt kommt wegen Erektionsstörungen in die sexologische Ambulanz. Er hat vor zwei Jahren seine zehn Jahre jüngere Frau geheiratet und bisher aufgrund der Potenzstörungen keinen Verkehr mit ihr gehabt. Vor der Ehe hatte er zwar gelegentlich Freundinnen, mit diesen aber immer den Verkehr vermieden. Vor seiner Ehe bereitete ihm das keine Probleme. Er hatte viel im elterlichen Betrieb gearbeitet. Die relativ alten Eltern zogen sich aufs Altenteil zurück, als der Sohn heiratete – und erwarteten nun Enkel. Der Patient steht daher unter starkem Druck, weiß aber gleichzeitig nicht, wie er mit seiner Störung umgehen soll. Seine Frau, die ebenfalls sexuell unerfahren in die Ehe ging, beruhigt ihn, relativiert auch die elterlichen Erwartungen an ihn. Es wird deutlich, daß die Frau mit ihrer Unterstützung eigene sexuelle Hemmungen überdeckt. Die Gespräche mit dem Paar verlaufen zunächst in einer Atmosphäre der Peinlichkeit, was sich aus der Sexualanamnese leicht verstehen läßt: Die Frau hatte nie, der Mann nur mit größten Schuldgefühlen gelegentlich masturbiert, „wenn der Druck zu groß war"; beide haben sich noch nie nackt gesehen, beide, insbesondere die Frau sind stark kirchlich gebunden. – Die Behandlung verläuft erfolgreich, die Erektionsstörungen konnten behoben werden und traten nur noch gelegentlich auf.

Die zwei Arten paardynamischer Konstellationen bei sexuellen Störungen, die wir grob vereinfacht unterschieden haben und die beide der Abwehr sexueller Ängste dienen, beeinflussen auch die paardiagnostische Situation in einer typischen Weise. Bei *sexuellen Kollusionen* ist die Gemeinsamkeit des Paares latent, die Gegensätzlichkeit manifest. Der Therapeut wird hier leicht verleitet, Partei zu ergreifen und damit selbst der Dynamik zu erliegen. Gerade bei solchen Paaren ist es wichtig, das Prinzip der „Allparteilichkeit“ zu beachten, das Paar und nicht einen der beiden Partner als Patienten zu sehen. Bei symmetrischen *Abwehrkoalitionen* ist die Gemeinsamkeit des Paares manifest, die Gegensätzlichkeit latent. Der Therapeut ist hier in Gefahr, in eine Dynamik des Ausgestoßenwerdens oder Vereinnahmtwerdens zu geraten. Gerade stark harmonisierende Paare provozieren (im Sinne eines Gegenübertragungsagierens) leicht zu konfrontierenden Deutungen mit der Folge, daß der Therapeut daraufhin auf großen Abstand gehalten wird oder die Therapie gar nicht erst stattfindet. Oder sie laden den Therapeuten ein, die Harmonisierung mitzumachen, was ebenfalls der Abwehr dient und keine produktive Behandlung ermöglicht.

Normative Kognitionen und Lerndefizite

Nicht alle sexuellen Störungen sind psycho- oder paardynamisch verwurzelt. Es gibt eine Reihe von eher an der psychischen „Oberfläche“ liegenden Einstellungen, Stereotypen oder einfach Wissensdefiziten, die die Sexualität beeinträchtigen können. Die Ursachen liegen hier häufig in gesellschaftlich produzierten Geschlechtsstereotypen und Sexualmythen, die ihrerseits demselben sozialen Wandel unterliegen wie Sexualverhalten auch. Sexuelle Störungen, bei denen solche Ursachen vorliegen, lassen sich meist mit Sexualberatung oder – bei Jugendlichen – mit Sexualerziehung behandeln. Sie spielen aber auch an der Peripherie eine Rolle bei Störungen, deren Ursachen tiefer liegen. Hier lassen sich im wesentlichen *sexualverleugnende* und *sexualisierte* Kognitionen unterscheiden, die beide dem individuellen Sexualerleben einen außengeleiteten normierenden Stempel aufdrücken.

Sexualverleugnende Kognitionen entstehen in einem sexuellen Sozialisationsprozeß, der sexuelle Lernmöglichkeiten vorenthält. Verschiedene Autoren (Arentewicz u. Schmidt 1980, Buddeberg 1987, Gagnon u. Simon 1973) weisen darauf hin, daß im sexuellen Bereich weniger als sonst ein orientierendes Lernen an Modellpersonen stattfindet, da das Sexualerleben der Erwachsenen für die Kinder in der Regel ungesehen geschieht. Das hat zur Folge, daß gerade die ersten sexuellen Erlebnisse mit Frustration und Ängsten verbunden sind, die sich auf Dauer zu sexuellen Störungen verfestigen können. Einen empirischen Beleg könnte die Studie von Pocs u. Godow (zit. nach Arentewicz u. Schmidt 1980) darstellen, wonach die von ihnen befragten Studenten die Koitusfrequenz ihrer Eltern um mehr als die Hälfte unterschätzen. Zwischen Eltern und Kindern bestehen meist entsexualisierte Beziehungen, die nicht nur dazu führen, daß Kinder die Sexualität ihrer Eltern weniger wahrnehmen, sondern auch offenbar weniger phantasieren, als diese real stattfindet. Auch wenn man diese kognitive Desexualisierung der Eltern als Reaktionsbildung auf latente inzestuöse Wünsche und Phantasien versteht oder – in einem anderen theoretischen Hintergrund – als Zeichen der filialen Qualität familiärer Beziehungen (Bischoff 1985), bleibt die Tatsache der bewußten kognitiven Sexualverleugnung wirksam. Freilich relativiert sich die Rolle der Eltern gerade in der für die Prägung bewußter Sexualstereotypen wichtigen Pubertätszeit. Teevan (1977) und Libby u. Mitarb. (1978) haben gezeigt, daß gerade bei Jungen die Sexualmoral stärker durch die gleichgeschlechtliche Peer-Group beeinflußt ist als durch die Eltern. Bei Mädchen dagegen ist die Orientierung an den Werten der Mutter stärker ausgeprägt.

Beispiele solcher sexualverleugnenden Kognitionen sind nicht nur so offensichtliche wie die Vorstellung vom sexuellen Desinteresse älterer Menschen, der Schädlichkeit der Masturbation, das Nacktheitstabu, die Tabuisierung verbaler Sexualität. Sie kann auch – viel versteckter – in der Norm der „romantischen Liebesbeziehung" liegen, also einer Beziehung, die in ihrer Tiefe einmalig und lebenslang sein soll und als einzig legitimer Rahmen für sexuelle Beziehungen gewertet wird.

Der starke Wandel der Sexualmoral in den letzten zwei bis drei Jahrzehnten hat andererseits dazu geführt, daß die Geschlechtsrollen weniger stark geschlechtstypisch ausgerichtet sind, daß die Doppelmoral, die Jungen mehr sexuelle Freiheiten einräumt als Mädchen, fast verschwunden ist und damit die Polarisierung der Stereotypen in sexuell aktive und offensive Männer und sexuell zurückhaltende Frauen abgenommen hat. Dazu gehört auch die Verringerung von Geschlechtsunterschieden im sexuellen Verhalten Jugendlicher im Laufe der sexuellen Liberalisierungsphase bis zum Anfang der 80er Jahre. Das Vorhandensein stärkerer sexualverleugnender Kognitionen zu Lasten der Mädchen ist offensichtlich heute lang nicht mehr so dominant wie in der Generation der Mütter.

Sexualisierte Kognitionen können Ausläufer einer vordergründig sexualfreundlichen Zeit bzw. Kultur sein, in der eine Zunahme sexueller Freiheiten zur Verfestigung prosexueller Normen führt.

Dazu gehören etwa Vorstellungen wie die des gleichzeitigen oder mehrfachen Orgasmus, der beim Geschlechtsverkehr zu erreichen sei, die Erwartung, ein hohes sexuelles Appetenzniveau zu haben, sich für außereheliche oder außerpartnerschaftliche Erfahrungen habituell offenzuhalten, die Idee, jeder Geschlechtsverkehr müsse besonders intensiv erlebt werden usw. Solche sexuellen Kognitionen haben in den letzten Jahren an Bedeutung verloren. Vermutlich wurden sie als Teil der Sexualkultur der permissiven 70er Jahre weit überschätzt.

Selbstverstärkungsmechanismus

Im Gegensatz zu den bisher genannten ätiologischen Bereichen läßt sich der Selbstverstärkungsmechanismus des Symptoms bei chronifizierten sexuellen Störungen *immer* finden. Er muß allerdings nicht im eigentlichen Sinne für sexuelle Störungen ursächlich sein, ist aber immer symptomstabilisierend. Gemeint ist mit dem Selbstverstärkungsmechanismus eine Dynamik, bei der das erste Auftreten eines sexuellen Mißerfolgs zu einer Angst vor der nächsten sexuellen Situation führt. Die Angst führt zu einem Erwartungsdruck, welcher dann erst recht zum erneuten Mißerfolg führt. Dieser Zirkel von Mißerfolg-Angst-Erwartungsdruck-Mißerfolg führt mit der Logik einer „self-fulfilling prophecy" dazu, daß eine neue sexuelle Situation nur noch unfrei und belastet von der Befürchtung der frustrierenden Wiederholung erlebt wird. Eine erhöhte und unentrinnbare Selbstbeobachtung ist zwangsläufiger Bestandteil des Selbstverstärkungsmechanismus, der es dann nicht mehr zuläßt, nicht mehr daran zu denken. Zutreffend rechnen Watzlawick u. Mitarb. (1974) Erektionsstörungen und Orgasmusstörungen zu den „Sei-spontan-Paradoxien"; sie sind allerdings darauf nicht reduzierbar. Der von Patienten häufig unternommene Versuch, durch Alkoholgenuß eine Lösung des Immer-daran-denken-Müssens zu erreichen und damit zu einer inneren Gelassenheit zu kommen (also pharmakologisch Spontaneität herzustellen), kann nur in Ausnahmefällen zu einem kurzfristigen Erfolg führen, hat aber selbstverständlich bei chronischen Störungen keinen bleibenden Effekt.

Daß der Selbstverstärkungsmechanismus bei chronischen Störungen immer mitspielt, heißt nicht, daß er eine überindividuell gleiche Bedeutung hätte. Es hängt von den vor dem ersten Auftreten eines sexuellen Symptoms bestehenden sexuellen Ängsten ab, ob und wie stark die Selbstverstärkungsdynamik überhaupt „greift". Ein seiner männlichen Potenz sicherer Mann wird aus einer gelegentlichen situativen Erektionsstörung keine Angst entwickeln, die einen Selbstverstärkungsmechanismus in Gang setzt, auch dann nicht, wenn dies öfter vorkommt. Dagegen kann für einen Selbstunsicheren bereits ein einziges frustrierendes Erlebnis als Beweis für die eigene Unmännlichkeit oder Schwäche empfunden werden. Es waren Masters u. Johnson (1973), die die Auflösung des Selbstverstärkungsmechanismus in den Mittelpunkt ihrer Therapie gestellt haben. Die hohe Effizienz ihrer Behandlungsform bestätigt diese Annahme ebenso wie die Persistenz sexueller Symptome nach langjähriger, tiefenpsychologisch orientierter Behandlung, bei denen die Eigendynamik des Symptoms vernachlässigt wurde und auch dann noch wirkte, obwohl mittlerweile psychodynamisch das sexuelle Symptom gar nicht mehr „notwendig" war.

Somatische Behandlungen sexueller Funktionsstörungen

Wenn eine organische Krankheit eine sexuelle Funktionsstörung verursacht, so muß diese zunächst behandelt werden. Allerdings läßt sich die Therapieindikation nicht einfach auf die Formel, wenn Organgenese, dann medizinische Behandlung, bzw. wenn Psychogenese, dann Psychotherapie, reduzieren. Ist etwa die organische Krankheit nicht oder nur begrenzt medizinisch behandelbar – was in den meisten der genannten Krankheiten der Fall ist: bei Diabetes mellitus, Alkoholismus –, kann dennoch eine psychotherapeutische Behandlung oder eine Beratung erforderlich sein, deren Zielvorstellung sich dann allerdings nicht an einer Symptombeseitigung orientiert, sondern am psychischen und partnerschaftlichen Umgang mit den beeinträchtigten sexuellen Möglichkeiten.

Auch bei psychogenen Störungen sind medikamentöse und operative Behandlungsversuche immer noch weitverbreitet, die jedoch kontraindiziert und wirkungslos sind, in manchen Fällen die Störung sogar noch stabilisieren. Die verbreitetsten medikamentösen und operativen Behandlungsverfahren wollen wir kurz darstellen und kommentieren.

Sexualhormone

Relativ häufig ist die Androgenverabreichung bei erektions- oder appetenzgestörten Männern. Dies geschieht aus der physiologisch falschen Überlegung heraus, daß im physiologisch-hormonellen Normalbereich eine positive Korrelation zwischen Androgenspiegel und „Triebstärke“ bestehe. Der für die sexuelle Funktion notwendige Mindestandrogenspiegel liegt aber weit unter dem normalen Niveau funktionell gestörter wie ungestörter Männer. Eine Androgenbehandlung ist also nur bei endokrinologischem Befund (z. B. Hypogonadismus) als Substitutionstherapie indiziert. Bei normalem Plasmatestosteronspiegel – der bei erektionsgestörten Männern meist gegeben ist – erhöht eine Androgenbehandlung weder Appetenz noch Erektionsfähigkeit.

Aphrodisiaka

Die pharmakologisch sehr unterschiedlich wirkenden Aphrodisiaka (Übersicht bei Sigusch 1980) sind sämtlich ungeeignet, chronische sexuelle Funktionsstörungen zu beseitigen, können aber auf suggestivem Wege im Einzelfall durchaus passagere Wirkungen zeigen.

Psychopharmaka

Wir hatten die verbreiteten sexuellen Nebenwirkungen von Psychopharmaka beschrieben. Der umgekehrte Weg, sie als Therapeutika zu verwenden, ist nicht sinnvoll. Es werden, eher aus therapeutischer Ratlosigkeit, gelegentlich Antidepressiva bei Appetenz- und Erregungsstörungen, Sedativa bei vorzeitigem Samenerguß verabreicht, stets ohne Erfolg. Sigusch (1980) führt das Neuroleptikum Thioridazin (Melleril) und das Gestagen Chlormadinonacetat (Gestafortin), die beide ejakulationshemmend wirken, als mögliche therapeutische Ultima ratio zur Symptombehandlung der vorzeitigen Ejakulation an. Wir raten hiervon ab, erst recht bei Dauermedikation.

Vibratoren

Von urologischer Seite werden zur Behandlung der ausbleibenden Ejakulation gelegentlich Vibratoren empfohlen. Vogt (1974) berichtet hier von guten Erfolgen. Solche mechanischen Hilfsmittel können bei totaler Ejakulationsunfähigkeit sinnvoll sein, wenn sie ein erstes Ejakulationserlebnis ermöglichen, das einen progressiven Schritt in Richtung einer symptomorientierten Beratung darstellt. Bei praktikabhängiger Ejaculatio deficiens, die also nur beim Geschlechtsverkehr, nicht bei der Masturbation auftritt, führt ein Vibrator nicht weiter.

Operative Vaginaldilation oder -inzision

In fahrlässiger Unkenntnis der sexualphysiologischen Abläufe beim Vaginismus wird dieser bis heute noch gelegentlich operativ „behandelt". In der Annahme, es handele sich um einen anatomisch für den Geschlechtsverkehr zu kleinen Scheideneingang, wird dieser unter Narkose dilatiert oder inzisiert. Solche Operationen sind als Kunstfehler zu bezeichnen. Sie richten bei der Patientin psychologischen Schaden an und verstärken das Symptom.

Penisprothesen

Bei Erektionsstörungen werden in der chirurgischen Urologie häufig Penisprothesen eingesetzt. Hier sind drei Arten solcher Penisprothesen zu unterscheiden. Die Silikonprothese besteht aus zwei Stäben, die in die beiden Schwellkörper eingesetzt werden. Die steifen Prothesen bewirken eine permanente Erektion, in einer halbsteifen Variante sind sie am perinealen Ende biegsam und können nach Bedarf gedreht werden (Small u. Mitarb. 1975, Jonas 1983). Die Scott-Prothese (Scott u. Mitarb. 1973) ist hydraulisch füllbar und entleerbar. Mit einem im Skrotum befindlichen Pumpbällchen wird Flüssigkeit aus einem Reservoir in die Implantate gepumpt, die so gefüllt werden und eine Erektion bewirken. Diese kann durch Druck auf ein Ventil an der Pumpe wieder rückgängig gemacht werden. Ein dritter Prothesentyp verbindet Eigenschaften der beiden erstgenannten Arten und enthält ein Flüssigkeitsreservoir in der Prothese selbst, hat also keine externe Pumpe.

Solche Implantate werden nicht nur in Ausnahmefällen, sondern leider sehr häufig eingesetzt. Subrini (1980) schätzt, daß allein im Jahr 1977 weltweit 4000–5000 Penisprothesen eingesetzt wurden, Jonas (1983) nennt innerhalb von fünf Jahren allein 8000 Implantationen des von ihm entwickelten Prothesentyps. Angesichts der hohen Verbreitung dieser Operationen kritisieren Rieber (1979) und Bancroft (1985) zu Recht das mangelhafte Ausmaß von Nachuntersuchungen dieses Eingriffs (Übersicht bei Collins u. Kinder 1984). Die wenigen psychologischen Nachuntersuchungen nennen unbefriedigende Resultate bei solchen Patienten, deren sexuelles Spektrum auf den Koitus begrenzt ist (Gee u. Mitarb. 1974), eine geringe Zufriedenheit der Partnerinnen (Kramarsky-Binkhorst 1978), soziales und körperliches Mißbehagen mit der konstanten Erektion (Kaufmann u. Mitarb. 1981) und Enttäuschungsreaktionen bei Paaren, deren Beziehungen im nichtsexuellen Bereich eher arm waren (Gerstenberger u. Mitarb. 1978). Selbst bei eindeutig organisch bedingten Erektionsstörungen ist die Indikation für eine Penisprothese keinesfalls zwingend. Jede andere therapeutische Möglichkeit muß geprüft werden, ehe man die irreversible Penisprothesenimplantation in Erwägung zieht. Eine besondere Gefahr liegt hier in der Suggestion von „Potenz“, die die Prothese gerade für psychisch labile Männer darstellt. Auch die Entkoppelung von sexueller Appetenz und Erregung von der Erektion, die die Prothese mit sich bringt, kann schwerwiegende Folgen für das partnerschaftliche Geschehen haben. Partnerinnen solcher Patienten können die Ungewißheit, ob die Erektion des Partners überhaupt ihnen gilt, als störend und kränkend erleben (Stewart u. Gerson 1976).

Es bleibt die Frage, ob es überhaupt Fälle gibt, in denen die Penisprothese als letztes Mittel der therapeutischen Wahl indiziert ist. So verweisen Rieber (1979) und Sigusch (1980) auf die Männer mit Erektionsstörungen, die aufgrund einer ausgeprägten Beziehungsstörung und/oder Charakterneurose für keine Form der Psychotherapie zugänglich sind. In Einzelfällen, in denen andere therapeutische Möglichkeiten gescheitert oder von vornherein nicht möglich sind, und wo eine aggressive oder suizidale Dekompensation droht, kann die Penisprothese diskutiert werden. Sie hat dann den Charakter einer psychochirurgischen Maßnahme, eines letzten Schrittes, um einer Dekompensation vorzubeugen. Jedenfalls ist immer auch eine psychologisch-psychotherapeutische Stellungnahme zur Operation erforderlich.

Schwellkörper-Autoinjektions-Therapie (SKAT)

In der Urologie hat die SKAT in den letzten Jahren als Alternative zur Penisprothese erheblich an Bedeutung gewonnen. Bei dieser Behandlung wird durch die intrakavernöse Injektion vasoaktiver Substanzen (vor allem Papaverin, gelegentlich in Kombination mit Phentolamin) eine Erektion bewirkt, die je nach Dosis zwischen 30 und 90 Minuten anhält und auch nach der Ejakulation weiter bestehen bleibt (Brindley 1983). Bei einem stationären Aufenthalt wird dem Patienten die Injektionstechnik gezeigt, die er dann bei Bedarf zu Hause selbst anwenden kann. Von den Vertretern dieser Methode (Stief u. Mitarb. 1986) wird der Erfolg dieser Methode zwar als hoch angegeben – lediglich bei Patienten mit kavernosographisch diagnostiziertem venösem Leck bewirkt die Injektion keine Erektion –, sie weisen jedoch auf substantielle Nebenwirkungen hin: Bei einigen Patienten kam es zu schmerzhaften Dauererektionen von mehreren Stunden, die durch Punktierung und Absaugen des geronnenen Blutes oder durch Injektion eines Gegenmittels behandelt werden mußten. Nicht nur durch einen Priapismus kann das erektive Gewebe geschädigt werden, bei häufiger Anwendung ist mit einer Fibrosierung der Schwellkörper zu rechnen. Abgesehen von diesen möglichen organischen Schäden ist mit der Gefahr einer Überdosierung gerade bei solchen Patienten zu rechnen, für die das Selbstwerterleben eng an die sexuelle Potenz gebunden ist und die die Autoinjektion unsachgemäß anwenden. Auch über die Akzeptanz der Partnerin liegen bisher keine psychologischen Untersuchungen vor. Die Schwellkörperinjektionstherapie hat als differentialdiagnostische Möglichkeit zum Ausschluß bestimmter organischer Ursachen ihren Sinn. Therapeutisch sollte sie jedenfalls nur dann erwogen werden, wenn alle psychotherapeutischen Möglichkeiten erschöpft oder gescheitert sind.

Über den Stand der urologischen Diagnostik und Behandlung von Erektionsstörungen informiert Porst (1987), allerdings ohne ernsthafte psychosomatische Überlegungen.

Psychotherapeutische Behandlung

Nicht für alle sexuellen Störungen ist eine aufwendige psychotherapeutische Behandlung notwendig. Beratungsgespräche sind dann meist ausreichend, wenn sexuelle Unaufgeklärtheit im Vordergrund steht oder bei Jugendlichen zu Beginn ihrer sexuellen Erfahrungen. Sexualberatung ist eher pädagogisch orientiert, eher stützend als aufdeckend und mit Stellungnahmen weniger zurückhaltend als Psychotherapie. Gerade im sexuellen Bereich kann ein ausführliches Gespräch, das die Dinge beim Namen nennt, ohne sie zu bewerten und ohne aufdeckend oder interpretierend vorzugehen, sehr hilfreich sein. Eine gute Anleitung hierfür gibt Buddeberg (1987).

Die Paartherapie nach Masters und Johnson und ihre Weiterentwicklung

Nach ihren maßgeblichen Arbeiten zur Sexualphysiologie in den 50er und frühen 60er Jahren (Masters u. Johnson 1966) entwickelten Masters u. Johnson in den 60er Jahren ein eigenes Behandlungskonzept, das schulisch nicht eindeutig zuzuordnen ist und mehr pragmatisch als theoretisch entwickelt wurde (Masters u. Johnson 1973). Bis heute ist ihr Konzept das bei funktionellen Funktionsstörungen meist angewandte, am besten untersuchte und auch erfolgversprechendste. Spätere Fortentwicklungen bringen zwar therapietechnische Veränderungen, neue Einzelinterventionen oder Settingvarianten, bleiben im Prinzip aber dem Masters- u. Johnson-Konzept verpflichtet (z. B. Lobitz u. Lo Piccolo 1972, Lo Piccolo u. Lobitz 1972, Kaplan 1974a, Annon 1976, Caird u. Wincze 1977, Arentewicz u. Schmidt 1980).

Das Therapiesetting läßt sich mit dem Begriff Paar-, Team- und Intensivtherapie umreißen.

Paartherapie: Masters u. Johnson argumentieren, daß es in einer Partnerschaft, in der eine sexuelle Funktionsstörung auftritt, einen unbeteiligten Partner nicht gibt. Sexuelle Probleme manifestieren sich zwischen zwei Menschen, gleichgültig, wer Symptomträger und wer symptomatisch ungestört ist. Nur durch eine Veränderung *beider* Partner läßt sich die sexuelle Störung beheben.

Teamtherapie: Das Patientenpaar wird von einem Therapeutenteam, also einer Therapeutin und einem Therapeuten, behandelt. Dadurch hat jeder der beiden Partner einen Vertreter des eigenen Geschlechtes auf der Therapeutenseite, der ihn aufgrund der eigenen Erfahrung besser verstehen und interpretieren kann. Durch die therapeutische Vierecksbeziehung sitzen sich zwei Paare gegenüber, was Übertragungs- und Gegenübertragungsreaktionen – die Masters u. Johnson im wesentlichen als störend betrachteten – eher in Grenzen halten soll, als dies in einer therapeutischen Dreieckssituation mit nur einem Therapeuten der Fall sein kann. Schließlich dient die Teamtherapie der gegenseitigen Korrektur und Kontrolle der Therapeuten.

Intensivtherapie: Die Therapie wird von Masters u. Johnson quasi-stationär durchgeführt. Während 2–3 Wochen bei täglichen Sitzungen arbeiten die Patienten nicht, befinden sich in einer urlaubsähnlichen Situation außerhalb der üblichen Alltagsverpflichtungen. Diese Situation soll äußere Belastungen zumindest für die Therapiezeit suspendieren, soll auch die Möglichkeit nehmen, bei auftretenden therapeutischen Schwierigkeiten sich hinter Alltagsbelastungen zu verstecken. Durch das Intensivsetting sind die neuen Erfahrungen immer im therapeutischen Prozeß präsent und für therapeutische Interventionen zugänglich.

In diesem Rahmen wird dem Paar eine Reihe systematisch aufeinanderfolgender Verhaltensanweisungen gegeben. In jeder Sitzung bekommt das Paar die Aufgabe, zu Hause bestimmte „Übungen" durchzuführen, die damit gemachten Erfahrungen werden in der jeweils nächsten Sitzung besprochen. Der „Schwierigkeitsgrad" steigt im Verlauf der Therapie an, von nichtgenitalen entspannungsbetonten schrittweise zu genitalen erregungsbetonten Übungen, beginnend mit nicht forderndem Streicheln des Körpers unter Auslassen der Genitalregion („sensate focus") über mehrere Zwischenstufen (erkundendes Streicheln der Genitalien, stimulierendes Streicheln und Spiel mit der Erregung, Petting bis zum Orgasmus, Einführung des Penis ohne Beckenbewegungen, Koitus mit erkundenden Bewegungen) bis zur sexuellen Aktivität nach den individuellen Wünschen der Partner, die dann nicht mehr durch die Verhaltensanleitungen beschränkt sind. Die Übungen werden mit einer zeitlichen Begrenzung aufgegeben (ca. 30 Minuten pro Tag) und mit einer strengen Trennung von aktiver und passiver Rolle, die mehrmals gewechselt werden soll. Während der Therapie besteht ein vorübergehendes Koitusverbot, d. h. die Sexualität bleibt auf die jeweiligen Übungsschritte begrenzt. Das Koitusverbot ist, entgegen einem häufigen Mißverständnis, *nicht* als paradoxe Intervention zu sehen, also mit der heimlichen therapeutischen Absicht, daß es durchbrochen wird. Vielmehr hat es den Sinn, das Paar von der sexuellen Versagensangst zu entlasten.

Dieses Grundschema wird bei der Behandlung aller sexuellen Funktionsstörungen zugrunde gelegt, bei der vorzeitigen Ejakulation und beim Vaginismus kommen ergänzend noch spezifische Schritte hinzu:

– *bei der vorzeitigen Ejakulation:* Hier wird bei der Stufe „stimulierendes Streicheln" eine differenzierte sexuelle Selbstwahrnehmung fokussiert. Der Mann achtet darauf, wie „weit weg“ bzw. wie „nah“ die Ejakulation ist und signalisiert dies seiner Partnerin. Beide Partner „spielen“ mit der Erregung des Mannes, ohne daß es zum Samenerguß kommt, können dabei eine zunehmende Erregungssicherheit entwickeln (sogenannte Stop-and-start-Technik).*

– *beim Vaginismus:* Nachdem mit der Patientin bereits in der zusammenfassenden Besprechung der Explorationsergebnisse die Wirkungsweise des Vaginismus besprochen wurde, wird nach der Stufe „erkundendes Streicheln“ die Anwendung der Hegar-Stäbe** erläutert. Das Ziel ist, daß die Patientin durch einen stufenweisen Abbau der vaginistischen Verkrampfung sich angstfrei auf das Einführen des Gliedes einlassen kann. Die Stäbe dienen *nicht* zur Dehnung der Scheide, sondern zur Desensibilisierung der vaginistischen Reaktion und der damit verbundenen unbewußte Ängste vor Verletztwerden durch den Partner oder vor dem Verletzen des Penis. Die Patientin entscheidet selbst, ob sie den Stab zunächst alleine einführt oder in Anwesenheit des Partners. Sie erhält in den sukzessiven Sitzungen Stäbe zunehmender Dicke mit der Anweisung, keinesfalls die Stäbe gegen die vaginistische Reaktion zu drücken, sondern nur so weit in die Scheide einzuführen, bis ein Widerstand spürbar ist, den Stab dann in der Scheide zu belassen und zu versuchen, sich zu entspannen. Hier, wie in der gesamten Therapie, wird auf die Grundregel hingewiesen, daß nichts unternommen werden soll, was Mißempfindungen hervorruft.

Diese Therapie verzichtet auf eine theoretische Explikation ihrer psychotherapeutischen und sexualdynamischen Grundlagen. Man kann aber in den Überlegungen von Masters u. Johnson „ein Konzept der verschütteten Triebe“ erkennen, dem die Vorstellung zugrunde liegt, daß jeder Mensch mit einem „natürlichen“ Sexualtrieb ausgestattet ist, der dann zur Entfaltung kommt, wenn ihm nicht Hemmungen im Weg liegen. Masters u. Johnson denken hier besonders an antisexuelle moralische, speziell religiöse Normen. Sexuelle Störungen sind in dieser Ätiologie im wesentlichen als sexuelle Hemmungen zu verstehen, als Resultat unterdrückter Triebe. Entsprechend hat ihr Therapiekonzept einen stark pädagogisch-gewährenden Akzent: Information, Aufklärung, Ermutigung und Übung verhelfen der

* Die zum gleichen Zweck vorgeschlagene „Squeeze-Technik“, bei der die Frau kurz vor der Ejakulation mit dem Daumen auf die Urethra in Höhe des Frenulums drückt, um die Ejakulation zu verhindern, hat sich später weniger durchgesetzt. Sie ist auch für das Paar weniger angenehm als die beschriebene Stop-and-start-Technik.

** Diese Stäbe, die in Serien unterschiedlicher Dicke vorliegen und in der Gynäkologie zu einem anderen Zweck benutzt werden, sind aus Leichtmetall, hohl und können leicht desinfiziert und mit der Hand erwärmt werden.

natürlichen Sexualität durch den Schutt der Hindernisse von moralischer Prüderie, fehlender Erfahrung oder Sexualbejahung hindurch zur Entfaltung. Die Einbeziehung des Partners in die Therapie entspringt nicht einem paardynamischen Konzept sexueller Störungen, sondern dem einer stützenden Hilfe. Dabei haben Masters u. Johnson in einer früheren Phase bei alleinstehenden Patienten auch mit sogenannten Surrogatpartnern gearbeitet. Die Therapie wurde mit speziell dafür angestellten und bezahlten Partnern durchgeführt, übrigens nur bei männlichen Patienten mit Surrogatpartnerinnen. Daß dieses Vorgehen auf psychologischer und paardynamischer Ebene naiv ist – viele Patienten verliebten sich in die Surrogatpartnerinnen, konnten den symptomatischen Therapieerfolg nicht auf andere reale Lebenspartner übertragen, das zugrundeliegende Kontaktproblem blieb unbehandelt –, war aber nicht der Grund, daß dieses Vorhaben eingestellt wurde. Dieses geschah vielmehr aus ethischen und juristischen Bedenken.

Nach der zugrundeliegenden Arbeit von Masters u. Johnson sind verschiedene Modifikationen ihres Konzeptes entwickelt worden. Zum einen zeigen einzelne Arbeiten, daß Änderungen des Therapiesettings (einer statt zwei Therapeuten; ambulant statt quasi-stationär) vergleichbare Ergebnisse bringen (Crowe u. Mitarb. 1981, Ersner-Hershfield u. Kopel 1981, Clement u. Schmidt 1983). Zum anderen und vor allem wird die psychodynamische Funktion der Sexualität und ihre Bedeutung in der Paardynamik reflektiert. Daraus entwickelte sich dann aber eine neue Techniktheorie der Verhaltensanleitungen. Während Masters u. Johnson – neben der Auflösung des Selbstverstärkungsmechanismus – der Vermittlung sexuell freizügiger Einstellungen und der Offenheit für neue befriedigende Sexualpraktiken große Bedeutung beimaßen und demzufolge die Verhaltensanleitungen in einem ermutigend pädagogisch-lerntheoretischen Sinn auch als Übungen verstanden, bekommen sie in einem psychodynamischen und paardynamischen Verständnis einen anderen Sinn. Arentewicz u. Schmidt (1980) verstehen die Übungen als Katalysatoren für den therapeutischen Prozeß und fragen: „Was bedeuten eine bestimmte Übung und die Erfahrungen, die dabei gemacht werden, für den psychischen Haushalt der Betroffenen? Welche Beziehungsmuster des Paares spricht die Übung an und welche drücken sich in den Erfahrungen mit den Übungen aus?“ (S. 58). So gesehen, aktualisieren die Übungen über das Körpererleben auch Ängste, Konflikte, Wünsche, die dann unmittelbar erlebnisnah werden und für Deutungen zugänglich. Jeder Partner und jedes Paar entfaltet an seinem Umgang mit den Übungen seinen spezifischen Konflikt. Die Übungen sind ein Angebot, sich in affektiv besetzte Situationen zu begeben, sich unter relativ reglementierten Spielregeln, die damit auch Sicherheit geben, dosiert ängstigenden Gefühlen auszusetzen, sich diese bewußt zu machen und damit schrittweise anders umzugehen. So kann in dem Übungsteil, sich streicheln zu lassen, die Angst vor passiver Hingabe und körperlicher Nähe auftauchen und gleichzeitig – durch die Sicherheit des Koitusverbotes und der zeitlichen Begrenzung – schrittweise aufgegeben werden. Oder das „Spiel mit der Erregung" kann Potenzängste aktivieren, sie durch den beabsichtigten Wechsel von Erektion und Nichterektion aber auch abmildern. Ebenso wie in der emotionalen Resonanz auf die einzelnen Übungen der jeweilige psychodynamische oder paardynamische Konflikt zum Vorschein kommt, gilt dies auch für den *Widerstand* gegen die Übungen. In einer verächtlichen Abwertung der Übungen als „kindisch" kann sich die Abwehr regressiver sexueller Erlebnisqualitäten ausdrücken. Oder im wiederholten Durchbrechen der Übungsregeln (z. B. des Koitusverbotes) kann Lust an Sabotage oder antiautoritäre Rebellion gegen die Therapie erkennbar werden.

Wir wollen am Beispiel eines Therapieverlaufes zeigen, in welcher Weise der Umgang mit den konkreten Verhaltensanleitungen für ein psychodynamisches, hier speziell für ein paardynamisches Konfliktverständnis genutzt werden kann.

Das Paar kommt aus einem Dorf. Der Mann ist 35 Jahre alt, Busfahrer, die Frau 25 Jahre, Kassiererin in einem Supermarkt. Beide sind seit 8 Jahren befreundet, seit 5 Jahren verheiratet, haben keine Kinder. Seit 3 Jahren wohnen sie im eigenen Haus, für das sie sich hoch verschuldet haben. Das Paar wird überwiesen von einem psychoanalytisch orientierten Therapeuten, bei dem es über ein halbes Jahr verteilt etwa 12 Sitzungen hatte, die aber ergebnislos blieben.

Beschwerden:

Die Frau klagt über Schmerzen beim Verkehr. Bereits bei zärtlichen nichtgenitalen Berührungen empfinde sie ein Ziehen und heftiges Stechen in der Scheide. Eine Einführung des Gliedes sei unmöglich, da die Scheide verkrampfe. Nur selten komme es trotzdem zum Verkehr, etwa alle 3 Monate, dann aber habe sie heftige Schmerzen dabei. Das habe im Laufe der Jahre dazu geführt, daß sie kaum noch sexuelle Lust empfinde und sich dem Mann immer mehr entziehe. Gynäkologische Untersuchungen seien meist nicht möglich wegen des Scheidenkrampfes, ebenso könne sie während der Regel kein Tampon benutzen. Das Problem habe sich seit 3 Jahren verschlimmert, entstanden sei es, als das Paar vor 5 Jahren, kurz vor der Heirat, zusammengezogen sei. Davor sei der Verkehr für beide problemlos gewesen, auch wenn sich die Frau darüber enttäuscht äußert, daß sie keinen Orgasmus beim Verkehr gehabt habe. Ein weiteres Problem, was aber nicht der Grund ihres Kommens sei, seien heftige Menstruationsbeschwerden. Sie habe oft derartige Kreislaufbeschwerden, daß sie ganz weiß werde, ihr der Schweiß wie Wasser in Strömen herunterlaufe und sie auch schon einmal bei der Arbeit umgekippt sei und habe nach Hause gefahren werden müssen. Der Mann gibt an, sexuell kein Problem zu haben, bei ihm sei „alles in Ordnung" und auch immer so gewesen. Die Ehe schildern beide Partner als sehr harmonisch; Kinder wollen beide, das habe aber bisher noch nicht geklappt.

Zur Vorgeschichte der Frau:
Die Eltern der Frau seien bei ihrer Geburt 36 Jahre alt gewesen; sie habe eine 11 Jahre ältere Schwester. Sie glaubt, sie sei ein ungewollter Nachkömmling. Die Eltern hätten, wenn schon noch ein Kind, sich dann einen Jungen gewünscht. Die Atmosphäre im Elternhaus – die Eltern waren Landwirte – sei gespannt gewesen. Die Eltern hätten oft wochenlang nichts miteinander gesprochen. Die Mutter sei erblindet und unzufrieden mit der ganzen Welt. Zu ihr habe sie keine emotionale Beziehung, auch nie eine gehabt. Zum Vater sei das Verhältnis etwas enger gewesen, aber auch alles andere als herzlich. Körperliche Zärtlichkeiten habe es nie gegeben. Insgesamt beschreibt die Patientin ihr Elternhaus als gespannt und kalt. Da die Eltern viel gearbeitet hätten, sei sie oft bei einer kinderlosen Tante und deren Mann gewesen, habe dort im Ehebett geschlafen. Als sie 11 Jahre alt gewesen sei, habe der Onkel sie sexuell bedrängt und versucht, sie zum Geschlechtsverkehr zu überreden. Sie habe sich energisch und erfolgreich widersetzt. Den Kontakt zu Onkel und Tante habe sie daraufhin abgebrochen. Weder die Mutter noch die Tante, denen sie später davon erzählt habe, hätten ihr das geglaubt. Ihren ersten Freund habe sie mit 16 Jahren gehabt, mit ihm aber keinen Verkehr. Den ersten Geschlechtsverkehr habe sie dann mit dem jetzigen Ehemann gehabt. Selbstbefriedigung praktiziere sie seit ihrer Jugend, habe dabei auch einen Orgasmus.

Zur Vorgeschichte des Mannes:
Er habe seine Mutter mit 3 Jahren durch einen Autounfall verloren. Die Geschwister seien danach auf die Verwandtschaft verteilt worden, seien zum Teil auch im Heim gewesen. Er wisse nicht, was aus den ältesten Geschwistern geworden sei. Die um ein Jahr jüngere Schwester sehe er selten. Bis zum 7. Lebensjahr habe er bei der Familie eines Onkels gewohnt, in der er sich sehr wohlgefühlt habe. Als der Vater dann später wieder geheiratet habe, habe er zu diesem zurück gemußt. Er habe die geliebte Familie des Onkels verlassen und sei zum Vater, den er immer abgelehnt habe, zurückgekommen. Bei ihm und der Stiefmutter habe er sich dann nie wohlgefühlt. Die Trennung von der Familie des Onkels sei für ihn schmerzlich gewesen, er habe sie dem Vater nie verziehen.

Deshalb sei er nach dem Hauptschulabschluß dort ausgezogen und wieder zurück zur Familie des Onkels, habe dort auch während seiner Maurerlehre gewohnt bis zu seiner Verlobung mit 29 Jahren. Das sei etwa zeitgleich mit dem Tod des Onkels gewesen. Er erinnert sich der beiden Trennungen mit 4 und 7 Jahren sehr bewegt, sagt unter Tränen, so eine Kindheit wünsche er keinem, kämpft dann seine Tränen nieder und meint, er habe nun aber endgültig und wirklich mit seiner Vergangenheit abgeschlossen. Seinen ersten Verkehr habe er mit 18 Jahren gehabt. Vor der Ehe kam er dann mit verschiedenen Frauen in sexuellen Kontakt. Er sei aber nie eine längere Beziehung eingegangen.

Zur Entwicklung der Partnerschaft:
Das Paar lernte sich vor 8 Jahren kennen, als der Mann bei den Nachbarn der Frau beim Hausbau half. Sie habe die Initiative ergriffen und deutliches Interesse gezeigt. Im Explorationsgespräch stellt der Mann das so dar, als habe nur die Frau ein Interesse an der Heirat gehabt, als habe er sozusagen vergessen nein zu sagen und sei deshalb geheiratet worden. Er ist der abwartende Partner,

während die Wünsche der Frau deutlich erkennbar sind. Dies wird auch deutlich in der einzigen Partnerkritik, die der Mann äußert: Daß sie ihm gelegentlich in der Öffentlichkeit um den Hals falle und einen Kuß gebe, er könne das nicht leiden, wie er es überhaupt nicht gerne habe, wenn Leute so gefühlsduselig seien.

Die Abwehr des Mannes, Gefühle zu zeigen, ist aus seiner Biographie verstehbar: Immer wenn er emotional gebunden war, kamen schmerzliche Trennungen. Sich sehr auf seine Zuneigungsgefühle einzulassen, alarmiert ihn: Zuneigung kann Trennung bedeuten. Diese Angst vor Trennung wehrt er ab, indem er das Gemeinsame in der Partnerschaft (die Heirat, den Kinderwunsch) an die Frau delegiert und so – auf der manifesten Ebene – in die Position desjenigen kommt, dem die Gemeinsamkeit angeboten wird. Sein unbewußter Gewinn dabei ist, daß bei der Frau eigene unbewußte Affekte manifest werden: Sie ist die Verletzbare und Schwache, die gleichzeitig Bindung intendiert. Sie zeigt die Schwäche und Verletzbarkeit, die er bei sich abwehrt und an sie delegiert.

Dagegen hat der Mann den größeren Gesprächsanteil, wirkt in seiner ruhigen langsamen Art sehr bestimmend, antwortet oft für sie, präsentiert sich als der Gesunde, Ungestörte, der seiner Frau aber helfen möchte. Er sei ursprünglich einmal wütend über ihr Problem gewesen, seitdem er aber wisse, daß sie nichts dafür könne, akzeptiere er das eher. Die Frau tut sich schwer, sich verbal auszudrücken, ist ganz froh, wenn ihr Mann ihr zu Hilfe kommt. Gleichzeitig ist sie in bezug auf die Ehe die Deutlichere, sie bekennt sich zu der Heirat, für sie ist der Kinderwunsch präsenter. Sie sieht die Beschwerden als ausschließlich die ihrigen, ist ihrem Mann für seine Rücksicht dankbar. Sie selbst setzt sich sexuell sehr unter Druck, will oft den Verkehr erzwingen, ist dann enttäuscht, wenn es nicht geht und sie ihn enttäuschen muß, der erregt neben ihr liegt und nicht zum Zuge kommt.

Die Frau zeigt sich auf der manifesten Ebene also als die Gestörte, sieht sich als Opfer ihrer Beschwerden. Daß sie damit aber auch ihren Mann kontrolliert, daß sie ihre Stärke in Szene setzt, indem sie ihn erregt bzw. sich erregen läßt, um dann leider nicht zu können, kurz: Die aggressive Seite ihres Symptoms ist ihr nicht bewußt. Hier ist der biographische Hintergrund vielleicht nicht so unmittelbar einsichtig wie beim Mann. Verstehbar ist aber soviel: Auseinandersetzung über Sprache hat sie in ihrem gespannt schweigenden Elternhaus nicht gelernt, sucht daher eher einen sprachlosen Weg, sich auszudrücken und durchzusetzen. Beim Inzestversuch des Onkels hat sie sich auch als stark erleben können, indem sie sich erfolgreich widersetzte. Zumindest ist aus der Vorgeschichte dies das eindrücklichste Erlebnis. Als Frau stark sein heißt für sie, sich einem begehrenden Mann zu widersetzen. Ihr unbewußter Symptomgewinn ist es, auf diese Weise aggressiv sein zu können, ohne daß die Aggression erkennbar wird.

Der Mann spürt das und bringt es mit seiner Bemerkung zum Ausdruck, daß er sich ja über sie ärgern würde, wenn er nicht wüßte, daß sie ja nichts für ihre Beschwerden kann. Insofern machen auch die Schmerzen der Frau einen Sinn: Sie legitimieren unbewußt das Symptom als etwas wirklich Krankes, als Beweis, daß ihre Lustlosigkeit keine Anstellerei ist. Die Schmerzen sind ein unbewußter Schutz vor seiner Wut.

Zur Therapie

Die Paartherapie fand bei diesem Paar in einer 3wöchigen Intensivform (tägliche Sitzungen außer Sonntag) statt, erstreckte sich also über insgesamt 18 Sitzungen und wurde von einem Therapeutenpaar durchgeführt. Wenn im folgenden fünf Phasen des Therapieverlaufs unterschieden werden, so sind diese nicht genau gleichbedeutend mit den Übungsschritten der Verhaltensanleitungen, sondern sind nachträglich als verlaufsrelevante Schritte unterschieden worden.

Zunächst werden die beiden Partner von den Therapeuten je einzeln untersucht. Die Explorationsergebnisse werden mit dem Paar in der dritten Sitzung besprochen und ihnen wird die Grundregel der Therapie erklärt, daß nichts gemacht werden soll, was einem der Partner mißfällt.

1. Phase:
Das Paar bekommt die Aufgabe, sich zu Hause abwechselnd zu streicheln, wobei die aktive und passive Rolle streng getrennt sein soll. Der Genitalbereich ist tabu. Die Partner sollen nicht auf Erregung zielen, sondern versuchen, sich zu entspannen, wahrzunehmen, was jedem gefällt oder mißfällt.

Die Frau macht die ersten Übungen aktiv mit, wertet aber die Entspannung, die sie spürt, ab. Sie vermißt die Erregung und setzt sich unter Druck. Verstärkt wird das dadurch, daß der Mann meist eine Erektion hat, was sie noch mehr bedrängt. Sie kippt zwischen Resignation und Erzwingenwollen hin und her. Der Mann profitiert in dieser Phase sehr, er gibt sich in der Stunde häufig als Kotherapeut, läßt sich aber auf die Übungen ein, macht sie gerne und kann sich gut entspannen. In den Sitzungen läßt er gelegentlich nebenbei einfließen, daß er zwar mehr wollte, aber das sei ja nicht dran. Es ist deutlich, daß er sich durch seine Identifikation mit den vorgegebenen Regeln auch mit den Therapeuten verbündet und sich dadurch absichert. Im therapeutischen Viereck entstehen schnell gleichgeschlechtliche Bündnisse. Der Mann orientiert sich stark am Therapeuten, die Frau an der Therapeutin.

2. Phase:
Die Partner bekommen die Aufgabe, ihren Körper, jeder für sich, ausführlich zu explorieren, sich auch den Genitalbereich genau anzusehen. Der Frau wird der Hinweis gegeben, daß sie dazu einen Handspiegel verwenden kann; sie hatte sich zuvor ihren Genitalbereich noch nie angesehen. In der darauffolgenden Sitzung wird ihr zusätzlich der dünnste Hegar-Stift mitgegeben, mit der Aufgabe, ihn allein, in Abwesenheit des Mannes, in die Scheide einzuführen und ein paar Minuten in der Scheide zu belassen. In den folgenden Stunden

bekommt sie einen jeweils etwas dickeren Stab mit, insgesamt 5 Größen (gleiche Länge, zunehmende Dicke).

Für die Frau ist dieser Schritt ein wichtiger Durchbruch. Sie entdeckt ihre Scheide wie einen neuen Körperteil, betrachtet sich vergnügt im Spiegel, ist richtig begeistert. Das Einführen der Hegar-Stifte fällt ihr überraschend leicht, sie hat, mit einer Ausnahme, keine Mißempfindungen. Es fällt auf, daß sie von diesem Tag an auch äußerlich aufblüht, frischere Farben trägt, lebendiger wirkt.

Der Mann gewinnt der Selbstexploration nicht viel ab. Er akzeptiert seinen Körper nur begrenzt, bemerkt auch mit einer deutlichen Verlegenheit, daß er seinen Penis zu klein finde.

In den Sitzungen dieser Phase hat die Frau einen größeren Gesprächsanteil, meist im Dialog mit der Therapeutin.

3. Phase:
Die Partner bekommen die Aufgabe, sich gegenseitig zu stimulieren und zu versuchen, den anderen Partner spielerisch zur Erregung zu bringen.

Die Frau ist zunächst überhaupt nicht erregt. Nach ihrem optimistischen Höhenflug und dem spürbaren Stolz, daß sie die Hegar-Stifte einführen kann, ohne daß der Vaginismus auftritt, wird sie nun wieder resigniert. Sie habe sich auch eine Zunahme ihrer Erregbarkeit erhofft, was nun nicht der Fall sei. Sie ist deprimiert und wirkt pessimistisch. Ganz nebenbei erwähnt sie, daß sie zwischendurch, außerhalb der Übungen, gelegentlich sexuell erregt gewesen sei.

Der Mann ist meist erregt, nach der kurzen Irritation in der Selbstexplorationsphase wirkt er sicherer, gibt sich der enttäuschten Frau gegenüber als tröstend.

Auf der manifesten Ebene erlebt das Paar, insbesondere die Frau, diese Phase als Rückfall. Die Therapeutin ist für die Patientin sehr stützend; der Therapeut bietet in dieser Situation eine Deutung an, die in die andere Richtung geht: „Sie, Frau A., sind jetzt in einer starken Rolle. Sie erleben, daß Sie Erregung spüren und Sie können Ihren Mann erregen, aber er kann Sie nicht erregen. Er kann anstellen, was er will, Sie sind erregt, wenn er gerade nicht da ist.“ Er zielt damit auf die aggressive kontrollierende Seite ihrer Symptomatik. Die Patientin sagt zunächst gar nichts. Am Tag darauf berichtet der Mann, daß sie nach der Sitzung einen Heulkrampf gekriegt habe und gemeint habe: „Die wollen mich fertig machen!“ Er habe sie getröstet. Das Trösten sei dann in ein langes Streicheln übergegangen, 3 Stunden habe das gedauert, dabei sei die Frau sehr erregt gewesen. Die Frau bestätigt mit einem kurzen Satz den ausführlichen Bericht ihres Mannes.

Dieser Schritt ist auf der Ebene der therapeutischen Beziehung wichtig: Die Patientin nimmt die Deutung des Therapeuten inhaltlich ja nicht an, fühlt sich sogar sehr verletzt. Auf die Deutung hin agiert sie aber, sie zeigt, sich selbst und den anderen drei Beteiligten, daß sie erregbar ist, und zwar durch Zärtlichkeiten ihres Mannes. Damit kontert sie demonstrativ die Deutung des Therapeuten. Sie hat ihre Aggressivität vom Mann auf den Therapeuten verlegt, widerlegt ihn agierend, grenzt sich ab und geht auf die Konfrontation sprachlos ein, bleibt also auf ihrer, der körperlichen Ebene die konkurrierend Stärkere.

4. Phase:
Das Paar bekommt die Aufgabe, nach einer gewissen Zeit des Streichelns das Glied einzuführen.

Die Frau ist nun meist erregt, freut sich auf die Übungen, die sie sich immer mehr zu eigen macht. Selbstbewußt berichtet sie von dem mühelosen Einführen der Hegar-Stäbe. Bei den Partnerübungen ist sie selbstsicherer und aktiver. Der Mann bekommt plötzlich Erektionsschwierigkeiten. Nachdem er bisher fast immer erregt war, aber nicht durfte, was er wollte, kippt das nun um. Unversehens gerät er in die Rolle des Gestörten, während die Frau sehr von der Therapie profitiert.

In dieser relativ späten Therapiephase wird nun etwas manifest, was bis dahin unbewußt war. Es zeigt sich, für beide Partner sehr irritierend, daß der Mann von der defensiven Position der Frau profitiert hat, daß er ein Interesse an der Aufrechterhaltung ihrer Störungen hat. Die Störung der Frau ermöglichte ihm, seine unbewußte Potenzangst an sie zu delegieren: Ihre Schwäche war seine Stärke, ihr Vaginismus war seine Potenz. In dem Wechsel des Symptomträgers innerhalb der Partnerschaft zeigt sich, daß das gemeinsame Unbewußte des Paares die sexuelle Labilität so verarbeitet hat, daß an die Frau Schwäche und Gefühlsexpression delegiert waren, an den Mann Stärke und Gefühlskontrolle. Die rigide Kollusion gerät in Bewegung, indem die Frau aus der defensiv-regressiven Position herauskam durch die konkreten Erfahrungen mit den Übungen, die ihre körperlich-sexuelle Selbstsicherheit bestärkten. Ebenso wichtig war die Erfahrung, daß der Mann sich viel emotionaler zeigen konnte, als er das selbst sich anfangs vorgenommen hatte. Abgesehen von dem positiv tragenden Arbeitsbündnis zwischen dem Paar und den Therapeuten war für den Mann der begrenzende Rahmen der Therapie insofern hilfreich, als er seine zwanghaft affektkontrollierende Abwehr ein Stück ersetzte: Der sehr regelhafte und direktive Rahmen der Therapie hat ja seinerseits etwas Zwanghaftes. Er hat es dem Mann ermöglicht, seine eigene Gefühlskontrolle an den regelhaften Rahmen der Therapie zu externalisieren, so daß er mehr von seinen abgewehrten Gefühlen, insbesondere seiner labilen Männlichkeit, zeigen konnte.

5. Phase:
Am Ende der Therapie konnte das Paar dann weitgehend machen, was es wollte. Sie hatten dreimal Verkehr, ohne daß die Frau Schmerzen dabei empfunden hätte. Die Therapie wurde nach insgesamt 18 Sitzungen abgeschlossen.

Bei einem katamnestischen Gespräch ein halbes Jahr nach Therapieende berichtet die Frau, daß die Schmerzen beim Verkehr gelegentlich noch da seien, aber erheblich seltener. Für sie sei das Entscheidende, daß die Schmerzen, wenn sie schon auftreten, nach kurzer Zeit wieder verschwänden. Früher hätten sie viel länger angedauert. Sie hätten jetzt häufiger Verkehr miteinander, das sei in Phasen, alle 14 Tage etwa würden sie miteinander schlafen, dann aber häufiger. Sie sei beim Verkehr erregt, habe zwar keinen Orgasmus dabei, empfinde ihn aber als sehr lustvoll. Insbesondere schätze sie, daß zwischen beiden Partnern jetzt sehr viel mehr Zärtlichkeiten stattfänden, ohne daß es zum Verkehr käme. Vor allem aber sei aus ihrer Sicht die Beziehung besser geworden, sie verstünden sich gegenseitig besser, könnten besser miteinander reden. „Irgendwie ist der Druck weg." Die Nachfrage, ob sie denn für ihre Beziehung im allgemeinen mehr als für die Sexualität profitiert habe, verneint sie. Insgesamt habe sie aber das Gefühl, daß durch die Therapie viel in Bewegung gekommen sei, sie seien auf dem Weg aufwärts seither. Der Mann betont von sich aus zunächst, daß die Beziehung besser geworden sei, beide seien jetzt gelassener, das Verhältnis sei insgesamt besser. „Man steht mehr über den Dingen." Im Sexuellen sei es auch besser. Die Nachfrage, ob er noch gelegentlich Erektionsstörungen habe, bejaht er. Das sei ihm aber nicht so wichtig; außerdem trete das nur hin und wieder auf. Schließlich profitiere er außerdem in seiner Sexualität indirekt durch die größere Selbstsicherheit und Aktivität seiner Frau.

Dieses Fallbeispiel macht deutlich, daß eine Unterscheidung zwischen Paartherapie und „Sexualtherapie" nicht sinnvoll ist, solange ein sexuelles Problem im Vordergrund steht. Bei der Behandlung der sexuellen Störung ist immer gleichzeitig Triebdynamik *und* Beziehungsdynamik zu berücksichtigen. Schmidt (1984) weist zu Recht darauf hin, daß eine Aufteilung in Beziehungskonflikte einerseits, die einer Paartherapie bedürfen, und sexuelle Symptome andererseits, die einer symptomorientierten „Sexualtherapie" bedürfen, auf einem falschen Bild von Sexualität beruht. Dies gilt auch für Indikationsüberlegungen, die eine „Sexualtherapie" nie für angezeigt halten, weil hinter sexuellen Störungen immer Beziehungskonflikte stünden, die zunächst behandelt werden müßten. Diese Vorstellung impliziert, daß sexuelle Störungen immer Ausdruck von Beziehungsstörungen seien und daß mit einer Behebung der Beziehungsstörung auch das sexuelle Symptom sich auflösen würde. Diese Überlegung ist theoretisch und therapeutisch falsch: theoretisch, weil sie die Sexualität auf ihren Beziehungsaspekt verkürzt und ihren Triebaspekt verleugnet; therapeutisch, weil der oben beschriebene Selbstverstärkungsmechanismus das sexuelle Symptom auch dann noch aufrechterhalten kann, wenn die psychodynamischen oder paardynamischen Ursachen nicht mehr aktuell sind. Gerade der geschilderte Therapieverlauf zeigt, wie die direkte therapeutische Arbeit an der sexuellen Erfahrung die Paardynamik zum Vorschein bringen und für das Paar direkt erlebbar machen kann. Die Therapieindikation ist also nur teilweise abhängig davon, welcher Art der individuell neurotische oder partnerschaftliche Konflikt „hinter" dem Symptom ist.

Gruppentherapien

Paargruppen

Über die Behandlung von Paaren in Paargruppen von 3–5 Paaren liegen ebenfalls positive Erfahrungen vor (Übersicht bei Mills u. Kilmann 1982), in der Bundesrepublik vor allem aus der Hamburger Arbeitsgruppe (Arentewicz u. Schmidt 1980).

Die Paargruppen werden meist symptomhomogen zusammengestellt. Auch hier wird nach dem Masters-Johnson-Konzept mit Verhaltensanleitungen vorgegangen, allerdings individuell dem jeweiligen Paar angemessen. Es scheint den Gruppenprozeß wenig zu stören, wenn die einzelnen Paare unterschiedlich weit mit den Verhaltensanleitungen sind. Verglichen mit den Einzelpaartherapien berichten Arentewicz u. Schmidt etwas weniger erfolgreiche Ergebnisse und eine deutlich höhere Quote von Trennungen. Sie führen diese auf die stärker „partnerfugalen“ Veränderungen in einer Paargruppe zurück, die Bereitschaft also, Trennendes zuzulassen, bestärkt durch die gleichzeitig gegebene Möglichkeit von Koalitionen mit anderen Gruppenteilnehmern außerhalb der Partnerschaft. Dadurch ergeben sich häufig therapeutische Situationen, in denen ein Patient von der Gruppe gegen seinen Partner unterstützt wird. Das Phänomen, daß sich in den insgesamt 25 Paargruppen fast regelmäßig ein Paar der Gruppe trennte, erklären sie mit einer besonderen Dynamik von Paargruppen. Es bestehe hier die Tendenz, daß das Spannungsfeld von Trennung und Harmonie, das in jeder Partnerschaft mehr oder weniger aktuell ist, gruppendynamisch sich so entfaltet, daß auf ein Paar stellvertretend für die anderen die trennenden Affekte und Handlungen delegiert werden, während die anderen so die Möglichkeit einer projektiven Abwehr haben und sich harmonisierend zusammenschließen. Diese Dynamik ist besonders im Auge zu behalten, nicht nur zum Schutz des trennungsgefährdeten Paares, sondern auch, um den Abwehrcharakter der abgrenzenden Harmonisierung der anderen Paare therapeutisch zu bearbeiten. Insgesamt können Paargruppen bei sexuellen Störungen als Alternative zur Einzelpaartherapie gesehen werden, sollten aber nur von Therapeuten durchgeführt werden, die lange Einzelpaartherapieerfahrung und Gruppentherapieerfahrung haben.

Frauengruppen und Männergruppen

Für Patienten mit sexuellen Störungen, die keinen festen Partner haben, kommt die Paartherapie ebensowenig in Frage wie für Patienten, die selbst oder deren Partner nicht bereit sind, die Behandlung gemeinsam zu machen. Zuerst berichtete Barbach (1974) von der Behandlung „präorgastischer“ Frauen, die also noch nie einen Orgasmus erlebt hatten, in Therapiegruppen mit einer Therapeutin. Sie lehnte sich an die Arbeit von Masters u. Johnson und die von LoPiccolo u. Lobitz (1972) an, arbeitete ebenfalls mit Verhaltensanleitungen zu bestimmten Übungen, die auf ein positives Verhältnis zum eigenen Körper abzielen, wobei die Masturbation eine therapeutisch zentrale Rolle spielt. Sie beschreibt wie auch andere Autoren (Schneidman u. McGuire 1976, Leiblum u. Ersner-Hershfield 1977) gute Therapieergebnisse. Therapeutische Frauengruppen sind in den letzten 10 Jahren auch in der Bundesrepublik häufiger durchgeführt worden.

Mit therapeutischen *Männergruppen*, die vom Therapiekonzept ähnlich angelegt sind, liegen ebenfalls therapeutische Erfahrungsberichte vor (Kockott u. Mitarb. 1975, Zilbergeld 1975, Lobitz u. Baker 1979), haben sich aber bisher weniger durchgesetzt. Überhaupt sind therapeutische Frauengruppen und Männergruppen nur begrenzt parallelisierbar (Clement 1985). Das hängt damit zusammen, daß in beiden Gruppen unterschiedliche Konfliktschwerpunkte zentral sind und daher auch der gruppentherapeutische Prozeß nicht vergleichbar ist. In Frauengruppen steht die körperliche Selbstakzeptierung, die wahrgenommene eigene Attraktivität weit mehr im Mittelpunkt als in Männergruppen, wo Kontaktstörungen und sexuelle Potenz häufiger thematisiert sind. Auch die Abwesenheit des je anderen Geschlechts wird fast gegenteilig empfunden. Während Frauen es in der Regel als Erleichterung finden, unter sich zu sein und sich dann leichter tun, über ihre Sexualität zu sprechen, erleben Männer es eher als Mangel, wenn keine Frau in der Gruppe ist, haben deutlich mehr Mühe, eine Gruppenkohärenz zu stiften. Bei Männern schürt das zum einen leicht Homosexualitätsängste, wenn mit anderen zusammen besprochen wird, wie sie ihren Körper empfinden, ihre Genitalien anfassen usw., zum anderen aktiviert es Potenz- und Rivalitätsängste, die allerdings in der Regel therapeutisch gut zugänglich sind.

Insgesamt muß man zum gegenwärtigen Zeitpunkt noch sagen, daß therapeutische Frauengruppen für Frauen mit sexuellen Störungen produktiver und erfolgversprechender sind als entsprechende therapeutische Männergruppen. Hierfür gibt es viele Gründe, die wir an dieser Stelle nicht näher untersuchen können. Unserer Ansicht nach liegt dies einmal daran, daß alleinstehende Männer mit sexuellen Störungen meist schwerwiegendere Beziehungs- und Kontaktstörungen haben als alleinstehende Frauen, was sich auch so auswirkt, daß sich in Frauengruppen schneller eine tragende Gruppenkohärenz herstellt. Zweitens können Frauen die körperlichen Selbsterfahrungsübungen offenbar besser narzißtisch besetzen und benutzen als Männer. Am offensichtlichsten wird das bei der Masturbation, die von Männern schnell als Ersatzbefriedigung erlebt wird, als unbefriedigend und leer und gerade nicht als Beweis für die sexuelle Potenz. Sie wird vielmehr negativ als Beweis für die soziale Impotenz empfunden, die

Unfähigkeit, eine Beziehung mit einer Frau zu finden, auszufüllen und zu halten.

Einzeltherapie

Sexuelle Funktionsstörungen lassen sich auch in Einzeltherapien behandeln. Für diese Therapien, sofern sie psychodynamisch orientiert sind, gelten dieselben therapeutischen Regeln wie für die Behandlung anderer neurotischer Störungen auch.

Die symptomorientierten Verfahren (s. auch Kap. Einführung) sind prinzipiell weitaus günstiger im Rahmen einer Paartherapie oder Gruppentherapie anzuwenden als in einer Einzeltherapie. Die symptomorientierten Übungen sind – im Erleben des Patienten – immer auch auf einen Partner bezogen. Im Falle einer Paartherapie ist dies relativ unproblematisch, da dies im Regelfall der reale Partner ist. Bei einer Einzeltherapie kann nun schnell die therapeutische Beziehung sexualisiert werden und in der Phantasie des Patienten der Therapeut als Partner vorgestellt werden. Eine solche erotisierte therapeutische Beziehung kann nur produktiv sein, wenn der Therapeut mit der therapeutischen Beziehung, d. h. psychodynamisch orientiert, arbeitet. Eine durch Verhaltensanleitungen sexualisierte Einzeltherapie, die an einem Lernmodell orientiert bleibt, muß die Beziehungsebene der durch die Verhaltensanleitungen aktualisierten Triebwünsche und -ängste zwangläufig übergehen und mag lediglich in solchen Fällen sinnvoll sein, wo der Konfliktfokus eine sexuelle Gewissensangst ist, die durch einen milde gewährenden Therapeuten abgebaut werden kann.

Vergleichende Untersuchungen zur Effektivität der psychodynamischen versus verhaltenstherapeutischen Verfahren liegen nicht vor.

Perversionen

Eine feste Identität in der eigenen Geschlechtsrolle und eine klare hetero- oder homosexuelle Partnereinstellung sichern noch nicht die Fähigkeit zur sexuellen Partnerbeziehung. Diese setzt neben der körperlichen Reifung eine lang angelegte Entwicklung der Persönlichkeit voraus, an die die Fähigkeit zur sexuellen Partnerschaft gebunden ist. Diese Partnerbeziehung besteht darin, daß zwei erwachsene Menschen verschiedenen oder gleichen Geschlechtes miteinander persönlich vertraut werden, sich in einer sexuellen Gestimmtheit annähern, in einen emotionalen und zärtlich gestimmten Kontakt treten, um schließlich durch genitale Vereinigung zur eigenen und gegenseitigen sexuellen Befriedigung zu kommen.

Diese Form der Partnerbeziehung ist eine differenzierte Leistung, die von keinem Menschen während seines ganzen Lebens als ausschließliche und dauernde Form sexueller Betätigung verwirklicht wird. Manche Menschen sind niemals auf diese Weise sexuell aktiv. Es gibt auf jeden Fall eine große Zahl von Varianten und Nebenwegen sexueller Befriedigungen. Nicht wenige Menschen bleiben auf Vorstufen und Einzelelemente dieser komplexen bipersonalen gegenseitigen Beziehung fixiert. Solche Fixierungen kennzeichnen häufig die sexuellen Perversionen.

Der Begriff der Perversion

Die Begriffe „pervers“ und „Perversion“ sind im umgangssprachlichen Gebrauch stark negativ bewertet, ähnlich wie andere psychiatrische Begriffe (hysterisch, schizophren, zwanghaft) auch. Französische Ärzte (Lasègue, Esquirol, Binet) haben den Exhibitionismus, den Fetischismus, Sadismus und Masochismus als umgrenzte nosologische Krankheitseinheiten erstmals beschrieben und diese als Perversionen charakterisiert. Das war im vorigen Jahrhundert und auf der Basis eines wissenschaftlichen Denkens, das auch psychiatrische Krankheiten und psychische Auffälligkeiten in „botanisierender“ Weise systematisch ordnete. In der damaligen Auffassung von den Ursachen seelischen Krankseins wurden die Perversionen als Degeneration des Gesunden und Natürlichen gesehen und mit Störungen, Schwächungen oder Entzündungen des Nervensystems in Verbindung gebracht (Krafft-Ebing 1886). Dieses konstitutionsbiologische Verständnis der Perversionen war lange in der Psychiatrie dominant und wurde erst nach dem Zweiten Weltkrieg durch ein daseinsanalytisch-anthropologisches, später dann auch ein psychodynamisches Denken relativiert.

Freilich gibt es kaum andere Begriffe, die nicht ebenfalls wertend wären. Der von uns früher gewählte Begriff der „sexuellen Verirrung“ war an dem beschriebenen Verständnis der sexuell-partnerschaftlichen Reife orientiert, an dem wir aus entwicklungspsychologischen Gründen weiter festhalten, der aber gleichwohl auch in Gefahr steht, eine normative Vorstellung zu erzeugen.

Vor allem die psychoanalytisch orientierte Forschung (Stoller, Morgenthaler, Masud Khan, Schorsch) hat in den letzten Jahren einen anderen Akzent gesetzt und versucht, die perversen Symptombildungen als kreative Abwehrleistungen verstehbar zu machen und damit von einer negativen Bewertung wegzukommen. Perversionen erscheinen hier als etwas biographisch Konstruktives. Diese Autoren messen also die sozial auffälligen und ungewöhnlichen Erscheinungen nicht an einem normativen Reifeideal von Beziehungsfähigkeit und psychosexueller Integration, sondern an einer subjektiv-biographischen Sinnhaftigkeit.

Der Begriff der „sexuellen Devianz“ oder „sexuellen Abweichung“ wurde in den letzten Jahren oft auch mit der Überlegung gebraucht, daß die Grenze zwischen „normaler“ und „abweichender“ Sexualität nicht ohne weiteres zu ziehen ist. Die Einführung des Devianzbegriffs ist sinnvoll, damit nicht ein soziales Verhalten primär in dem begrifflichen System der Medizin und dem „medizinischen

Krankheitsmodell" (Keupp 1972) gefaßt wird. Vor allem Kriminalsoziologen haben sich gegen eine Beschreibung sexuell abweichenden Verhaltens mit Krankheitsbegriffen gewandt. Abweichendes Verhalten ist nur relativ zu einer historisch und kulturell gewachsenen Norm definierbar und kann nicht somatischen Verhältnissen analog verstanden werden. Berner u. Karlick-Bolten (1986) weisen auch auf die Tautologie hin, die darin liegt, wenn von triebhafter Devianz auf Krankheit geschlossen wird und die Krankheit dann mit der triebhaften Devianz begründet wird.

Überhaupt muß es vermieden werden, daß tragende Elemente der Sexualität als krankhaft isoliert und abgewertet werden. Zur sexuellen Ekstase und zum Rausch gehören der Durchbruch der Schranken von Ekel, Scham und Distanz. Und das Lustprinzip des Sexuellen steht auch bei Sigmund Freud im Gegensatz zum Realitätsprinzip und zum Prinzip der Anpassung. Zum psychoanalytischen Konzept gehört aber in der reifen Sexualität die Integration der Partialtriebe. Die exhibitionistischen, sadistischen und masochistischen Teilziele sind als Erlebnisqualität und Praktik in das Gesamt der Partnerschaft einbezogen. In der Fixierung an Teilziele geht diese Verfügbarkeit verloren. Im suchthaften Verlauf mancher sexueller Perversionen verliert der betreffende Mensch an Möglichkeit, er bleibt eingeengt und gebunden an eine Praxis. Insofern gilt der Satz von Bürger-Prinz, daß das Abnorme vorausberechenbarer und überschaubarer sei als die sogenannte Normalität (Bürger-Prinz u. Giese 1971), so wie auch Krankheit Verlust von Freiheit und Selbstverfügung bedeutet.

Der verwendete Begriff muß auch im Zusammenhang mit der forensischen Perspektive gesehen werden. Die Beschreibung sexueller Devianz oder Perversion als Krankheit impliziert ja auch einen Anspruch auf Behandlung und gegebenenfalls die relative Entlastung vor eigener Verantwortung im Sinne einer absoluten oder relativen Schuldunfähigkeit vor Gericht. Bemerkenswert ist der Widerspruch, daß von seiten der Kriminalpsychiatrie viele sexuelle Abweichungen einerseits als krankhafte Störungen beschrieben werden und ärztliche Behandlung für notwendig gehalten wird, zugleich vor Gericht den betreffenden Angeklagten aber volle Verantwortung zugesprochen wird, als ob trotz Krankheit die Freiheit bestünde, nicht nur nach der eigenen sexuellen Triebrichtung, sondern auch in sozial angepaßter Weise zu handeln. Auf diesen Widerspruch hat in kritischer Weise Moser (1972) hingewiesen.

Das Verständnis der Perversion als Krankheit hat demnach real den Betroffenen solange wenig geholfen, als keine adäquaten psychotherapeutischen Behandlungsmöglichkeiten zur Verfügung standen. Aber auch in dem rein soziologischen Devianzbegriff, wie ihn insbesondere der Labeling-Ansatz versteht, liegt eine Einseitigkeit. Danach ist eine sexuelle Abweichung nur ein Zuschreibungsprozeß aus der Perspektive der gesellschaftlichen Norm. Das individuelle Leiden ist danach lediglich sekundär eines an den sozialen Konsequenzen, nicht primär an der sexuellen Ausrichtung selbst. Daran ist richtig, daß jede Gesellschaft ihre eigene Definition von Normalität hat und so gesehen von einer Perversion immer nur in einer bestimmten Gesellschaft gesprochen werden kann. Dennoch lassen sich die inneren psychologischen Verhältnisse einer sexuellen Neigung nicht einfach aus der Tatsache erklären, daß sie einer Norm widersprechen oder daß sie in einem allgemeineren Sinn Reaktionen auf äußere Verhältnisse sind. So sind etwa keine besonderen Zu- oder Abnahmen sexueller Perversionen in Zeiten gesellschaftlichen Wandels oder in sozialen Krisen bekannt. Dieses Verständnis des Labeling-Ansatzes verkennt die innere Dynamik und den Erlebnisablauf, z. B. bei einem Exhibitionisten, der eben nicht daran leidet, daß es gesellschaftlich unerwünscht oder verboten ist, in der Öffentlichkeit das Genitale zu präsentieren. Ein Exhibitionist fände an einem Nacktbadestrand kein Betätigungsfeld, wo er frei von entsprechenden Restriktionen wäre; vielmehr liefe hier seine Inszenierung gewissermaßen ins Leere. Er fiele hier zwar sozial nicht auf, weil er keine Regel verletzt, aber seine innere Dynamik, die ihn zum Vorzeigen seines Genitales drängt, bestünde gleichwohl.

Wenn wir im folgenden von Perversion sprechen, so meinen wir damit eine Symptombildung, deren innere Dynamik sich aus der individuellen Biographie verstehen läßt. Sie ist also primär das Ergebnis einer inneren Konfliktlage, nicht das einer äußeren Zuschreibung. Ein so gefaßter Perversionsbegriff bezieht sich dann auf Motive und Handlungen, nicht auf Personen. So wird nicht nur Perverses verstehbar, sondern auch das jeweils „Normale“ der Analyse zugänglich oder, wie Schorsch kommentiert, werden die „Perversionen … damit gleichsam vermenschlicht und die Normalität entharmlost“ (1980, S. 120).

Erscheinungsformen

Die sexuellen Perversionen lassen sich nach Schorsch (1980) in solche einteilen, die die sexuelle *Praktik* (vor allem Exhibitionismus, Voyeurismus, Sadomasochismus) und solche, die den sexuellen *Partner* (vor allem Homosexualität, Pädophilie, Sodomie, Fetischismus) betreffen. Diese Unterteilung entspricht der Unterscheidung Freuds in den „Drei Abhandlungen zur Sexualtheorie" (1905) zwischen Abweichungen in bezug auf das Sexual*ziel* und in bezug auf das Sexual*objekt* (die sogenannte Inversion). Beide Autoren zählen hier die Homosexualität zu den Perversionen, was sich nach unserer Definition nicht halten läßt: Perverse Motive und Handlungen können bei Homosexualität ebenso wie bei Heterosexualität vorkommen und sind kein besonderes Kennzeichen der Homosexualität. Mit anderen Worten: Es gibt perverse Motivanteile bei manchen Heterosexuellen, und es gibt perverses Verhalten in der homosexuellen Subkultur, die Homosexualität als solche ist keine Perversion.

Wir beschreiben im folgenden die wichtigsten und häufigsten Perversionen und verzichten ausdrücklich auf Vollständigkeit. Die Unmenge perverser Spezialitäten ließe sich nur unter dem Gesichtspunkt des Was-es-nicht-alles-gibt addieren, hat aber für die sexualmedizinische Praxis keine nennenswerte Bedeutung.

Exhibitionismus

Der Begriff wurde von Lasègue (1877) geprägt. Der Exhibitionismus ist eine nur bei Männern vorkommende Perversion, in der sexuelle Befriedigung an das Zur-Schau-Stellen des meist erigierten Penis vor einer Frau oder vor Frauen und deren Reaktion, meist Erschrecken, gebunden ist. Gewöhnlich bleiben Exhibitionisten in einiger Distanz von ihren Objekten entfernt. Wenn sie auch gelegentlich durch Zurufe auf sich aufmerksam machen, so ist es eher ungewöhnlich, daß sie direkt Kontakt mit den Frauen aufnehmen und aggressiv werden. Eine neutrale Objektivität oder eine herablassende Bemerkung der Frauen können den sexuellen Erregungszustand, der auf das Erschrecken der Frauen abzielt, schlagartig lösen. Gehen Frauen auf das scheinbare Angebot ein, so erschrecken Exhibitionisten meist und flüchten. Der exhibitionistische Akt ist als eine verzweifelte Demonstration von Macht, Überlegenheit und Triumph der sich eigentlich ohnmächtig und Frauen unterlegen fühlenden Männer anzusehen. Häufig spielt Alkohol, der stimulierend und enthemmend wirkt, in der Tatsituation eine Rolle.

Der sexuellen Entspannung nach dem exhibitionistischen Masturbieren folgt meist ein Gefühl der Erniedrigung und Scham. Die Beziehungsinszenierung mit der Frau, vor der exhibiert wird, zielt auf eine heftige affektive Reaktion, vorwiegend das Erschrecken, in einer Situation, die der Exhibitionist kontrollieren kann. Das Moment der Überraschung und der Kommunikationslosigkeit ist deshalb für den Exhibitionisten entscheidend, weil er durch seine tiefe Angst, als Mann abgelehnt und entwertet zu werden, die „normale" Annäherungssituation überspringen muß, um die Frau in die Defensive zu bringen. Das Erschrecken der Frau wird als Beweis für die Macht des Phallus erlebt und als orgastischer Triumph gefeiert. Daß manche Exhibitionisten bestimmte Orte immer wieder bevorzugen und sich dabei der Gefahr aussetzen, angezeigt und festgenommen zu werden, läßt sich als Teil dieses Triumphes verstehen: Die Festnahme kann subjektiv gerade als Beweis dafür erlebt werden, daß der Phallus gefährliches Erschrecken auslösen kann.

Ein 25jähriger ungelernter Arbeiter, ein kleiner, dünner blonder Mann mit einem großen Kindergesicht, ist mit einer 28jährigen Frau verheiratet, einer selbstbewußt auftretenden, dicken rundlichen Frau, die ein uneheliches Kind mit in die Ehe gebracht hat. Er muß alles Geld genau abliefern, sie überläßt ihm dann etwas Taschengeld für Zigaretten, nicht mehr, damit er keine Gelegenheit zum Alkoholgenuß hat. Durch Überstunden hat er ein sehr hohes Monatsgehalt, das sie in die Verbesserung der Wohnungseinrichtung, Polstermöbel, Küchenmaschinen anlegt. Seine sexuellen Wünsche werden von ihr, die an Verkehr nicht interessiert ist, nur sehr spärlich erfüllt. Gerade nach Nächten mit einem für ihn enttäuschenden und beschämenden Handel und schließlich widerstrebend gewährten Koitus von ihrer Seite, den sie über sich ergehen läßt, verläßt er am nächsten Morgen mit einer Mischung von Wut und nachklingender unbefriedigter sexueller Erregung das Haus – und es kommt regelmäßig dann auf dem Weg zum Arbeitsplatz, den er mit dem Fahrrad zurücklegt, am Ufer eines Flusses zu exhibitionistischen Akten. Auch nach Beendigung der Arbeit, vor der Rückkehr nach Hause, trinkt er sich häufig Mut an und exhibiert unterwegs. – Bei der körperlichen Untersuchung finden sich Hinweise für eine Hirnschädigung nach einem schweren Kopfunfall. Er ist außerdem nach einer Orchitis (Hodenentzündung) im Kindesalter infertil.

Es wird versucht, die Ehefrau in die therapeutischen Gespräche einzubeziehen. Sie lehnt jede Mitwirkung ab, betont nur seine Schuld und Verantwortung, ist unfähig, ihre eigene Möglichkeit der Hilfe für ihren Mann einzusehen. Sie droht mit Scheidung – und es kommt nach wenigen Wochen erneut zu Rückfällen unter Alkoholgenuß.

Was die *Persönlichkeit* betrifft, handelt es sich meist um gehemmte und schüchterne, in ihrem sonstigen sozialen Verhalten eher scheue und unauffällige Männer, meist jüngeren und mittleren Alters, die nicht nur in ihrem alltäglichen Verhalten, sondern auch im Intimbereich eher schamhaft als schamlos sind, so daß die exhibitionistische Handlung oft wie ein Durchbruch erscheint. Die Altersgruppe über

40 Jahre ist deutlich seltener vertreten. Für jüngere Männer, die in ihrer sexuellen Entwicklung retardiert und mit Selbstwertproblemen beschäftigt sind, die sich gerade in ihrer Männlichkeit anderen unterlegen fühlen, kann im exhibitionistischen Verhalten ein männliches Machtgefühl erlebbar sein, das sie in ihren realen Beziehungen mit Frauen vermissen. Bei ihnen kann das Exhibieren auch als Ausdruck einer krisenhaften Lebensphase eine Zeitlang vorkommen, ohne daß es später Rückfälle gibt. Schorsch (1980) beschreibt als typische Gruppe: Männer mittleren Alters, die weder psychisch noch sozial besonders auffällig sind, die im Gegenteil eine geradezu auffällige Unscheinbarkeit der Lebensführung in einem ereignisarmen, eng überschaubaren Alltag haben. Hier kann der exhibitionistische Akt als momentane eruptive Rebellion gegen die sonstige Gleichförmigkeit und das formale Eingeschnürtsein interpretiert werden.

Voyeurismus

Beim Voyeurismus liegt die sexuelle Befriedigung im heimlichen Beobachten von unbekleideten Frauen oder in der Beobachtung von Paaren beim Geschlechtsverkehr. Dabei ist das lustvolle Betrachten an die Einseitigkeit und Heimlichkeit gebunden. Der Voyeur sucht eine Situation, in der er seinerseits nicht gesehen werden kann, obwohl die Angstlust vor dem Entdecktwerden als zusätzlich stimulierend erlebt werden kann. Ohne diese wäre nicht verstehbar, warum ein Voyeur durch die vielfältigen Möglichkeiten offenen Betrachtens nicht befriedigt wird. Für ihn ist essentiell, daß er nicht persönlicher Teilnehmer einer sozialen Szene wird, sondern im Bewußtsein ist, selbst nicht gesehen zu werden, unberührbar zu sein, also an einem sexuellen Geschehen teilzunehmen, ohne selbst involviert zu sein. Der Aspekt von Macht und Kontrolle über die Situation ist hier vielleicht nicht so offensichtlich wie beim Exhibitionismus; er liegt darin, daß der Voyeur die Intimitätsgrenze anderer verletzt, ohne daß diese darauf Einfluß haben. Es gibt verschiedene Formen des voyeuristischen Verhaltens; es geht vom gezielten Aufsuchen bestimmter Orte in Parks oder Wäldern, wo sich Paare aufhalten, über das ungesehene Beobachten wartender Frauen an Bahn- oder Bushaltestellen, um dabei zu masturbieren, bis hin zum riskanten Klettern auf Schlafzimmerbalkone und schließlich zum Eindringen in Wohnungen. Ein von uns untersuchter 17jähriger Jugendlicher war festgenommen worden, als er wiederholt in das Zimmer eines schlafenden Mädchens eingebrochen war, um diese stundenlang beim Schlafen zu betrachten, ohne sie zu berühren, angeblich auch, ohne zu masturbieren. In diesem Fall ist das sadistisch kontrollierende Moment des unbeobachteten „unverschämten" Sehens deutlich, das dem Patienten unbewußt war: das schlafende Mädchen ist seinem „penetrierenden" Blick ausgeliefert, ohne den

Voyeur selbst zu sehen oder mit ihm in Beziehung treten zu können. In der Psychodynamik einer solchen Inszenierung kann in verdünnter Form auch ein Vergewaltigungsäquivalent gesehen werden. Daß ein Voyeur jedoch offen aggressiv wird und seine Anonymität aufgibt, kommt sehr selten vor, meistens erst dann, wenn die voyeuristische Situation gestört und er entdeckt wird. Nicht selten ist die Kombination zwischen voyeuristischem und exhibitionistischem Verhalten.

Aus psychoanalytischer Sicht wird angenommen, die mit dem weiblichen Genitale verbundene Kastrationsangst sei durch regressive Aktivierung der exhibitionistischen und voyeuristischen Partialtriebe mit entsprechenden Phantasien und Praktiken abgewehrt.

Auch bei den Voyeuren handelt es sich meist um schüchterne und gehemmte Menschen, die sich auf dieser distanzierten Stufe Frauen annähern, da sie unfähig sind, sich auf den weiblichen Partner offen zuzubewegen und ihn zu erobern. Verdeckte sadistische Tendenzen sind gegenüber dem zugleich bewunderten und herabgesetzten Objekt und Opfer abgewehrt: In einer Falldarstellung von Boss (1947) sagt der Voyeur-Exhibitionist: „Ganz in der Nähe sind mir die Frauen nie geheuer."

Sadismus und Masochismus

Der Sadomasochismus als sexuelle Perversion ist die Sexualisierung eines Herrschafts-Unterwerfungs-Verhältnisses, innerhalb dessen destruktive Handlungen, meist in ritualisierter Form, zur sexuellen Erregung eingesetzt werden. Im Gegensatz zu anderen Perversionen ist der Sadomasochismus also eine Beziehungsperversion komplementärer Natur, deshalb auch der zusammenfassende Begriff Sadomasochismus als Charakterisierung einer Beziehung zwischen Sadisten und Masochisten, in der ein Tausch der Rollen gelegentlich vorkommt. Daneben gibt es den sexuellen Sadismus oder Masochismus aber auch als Verhalten oder Motivation, ohne daß ein Komplementärpartner zur Verfügung stünde.

Die Inszenierung des Dominanz-Submissivitäts-Verhältnisses umfaßt ein breites Spektrum, kann heterosexuell, homosexuell, pädophil, auch sodomitisch orientiert sein. Es kann in der Phantasie bleiben und bei der Masturbation aktualisiert werden, unterstützt durch entsprechendes pornographisches Material, oder auch den äußerlich „normalen" Koitus begleiten. Manifesten Sadomasochismus gibt es in abgegrenzten stabilen Partnerschaften, meist wird er jedoch in einer abgegrenzten Subkultur gelebt. Über die sadomasochistische Subkultur ist relativ wenig bekannt, da sie Außenstehenden, die nicht selbst teilnehmen, keinen Zugang läßt. Die Untersuchung von Spengler (1979) war die erste, in der der soziologischen Besonderheit dieser Gruppe nachgegangen wird. Die Beziehungsarrangements, die häufig durch offene oder kodierte Kontaktannoncen zustande kommen, laufen auf die Inszenierung von ritualisierten Situationen hinaus, in denen das Dominanz-Unterwerfungs-Thema in vielfältigen Varianten durchgespielt wird; Lehrer–Schüler, Domina–Sklave, Folterer–Gefangene, Vergewaltiger–Opfer, auch imaginäre „Hinrichtungen" kommen vor. Schlagen, Auspeitschen, verbale Erniedrigungen und Fesseln sind bevorzugte Verhaltensweisen. Dabei spielt ein reiches Inventar an Instrumenten und fetischisierten Utensilien eine Rolle, z. B. Leder, Ketten, Stöcke, Peitschen, Nadeln, Hoden- und Brustwarzenklammern oder speziell eingerichtete „Folterkammern". Die Vielfalt der Requisiten variiert immer dasselbe Grundthema, innerhalb dessen es noch besondere Präferenzen gibt wie das Auspeitschen (Flagellantismus), Ankoten oder Urinieren, das Auflecken von Menstruationsblut usw.

Allen sadomasochistischen Varianten gemeinsam ist, daß nicht zügellose Aggression oder Gewalt ausagiert wird, deren Folgen riskant und übersehbar sind, sondern daß im Gegenteil gerade die kontrollierte Beherrschtheit des sadomasochistischen Aktes essentiell ist. Beherrschung ist also nicht nur psychologisches Merkmal der sexuellen Beziehung, sondern sie gehört auch zur „Ästhetik" der sadomasochistischen Handlung selbst: Ein Sadist vergißt sich nicht, sondern hat gerade ein hohes Maß an Disziplin, mit dem er seinen Sadismus zelebriert. Nur in der Gewißheit dieser Disziplin läßt sich ein Masochist auf die Unterwerfung ein.

Prostitution spielt in der sadomasochistischen Szene eine weit größere Rolle als bei anderen Perversionen. Dies ist u. a. durch die ungleiche Geschlechterverteilung bedingt: Zwar sind Männer und Frauen in der masochistischen Rolle zu finden, die sadistische Präferenz scheint jedoch bei Frauen relativ selten zu sein. Bei den als „Domina" auftretenden Frauen handelt es sich nur selten um echten Sadismus, sondern häufiger um eine besondere Servicevariante im Rahmen der Prostitution.

Entgegen der populären Meinung sind Teilnehmer der sadomasochistischen Szene im sozialen oder beruflichen Alltag nicht aggressiver oder unterwürfiger als andere Menschen. Die sadomasochistische Subkultur stiftet also keine Aggressivität, die außerhalb dieses Rahmens stattfände. Sie bietet einen ritualisierten, aber reich ausgestatteten Phantasie-, Sprach- und Handlungsbereich, der sexuellen Gewalttätern, vergewaltigenden Männern oder Nekrophilen gerade völlig fehlt. Es läßt sich gerade als Charakteristikum des subkulturell organisierten Sadomasochismus verstehen, daß die Sexualität kontrolliert und beherrscht in ihrem Rahmen bleibt und nicht in den Alltag „ausbricht".

Nach dem psychoanalytischen Verständnis sind sadistische und masochistische Elemente als Partialtriebe vor allem in der analen

Phase und in der integrierten und reifen genitalen Sexualität enthalten. Diesem Verständnis zufolge liegt der Gegensatz von Aktivität und Passivität, wie er die männliche und weibliche Sexualität auszeichnen soll, den sadistischen und masochistischen Erlebnisqualitäten nahe. Der Sadismus als sexuelle Perversion entspricht einer Verselbständigung und Teilfixierung einer aggressiven Komponente der Libidoentwicklung. Für Freud wurde der Masochismus als primäres Triebziel einer der Gründe für die Annahme eines Todestriebs, der Punkt, an dem sich u. a. Reich (1932) von ihm abgrenzte. Reich betrachtete jeden Masochismus als abgeleitet, sekundär der Sexualunterdrückung folgend.

Pädophilie

Der Begriff Paedophila erotica stammt von Krafft-Ebing (1886). Als Pädophilie bezeichnet man die sexuelle Neigung zu Kindern und die sexuelle Betätigung mit ihnen. Der Begriff täuscht eine einheitliche Gruppe vor und ist oft verbunden mit der Vorstellung einer nicht nur anstößigen, sondern infamen und das Kind schädigenden Handlung. Gerade gegenüber dieser Variante des Sexualverhaltens bestehen besonders heftige negative Bewertungen. Während gegenüber vielen sexuellen Varianten eine tolerante und gelassene Einstellung festzustellen ist, steht der Mann, der sich an einem Kind vergeht, im gesellschaftlichen Werturteil am tiefsten: Der Pädophile wird mit dem Sittlichkeitsverbrecher schlechthin gleichgesetzt und steht in der Diskriminierung weit unter dem Homosexuellen oder dem Exhibitionisten. Eine Gegenbewegung zur allgemeinen Abwertung sind organisierte Pädophilen-Interessengruppen, die unter der Überschrift, für die freie Kindersexualität einzutreten, die Pädophilie ins Positive wenden wollen.

Mehr noch als bei anderen sexuellen Perversionen muß hier darauf hingewiesen werden, wie sehr es von der gesellschaftlichen Definition abhängig ist, was als pädophil gilt. Geht man davon aus, daß der Tatbestand der Pädophilie durch das jeweilige Schutzalter des Landes hervorgerufen wird, das in der Schweiz bei 16 Jahren, in Frankreich bei 15 Jahren, in der Bundesrepublik und Österreich bei 14 Jahren liegt, so wird deutlich, daß hier eine willkürliche Grenze vorliegt, die den juristischen Tatbestand der Unzucht mit Kindern definiert und fixiert. Die Neigung eines 13- oder 14jährigen Mädchens, das sexuell und emotional voll entwickelt ist, auf einen jungen oder älteren Mann gerichtet, kann alle Kennzeichen einer emotional getragenen Liebesbeziehung haben. Vieles spricht dafür, daß diese Liebesbeziehungen im Übergangsalter die zahlenmäßig größte Gruppe von „Pädophilen"-Beziehungen ausmacht.

Die Einstellung zur Pädophilie und ihre juristische Kodifizierung lassen sich nur im Zusammenhang mit der Einstellung zur kindlichen Sexualität sehen, die sicher eines der stärksten sexuellen Tabus ist. Auffälligerweise geht die relativ spät angesetzte Erwachsenenschwelle der Sexualität oder, andersherum gedacht, die Ausdehnung sexueller Neutralität des Kindes bis nach der Pubertät historisch einher mit einer besonderen Emotionalisierung der Erziehung und der Beziehung zu Kindern überhaupt, wie sie frühere Jahrhunderte nicht gekannt haben. Vielleicht muß die Desexualisierung der Erwachsenen-Kind-Beziehung historisch auch als Reaktion auf diese Emotionalisierung verstanden werden (vgl. dazu Schmidt 1988). Diese Beziehung ist beidseitig. So schützt das Tabu der kindlichen Sexualität nicht nur das Kind vor der Sexualität des Erwachsenen, sondern auch den Erwachsenen bei der Wahrung der dünnen Grenze zwischen liebkosender körperlicher Zuwendung und sexueller Verführung. Diese Grenze liegt nicht zwischen genitaler und nichtgenitaler Berührung, also nicht im Verhalten, sondern in der Art der Beziehung, die zwischen Erwachsenem und Kind hergestellt wird. Die spielerische genitale Neugierde des Kindes in der Badewanne mit seinem Vater oder seiner Mutter ist anders zu bewerten als das einseitige Interesse des Erwachsenen an der sexuellen Reaktion des Kindes, welches vom Kind selbst als inadäquat erlebt wird. Das verleugnende Verkennen der Asymmetrie in einer solchen Beziehung ist fast regelmäßig bei Pädophilen festzustellen, oft verbunden mit der Idee, das Kind sei seinerseits an der Sexualität interessiert oder es sei für das Kind pädagogisch erbaulich, ins Sexuelle eingewiesen zu werden. Solche Motivbegründungen eines pädagogischen Eros, der die Ungleichheit der Partner illusionär verkennt, auch wenn sie subjektiv „gut gemeint" sind, sind der eine Pol eines Spektrums, dem auf der anderen Seite die offene Gewalt gegen das körperlich unterlegene Kind gegenübersteht.

Deshalb lassen sich Gruppen von pädophil Handelnden unterscheiden, wobei nicht nur psychologische Motive im engeren Sinne, sondern auch soziale Merkmale bedeutsam sind.

Eine Gruppe sind sozial unterprivilegierte Männer, die in ihrer sexuellen Partnerwahl wie in ihrer Beziehungsfähigkeit wenig differenziert sind und die sich auch kindliche und jugendliche Sexualpartner nehmen. Sie haben wenig Einfühlung in die Opfer, sind in ihrer sexuellen Gestimmtheit so eingeschlossen, daß sie den Altersunterschied als Grenze kaum wahrnehmen und subjektiv nicht in Konflikt geraten. Diese mangelnde Wahrnehmung der Altersdifferenz und des Niveaus des sexuellen Interesses beim Sexualpartner spielt auch bei manchen Fällen von Vater-Tochter-Inzest eine entscheidende Rolle. Die fehlende oder gering ausgeprägte personale Beziehungsfähigkeit führt zu einer Beliebigkeit in der Partnerwahl, die dann auch Kinder nicht ausschließt. Die wenig triebkontrollierten Täter haben oft auch in ihrer beruflichen und sonstigen Lebensführung Schwierigkeiten, meist geringe Schulbildung und wenig intellektuelle Möglichkeiten.

Mehr psychologisch charakterisiert ist die Gruppe von jugendlichen Pädophilen, die minderbegabt, kontaktgestört und retardiert sind, deshalb mit erwachsenen Partnern Schwierigkeiten haben. Sie greifen auf die vertrauten, leichter zugänglichen kindlichen und jugendlichen Opfer zurück, die sie oft mit kleinen Geschenken an sich binden. Nicht selten kommt es auch zur Gewaltanwendung. In der Vorgeschichte finden sich schwere Belastungen durch ungünstige familiäre Verhältnisse, zerrüttete Ehen, Trennung der Eltern, gewalttätige Väter oder kalte Mütter, Heimaufenthalte. Bei einem Teil dieser jugendlichen Pädophilen sind Hirnschädigungen zu beobachten.

Eine dritte Gruppe ist in ihrer Entwicklung eher durch eine auffällige Unauffälligkeit und Normalität beschreibbar. Die Männer sind wenig „triebhaft“ und sexuell gestimmt, oft kindlich und naiv anmutend. Die sexuellen Kontakte können die einzige Befriedigungsmöglichkeit in einer sozialen Isolierung sein, können aber auch episodisch oder regelmäßig bei Verheirateten vorkommen, die in ihrer Ehe sexuell unbefriedigt oder inaktiv sind. Von einigen Autoren wird für diese Gruppe eine steigende Frequenz pädophiler Handlungen mit süchtigen Entwicklungstendenzen beschrieben (Schorsch 1971), andere konnten das nicht bestätigen (Wyss 1967).

Ein 36jähriger Ingenieur, ein kleiner, zierlich gebauter Mann, kommt nach dringlicher Anmeldung durch seinen Vater, einen Industriellen, und beginnt hektisch zu reden, ist in einem überstürzenden beschwörenden Redefluß kaum zu unterbrechen. Dabei wirkt er in seiner Darstellung sehr naiv, optimistisch und nicht tiefer erschüttert oder verunsichert.

Er habe sexuelle Probleme, habe jetzt zum zweitenmal ein Mädchen zwischen 12 und 14 Jahren sexuell berührt, sie mit den Fingern exploriert und penetriert und sich von ihr an seinem Glied berühren lassen. Es sei ein Mädchen aus der Nachbarschaft, die er schon gekannt habe, seine Frau und er seien mit den Eltern gut bekannt, fast befreundet. Seine Frau sei gerade mit den eigenen Kindern im Urlaub gewesen. Das gleiche sei vor 5 Jahren schon einmal passiert, damals habe er ein Verfahren gehabt.

Eigentlich sähen die Mädchen älter aus als 12 oder 14 Jahre, eher wie zwischen 16 und 18. Sie seien auch selbst zumindest neugierig gewesen, er habe sie vielleicht geistig verführt, ganz seien sie nicht dagegen gewesen.

Die Beziehungen mit seiner Frau seien gut, auch sexuell befriedigend. Er habe allerdings schon häufiger Beziehungen mit anderen Frauen gehabt, aber nur, wenn die Gelegenheit zufällig kam, nie geplant. Er habe seine Frau und die Kinder gerne. Bei den Mädchen habe ihn das Genitale interessiert, das in Entwicklung war, die beginnende Behaarung. Er habe gehandelt, als sei er selbst in dem Alter der Kinder, erlebe sich selbst in den anderen, habe das vielleicht in dem Alter damals versäumt. Es sei für ihn sehr reizvoll dabei, daß er der erste Mann sei, der die Mädchen anfasse.

Aus der Lebensgeschichte: Er ist der älteste von drei Geschwistern. Sein Vater ist ein beruflich und gesellschaftlich aktiver, die Familie dominierender

Mann, der im Vereinsleben aufgeht. Die Mutter, 4 Jahre jünger, aus sehr einfachen Verhältnissen, sehr warmherzig, aber wie ein Kind. Er selbst wurde von der Großmutter erzogen, die eine Art „Affenliebe" für ihn gehabt habe und ihn gegenüber den jüngeren Schwestern herausgestellt und vorgezogen habe. Mit 13 Jahren schon habe er mit Mädchen in der Badewanne gespielt, dann in einem Internat darunter gelitten, daß er keine Beziehungen zu Mädchen haben konnte. Damals habe er sich isoliert gefühlt; mit 16/17 Jahren habe er dann die ersten sexuellen Beziehungen mit Frauen gehabt. Seine Frau habe er mit 19 Jahren kennengelernt und mit 24 Jahren geheiratet. Es sei wichtig für ihn gewesen, daß er bei dieser Frau der erste gewesen sei. Seine Frau stamme aus wirtschaftlich einfachen Verhältnissen, „sie hat sich ganz auf mich eingestellt."

Seine Frau, 34 Jahre, ist eine auffällig kindliche, schlanke Person. Der Mann berichtet, daß sie noch heute bei Sportveranstaltungen als Jugendliche durch die Sperre gelassen werde. Sie spricht einerseits sachlich, aber auch etwas herablassend von ihrem Mann, wie von einem Kind, das nicht in der Lage ist, die Schwierigkeiten und Gefahren zu sehen und für das sie sorgen muß. Er habe es gerne, wenn alles sich nur um ihn drehe. Probleme von anderen Menschen möge er nicht. Der Schwiegervater sei übrigens genauso egozentrisch, dabei aber beliebt, da er alles für andere tun könne, wenn auch immer nur im Bezug zu sich selbst. Ihr Mann sei im Beruflichen tüchtig, allerdings nur wissenschaftlich interessiert, Routine- und Verwaltungsaufgaben lasse er einfach liegen. Er könne allgemein gut mit Kindern umgehen, sei da ganz rührend und spontan, als sei er selbst noch so alt.

In psychoanalytischer Sicht sind diese Handlungen einmal als eine Befriedigung identifikatorischer Art auf narzißtischer Stufe mit dem Kind zu interpretieren. Es geht um Berührungen und Zärtlichkeiten, wie er sie von seiner Großmutter in exzessiver Weise erfahren hatte. Von Bedeutung sind aber auch die als Abwehr von Kastrationsängsten zu interpretierende phallische Demonstration des unversehrten Genitales und die kompensatorische Befriedigung, hier der Erste, Größere und Stärkere zu sein. Für die Genese ist die Verwöhnung durch die Großmutter wichtig, er vermochte stets, Großmutter und Mutter gegeneinander auszuspielen und so auf jeden Fall Grenzen zu vermeiden und zu Befriedigungen zu kommen. Er scheint nicht in der Lage, seine eigenen Impulse zu steuern, ist ihnen ausgeliefert, wobei narzißtischerweise das Anderssein der Kinder und deren Gestimmtheit und Einstellung nicht wahrgenommen werden.

Es wird versucht, den Patienten für eine aufdeckende analytische Behandlung bei einem niedergelassenen Therapeuten zu gewinnen. Er kommt noch einige Male zum Untersucher, nimmt jedoch das Behandlungsangebot dort nicht an. Wie er berichtet, hat er gemeinsam mit seiner Frau jetzt eine religiöse Erweckungsbewegung kennengelernt, hat seine Frau überzeugt und ist mit ihr in diese Sekte eingetreten. Er ist überzeugt, dadurch die Kraft zu bekommen, ein normaler Mensch zu werden: „Gott will es!"

Gemeinsam ist den hetero- oder homosexuellen pädophilen Männern die Fixierung auf das kindliche, noch nicht zu voller Reife entwickelte Genitale. Das Knospende des Gliedes, die nicht oder kaum behaarte Vulva werden als anziehend erlebt. Offensichtlich sind es dabei eigene Wünsche der Identifikation mit dem ersten wachsenden genitalen

Leben der Kinder, die eigene Erlebniswelt der Kinder dabei verkennend.

Oft ist die Pädophilie in eine pädagogische oder „väterliche" Beziehung eingebettet. Man findet unter Pädophilen gehäuft pädagogische Berufe wie Lehrer, Jugendgruppenführer, Musikpädagogen usw. Die Beziehung ist dann nicht anonym, sondern der Erwachsene und das Kind kennen sich oft längere Zeit, sind zum Teil auch über die Eltern miteinander verbunden. Das wesentliche Kennzeichen der pädophilen Beziehung, nämlich die inadäquate und nicht gleichgesinnte primäre Einstellung, findet sich zumindest am Anfang, auch wenn im Laufe einer solchen, oft längere Zeit geführten Beziehung dann auch passives Entgegenkommen, schließlich eigenes Interesse entstehen kann. Die beschriebenen Männer sind in ihren Berufen selbst oft wenig fest verankert. Oft wirken sie bis zur Karikatur mit ihrer eigenen pädagogischen Rolle überidentifiziert, und es ist schwer zu sagen, was hier Rationalisierung der sexuellen Neigung und was Sexualisierung einer pädagogischen Grundeinstellung ist. Ebenso ist aber auch zu fragen, ob in bestimmten Berufen, die sich bevorzugt mit Kindern und Jugendlichen beschäftigen, nicht die pädophile Handlung eine sexualisierte Rollenentgleisung darstellt, die gerade in diesen Berufen bei überidentifizierten Persönlichkeiten zu finden ist. Ein besonders engagierter Lehrer und ein enthusiastischer, begeisterungsfähiger Jugendlicher, die hier zusammenkommen können, ergänzen sich.

Homosexuelle Pädophilie

Die Altersgrenze von 18 Jahren bei der Strafbarkeit homosexueller Handlungen mit Jugendlichen schafft hier eine Grenze, die aus psychologisch nicht begründbaren und lediglich aus einer antihomosexuellen Einstellung heraus erklärbaren Gründen höher als bei Heterosexuellen angesetzt ist. So muß das, was de jure unter die Strafbarkeit fällt, im Regelfall als normale Entwicklung einer homosexuellen Disposition angesehen werden, die in einigen Fällen einen im engeren Sinne pädophilen Akzent haben kann. Nicht wenige sich später homosexuell entwickelnde Männer, die mit 14 oder 15 Jahren geschlechtsreif werden, haben zu diesem Zeitpunkt eine starke sexuelle Neigung zu älteren Männern, und alle Erfahrungen sprechen dafür, daß diese Altersgruppe der auf 14- bis 17jährige eingestellten Homosexuellen, die Hirschfeld (1953) die Ephebophilen nannte, sich von den allein juristisch definierten „Pädophilen", aber auch den anderen Homosexuellen kaum unterscheidet. Dieser relativ hohen Altersgrenze liegt die Alltagstheorie zugrunde, daß Jugendliche zur Homosexualität durch ältere Homosexuelle verführt werden könnten. Diese Theorie läßt sich nicht belegen, die Wurzeln der homosexuellen Neigung liegen biographisch viel früher. Auch das ist einer von vielen

Gründen, die dafür sprechen, den § 175 StGB, der diese Altersgrenze definiert, ersatzlos zu streichen.

Exkurs:
Die pädophilen Partner und die pädophilen Opfer

Der weiten Altersstreuung der bei pädophilen Handlungen beteiligten Kinder und Jugendlichen entsprechend muß die Opferperspektive differenziert beurteilt werden. Es ist ein großer Unterschied, ob ein 5- oder 14jähriges Mädchen betroffen ist.

Erstaunlich hoch ist die Zahl der Jugendlichen, die selbst aktiv sind. Nach den Untersuchungen von Schönfelder (1965) verhielten sich 31% der Mädchen aktiv, 46% nicht, 26% indifferent und ohne eindeutige Reaktion. Bei Jungen ist das Verhältnis ähnlich. Gegenüber pädophilen Männern im höheren Lebensalter ist offenbar noch ein größeres Entgegenkommen vorhanden, es haben sich 47% einem eindeutig aktiven Kind gegenüber befunden. Das hat zur provokativen Frage geführt, wie man diese alten Männer vor sexuellen Angriffen von Jugendlichen und auch vor sich selbst dabei schützen kann. In der Untersuchung von Gebhard u. Mitarb. (1965) fand sich bei sexuell nicht aggressiven Kontakten mit Kindern nach den schriftlichen Berichten in 16% ein ermutigendes Verhalten der Kinder, in 8% ein passives und in 75% ein widerstrebendes Verhalten. Bei dem Viertel der Fälle, die keinen Widerstand der Kinder beschreiben, ist sicher nicht nur eine Schutzbehauptung im Spiele, sondern möglicherweise auch, daß die Männer in ihrer sexuellen Stimmung die Einstellung der Kinder verkennen oder überhaupt nicht klar wahrnehmen.

Sandfort (1986) hat in seiner Untersuchung in den Niederlanden pädophile Homosexuelle und deren 11- bis 16jährige Partner befragt. In diesen teilweise längerdauernden Beziehungen war die Initiative zwar meist vom Älteren ausgegangen, der sexuelle Kontakt dann aber wechselweise von beiden gesucht worden. Die Sexualität in diesen Beziehungen wird von den Jüngeren meist durchweg als positiv beschrieben, negative Erlebnisse waren die Ausnahme. Auch wenn offenbleiben muß, wieweit diese Stichprobe nicht von vornherein zugunsten solcher pädophiler Paare selegiert ist, die ihre Beziehung als positiv bewerten, und auch wenn über Langzeitauswirkungen nichts bekannt ist, wirft diese Studie die Frage auf, wieviele Beziehungen es gibt, in denen pädophile Sexualität positiv erlebt wird. Zum psychologischen Verständnis der Pädophilie hilft dieses Ergebnis allein allerdings nicht weiter, vor allem, weil meist nicht beschrieben wird, was der familiäre Hintergrund des jüngeren Partners war und welche Motivation sie seinem älteren Partner bringt. Daß die Jugendlichen den sexuellen Kontakt meist mit den Prädikaten „nett, froh, frei, sicher, zufrieden" charakterisieren, wird von Sandfort als Beleg des Wertes einer pädagogischen Beziehung für die Jüngeren gesehen und dafür, daß die Sexualität in eine menschliche Beziehung eingebunden sei. Es ist aber psychologisch durchaus denkbar und sogar naheliegend, daß die Jugendlichen aus emotionalen unbefriedigenden oder konflikthaften Familienkonstellationen kommen und sich in der pädophilen Beziehung die Wärme und Zuwendung holen, die ihnen zu Hause fehlt. Das Eingehen einer sexuellen Beziehung mit einem älteren Pädophilen ist von dem Jugendlichen dann psychologisch gesehen keineswegs frei gewählt, kann aber ein gelungener Umgang mit seiner eigenen emotionalen Bedürftigkeit sein. Ob der pädophile Partner des Kindes dessen emotionale Notlage sexuell ausbeutet oder ob er sie in einer Weise gestaltet, die für das Kind auch positive Auswirkungen hat, ist nicht generell, sondern nur im Einzelfall zu entscheiden.

Fetischismus

Der Ausdruck Fetischismus stammt von Binet (1887), wobei mit dem Begriff Fetisch ein von manchen Völkern benutzter Kultgegenstand gemeint ist, meist eine Abbildung von Menschen oder Tieren, mit denen sich ein göttlicher Zauber verbindet.

Beim Fetischismus ist die sexuelle Erregbarkeit an bestimmte Gegenstände oder Körperteile geknüpft, die den Sexualpartner erst attraktiv machen oder ihn ganz ersetzen. Wie bei anderen Perversionen auch, gibt es hier ein breites Übergangsfeld von der „normalen" erotischen Stimulation durch z. B. bestimmte Kleidungsstücke oder Haare des Liebesobjekts bis hin zur ausgefalteten spezialisierten fetischistischen Perversion, wo sexuelle Erregung überhaupt nur durch den Fetisch erreichbar ist.

Fetischisten benutzen vor allem Wäscheteile, Kleidungsstücke oder Unterwäsche der Frau, wobei deutlich ist, daß der Fetisch nicht selten mit den sinnlichen Qualitäten der weiblichen Haut oder des Genitales verbunden wird: Seide, Pelz, Leder, Schuhe. Die Verschiebung kann aber noch weiter gehen, es können z. B. bei homosexuellen Fetischisten Körperteile wie der Schnurrbart, der Fuß als Fetisch erscheinen.

Unterschiedlich ist der Grad, in dem der Fetisch in die partnerschaftliche Sexualität integriert ist. Dies kann bei einer fetischistischen Besetzung von Körperteilen (Busen, Gesäß, Fuß, Haare) so weitgehend sein, daß der Fetischcharakter kaum auffällt. Er kann zur sexuellen Stimulation des Partners bewußt eingesetzt oder toleriert werden, wenn der Geschlechtsverkehr in bestimmter Kleidung (z. B. Strapse, Unterwäsche, Strümpfe, Stiefel), aus bestimmtem Material (Samt,

Leder, Seide) präferiert wird oder ausschließlich möglich ist. Schließlich kann der Fetisch ganz losgelöst von der partnerschaftlichen Sexualität und seinerseits ein Partneräquivalent sein, z. B. wenn in einen Schuh oder ein Stück Unterwäsche masturbiert wird. Prinzipiell ist die Vielfalt von Gegenständen oder Material, das zum Fetisch werden kann, unbegrenzt. Auch der Transvestitismus ist als eine spezielle Form des Fetischismus zu sehen, in der das Tragen der Kleidung des anderen Geschlechts zur sexuellen Erregung führt. Das unterscheidet ihn vom Transsexualismus (s. Kapitel Transsexualismus), bei dem die sexuelle Erregung durch die Kleidung keine Rolle spielt, auch wenn es Einzelfälle im Übergangsbereich gibt.

Zum Verständnis ist zu betonen, daß in einer Liebesbeziehung ein Kleidungsstück oder ein intimer Gegenstand zum Inbegriff der geliebten Person oder auch zum Repräsentanten eines vorübergehend Abwesenden werden kann. Der Fetisch dagegen ist erschaffen auf der Flucht vor der anderen Persönlichkeit und vor dem fremden Geschlecht. Im psychoanalytischen Verständnis steht der Fetisch an der Stelle des traumatisch erlebten Anblickes des weiblichen penislosen Genitales (Fenichel 1931). In einer Ich-Spaltung werde ein Stück Realität abgewehrt, eine Wahrnehmung verleugnet und gleichzeitig durch eine Teilanerkennung ergänzt. In manchen Fällen läßt sich biographisch eine Urszene der Fixierung an einen fetischistischen Gegenstand eruieren, z. B. an die Gummiunterlage des Kinderbettes, die dann den Stellenwert eines Übergangsobjektes (Winnicott 1969) haben kann. In der psychoanalytischen Behandlung sollen mit dem weiblichen Genitale verbundene Kastrationsängste und Urphantasien um die phallische Frau und Mutter auftauchen.

Über die Häufigkeit des Fetischismus läßt sich schwer etwas Sicheres sagen. Es wurde ihm jedenfalls im vorigen Jahrhundert von psychiatrischer und psychologischer Seite mehr Aufmerksamkeit geschenkt als in der jüngeren Vergangenheit. Es ist denkbar, daß, während der weibliche Körper früher unter der Kleidung mehr versteckt wurde, heute eine solche Verschiebung weniger notwendig ist. In der zunehmenden Toleranz gegenüber Sexspielen bei Kindern und der oft selbstverständlichen Nacktheit zwischen Eltern und Kindern ist für den Jugendlichen die Entdeckung des weiblichen Genitales nicht mehr so aufregend und nötigt nicht zu einem so großen Phantasieaufwand.

Forensisch ist der Fetischismus ohne große Bedeutung. Gelegentlich werden Fetischisten durch Diebstähle von weiblichen Kleidungsstücken auffällig. Bei manchen Kleptomanen finden sich auch fetischistisch-sexuelle Motive beim Diebstahl. So wie manche Kleptomanen bei einem Diebstahl eine sexuelle Erregung und Befriedigung erleben, können Fetischisten schon beim Wegnehmen der begehrten Kleidungsstücke zu einer sexuellen Befriedigung kommen.

Sodomie

Mit Sodomie wird der sexuelle Verkehr zwischen einem Menschen und einem Tier bezeichnet, wobei sich der Begriff auf die im Alten Testament genannte sittenverderbte Stadt Sodom bezieht. Das Thema der sexuellen Verbindung mit Tieren fand in der Mythologie Bearbeitung, wobei meist Männer in Tiergestalt mit Frauen Umgang hatten, etwa Zeus als Schwan mit Leda, als Stier mit Europa.

Solche sexuellen Tierkontakte sind das klassische Beispiel einer passageren situationsmotivierten sexuellen Handlung. Es handelt sich um eine meist durch Triebnot und Isolierung von außen auferlegte vorübergehende Praktik, wie man sie bei einer Bevölkerung in abgelegenen Gebieten oder auch im Krieg bei Soldaten noch am ehesten finden kann. Oft handelt es sich um intellektuell minderbegabte und stark gehemmte Männer in ländlichen Gegenden, die Schwierigkeiten haben, sexuellen Kontakt mit Frauen zu finden. Objekte dieser vorübergehenden sexuellen Betätigung sind Kühe, Hühner, Hunde, Katzen, Ziegen. Die Sodomie kommt in den letzten Jahrzehnten immer seltener vor. Das von Kinsey u. Mitarb. (1948, 1953) gefundene kumulative Vorkommen zoophiler Handlungen von 8% bei Männern und 3,6% bei Frauen ist für die Gegenwart, zumindest für Europa und die USA, sicher viel zu hoch angesetzt. In der sadomasochistischen Subkultur spielt die Sodomie eine gewisse, schwer quantifizierbare Rolle.

Aggressive Sexualhandlungen

Im klassischen Sinne rechnen die aggressiven Sexualhandlungen nicht zu den Perversionen, da sie weder hinsichtlich der (aggressiv erzwungenen) Praktik noch hinsichtlich der Partnerwahl von der „reifen“ genitalen Erwachsenensexualität abweichen. Legt man statt des äußeren Verhaltens jedoch das Motiv zugrunde, so läßt sich in vielen aggressiven Sexualhandlungen erkennen, daß sie Gewalttaten sind, in denen es um Unterwerfung auf sexuellem Weg geht, nicht primär um sexuelle Triebbefriedigung im engeren Sinne.

Da bei diesen Taten der Aggressor immer ein Mann ist und das Opfer – von homosexuellen Vergewaltigungen abgesehen – eine Frau oder ein Mädchen, wurde in den letzten Jahren verstärkt diskutiert, ob nicht in der Vergewaltigung oder sexuellen Nötigung die Spitze eines Eisberges zu erkennen ist, in der das *strukturelle* Gewaltverhältnis zwischen Mann und Frau am offensichtlichsten ist. Wir können dieses weitreichende Problem hier nicht adäquat behandeln (s. dazu z. B. Arbeitskreis sexuelle Gewalt beim Komitee für Grundrechte und Demokratie 1987). An der Spitze-des-Eisbergs-These ist jedenfalls soviel zutreffend, daß Gewalt von Männern gegen Frauen weniger gesellschaftlich sanktioniert ist als andere Gewaltverhältnisse, insbesondere dann, wenn sie sich innerhalb von festen Beziehungen abspielt. Daß die Vergewaltigung in der Ehe bislang kein Straftatbestand ist, verdeutlicht diese Tatsache ebenso wie die bei Vergewaltigungsprozessen immer wiederkehrende Frage nach dem Tatanteil des weiblichen Opfers im Sinne von Provokation und Verführung. Freilich kann die These wenig zum Verständnis einzelner aggressiver Sexualhandlungen oder zur Psychodynamik der Täter beitragen.

Die Formen aggressiver Sexualhandlungen zeigen eine breite Skala von verbalen Belästigungen über Frotteurismus, Nötigung, versuchte oder vollzogene Vergewaltigung bis zum Sexualmord.

Eine süddeutsche Stadt wurde jahrelang in Aufregung versetzt, da ein junger Mann in Straßenbahnen und Plätzen Frauen mit der Rasierklinge die Kleider aufschnitt. Er versuchte sein Glied durch den in der Kleidung des weiblichen Fahrgastes entstandenen Schlitz zu stecken, um dabei zur Ejakulation zu kommen. Bei den Handlungen erkannt und von richterlicher Seite zur Psychotherapie überwiesen, war es sehr schwer, ihn überhaupt zu sprachlichen Äußerungen zu bringen, er war unfähig zu assoziieren, ohne Phantasien, blieb blaß und einsilbig im Gespräch. In seiner Familiensituation war bemerkenswert, daß er von früher Kindheit schwerfällig und geistig wenig rege war, schwer belastet wurde aber dadurch, daß die Mutter nach der Geburt eines jüngeren Bruders diesen stets vorzog. Diese Zurücksetzung hat ihn schwer getroffen und gegenüber der Mutter wie auch gegenüber Frauen überhaupt eine starke reaktive Aggression entwickeln lassen. Schon mit 10 Jahren neigte er zu aggressiven Handlungen, brachte Sprengladungen zum Explodieren, zerwarf Straßenlampen und Fensterscheiben mit Steinen, spannte Drähte über die Straße, um Menschen zum Sturz zu bringen. Er neigte zu Diebstählen, einmal entwendete er dabei fünf Bohrer (!). An Mädchen traute er sich nicht heran: „Ich habe nie eine angesprochen.“ Bei der Selbstbefriedigung verschaffte er sich weibliche Unterkleidung und verübte mit 8 Jahren zweimal sexuelle Angriffe auf kleine Mädchen.

Die Psychotherapie, die 1½ Jahre dauerte, war durch die Enge und Begrenztheit des Gesichtskreises und die begrenzte Vorstellungsfähigkeit des Patienten erschwert. Der Patient blieb weiterhin unfähig zu assoziieren, ohne Phantasien, blaß und einsilbig, zeigte große Widerstände. „Es tut mir weh, wenn ich immer an das erinnert werde, wie und was ich angestellt habe.“ Es gelang aber in den ersten Stunden durch Zeichnungen, dann durch Eingehen auf die Träume, später durch Beratung und Hilfe in konkreten aktuellen Schwierigkeiten, so auf dem Arbeitsplatz und in der Familie, Konflikte zu bearbeiten und das Vertrauen des Patienten zu gewinnen. So wurde die Vorstellungswelt des Patienten in der Therapie zugänglich und es gelang, die aggressive Form der Sexualität zu bearbeiten. Bei einer Nachuntersuchung 8 Jahre später war es zu keinem Rückfall gekommen.

Frotteure sind Männer, die sich im Gedränge auf der Straße oder in Verkehrsmitteln an Frauen oder Kinder herandrängen. Sie suchen dabei eine oberflächliche Berührung mit dem Genitale oder Gesäß ihres sexuellen Objekts, drücken sich heran, um zur Erregung oder zum Orgasmus zu kommen. Bei dieser versteckten und schüchternen, nur indirekt gewaltsamen Form der Annäherung bleiben sie doch durchweg anonym. *Saliromane* versuchen, ihr Opfer mit einer Flüssigkeit oder mit Ejakulat zu bespritzen und empfinden die Lust des Besudelns als erregend. Gewöhnlich sind es sehr schüchterne und gehemmte jüngere Männer, die sonst unfähig sind, eine Frau anzusprechen und sich dem üblichen Spiel der Werbung und stufenweisen Annäherung nicht gewachsen fühlen.

Vergewaltigungen

Bei den erwachsenen Vergewaltigern ist vor allem die Altersgruppe zwischen 20 und 25 Jahren vertreten, die spezifische Rückfallhäufigkeit ist relativ gering. Auffällig ist die geringe Einfühlung in den weiblichen Partner, überhaupt in Frauen, die manchmal als schizoide Kontaktstörung, manchmal als offene Frauenfeindlichkeit erscheint. Gelegentlich kommt es zu Vergewaltigungsdelikten in Gruppen oder Banden, die oft rituellen Charakter haben, bei denen dann Mannbarkeitsbeweise eher eine Rolle spielen als die sexuellen Bedürfnisse. Die Täter machen sich dann untereinander Mut, geben sich aggressiver als sie sind und zeigen in der „Gang“ Verhaltensweisen, die sie unter sonstigen Lebensumständen nicht zeigen.

Bei Untersuchungen größerer Gruppen, wie sie Schorsch (1971) vorgenommen hat, zeigte sich bei den Tätern ein besonderes Ausmaß von Selbstunsicherheit, Spätentwicklung, Kontaktstörung, Schamhaftigkeit und Antriebsarmut. Frühkindliche Hirnschädigungen, Veränderungen des Hirnstrombildes wurden je nach Stichprobe bei 10–30% der Untersuchten gefunden. Gewöhnlich spielt Alkohol in der Tatsituation eine große Rolle.

Wenn die häufige Herkunft der Täter aus der Unterschicht erwähnt wird, so gilt dies für die etwa 7000 *angezeigten* Vergewaltigungen pro Jahr, die vermutlich nur einen Bruchteil der tatsächlichen Vergewaltigungen ausmachen. Eine ganz erhebliche Selektion dieser Anzeigen kommt offenbar schon dadurch zustande, daß bei einem großen Teil der Vergewaltigungen sich Täter und Opfer zuvor kannten, zum Teil miteinander verwandt waren. Hier ist die Hemmschwelle für eine Anzeige für das Opfer oft zu hoch, angesichts der sozialen Konsequenzen, die sich für das Opfer ergeben, gerade wenn es in anderer Weise vom Täter abhängig ist oder mit ihm täglich zu tun hat. In diesem Sinne kommentiert Baurmann seine empirischen Ergebnisse: „Zusammengefaßt bedeutet dies also, daß der Täter dem Sexualopfer häufig vorher schon bekannt ist und daß gerade die bekannten und verwandten Sexualtäter besonders gefährlich sind für das Opfer. Die Warnung vor dem fremden Onkel ist wenig sinnvoll;

angebracht wäre eher die Warnung vor dem echten Onkel, dem Vater, dem Freund, dem Partner in der Wohnung, dem Bekannten usw." (1984, S. 14).

Aggressive Sexualhandlungen von Jugendlichen

Sexuelle gewaltsame Handlungen von Jugendlichen machen einen Großteil der Kriminalität dieser Altersstufe aus, vor allem sexuelle Körperverletzungen, versuchte oder vollzogene Vergewaltigung, aber auch gewaltsame pädophile oder exhibitionistische Handlungen. Die Kriminalstatistik zeigt bei den 20jährigen hier einen Gipfel, der zum großen Teil durch die Schwierigkeiten der Altersphase und weniger durch bestimmte Persönlichkeitshaltungen motiviert ist. So ist auch die Rückfallziffer bei diesen Gewalthandlungen relativ gering, die Prognose nicht unbedingt schlecht, so daß man eher von Entwicklungskriminalität sprechen kann.

Die Handlungen selbst sind gelegentlich aus situativen Gegebenheiten motiviert, andererseits charakterisiert durch die Pubertätspsyche mit demonstrativer Selbständigkeit und der Ablehnung von festen Bindungen. Die sexuelle Entwicklung ist durch vertraute persönliche Beziehungen, durch zärtliche Einstimmung oder durch Gewohnheitsbildungen noch wenig strukturiert. So erscheinen die sexuell gewaltsamen Handlungen häufig brutal in der Durchführung und ohne Einfühlung in den Partner. Es fehlt die Vorbereitung des sexuellen Kontaktes durch die Probehandlung des Phantasierens, der Vorstellung, des Gesprächs, der wachsenden Vertrautheit mit dem Partner und mit sich selbst in Situationen sexueller Intimität.

Ein 19jähriger, sehr fettleibiger und zunächst einmal unbeholfen wirkender Mann kommt auf Empfehlung des Jugendamtes einige Wochen vor einer Gerichtsverhandlung wegen einer Vergewaltigung, die 6 Monate zurückliegt.

In dieser Zeit sei er oft abends ziellos mit seinem Auto in einem Vorort herumgefahren. Plötzlich sei es wie ein Zwang über ihn gekommen, wie ein „black-out", und er habe ein Gefühl gehabt, das er vorher überhaupt nicht gekannt habe. Er habe auf der anderen Straßenseite ein 16jähriges Mädchen gesehen und gleich den Gedanken gehabt, sie zu vergewaltigen. Der Gedanke, das Mädchen anzusprechen oder zu verführen, sei ihm nicht gekommen. Es sei für ihn unvorstellbar, daß er auf diese Weise bei einer Frau ankomme. Die Frau habe zunächst geschrien, sich dann aber aus Angst nicht weiter gewehrt. Das sei sein erster Geschlechtsverkehr gewesen. Da er sein Auto am Tatort stehen läßt, findet ihn die Polizei gleich am nächsten Tag.

Der junge Mann berichtet von großen persönlichen Problemen, erröte sehr schnell, habe große Angst, sich Mädchen zu nähern, einen Korb zu bekommen. Er sei auch schon beleidigt worden: Idiot, Fettsack. Er wisse einfach nicht, wie er es mit Mädchen anstellen solle, ohne gehänselt zu werden.

Er ist der dritte von vier Geschwistern. Die Eltern ließen sich scheiden, als er 8 Jahre alt war. Der Vater hatte eine Huntington-Chorea, sei cholerisch gewesen, habe die Mutter geschlagen. Gelegentlich habe die Familie für ein paar Tage ausziehen müssen. Drei Jahre zuvor war der Vater beim Essen erstickt. Der Patient lebt mit dem jüngeren Bruder und der gehbehinderten frühberenteten Mutter zusammen. Zu ihr beschreibt er ein gutes Verhältnis, sie sei sanft und tadele ihn auch wegen Fehler nicht. Sie sei zwar nicht bettlägerig, aber doch stark körperlich beeinträchtigt.

Nach dem Hauptschulabschluß kann er seinen Wunschberuf Elektriker nicht ausüben, fängt zwei, drei andere Lehren an und ist mittlerweile Maurerlehrling.

Die Vergewaltigungstat ist als aggressive Krisenreaktion zu verstehen. Der Patient ist sehr selbstunsicher, fühlt sich insbesondere in seinem männlichen Narzißmus massiv in Frage gestellt. Die Kontaktversuche mit Mädchen hat er als massive Kränkungen erlebt und dafür wenig Kompensationsmöglichkeiten entwickeln können, weder im Beruf noch familiär. Beide Eltern hat er als schwach erlebt, beide sind keine Identifikationsfiguren, auch wenn er stark an die Mutter gebunden ist. Psychodynamisch ist die Vergewaltigung als Kompensations- und Selbststabilisierungsversuch des fragilen männlichen Selbstbewußtseins zu sehen. Der Patient sieht bei sich selbst keine Möglichkeit, mit Mädchen eine Beziehung herzustellen oder sie zu verführen. Subjektiv ist der sexuelle Zugang zu Mädchen nur über Gewalt vorstellbar. Im Grunde fühlt er sich Mädchen unterlegen. So beschäftigt er sich auch nach der Tat nur wenig innerlich mit der Situation des Mädchens, die er nur in der Tat selbst als unterlegen erlebt.

Bei jugendlichen aggressiven Sexualdelinquenten werden durchweg schlechte Beziehungen zu den Vätern, mangelnde Identifikation mit ihnen und auch häufig frustrierende Beziehungen zu den Müttern beobachtet. Häufig ist eine schwache männliche Identifikation und gleichzeitig eine wenig ausgeprägte Einfühlungsfähigkeit in den Partner auffällig. Ergänzt werden diese familiären Bedingungen durch häufige ökonomisch frustrierende Erfahrungen. Zu Gewalthandlungen neigende Jugendliche kommen vorwiegend aus der Unterschicht, aus Familien, wo die berufliche Befriedigung gering ist und der Beruf häufig ein niedriges soziales Prestige hat. Was Moser (1972) zur Jugendkriminalität im allgemeinen bemerkte, gilt auch für aggressive Sexualdelinquenten:

„Ein breites empirisches Forschungsmaterial stützt die These, daß Jugendkriminalität in ihren schweren und dauerhaften Formen in der Unterschicht lokalisiert ist. Die Untersuchungen über die innerfamiliären Ausgangsbedingungen delinquenter Charakterentwicklung haben gezeigt, daß sozialstruktureller Druck auf die Sozialisationsfähigkeit der Familie und die Kumulation seelisch gestörter Menschen die Unterschicht in erhöhter Weise belasten. Diese Belastung wird nicht erst, wie die Anomietheoretiker annehmen, wirksam als Mangel an objektiven ökonomischen Chancen für Jugendliche beim Eintritt in die Erwachsenenwelt. Sie beeinflußt ihre psychische Entwicklung in frühester Kindheit dadurch, daß sie Reifung und Entfaltung der Eltern eingeschränkt, aufhellt oder zerstört. Selbst diese Eltern mögen ihrerseits Deformationen ihrer Persönlichkeitsstruktur ausgesetzt gewesen sein in ihrem über mehrere Generationen hinwegreichenden Prozeß der Ich-Einschränkung, der Verkümmerung von seelischen Funktionen, der Brutalisierung des Verhältnisses zum eigenen Selbst, zur Familie und zur Gesellschaft."

So läßt sich auch ein Ergebnis aus der Studie des Bundeskriminalamtes (Baurmann 1984) verstehen, wonach sexuellen Gewaltdelikten häufiger allgemeine kriminelle Vorstrafen vorausgehen, wogegen bei harmloseren Sexualdelikten (z. B. Exhibitionismus) häufiger eine spezifische Deliktvorgeschichte feststellbar ist. Das heißt auch, daß aggressive Sexualhandlungen psychologisch der unspezifischen Kriminalität näher sind als den spezifischen, nicht gewaltsamen Sexualdelikten.

Sexualmord

Beim Sexualmord ist die Verletzung, die Zerstörung und der Tod des anderen beabsichtigt oder zumindest in Kauf genommen, es geht also nicht um einen Mord zur Deckung einer Vergewaltigung.

Die Persönlichkeit der Täter ist immer psychopathologisch auffällig. Bei manchen Tätern beeindruckt das Nebeneinander, das sie Nachbarn als gutmütige Sonderlinge erscheinen läßt, mit der Pathologie im sexuellen Bereich, wobei ein Mensch mit sadistischer sexueller Triebrichtung, sonst ein zartbesaiteter und menschenfreundlicher Charakter und guter Familienvater sein kann. Auch bei den Kommandanten der Konzentrationslager war ja das Nebeneinander oder Nacheinander von kleinbürgerlichen pedantischen und sentimentalen Zügen mit unmenschlicher Grausamkeit beeindruckend. Dieses Bild ergibt sich jedenfalls, wenn man etwa das Tagebuch des Kommandanten von Auschwitz, Höss, liest und sich vor Augen hält, wie er im Lager auftrat.

Bei den spärlichen oder ganz fehlenden Selbstmitteilungen, den wenigen körperlichen oder psychologischen Befunden ist das sexuell aggressive Drama schwer zu rekonstruieren. Es ist überhaupt schwierig, sich in den Tathergang und die Motivation der Handlungen einzufühlen, die in einer extremen sexuellen oder sexuell-aggressiven Gestimmtheit begangen wurden.

Wie in den ausführlichen psychoanalytisch interpretierten Fallbeispielen von Schorsch u. Becker (1977) deutlich wird, ist dies im wesentlichen durch die schweren Beziehungsstörungen und minimale Introspektionsfähigkeit der Täter erklärlich, weniger aus deren taktischen Gründen, die Tat zu verschweigen. Vielmehr ist der sadistische Impuls und sein Ausagieren in der Mordtat in der Regel so ich-fern und derart vom inneren Erleben abgespalten, daß er auch für den Täter selbst fremd und unverstehbar bleibt. Schorsch u. Becker unterscheiden zum einen Fälle, in denen die Tat auf dem Hintergrund einer sadistischen Deviation verstehbar ist. Hier sind frühe Traumatisierungen und die daraus entstehenden Konflikte und Triebimpulse sexualisiert, aber allein in der Deviation gebunden und so abgespalten, daß das Ausmaß der Destruktivität hinter der oft problemlosen sozialen Anpassung verborgen ist. Bei einer anderen Gruppe von Tätern „gelingt" diese Abspaltung gerade nicht. Ihre inneren Spannungen entladen sich ständig in aggressiven Ausbrüchen, sie können ihre Triebimpulse weder abspalten noch integrieren und sind sozial auffällig. Bei ihnen hat die sadistische Tötung eher den Charakter einer impulsiven Handlung.

Diese beiden Arten der sexuell motivierten Morde sind psychodynamisch anders zu bewerten als die Fälle, in denen eine versuchte Vergewaltigung mit der Tötung des Opfers endet, ohne daß sadistische Motive die zentrale Rolle spielen, etwa wenn der Täter in eine Panik vor dem Entdecktwerden gerät. Auch wenn in den meisten Fällen die Opfer eher zufällig gewählt werden, gibt es in Einzelfällen Opferreaktionen, die eine beabsichtigte Tat verhindern können, freilich, ohne daß das Opfer sich dessen bewußt ist. Schorsch u. Becker berichten den Fall eines 26jährigen Mannes, der drei Mädchen getötet hat. In allen Fällen schienen, nach den Angaben des Täters und nach Indizien, die Opfer sich nicht gewehrt zu haben. Die Autoren interpretieren das so, daß die Opfer durch den Bann der Ausstrahlung narzißtischer Allmacht und das völlige Fehlen des Objektbezuges des Täters völlig gelähmt und ausgeliefert waren. Sie entsprachen damit auch dem Verhalten, das der Täter in seiner Phantasie bereits vorerlebt hatte. Dieser Täter hatte auf der Suche nach Opfern ein Mädchen im Auto mitgenommen, das später in der Zeugenvernehmung aussagte, daß sie den Mann, den sie als unbeholfen und ängstlich erlebte, in ein Gespräch verwickelte, das die anonym-magische Situation, wie sie offenbar bei den drei Tötungen entstand, erst gar nicht aufkommen ließ.

Ursachen

Die wissenschaftliche Literatur zu den sexuellen Perversionen hat sich durchweg zu sehr auf die Beschreibung der ungewöhnlichen sexuellen Praktiken konzentriert. Man kann hier von einem Handlungsfetischismus der Wissenschaft sprechen, der auch nahegelegt wird durch das juristische Tatdenken, bei dem der Handlungsvollzug gegenüber den Motivationen in den Hintergrund tritt. Die erste umfassende Darstellung des Spektrums sexueller Varianten stammte ja auch von einem Gerichtspsychiater, von Krafft-Ebing. Erst in jüngerer Zeit werden der biographische Hintergrund, der Stellenwert der Perversionen im Kontext der Persönlichkeit und die sozialen und situativen Bedingungen perverser Handlungen näher untersucht. Wir versuchen, die sexuellen Perversionen in eine Gesamtschau des menschlichen sexuellen Lebens zu stellen und sie vor dem Hintergrund der Entwicklung des inneren Aufbaus sexuellen Erlebens verständlich werden zu lassen. Eine wissenschaftliche Betrachtung, die zu sehr auf die Täterpersönlichkeit fixiert ist, die Psychodynamik und innere Entwicklung nicht mit dem familiären und gesellschaftlichen Hintergrund in Verbindung zu bringen sucht, die die vollendete Tat aus perversen Partialtrieben oder allgemein einer haltlosen hypersexuellen Charakteranlage ableitet, erklärt nicht viel.

Die sexuelle Partnerschaft mit einer Gegenseitigkeit des Gebens und Nehmens, als Begegnung auf gleichrangiger und gleichgestimmter Stufe, setzt einen *selbstsicheren Stand* voraus, die Fähigkeit zur Aufnahme einer Beziehung in der gleichen Intention und Gestimmtheit. Eine so zentrale zwischenmenschliche Beziehung, wie die sexuelle sie darstellt, kann nicht aus den Werthaltungen der gesamten Persönlichkeit ausgeschlossen werden. Für die „normale“ sexuelle Gestimmtheit ist Voraussetzung, daß keine äußeren Gefahren oder inneren Ängste im Spiel sind. Dennoch kommt es oft zu sexuellen Begegnungen, in denen Angst und Aggression die sexuelle Gestimmtheit einfärben oder beeinträchtigen. Solche Beeinträchtigungen können sein:

- eine *allgemeine Standunsicherheit* vor dem erwachsenen gleichrangigen Partner; es fehlen Selbstwertgefühl und Selbstvertrauen, sich vor dem Partner in Erscheinung zu bringen; man muß häufig von einer basalen narzißtischen Störung des Selbstwertgefühls und auch der geschlechtlichen Identität sprechen.
- eine *Schwäche der Vorstellungskraft,* der Phantasie. Es ist schwierig, sich den Partner in der Vorstellung zu entwerfen, entsprechend einer

konkreten Orientierung fehlt die Fähigkeit zur Probehandlung in der Phantasie und auch in der Sprache.
– *Unfähigkeit, den Partner wahrzunehmen:* Ob der Partner mitgeht oder nicht mitgeht, wird nicht wahrgenommen. Eingeschlossen in die eigene ausschnitthafte, oft autistisch anmutende sexuelle Getriebenheit wird der andere höchstens zum Objekt eigener Projektionen und schließlich der unangemessenen sexuellen Durchbruchhandlung.
– *die Frustration* durch die fehlende Gegenseitigkeit weckt *reaktiv neue Aggressionen.* Die in sich selbst eingeschlossene, unvollkommene sexuelle Befriedigung führt zu heftigen reaktiven Aggressionen, zu destruktiven Impulsen und auch zu starken Schuldgefühlen (Bräutigam 1972).

Diese Persönlichkeitszüge in der sexuellen Partnerschaft gehen durchweg auf ungünstige psychosoziale Ausgangssituationen zurück. Es finden sich gehäuft ungünstige Sozialisationsbedingungen, z. B. uneheliche Geburt, Alkoholismus der Eltern, wirtschaftliche Not in der Familie. Es fehlt oft die positive Beziehung zum Vater, der ein Vorbild und eine Identifikationsmöglichkeit anbietet und eine positive emotionale Beziehung zur Mutter. Emotional dürftige Beziehungen dieser Art scheinen in der Unterschicht häufiger vorzukommen. Die unter ungünstigen und unstabilen Bedingungen arbeitenden Eltern haben in den Augen der Kinder oft kein Ansehen, das sie zum Vorbild werden läßt. Ein Defizit an geistiger Übung und Anregung durch das Elternhaus kann schon in der Schule zu ersten Enttäuschungen und reaktiven Aggressionen führen. Sie können bei Erwachsenen neurotische Konflikte oder ich-strukturelle Defizite zur Folge haben, bei Jugendlichen Adoleszenzkrisen in einer Lebensphase sein, in der sexueller Antriebsüberschuß mit mangelnder oder fehlender Partnererfahrung einhergeht. Auch unter Extrembedingungen, bei äußerer Isolierung, in Lagern, auf Schiffen oder in der Einsamkeit können wieder Labilisierungen eintreten. Die Gewohnheitsbildungen können in Frage gestellt und auch im späteren Alter wieder als Nebenformen sexueller Befriedigung aktuell werden.

Wir müssen also unterscheiden zwischen episodischen Impulshandlungen, die in kritischen Lebensphasen auftreten können, und chronifizierten Perversionen, d. h. verfestigten sexuellen Orientierungen, die nicht in einen Zusammenhang mit bestimmten krisenhaften Auslösesituationen zu bringen sind.

Diese allgemeinen Bedingungen sind im Auge zu behalten, wenn wir uns den spezifischeren Ursachen sexueller Perversionen zuwenden. Sie machen verstehbar, daß perverse Symptombildungen oder situative Reaktionen eine allgemein menschliche Verhaltensmöglichkeit sind und als solche prinzipiell biographisch und situativ nachvollziehbar. Allerdings gibt es individuell ein sehr unterschiedliches

Ausmaß der Integration sexueller Perversionen in die Persönlichkeit, die sie nicht sofort nachfühlbar werden läßt. Schorsch (1980) unterscheidet vier Stufen der Ich-Nähe und psychischen Integration einer sexuellen Perversion.

– *Die Bejahung und ich-syntone Integration der Perversion:* Dies ist besondes häufig bei solchen Perversionen der Fall, die in der Gesellschaft mehr oder weniger gute Existenzmöglichkeit haben. Schorsch erwähnt als Beispiel die von uns hier nicht einbezogene Homosexualität und Transsexualität, die er ja beide zu den Perversionen rechnet. Die Betroffenen kämpfen dafür, daß die Umwelt ihre Neigung akzeptiert. Solche Menschen kommen dann nicht wegen der Perversion als solcher, sondern höchstens wegen sekundärer Schwierigkeiten zum Arzt oder Psychotherapeuten.
– *Das partielle Zulassen und Kanalisieren der Perversion:* In diesen Fällen wird die Perversion akzeptiert als zur eigenen Person gehörig, aber nur in einem umgrenzten Rahmen zugelassen. Die Kanalisierung ist ein Kompromiß zwischen Triebbefriedigung einerseits, Scham- und Schuldgefühlen andererseits. Gelebt wird sie z. B. in einer bestimmten Subkultur, etwa der sadomasochistischen, oder im Prostitutionsmilieu. In harmloser Form kann die Kanalisierung so aussehen, daß die Perversion auf die Masturbationsphantasie oder eine Begleitphantasie beim Koitus begrenzt bleibt. Charakteristisch jedenfalls ist eine relativ gelungene Zweiteilung der Sexualität in einen begrenzt akzeptierten und gelebten perversen Teil, der nach außen verheimlicht wird, und in eine äußerlich unauffällige „normale" Heterosexualität. Die Zweigleisigkeit läßt sich jedoch nicht immer gut aufrechterhalten. Schorsch erwähnt die Möglichkeit eines progredient perversen Verlaufes oder die Bildung von Potenzstörungen als Folge dieser Spaltung.
– *Die Ablehnung der ich-dystonen Perversion:* Bei manchen Patienten rufen die perversen Triebwünsche so starke Ängste oder Schamgefühle hervor, daß sie als fremd und nicht zur Person gehörig erlebt werden. Bei ihnen hat die Perversion keine psychisch stabilisierende Funktion wie in den ersten beiden Fällen, sondern sie führt zu starken inneren Spannungen. Diese Gruppe sucht am häufigsten einen Arzt oder Psychotherapeuten auf.
– *Die Verleugnung:* Schließlich kann die Perversion vollständig aus dem bewußten Erleben eliminiert sein und völlig in nichtsexuelle Aktivitäten eingebaut sein. Als Beispiel wird der Erziehungssadismus erwähnt, dessen sexuelle Motivation dem Betreffenden subjektiv gar nicht zugänglich ist.

Das Ausmaß der Ich-Nähe einer sexuellen Perversion ist von Bedeutung für die Prognose einer perversen Entwicklung und auch für die psychotherapeutische Behandlungsindikation. Je ich-dystoner eine

Perversion ist, desto größer ist die Gefahr einer Entwicklung, die Giese (1962) als „süchtig-pervers" beschrieben hat mit den Symptomen: Verfall an die Sinnlichkeit, zunehmende Frequenz bei abnehmender Satisfaktion, Promiskuität und Anonymität, Ausbau von Phantasie, Praktik, Raffinement, süchtiges Erleben und Periodizität der dranghaften Unruhe. Schorsch (1971) hat später solche Entwicklungen auch klinisch-empirisch bestätigt. Sie sind nicht zwangsläufig ich-dyston. In den Fällen aber, wo eine perverse Entwicklung als etwas Fremdes erlebt wird, das nicht zur eigenen Person gehört, die damit einen Konflikt hat, ist ein psychotherapeutischer Zugang besonders schwierig.

Für eine perverse Symptomatik gilt zunächst dasselbe wie für eine neurotische, nämlich, daß sie als Kompromißbildung von Triebbefriedigung und Abwehr zu interpretieren ist. Das gegenüber der Neurose Charakteristische der Perversion ist der Abwehrmechanismus der Sexualisierung. In diesem Sinn ist Freuds Formulierung zu verstehen, daß die Perversion das Negativ der Neurose sei: In seiner frühen Neurosentheorie verstand er primär triebhaft-sexuelle Impulse als das Abzuwehrende, während dagegen bei den Perversionen die Sexualität in den Dienst der Abwehr genommen wird. Dieses Charakteristikum ist zentral für das Verständnis der Perversion und entwickelt die triebdynamisch orientierten Konzepte weiter, die die Fixierung an kindliche Partialtriebe und deren Aktualisierung in der Perversion in den Vordergrund stellen.

Was wird abgewehrt? Die Angst, die seit dem Beginn der psychoanalytischen Perversionsforschung immer in den Mittelpunkt gestellt wurde, ist die Kastrationsangst. Damit ist die Angst des kleinen Jungen gemeint, der in der Zeit des 4.–6. Lebensjahres seine männliche Identität zu entwickeln beginnt, in der das Interesse am eigenen Penis und an Geschlechtsunterschieden sich mit einem aktiv erobernden Interesse an der Umwelt verbindet. Weil dieses aggressiv eindringende Interesse noch auf der Basis einer unsicheren Männlichkeit erwächst, kommt es zu Kastrationsängsten. In der „normalen" männlichen Entwicklung überwindet der Junge die Kastrationsangst, indem er sich mit den Vater identifiziert und so das Rivalitätsverhältnis um die Mutter auflöst in der triebaufschiebenden Gewißheit, später eine Frau wie der Vater zu haben. Diese Auflösung ist nur möglich, wenn der Junge mit einer gewissen Selbstsicherheit in die ödipale Situation hineinkommt.

Für später manifest werdende perverse Entwicklungen ist nach psychoanalytischer Auffassung charakteristisch, daß die ödipale Kastrationsangst zusätzlich frühere Ängste vor Vernichtung und Selbstverlust aktualisiert. Auf der Basis der narzißtischen Defizite kann sich bei ihnen nur eine labile männliche Selbstgewißheit, ein angstvolles Verhältnis zu Frauen und ein schwaches Über-Ich bilden.

Darauf haben besonders Morgenthaler (1976), Becker u. Schorsch (1980) und Khan (1983) hingewiesen.

Diese Ängste werden nun in sexueller Form abgewehrt, es entsteht eine innere Notwendigkeit, sich der phallisch-sexuellen Unversehrtheit ständig zu vergewissern, und zwar in einer Weise, die die Bedrohung durch das erwachsene weibliche Sexualsubjekt umgeht. Diesen reparativ stabilisierenden Aspekt der Perversion hat Morgenthaler (1974) mit der Metapher einer „Plombe" beschrieben, die die Lücke einer unvollständigen narzißtischen Organisation füllt, aber doch gewissermaßen aus anderem Material ist, also der Gesamtpersönlichkeit mehr oder weniger fremd bleibt. Sie ist eine Enklave, in der wesentliche Konflikte ausagiert oder ausphantasiert werden können, ohne die Kohärenz des restlichen Selbst und dessen Funktionen in der Realität zu gefährden. Stoller (1979) sieht in der Perversion eine spezifische Mischung aggressiver mit sexuellen Impulsen, indem er die Perversion als „erotische Form von Haß" bezeichnet und damit die Sexualisierung von aktiven Impulsen meint, die aus einem infantilen Trauma der Männlichkeitsentwicklung stammen. Der perverse Akt ist in seinem Verständnis dann eine Reinszenierung des Traumas, aber mit anderem Ausgang: Die frühe passiv erlittene Kränkung wird nun in einen Triumph (z. B. des Exhibitionisten über die erschreckende Frau) gewendet und damit kompensiert.

Neben dem Kernkonflikt einer Perversion, der fragilen männlichen Identität, haben Schorsch u. Mitarb. (1985) in ihrer empirischen Untersuchung von Sexualdelinquenten auf die Bedeutung der Aggressionsproblematik, des narzißtischen Erlebens und der Partnerschaftsproblematik hingewiesen. Einen wichtigen Hinweis auf die zugrundeliegende Problematik kann nach ihrer Ansicht der Ausdrucks- und Bedeutungsgehalt des perversen Symptoms geben. Hier unterscheiden sie sieben solcher Aspekte:

- *Demonstration von Männlichkeit:* Diese ist am deutlichsten im Exhibitionismus zu sehen, wo die Inszenierung mit einem intensiven Gefühl von Männlichkeit und Potenz einhergeht.
- *Ausweichen vor Genitalität:* Dies ist gewissermaßen das Gegenteil der Demonstration von Männlichkeit bei solchen Patienten, die vor der als aggressiv und zerstörerisch erlebten genitalen Sexualität erschrecken und in eine warme prägenitale Harmonie regredieren. Insbesondere bei manchen Formen der Pädophilie ist dieser Ausdrucksgehalt sichtbar.
- *Wut und Haß:* Immer ist eine Aggressionsproblematik im Spiele, die meist Ohnmachtsgefühlen, Frustrationen usw. entspringt.
- *Oppositioneller Ausbruch:* Er kann besonders bei Männern eine Rolle spielen, die sich in überkontrollierten abhängigen Partnerbeziehungen befinden. In episodischen perversen Handlungen kann die Wut gegen die Kontrolle und die kontrollierende Partnerin ein Ventil finden, das von der Beziehung abgespalten ist und sie nicht gefährdet.

– *Omnipotenz:* Gefühle der Nichtigkeit und Wertlosigkeit können durch ein sexualisiertes Allmachtserleben kompensiert werden. Sie ist besonders bei aggressiven Sexualdelikten deutlich.
– *Auffüllen innerer Leere:* Das Symptom kann Einsamkeit und Depressivität überdecken und auf diese Weise die Funktion von Trost und Selbstvergewisserung haben, eine Möglichkeit, die eigene Lebendigkeit zu spüren.
– *Identifikatorische Wunscherfüllung:* Sie ist ein vor allem in der Pädophilie deutlicher Ausdrucksgehalt. In das Kind werden eigene Selbstanteile wie Schwäche und Bedürftigkeit projiziert und daraus – ebenfalls projektiv – Wünsche nach Zärtlichkeit und Geborgenheit abgeleitet, die dann vom Pädophilen „erfüllt" werden.

Behandlung

Psychotherapeutische Behandlung

Die psychotherapeutische Behandlung sexueller Perversionen nimmt in der psychoanalytischen Literatur eine Sonderstellung ein. Obwohl ein theoretisch entwickeltes Verständnis von der Ätiologie der Perversionen vorliegt, gelten sie als schlecht therapierbar. Als Gründe werden der fehlende Leidensdruck und der lustvolle Symptomgewinn genannt. Vordergründig läßt sich für dieses Argument anführen, daß nur im Ausnahmefall Menschen wegen ihrer sexuellen Perversion einen Psychotherapeuten aufsuchen. Im Regelfall entsteht eine Behandlungsmotivation erst, wenn ein Strafverfahren droht oder eingeleitet ist oder wenn das Gericht eine Therapieauflage verhängt hat. Petri (1980) greift diese Auffassung an und argumentiert damit, daß auch bei neurotischen Patienten ein Symptomgewinn besteht und eine Behandlungsmotivation auch bei ihnen erst durch eine *Verstärkung* des Leidensdruckes entsteht, also in einer Situation, die der Verschärfung der Situation des Sexualdelinquenten durch ein Strafverfahren diesbezüglich vergleichbar sei. Er weist unseres Erachtens zu Recht auf die Überschätzung des Lustgewinns und die Unterschätzung des Leidensdruckes bei Perversionen hin. Das Strafverfahren sei gerade ein günstiger Zeitpunkt für die *Schaffung* einer Therapiemotivation, indem dem Patienten der Krankheitscharakter seines Verhaltens vermittelt wird.

Gegenwärtig, seit der Reform des Sexualstrafrechts, besteht zumindest bei gewaltfreien Sexualdelikten, vor allem beim Exhibitionismus, eine Kluft zwischen einer relativ liberalen, auf Behandlung statt auf Strafe setzenden Rechtsprechung und einer sich vor dieser Herausforderung aus dem Staube machenden großen Mehrheit von Psychotherapeuten. Die Probleme, die sich aus der untypischen schwierigen Motivationslage ergeben, sollen keineswegs bagatellisiert werden. Sie dürfen aber nicht alleine von der Patientenseite her gesehen werden. Eine Psychotherapiemotivation wird bei Neurosen häufig durch informelle Kontakte mit Menschen ähnlichen Leidens angeregt. Diese Voraussetzung ist bei den isoliert lebenden Menschen mit Perversionen durchaus nicht gegeben. Schon bei psychosomatischen Patienten ist die Therapiemotivation etwas, was erst mit ihnen erarbeitet werden muß. Das bedeutet, daß von der Seite der Therapeuten her deutlich gemacht werden muß, wie das Setting, die Therapiezieldefinition und das therapeutische Vorgehen so abgestellt und unter Umständen modifiziert werden, daß damit die betroffenen

Patienten auch erreicht werden. Analytische Psychotherapeuten müssen lernen, die Möglichkeiten der Patienten und der eigenen Therapieziele nicht zu hoch anzusetzen. Was hier Besserung oder Therapieerfolg bedeutet, muß an der oft desolaten Ausgangslage gemessen werden.

Verschiedene Untersuchungen haben gezeigt, daß eine Behandlung möglich ist und deutlich bessere Erfolgsaussichten hat, als es die zunächst antitherapeutischen Voraussetzungen annehmen lassen, darunter auch Berichte über intramurale Behandlungen in Dänemark (Stürup 1963, Sachs 1965) und Holland (Goudsmit u. Reicher 1980). Für die ambulante Behandlung von Patienten, die nur ein geringes Maß an Introspektionsfähigkeit haben, aber wenigstens zu einem Minimum fähig und bereit sind, ein Arbeitsbündnis einzugehen, kann eine „Kontaktpsychotherapie" (Bräutigam 1966) versucht werden. Hier geht es zunächst darum, überhaupt ein Vertrauen in die Therapie und zum Therapeuten herzustellen. Diese Anfangsphase ist die entscheidende Nahtstelle, in der eine fremdmotiviert beginnende Behandlung „greifen" kann und sich ein wenn auch oft begrenztes Eigeninteresse des Patienten an den Gesprächen entwickeln kann. Im weiteren Verlauf werden verstärkt die realen Lebensprobleme wie Beruf und Familie mit einbezogen. Hier haben auch Ratschläge und Informationen einen Wert, die als stützend-direkte Interventionen zur Ich-Stärkung beitragen können.

Ausführlich beschreibt die Hamburger Arbeitsgruppe (Schorsch u. Mitarb. 1985) ihr therapeutisches Vorgehen bei insgesamt 86 Sexualstraftätern im Rahmen eines Forschungsvorhabens. Ausgehend vom Ausdrucks- und Bedeutungsgehalt des perversen Symptoms wird das Konzept einer offenen therapeutischen „Gestalt" entwickelt, in der – auf der Basis eines psychodynamischen Verständnisses – verschiedene therapeutische Einzelstrategien eingesetzt werden, vor allem verhaltenstherapeutische. Dabei werden vier Ebenen des therapeutischen Zugangs unterschieden, die, je nach Patient, eine unterschiedliche Bedeutung haben können:

– *Hilfe bei der Bewältigung äußerer Lebensumstände:*
Diese deutlich pädagogisch führende Interventionsform ist besonders bei sozial destabilisierten Patienten notwendig. Sie muß nicht unbedingt der Therapeut selbst in die Hand nehmen, er kann aber als Kontaktvermittler zum Bewährungshelfer oder Sozialarbeiter ermutigen und stützen.

– *Hilfe bei der Bewältigung aktueller Krisen:*
Der Fokus dieser Ebene liegt in der Stützung bei aktuellen Krisen, bei bedrohender Partnertrennung, bei Suizidgefahr. Ein Teil der Patienten (14%) war lediglich in aktuellen Notsituationen überhaupt ansprechbar, blieb danach der Therapie ganz fern oder kam erst bei der nächsten Krise wieder.

– *Verhaltenstherapeutisches Arbeiten auf der Ebene konkreten Verhaltens und Erlebens:*

Hier steht die stark verhaltenstherapeutische akzentuierte Arbeit der Wahrnehmungsdifferenzierung für Auslösebedingungen des problematischen Verhaltens und dessen Kontrolle im Vordergrund. Ziel ist aber nicht nur eine Symptomkontrolle und konkrete Verhaltensänderungen, sondern die exemplarische Auseinandersetzung mit kritischen Situationen, die auch Generalisierungen dieser Erfahrungen erlaubt. Es ist dabei im Einzelfall zu berücksichtigen, ob die Symptomkontrollmethoden zu einem ich-näheren Erleben der Symptomatik verhelfen können, indem die perversen Impulse in zeitlich situativen und schließlich emotionalen Zusammenhang mit inneren Spannungen und Konflikten gebracht werden, oder ob die detaillierte Verhaltensanalyse des scham- und schuldbesetzten Symptoms unbewußten Selbstbestrafungswünschen der Patienten entgegenkommt. In vielen Fällen wurden auch die Partnerinnen der Patienten in die Therapie mit einbezogen. Gerade wenn Partnerkonflikte im Zusammenhang mit der Symptomatik stehen, können Paargespräche einen Zugang zu sonst abgewehrten Beziehungsängsten und -wünschen schaffen, die auf der Ebene des konkreten Interaktionsverhaltens besprochen werden. Die Autoren berichten einen Fall, in dem eine exhibitionistische Problematik sich als Ausdruck einer Partnerbeziehungsstörung verstehen ließ und nach einer erfolgreichen Paartherapie „überflüssig" wurde und nicht mehr auftrat. Über die Hälfte der Therapien hatten auf dieser Ebene ihren Schwerpunkt.
– *Herausarbeiten emotionaler Bewertungszusammenhänge, übergreifender Verhaltensstrukturen und funktionaler Zusammenhänge:*
Damit ist das interpretierend-konfrontierende Vorgehen einer psychodynamischen Therapie gemeint, die das perverse Symptom in seiner intrapsychischen Bedeutung und deren biographischen Hintergrund thematisieren kann.

Die Autoren betonen, daß es an der klinischen Realität vorbeigeht, wollte man aus den vier Ebenen eine Hierarchie herauslesen mit der Implikation, daß die Therapie um so besser sei, je höher die erreichte Ebene ist. Entscheidend ist die für den jeweiligen Patienten *adäquate* Ebene. Die Therapieergebnisse wurden bei einem Fünftel als gut, zwei weiteren Fünfteln als mittlerer Erfolg eingeschätzt, 41% sind erfolglos geblieben. In 73% kam es im Katamnesezeitraum von durchschnittlich 2½ Jahren zu keinem Rückfall. Gesundheitspolitisch ist anzumerken, daß am Ende dieses Forschungsvorhabens für Perversionen im Raum Hamburg wie in der ganzen Bundesrepublik sehr schwer Psychotherapeuten für Sexualstraftäter oder Patienten mit sexuellen Perversionen zu finden sind.

Körperliche Behandlungsmethoden

Antiandrogene: Seit 1973 steht das antiandrogen wirkende Steroidhormon Cyproteronacetat (Markenname „Androcur") zur Verfügung, seit 1977 auch als Depotpräparat. Es wirkt beim Mann triebdämpfend, hat auf die Richtung der sexuellen Orientierung aber keinen Einfluß. Systematische Studien über die Wirksamkeit liegen – abgesehen von der stark positiv getönten Untersuchung der Herstellerfirma – nicht vor.

Das Präparat gilt aber als effektiv bei der Reduktion bzw. völligen Beseitigung der sexuellen Appetenz, Erektion, Ejakulation sowie Spermiogenese. Außerdem können aggressive Spannungszustände und labile Stimmungen damit beeinflußt werden. Problematisch ist bei dieser medikamentösen Behandlung nicht primär die Wirksamkeit, sondern die Indikationsstellung. Die aus der Sicht des Arztes einfache Anwendung bei meist sehr schwierigen Patienten kann die Indikationsschwelle herabsetzen und den Blick dafür verstellen, daß „Androcur" nicht kausal, sondern lediglich symptomdämpfend wirkt und auch das nur für die Zeit seiner Anwendung. Von kritischer Seite wird eine Indikation nur in Kombination mit Psychotherapie erwogen oder zur Vermeidung einer chirurgischen Kastration. Petri (1980) behandelte Sexualdelinquenten gleichzeitig mit analytischer Kurztherapie und mit Antiandrogenen, was er damit begründet, daß bei der schweren Charakterstörung seiner Patienten mit Psychotherapie allein kaum ein Therapieerfolg zu erwarten sei. Generell ist die Antiandrogengabe als palliative Behandlung zweiter Wahl zu betrachten, wenn eine psychotherapeutische Behandlung gescheitert ist oder nicht begonnen werden kann.

Chirurgische Kastration: Zwischen 1934 und 1944 erfolgten unter der NS-Herrschaft mindestens 2800 Kastrationen von „effektiven oder potentiellen" Sexualdelinquenten, dies mit der Ideologie, daß sexuelle Perversionen Verbrechen oder Entartungen darstellen. Etwa 40% von ihnen hat Langelüddeke (1963) 10–20 Jahre nach der Operation nachuntersucht. Er kommt auf lediglich 2,7% Rückfälle. Bei aggressiven Sexualhandlungen, Pädophilen und Exhibitionisten waren die Ergebnisse am günstigsten. Schwer Schwachsinnige, Psychosen und schwerste abnorme Persönlichkeiten hatten schlechtere Ergebnisse, ebenso Homosexuelle. Die nichtsexuelle Kriminalität wurde jedoch kaum beeinflußt, was deutlich macht, wie selektiv hier der Schutz und die soziale Besserung erfolgen. Libido und Potenz waren noch bei 5%, wenn auch in geschwächter Form erhalten, in 18% der Fälle auch nach 15 Jahren noch, während sie in 65% der Fälle im ganzen verschwanden. Psychische Veränderungen waren in der Hälfte der Fälle überhaupt nicht nachzuweisen, 20% der Probanden fühlten sich nach der Kastration ruhiger, ausgeglichener, leistungsfähiger, 30% verzeichneten eine größere Affektlabilität, Depressionszustände, Nachlassen von Initiative und Energie. Suizide wurden vereinzelt mitgeteilt. Ein entscheidender Faktor war auch der Grad der Freiwilligkeit und des inneren Einverständnisses bei der Vornahme der Operation. Unter den „Zufriedenen" nach der Operation waren 37% Freiwillige, unter den Unzufriedenen nur 10%. Die Hälfte der kastrierten Männer äußerte sich zufrieden, ein Viertel stand zwiespältig zur Operation, sie waren mit dem kriminaltherapeutischen Erfolg, aber sonst nicht zufrieden und ein letztes Viertel war im ganzen unzufrieden.

Die chirurgische Kastration wird gegenwärtig kaum noch vorgenommen. Seit dem „Gesetz über die freiwillige Kastration und andere Behandlungsmethoden“ von 1970 sind die Anträge auf Kastration erheblich zurückgegangen, sicherlich im wesentlichen bedingt durch die stärker genutzte Möglichkeit der chemischen Kastration durch Antiandrogene. Willi (1986) schätzt die in der BRD pro Jahr durchgeführten Orchiektomien auf 10 bis 12.

Selbst wenn man die Indikation überhaupt nur als „therapeutische Verzweiflungstat“ (Schorsch 1980, S. 150) überlegt, in Fällen, wo alle anderen Möglichkeiten ausgeschöpft sind und eine sozial und selbstgefährdende Sexualdelinquenz weiter besteht, ist zu bedenken, daß auch dieser letzte Schritt keineswegs besonders „effektiv“ ist. Auch bei kastrierten Männern werden Rückfälle berichtet. Heim (1980) nennt ein Zehntel. Stellt man weiterhin das Fortbestehen der Erektions- und Koitusfähigkeit bei etwa einem Drittel der Kastrierten (Langelüddeke 1963, Heim 1978) in Rechnung, ist die Kastration selbst unter rein kriminalprophylaktischen Überlegungen fragwürdig.

Juristische Fragen

Einige der beschriebenen Perversionen sind strafbar. Die komplexe juristische, forensische und kriminalsoziologische Problematik des Sexualstrafrechts kann hier nicht einmal ansatzweise erörtert werden. Eine Diskussion der sexualwissenschaftlichen Aspekte des Sexualstrafrechts findet sich bei Jäger u. Schorsch (1987). Hier sei nur in Kürze auf die Problematik hingewiesen, die sich für Psychotherapeuten, Ärzte und Sozialarbeiter stellt, die mit Patienten oder Klienten zu tun haben, die wegen Sexualstraftaten vor Gericht stehen bzw. verurteilt sind. Nur in Ausnahmefällen suchen Sexualstraftäter wegen ihrer Neigung oder wegen einzelner Taten eine Beratung auf, ohne daß sie dazu eine gerichtliche Auflage haben. Der in der Praxis häufigste Fall ist eine Behandlungsauflage durch ein Gerichtsurteil, das die Strafverbüßung dann aussetzt, wenn eine Behandlung begonnen wird und es zu keinem Rückfall kommt.

Der 9. Abschnitt des Strafrechtes „Straftaten gegen die sexuelle Selbstbestimmung“ stellt von den sexuellen Perversionen im engeren Sinne pädophile (§ 186) und exhibitionistische (§ 183) Handlungen unter Strafe, daneben sexuelle Gewalthandlungen (Vergewaltigung und sexuelle Nötigung) (§§ 177, 178). Dabei ist gegenwärtig eine Tendenz der Gerichte festzustellen, gerade beim Exhibitionismus eine Therapie anzuordnen und die Freiheitsstrafe auszusetzen. Diese Tendenz ist positiv, allerdings gibt es gegenwärtig viel zu wenige Psychotherapeuten, die bereit sind, Exhibitionisten in Behandlung zu nehmen; auch die stationären Behandlungsmöglichkeiten sind viel zu wenig entwickelt. Zu überlegen ist angesichts der fehlenden oder sehr geringen Schädigung des „Opfers“, ob nicht der § 183 überhaupt abgeschafft werden sollte. Möglicherweise könnte dies sogar die Therapiemotivation von Exhibitionisten verbessern.

Erheblich schwieriger und widersprüchlicher ist die juristisch-therapeutische Diskussion um sexuelle Gewalthandlungen. Hier sind zum einen die therapeutischen Möglichkeiten weit weniger erprobt, zum anderen ist die Opferperspektive hier viel zentraler und empfindlicher. Gegenwärtig wird eine Änderung des Vergewaltigungsparagraphen 177 und der Rechtsprechungspraxis diskutiert, die den bisherigen Vergewaltigungstatbestand (nur außereheliche vaginale Vergewaltigung) weiter definiert und die Zeuginnen besser schützen soll. Was die therapeutische Perspektive betrifft, ist die Situation hier völlig unbefriedigend. Die Frage, ob sexuelle Gewalt überhaupt therapierbar ist, läßt sich bisher nicht beantworten.

Transsexualismus

Begriffsgeschichte

Der Psychiater Westphal hat 1870 erstmals Transvestiten unter dem Begriff „konträre Sexualempfindung" beschrieben. 1910 wurde von Hirschfeld der Begriff „Transvestitismus" gebraucht und die charakteristischen Merkmale ausführlich beschrieben. Er war es auch, der 1918 als erster vom „seelischen Transsexualismus" spricht. Nach dem Zweiten Weltkrieg wurde durch die erste in der Öffentlichkeit bekannt gewordene, 1953 in Dänemark durchgeführte operative Geschlechtsumwandlung eines früheren amerikanischen Soldaten eine weltweite öffentliche Diskussion mit großer Publizität ausgelöst. Das hat zu einer großen Zahl von geschlechtsumwandelnden Operationen, einer Erleichterung der Vornamensänderung und gesetzlichen Konsequenzen geführt, die das Erscheinungsbild der Transsexualität in den letzten Jahrzehnten bestimmt haben. Vor allem durch die Arbeiten von Cauldwell (1949) und Benjamin (1954, 1966) hat sich später dann die Unterscheidung des Transsexualismus vom Transvestitismus durchgesetzt.

Erscheinungsbild

Transsexuelle leben in dem Bewußtsein, dem anderen Geschlecht anzugehören, obwohl ihr körperlich-biologisches Erscheinungsbild dazu – auch nach eigener Einschätzung – keinen Anlaß bietet. Sie sind innerlich gewiß, im falschen Körper gefangen zu sein, ohne jedoch die anatomische Realität ihres Körpers zu verkennen. Die früher einmal von Ulrichs (1899) für die Homosexuellen verwendete Formulierung, es habe sich bei ihnen eine weibliche Seele in einen männlichen Körper verirrt, beschreibt die psychische Situation des Mann-zu-Frau-Transsexuellen. Diese Gewißheit führt meist zu dem mit großer Beharrlichkeit verfolgten Wunsch nach einer geschlechtsumwandelnden Operation und dazu, sozial anerkannt als Angehöriger des anderen Geschlechts zu leben.

Über die deskriptiven und krankheitstheoretischen Kriterien des Transsexualismus besteht nur eine begrenzte wissenschaftliche Einigkeit. Sehr pragmatisch an äußerlichen Merkmalen orientiert ist das diagnostisch-statistische Manual DSM-III der American Psychiatric Association. Danach liegt Transsexualismus vor, wenn folgende Kriterien erfüllt sind:

- Gefühl des Unbehagens und der Unangemessenheit hinsichtlich des eigenen anatomischen Geschlechts,
- Wunsch, die eigenen Genitalien zu beseitigen und als Angehöriger des anderen Geschlechts zu leben,
- die Störung hat kontinuierlich mindestens zwei Jahre lang bestanden (nicht auf besondere Belastungszeiten beschränkt),
- Fehlen von körperlichem Intersexualismus oder genetischer Anomalie,
- nicht durch eine andere psychische Störung wie Schizophrenie bedingt.

Der Psychoanalytiker Lothstein (1979) nennt:

- tiefreichende Identifizierung mit dem anderen Geschlecht,
- persistierende Unwilligkeit oder Unfähigkeit, im anatomisch gegebenen Geschlecht sozial zu funktionieren,
- Nichtbeachtung, Verachtung und Abscheu in bezug auf die primären und sekundären Geschlechtsmerkmale,
- Weigerung, persönliche sexuelle Anziehungen als homosexuell zu interpretieren,
- Hoffnung, Glaube oder Überzeugung, daß gegengeschlechtliche Hormone oder geschlechtskorrigierende Operation das Problem bessern oder lösen werden.

Langer (1985) kritisiert die auf Beschreibung einer Krankheitseinheit abzielenden Ansätze und argumentiert, Transsexualität sei vielmehr als „gemeinsame Endstrecke verschiedener Verfassungen und Verläufe mit dem gemeinsamen Kern gestörter, konflikthafter Geschlechtsidentität“ (1985, S. 67) zu sehen. Als relevante diagnostische Ebenen nennt er neben der gestörten Geschlechtsidentität eine gestörte Geschlechtsrollenidentifizierung, Aversion auf die eigenen bzw. Neid auf die anderen Geschlechtsteile, eine andersorientierte oder gehemmte sexuelle Erregbarkeit, Cross-dressing und die Suche nach Änderung schaffender Bestätigung. Langers Kritik der Transsexualismusdefinition als Krankheitseinheit verweist auf eine ausgesprochene Schwierigkeit, die bei der Arbeit mit Transsexuellen bereits den diagnostischen Prozeß kennzeichnet. Man muß sich hierfür die besondere Situation der transsexuellen Patienten vorstellen: Gerade weil sie in der Regel psychotherapeutische Behandlung ablehnen und statt dessen sehr drängend die Operation erstreben, empfinden sie den behandelnden Therapeuten, erst recht den Gutachter als lästiges Hindernis auf diesem Weg. Viele Transsexuelle sind bereits durch Literatur über ihr Krankheitsbild informiert, und so kann es zu einer iatrogenen Schilderung in dem Sinne kommen, daß die Patienten alle Lehrbuchsymptome beschreiben, um die als Prüfung erlebte Situation zu bestehen. Beispielsweise wissen viele Transsexuelle, daß es in ihrem Sinne „günstig“ ist, frühes Cross-dressing zu berichten. Das muß nicht zwangsläufig zum Erfinden einer unwahren Biographie führen, eher wahrscheinlich und häufiger ist eine tendenziöse Vergangenheitserinnerung, die der gegenwärtig erlebten Identität im nachhinein angepaßt wird. Hier entsteht nun ein spannungsgeladener Zirkel von Psychodynamik des Patienten, Diagnosestellung und Operationswunsch: Gerade weil bei den meisten transsexuellen Patienten eine Identitätsstörung – erlebt als Geschlechtsidentitätsstörung – vorliegt, sind sie besonders geneigt, sich das Korsett der (scheinbar so stereotypen) Identität anzuziehen, welches ihnen die Diagnose „Transsexualismus“ bereitlegt und zur Voraussetzung der erwünschten Operation macht, an die wiederum eine identitätsstiftende Hoffnung geknüpft ist. Für keine andere sexuelle Störung ist derart charakteristisch, daß der Patient auf der meist bereits selbstgestellten Diagnose beharrt und sie bei Infragestellung heftig verteidigt.

Differentialdiagnostisch ist die Unterscheidung von primärem und sekundärem Transsexualismus von Bedeutung, die Person u. Ovesey (1974 a, b) vorgeschlagen haben. Primäre Transsexuelle sind während ihrer ganzen sexuellen Entwicklung transsexuell, sekundäre Transsexuelle dagegen sind Transvestiten und effeminierte Homosexuelle, die sich später transsexuell entwickeln. In diese Unterscheidung geht indirekt auch eine gelegentlich übliche Unterscheidung nach der sexuellen Orientierung ein, wie sie z. B. im DSM-III gemacht wird, nämlich zwischen asexuellen, homosexuellen (auf das gleiche biologische Geschlecht gerichtet) und heterosexuellen Transsexuellen. Wenn auch die sexuelle Orientierung als solche ein diagnostischer Nebenaspekt ist, kann sie von Bedeutung werden, wenn im Einzelfall sexuelle Orientierungskonflikte vorliegen, die phänomenal einer transsexuellen Entwicklung ähneln, strukturell und nosologisch aber davon abzugrenzen sind. Dies gilt insbesondere für stark konflikthafte homosexuelle Entwicklungen, insbesondere bei effeminierten Homosexuellen, wo der Wunsch nach einem männlichen Partner als heterosexuell (also von einer Frau empfunden) erlebt wird, der dann als solcher in den Wunsch nach einer Geschlechtsumwandlung münden kann. Der Wunsch kann dann als Abwehr von bedrohlichen homosexuellen Impulsen interpretiert werden. Der unbewußte Symptomgewinn verbindet sich mit der Hoffnung auf einen gleichgeschlechtlichen Partner, der aber als heterosexuelles Objekt erlebt wird.

Transvestitismus ist vom Transsexualismus zu unterscheiden. Transvestiten sind in der Regel heterosexuelle Männer, die weibliche Kleidung anlegen mit der Absicht, sich sexuell zu erregen, wobei die männliche Identität subjektiv nicht bezweifelt wird. Dies geschieht situativ begrenzt, im Bewußtsein des Verkleidens und mit einer stark fetischistischen Besetzung der weiblichen Kleidung. Nosologisch ist deshalb der Transvestitismus als generalisierter Kleider- oder Wäschefetischismus einzuordnen. Die früher übliche synonyme Verwendung von Transvestitismus und Transsexualismus hängt möglicherweise auch mit dem vor einigen Jahrzehnten noch ähnlichen Auftreten und Verhalten zusammen. Es kann sein, daß manche Patienten, die heute als Transsexuelle gelten, sich früher – ohne die Möglichkeit einer hormonellen und operativen Behandlung – eher transvestitisch verhalten hätten, daß also die Entwicklung der operativen Möglichkeiten das Verhalten, vor allem aber die Phantasien und das Erleben von geschlechtsidentitätsgestörten Patienten verändert hat.

Einen Sonderfall stellen transsexuelle Vorstellungen im Zusammenhang psychotischer Episoden dar, vor allem bei paranoid-schizophrenen Erkrankungen. Im Rahmen von schizophrenen Psychosen können Episoden vorkommen, in denen sich eine Geschlechtsumwandlung im subjektiven Erleben während der Psychose, im völligen Gegensatz zum bisherigen Geschlechtsrollenverhalten, plötzlich anzeigt. Sie finden sich in etwa 1% der Fälle paranoider Schizophrenien (Lossagk 1965). Davon sind Fälle abzugrenzen, wo im Rahmen einer transsexuellen Entwicklung, die sich ab der Kindheit oder Jugendzeit angedeutet hat, eine Zuspitzung durch eine ausgesprochen paranoide und psychotische Entwicklung akzentuiert wird (Erichsen 1975, Kraus 1971).

Ein 38jähriger kaufmännischer Angestellter wird in die Psychiatrische Klinik aufgenommen und berichtet dort u. a., daß er plötzlich die Gewißheit gehabt habe, man habe ihm am Hosenzwickel etwas eingenäht, das die Beckendurchblutung stark fördern würde. Dann habe er eine Einkerbung an seinem Damm festgestellt, beim Sitzen in einem weichen Sessel gehe die Haut auseinander und es befinde sich dort eine Art Scheide. Er habe auch festgestellt, daß sein Glied sich zurückziehe, nach hinten in die Gegend des Damms, dorthin, wo sich die Scheide gebildet habe. Beim Kaffeetrinken habe er einmal eine starke sexuelle weibliche Empfindung gehabt, man habe ihm wohl Hormone in den Kaffee getan.

Er stammt aus einer Landwirtsfamilie, ist sehr an die Mutter gebunden, bezeichnet sie als herrschsüchtig und egoistisch, wohnt trotzdem bei ihr, hat den Vater mit 10 Jahren verloren, der spiele keine Rolle in seinem Leben. Er hat erstmals als Soldat im Krieg eine sexuelle Beziehung während eines Heimaturlaubes gehabt, das Mädchen habe ihn dann als Vater angegeben. Er habe sie aber nicht geheiratet. Später unterhielt er vorübergehende Beziehungen zu älteren Frauen. Er schildert sich Frauen gegenüber als hilflos und unerfahren.

Hier wie bei ähnlichen Fällen kann man feststellen, daß eine positive Beziehung zum Vater, häufige Interaktionen mit ihm und ähnliche Faktoren, die eine männliche Identifikation fördern, offensichtlich fehlen. Vor und nach der psychotischen Episode finden sich keine Tendenzen zum Geschlechtswechsel oder Hinweise für eine Unsicherheit in der Geschlechtsrolle. Die äußerste Verunsicherung und Diffusion der bisherigen Identität in der Psychose ergreift offenbar aber auch die Geschlechtsrollenidentität.

Epidemiologie

Die von Pauly (1968) geschätzte Prävalenz von 1:100000 Mann-zu-Frau-Transsexuellen und 1:400000 Frau-zu-Mann-Transsexuellen scheint nach Ansicht verschiedener Autoren in den letzten Jahren zugenommen zu haben. Pauly (1981) selbst kommt in einer späteren Arbeit zu dieser Einschätzung. Auch die von Wålinder (1969) in Schweden und von Hoenig (1974) in Kanada angegebenen Schätzungen liegen 3- bis 4mal höher. Die von Frische (1981) in der BRD geschätzten 3000–5000 Transsexuellen, die auch Eicher (1984) mit einer Tendenz für die zweite Zahl bestätigt, entsprächen einer Prävalenz von 1:12000 bis 1:20000. Auch das Verhältnis von biologisch männlichen zu biologisch weiblichen Transsexuellen scheint sich verändert zu haben. Das von Benjamin (1966) angegebene Verhältnis von 8:1 wurde in späteren Arbeiten nicht mehr genannt. Alle jüngeren Schätzungen schwanken zwischen 2:1 und 1:1 (Pauly 1981, Ross u. Mitarb. 1981, Eicher 1984). Sollten beide Tendenzen – die Prävalenzzunahme und die Verringerung des Männlich-weiblich-Verhältnisses – zutreffen, ließen sie auf eine besonders starke Zunahme von Frau-zu-Mann-Transsexuellen schließen. Ob hier eher Veränderungen der Diagnostik oder reale Veränderungen des Vorkommens eine Rolle spielen, läßt sich schwer entscheiden.

Verlauf der transsexuellen Entwicklung

Die meisten Transsexuellen berichten, daß sie bereits in der Kindheit Spielverhalten zeigten, das für das entgegengesetzte Geschlecht für typisch gehalten wird. Meist läßt sich kein Beginn dieser gegengeschlechtlichen Identifikation nennen, sondern sie wird als immer schon vorhanden erinnert (Benjamin 1966, Pauly 1974, Eicher 1984). Mann-zu-Frau-Transsexuelle erinnern sich einer Vorliebe, mit Puppen gespielt zu haben, selbst weibliche Kleider getragen (cross-dressing), sich früh als Mädchen gefühlt zu haben; Frau-zu-Mann-Transsexuelle entsprechend spielen als Kinder häufig mit Autos und technischem Spielzeug; sie empfanden das Tragen von Mädchenkleidern als unpassend und unpraktisch. Meist wird nicht der transsexuelle Wunsch als solcher konflikthaft oder ambivalent erlebt; Konflikte und Schwierigkeiten entstehen vielmehr aus der Reaktion von Eltern oder Gleichaltrigen auf das Cross-gender-Verhalten, führen meist nicht zur Abschwächung, sondern gerade zur Verhärtung der transsexuellen Identität. Gelegentlich wird die Phantasie genannt, die Mutter (selten der Vater) habe sich eigentlich ein Kind des anderen Geschlechts gewünscht.

Die Pubertät stellt in der Entwicklung eine traumatische Schwellensituation dar, besonders für Frau-zu-Mann-Transsexuelle. Die biologische Realität von Menarche und Brustwachstum stellt die transsexuelle Identität massiv in Frage. Oft kommt es zu Amenorrhoe oder Blutungsunregelmäßigkeiten, die aber als psychosomatische Reaktion auf das konflikthafte Körpererleben zu verstehen sind (Eicher 1975, 1984). Die Brüste werden gelegentlich mit Binden oder Spezialmiedern weggedrückt bzw. durch betont weite Oberbekleidung versteckt. Manche Frau-zu-Mann-Transsexuelle drücken gelegentlich die Hoden in den Leistenkanal hoch, binden den Penis nach hinten oder drücken ihn mit einem straffen Slip nach hinten. Spätestens beim Pubertätsbeginn, meist früher, kommt es durch die Reaktion von Gleichaltrigen und Spielgefährten auch zum Einbruch der sozialen Realität von Geschlechtsrollenzuschreibungen. Durch Sport und aggressive Reaktionen finden Ausstoßungsprozesse der lange als gleichgeschlechtlich erlebten „peer-group" statt. Das biologische Geschlecht wird jetzt stärker als unpassend, beziehungszerstörend, isolierend erlebt. Die Folge sind depressive Reaktionen, oft mit aggressiv-selbstzerstörerischen Äußerungen. Die heftige Ablehnung der eigenen Genitalien führt nicht selten zu Selbstverletzungen; Eicher (1984) berichtet einen Fall von Selbstkastration. Suizidversuche sind vergleichsweise häufig, werden von verschiedenen Autoren (Pauly 1968, Wålinder 1969, Eicher 1984) zwischen 15 und 20% angegeben. Regelmäßig folgt auch hier die Depression nicht aus einem Zweifel über die eigene Geschlechtsidentität, sondern aus den inneren und äußeren Schwierigkeiten, die sich aus der quälenden Gewißheit über die transsexuelle Identität ergeben.

Das Sexualleben spielt bei den Transsexuellen zwar eine größere Rolle, als dies in früheren Berichten geschildert wird. Gleichwohl gibt es kaum einen Transsexuellen, der präoperativ ein regelmäßiges und befriedigendes Sexualleben gehabt hätte. Unter den von Eicher (1984) untersuchten Patienten hatten nur 15% keine sexuelle Beziehung gehabt. Die gleiche Größenordnung gibt Junge (1986) mit 23% der Frau-zu-Mann-Transsexuellen an.

Ursachen

Die Ursachen des Transsexualismus sind unbekannt. Diskutiert werden unterschiedliche ätiologische Konzepte, die allesamt bestenfalls partielle Erklärungen liefern.

Genetische Störungen im Sinne von Chromosomenaberrationen führen üblicherweise nicht zur Störung dzelfälle von transsexueller werden in der Literatur verschiedene EinEntwicklung bei Klinefelter-Syndrom (XXY) berichtet (Walter u. Bräutigam 1958, Money u. Pollitt 1964), von einem ursächlich genetischen Zusammenhang kann man hier aber nicht ausgehen. Bei einer gelegentlichen Koinzidenz beider Symptome ist auch an eine psychologisch verstehbare Verarbeitung der genetischen Beeinträchtigung zu denken. Ploeger u. Flamm (1976) weisen etwa darauf hin, daß der dysplastische Körperbau mit gelegentlicher Gynäkomastie zu einer starken Verunsicherung der männlichen Geschlechtsidentität von Patienten mit Klinefelter-Syndrom führen kann. Dies gilt noch mehr für die genitalanatomischen Veränderungen, die bei einer entsprechenden psychischen Disposition zu einer transsexuellen Entwicklung führen können.

Ein 33jähriger Mann kommt mit dem Wunsch einer geschlechtsumwandelnden Operation. In seiner äußeren Erscheinung wirkt der sehr schlanke und große Patient eher männlich. Seine Körpersprache und Gestik sind geschlechtsneutral, und es ist keine besondere Bemühung erkennbar, irgendwie weiblich zu wirken. Meist trägt er geschlechtsneutrale Kleidung. Während der 2jährigen psychotherapeutischen Behandlung kommt er gelegentlich auch im Kleid. Obwohl der Patient seinen Wunsch nach einer geschlechtsumwandelnden Operation zunächst sehr drängend vorbringt, ist er aber damit einverstanden, daß eine psychotherapeutische Behandlung mit Sitzungen im Abstand von 2–3 Wochen stattfindet.

Der Wunsch nach einer geschlechtsumwandelnden Operation bestehe schon jahrelang. Das Gefühl, lieber ein Mädchen als ein Junge zu sein, datiert er ins 6. Lebensjahr. Er habe damals schon viel mit Puppen gespielt, die der älteren Schwester gehörten. Er sei in allem, was er getan habe, feminin ausgerichtet gewesen. Deswegen sei er in der Schule oft als weiblich oder schwul verschrien worden und habe eine Außenseiterposition gehabt. Gelegentlich habe er auch zu Hause Frauenkleider getragen, dies allerdings eher aus Protest gegen die Eltern. Erst ein Jahr vor Beginn der psychotherapeutischen Behandlung war ein Klinefelter-Syndrom diagnostiziert worden. Die sexuelle Entwicklung des Patienten ist durch seine uneindeutige Geschlechtsidentität gekennzeichnet. Es habe homosexuelle Kontakte gegeben, auch gelegentlich Kontakte mit heterosexuellen Männern, die ihn für eine Frau gehalten hätten. Die bisher einzige sexuelle Beziehung mit einer Frau sei die mit seiner Ehefrau gewesen, die er 10 Jahre zuvor kennengelernt hat. Er beschreibt die Sexualität der ersten Ehejahre als „seelische Vergewaltigung“, als gegen sein inneres Gefühl gehend. Seine Frau habe die Ehe begonnen in dem Bewußtsein, daß sie es mit einem normalen Mann zu tun habe. Die Ehe ist mittlerweile geschieden, in den letzten Jahren war es zu keinem sexuellen Verkehr mehr gekommen.

Zur Biographie: Der Patient ist mit der älteren Schwester zusammen bei den Eltern aufgewachsen. Den Vater, Behördenangestellter, schildert er als habgierig und materiell orientiert. Die Mutter schildert er als kräftige und grobe Frau, die ihn viel geschlagen habe. Sie habe ihm auch gesagt, es sei besser gewesen, wenn er nie geboren worden sei. Man habe ihn damals abtreiben wollen, was aber von der Großmutter verhindert worden sei. Insgesamt beschreibt er das familiäre Klima als kalt und abweisend; lediglich zur Schwester, die als Callgirl gearbeitet habe, habe er eine gewisse Beziehung gehabt.

Nach einer Lehre als Mechaniker war er dann in verschiedenen Berufen tätig, meist kurzfristig, unterbrochen durch längere Auslandsreisen. Aufgrund von Streitigkeiten und häufigen Krankschreibungen wurde ihm bei seinem letzten Arbeitsplatz gekündigt, und er ist arbeitslos. Trotz seiner knappen finanziellen Situation kann er sich eingermaßen über Wasser halten.

Zum Verlauf der psychotherapeutischen Behandlung: Obwohl der Patient von Anfang an an seinem Operationswunsch festhielt, war er doch zur Behandlung motiviert, die auch nicht die Absicht hatte, ihn von diesem Wunsch abzubringen. Es war möglich, mit ihm die soziale und partnerschaftliche wie auch berufliche Situation zu besprechen, auch wenn der Zugang zu dem inneren Erleben des Patienten begrenzt blieb. Insbesondere war ein konflikthaftes Erleben in bezug auf seine Geschlechtsidentität nicht thematisierbar. Er akzeptierte es jedoch, wenn der Therapeut seine Geschlechtsidentität mit dem Wort „geschlechtsneutral“ kennzeichnete, er selbst bezeichnet sich als lesbische Frau. Parallel zur psychotherapeutischen Behandlung bestehen mehrere ärztliche Kontakte. Während er im Rahmen der Psychotherapie wenig drängend ist in bezug auf eine Bejahung der Operation, versucht er immer wieder, sie über verschiedene Ärzte voranzutreiben. Dabei ist er erstaunlich erfolgreich. Nachdem er verschiedenen Ärzten von Blutbeimengungen im Urin berichtet, die alle 4 Wochen auftreten und die nach seiner Ansicht so etwas wie eine Regelblutung seien, die seiner Ansicht nach auch mit einer weiblichen Anatomie zu tun haben könnten, wird bei einer Röntgenaufnahme eine kleine Uterusanlage für möglich gehalten. Der Patient schafft also durch eine sehr suggestive Art, daß auch medizinische Unmöglichkeiten für möglich gehalten werden. Einige Zeit später geht er mit Hodenschmerzen in die Urologische Klinik und drängt auf eine Orchidektomie, die dann aber nach Rücksprache mit dem behandelnden Therapeuten nicht durchgeführt wird. Der Patient wird seit 2 Jahren hormonell behandelt.

Insgesamt reicht die transsexuelle Entwicklung weit zurück, hat jedoch keinen eindeutigen Verlauf. Nach einer zunächst eher homosexuell orientierten Zeit läßt sich die Ehe als Versuch verstehen, doch mit einer heterosexuellen Identität zu leben. Dieser Versuch ist biographisch gescheitert. Auch während der fast 2jährigen psychotherapeutischen Behandlung hat sich gezeigt, daß der Patient keine heterosexuell-männliche Identität erlebt. Es wird eine geschlechtsumwandelnde Operation indiziert. Die psychotherapeutische Behandlung wird fortgesetzt.

Systematische Zwillingsstudien liegen bisher nicht vor. Es ist bei wenigen Einzelfallberichten (Hoenig u. Duggan 1974, McKee u. Mitarb. 1976) geblieben. Schepank (1960) berichtet von einem eineiig-konkordanten Zwillingspaar mit Mann-zu-Frau-Transsexualität und entsprechender „weiblicher“ sexueller Einstellung gegenüber Männern, wobei allerdings nur der eine eine operative Geschlechtsumwandlung schon durchgesetzt hatte.

Endokrinologische Ursachen werden immer wieder vermutet und überprüft, vor allem von Dörner u. Mitarb. (1975a, b, 1976). Sie sehen die Ursache des Transsexualismus in einem Androgenmangel (bei biologischen Männern) bzw. einem Androgenüberschuß (bei biologischen Frauen) während der Hypothalamusdifferenzierungsphase. In späteren Arbeiten postulieren sie das Vorliegen eines (normalerweise für Frauen typischen) positiven Östrogen-LH-Feedbacks bei homosexuellen und transsexuellen Männern. Sie beziehen sich hierbei vor allem auf Tierexperimente, deren Übertragbarkeit auf Menschen mehr als fraglich ist. Die Untersuchungsergebnisse an Menschen wurden in einem Replikationsversuch von Gooren (1986) nicht bestätigt. Damit ist freilich ein endokrinologischer Ursachenfaktor nicht ausgeschlossen. Die klinische Forschung ist allerdings von dem praktischen Problem begleitet, daß sich schwer eine größere Stichprobe von Patienten finden läßt, die einerseits sicher transsexuell ist, andererseits mit Sicherheit ohne hormonelle Vorbehandlung ist. Eicher (1984) berichtet, daß die endokrinen Verhältnisse der von ihm untersuchten Transsexuellen vor der Hormonbehandlung normal waren, also bei Mann-zu-Frau-Transsexuellen kein Testosterondefizit oder Ostrogenüberschuß, bei Frau-zu-Mann-Transsexuellen umgekehrt kein Androgenüberschuß oder Östrogendefizit vorlag.

Im Hinblick auf *psychologische Atiologiekonzepte* ist es vielleicht nützlich, einiges vorauszuschicken. Wenn die Geschlechtsrolle im allgemeinen unumstößlich und subjektiv gewiß ist, so gibt es doch bei jedem Menschen innerlich eine mehr oder weniger große subjektive Distanz zu dem, was als Rolle kollektiv vorgeschrieben ist. Die Identität, die Übereinstimmung sowohl in der Geschlechtsrolle wie in der sexuellen Partnerwahl ist nie eine absolute, der Verzicht auf das andere Geschlecht, mit dem im sexuellen Akt in der Identifikation eine Vereinigung stattfindet, ist nie vollkommen. So wie nicht wenige Menschen im Traum und in der Phantasie homosexuelle Vorstellungen haben können, ohne in der Realität solche Handlungen zu vollziehen, gibt es auch Entsprechendes im Hinblick auf die Geschlechtsrolle. In Tagphantasien, Träumen und in der kompensierenden Ausweitung und Rollendiffusion etwa einer Faschingsveranstaltung werden von nicht wenigen Männern die latenten und unterdrückten weiblichen Tendenzen ausgelebt. Entsprechend dem Konzept von Freud einer psychologischen Bisexualität gehen die latenten Möglichkeiten des Menschen auch hier weit über das hinaus, was er in der Realität faktisch lebt.

Gegenwärtig werden auf psychoanalytischer Seite vier ätiologische Ansätze diskutiert:

Stoller (1979) vertritt einen stark familiendynamischen Ansatz. Danach ist die Transsexualität *keine* Perversion, ist also – entsprechend seiner perversionsätiologischen Therapie – kein Symptom, das als Reparationsversuch eines brüchigen Selbst zu verstehen ist. Bei seiner Interpretation geht er um zwei Generationen zu den Großeltern mütterlicherseits des transsexuellen Patienten zurück, wobei er lediglich die biologisch männlichen Transsexuellen im Auge hat. Danach behandelt die Großmutter ihre Tochter, also die Mutter des Transsexuellen, als Neutrum, wird aber vom Großvater im männlichen Verhalten bestärkt. Sie verhält sich jungenhaft und möchte auch bewußt ein Junge sein. Mit der Pubertät gibt sie dann diese Identität auf, bindet sich später an einen passiven und distanzierten Mann, der sie dominieren läßt. Der gemeinsame Sohn soll nun nicht die gehaßte und beneidete Männlichkeit entwickeln, die Mutter bindet ihn in einer sogenannten „Geschlechtersymbiose“, die bestehenbleibt, weil der Vater von der Mutter auf Abstand gehalten wird. Dadurch wird der ödipale Konflikt umgangen, der Sohn erlebt die Mutter nicht als getrennt und auch nicht als homosexuelles Objekt. Dieser Prozeß erfolgt in einer *nicht traumatischen Konfliktlosigkeit.* Wie andere Autoren auch, sieht Stoller die Entwicklung der Frau-zu-Mann-Transsexualität nicht als parallel, sondern sieht hier eine traumatische konflikthafte Entwicklung.

Anders als Stoller betrachtet Socarides (1969, 1970) die Transsexualität als Perversion, die er eng mit der – ebenfalls als Perversion angesehenen – Homosexualität verwandt sieht. Für ihn kann Transsexualität der perverse Wunsch eines homosexuellen Mannes sein, mit dem er eine innere Konfliktspannung lösen will. Er sieht vor allem ein Mißlingen der Separations-Individuations-Phase, weshalb der Transsexuelle dann immer wieder auf die primitive Mutter-Kind-Phase regredieren muß. Désirat (1985) kritisiert Socarides, daß er sich mit seiner Beschreibung nur auf sogenannte sekundäre Transsexuelle bezieht, die den transsexuellen Wunsch als Folge einer konflikthaften Homosexualität entwickeln, daß er zur transsexuellen Entwicklung, die bereits in der frühen Kindheit sichtbar ist, jedoch keine Aussage macht. Möglicherweise ist es diese Einschränkung, die Socarides auch zu einem prinzipiellen Gegner sowohl hormoneller wie operativer Behandlung macht.

Person u. Ovesey (1974a, b) unterscheiden diagnostisch und ätiologisch primäre und sekundäre Transsexuelle. Zu den letzten rechnen sie Transvestiten und effeminierte Homosexuelle. Alle drei Erscheinungsformen führen sie, wie auch Socarides, auf eine unbewältigte Separationsphase (im Sinne von Margret Mahler) zurück. Strukturdiagnostisch ordnen sie den primären Transsexualismus den Borderline-Pathologien zu, sehen in Abgrenzung zu anderen Borderline-Störungen mit einer unbeeinträchtigten Geschlechtsidentität hier die „Ambiguität der Kerngeschlechtlichkeit" im Mittelpunkt. Frau-zu-Mann-Transsexuelle ordnen sie immer den sekundären Transsexuellen zu, sehen sie letztlich als homosexuelle Frauen mit einer männlichen Geschlechtsidentität, die allerdings nicht seit frühester Kindheit vorhanden sei.

Sigusch u. Reiche (1980) haben in einer Bewertung dieser Positionen den Spaltungsmechanismus als zentrale Abwehrform hervorgehoben. Danach ist auch der Wunsch nach Geschlechtswechsel selbst ein solcher Spaltungsakt, in dem (bei männlichen Transsexuellen) die männlichen Geschlechtsmerkmale als total schlecht, die weiblichen als total gut erlebt werden. Männliche und weibliche Selbst- und Objektrepräsentanzen sind völlig unverbunden. Trotz dieser anderen psychodynamischen Überlegung ordnen sie die Transsexuellen wie Socarides den Perversionen zu und bezeichnen die Transsexualität als Perversion, „die ihr Ziel mit scheinbar nichtsexuellen Mitteln erreicht" (1980, S. 302). Sie argumentieren, daß die bei anderen Perversionen charakteristische Dominanz eines Partialtriebs nicht an eine sexualisierte Handlung oder ein sexuelles Objekt gebunden ist, sondern gewissermaßen das ganze Körperschema sexualisiert ist. Der ganze Körper hat danach die Funktion eines abgespaltenen Partialobjekts.

Auch der Stoller-Schüler Lothstein (1979) streicht den familiendynamischen Aspekt des Transsexualismus heraus. Bei seiner Untersuchung einer relativ großen Fallzahl von 125 transsexuellen Patienten findet er sehr starke psychische Störungen, in manchen Fällen Psychosen bei den Müttern der Transsexuellen. Sie fühlen sich durch die normale Entwicklung des Kindes, vor allem seiner Geschlechtsentwicklung, bedroht und erlauben dem Kind Verselbständigung und Abgrenzungen nur in Bereichen, die nichts mit seinem Geschlecht zu tun haben. In der Folge erleben die Patienten in der Kindheit ihr „wahres Selbst" – Lothstein schließt sich hier an die Überlegungen von Winnicott zum wahren/falschen Selbst an –, nämlich das andersgeschlechtliche, als in ihnen verborgenes „Geheimnis". Indem das Kind nun die von der Mutter auf es projizierten Konflikte auslebt (z. B. durch Cross-dressing), entgeht es der aggressiven Destruktivität durch die Mutter. Die Entwicklung eines transsexuellen Selbst ist so gesehen die Rettung eines sonst von Zerstörung bedrohten Selbst. Da die Mutter die normale Selbstentwicklung aufgrund der eigenen psychischen Störung verhindert hat, wird das sonst „leere" Selbst durch die transsexuelle Identität strukturiert. Dies begründet auch die Kritik Lothsteins an Therapeuten, die Transsexuelle beeinflussen wollen, sich mit ihrem biologischen Geschlecht zu versöhnen: Sie übersehen, daß der Patient keine mit dem biologischen Geschlecht übereinstimmende psychische Geschlechtsstruktur hat, zu der er zurückgehen könnte. Die transsexuelle Identität wird vorwiegend durch „frühe“ Abwehrmechanismen wie Spaltung, Projektion, Verleugnung und projektive Identifikation gestützt.

Behandlung

Es gibt nur wenige Berichte über die psychotherapeutische Behandlung transsexueller Patienten (Thomä 1957/58, Schwöbel 1960, Socarides 1970, Janssen 1984, Désirat 1985). Etwas anders gelagert sind die Behandlungen von Kindern, die ein deutlich gegengeschlechtliches Verhalten zeigen. Bei einigen dieser Jungen gelang es, ihre primär weiblichen Interessen und Verhaltensweisen durch männliche zu ersetzen, wie von verschiedenen Autoren berichtet wird (Rekers u. Lovaas 1974, Bates u. Mitarb. 1975).

Allerdings läßt sich hier nicht eindeutig sagen, ob es sich tatsächlich um früh erkannte transsexuelle Entwicklungen gehandelt hat.

Obwohl die Erfolge der rein psychotherapeutischen Behandlungen bisher wenig ermutigend erscheinen, ist eine psychotherapeutische Behandlung oder stützende Beratung transsexueller Patienten immer notwendig, unabhängig davon, ob hormonelle und/oder chirurgische Schritte eingeleitet werden oder bereits durchgeführt wurden. Es ist eine falsche Alternative, bei transsexuellen Patienten Psychotherapie und hormonell-operative Maßnahmen gegeneinander auszuspielen. Transsexualismus ist ein psychisches Symptombild und muß primär mit psychotherapeutischen Methoden behandelt werden. Wenn es sich im Lauf dieses Prozesses herausstellt, daß hormonelle und/oder operative Schritte erforderlich sind, müssen diese im Verlauf der Behandlung sukzessiv indiziert werden. Sie ersetzen jedoch nicht die psychotherapeutische Betreuung. Wer den Patienten nur mit dem Ziel in Psychotherapie nehmen will, ihn vom Operationswunsch und der transsexuellen Identität abzubringen, vergibt die therapeutische Möglichkeit, mit dem Patienten ein tragfähiges Arbeitsbündnis aufzubauen. Der transsexuelle Patient kann ein *solches* Angebot gar nicht annehmen, weil es gleichbedeutend damit wäre, seine Identität aufzugeben. Die Ambivalenz in bezug auf die transsexuelle Identität ist im Regelfall externalisiert und projektiv abgewehrt: Der Therapeut wird als Repräsentant des Zweifels, als Gegner erlebt, von dem gleichzeitig eine Abhängigkeit besteht, vor allem wenn er gleichzeitig als Gutachter Einfluß auf die Operation, die Vornamens- oder Personenstandsänderung hat. Ein therapeutisches Bündnis kann nur zustande kommen, wenn der Therapeut auch offen ist für die Möglichkeit hormonell-operativer Schritte, ohne dies als psychotherapeutischen Mißerfolg zu sehen. Es ist interessant, daß gerade Psychoanalytiker, die ja auch bei Neurosen nicht primär die Beseitigung des Symptoms zum Ziel haben, sich so schwer tun, transsexuelle Patienten in Behandlung zu nehmen, gleichzeitig die chirurgischen Maßnahmen aber anprangern (Pfäfflin 1983). Der transsexuelle Patient muß im Therapeuten eine Teilidentifikationsmöglichkeit sehen, die er zu allererst an der Einstellung des Therapeuten zu seinem transsexuellen Wunsch messen wird. Nur wenn der Therapeut seinerseits sich nicht innerlich oder ausdrücklich auf die Aufgabe des transsexuellen Wunsches festlegt, hat der Patient überhaupt die Möglichkeit, seinerseits einen Zweifel zuzulassen. Wegen der schwierigen und für psychotherapeutische Arbeit unüblichen Voraussetzungen ist meist eine höherfrequente Behandlung nicht möglich. Sinnvoll sind oft Betreuungen mit Sitzungen im Abstand von 2–4 Wochen.

Sollte eine psychotherapeutische Behandlung nicht ausreichen, kann zusätzlich eine hormonelle und/oder operative Behandlung indiziert sein. Die Voraussetzungen dafür sind, daß sich während der Psychotherapie keine biographisch verstehbaren Ursachen ergeben haben, die den transsexuellen Wunsch als konfliktreaktiv verstehbar werden lassen, oder wenn andernfalls der Patient dauerhaft psychisch labilisiert bleibt und eine Tendenz zur Selbstbeschädigung hat. Eine Indikation kann auch gegeben sein, wenn eine langjährige transsexuelle Identität vorliegt, die der Patient in allen Lebensbereichen durchgesetzt hat, auch ohne daß eine aktuelle Dekompensationsgefahr gegeben ist. Überhöhte Erwartungen an das Leben nach einer Operation sind nicht selten; sie sind immer eine Kontraindikation.

In Einzelfällen kann es sich erst Jahre nach der Operation herausstellen, daß die zum Zeitpunkt der Indikationsstellung sehr drängend geforderte Operation doch negativ verarbeitet wird.

1976 stellt sich ein 53jähriger, großer, athletisch gebauter Mann in der Ambulanz vor, er trägt eine blonde Perücke mit strapsigem Haar, bunte weibliche Kleidung, spricht unverfälschten Dialekt mit tiefer Stimme.

Er betrachte sich „als ein Spiel mit der Natur", wolle eine Geschlechtsumwandlung. Er habe diesen Wunsch seit etwa 10 Jahren. Er stehe bereits mit zwei Frauenkliniken in Verbindung, die ihn an Nervenärzte zur Betreuung überwiesen haben. Im Laufe der Psychotherapie dort stellte sich ein immer stärkerer Wunsch nach Geschlechtsumwandlung ein, der den Nervenarzt schließlich veranlaßte, ihn erneut an die Frauenärzte zu überweisen.

Der genetische Befund ergibt ein normales Chromosomenbild, andrologische Untersuchungen, Hormonbestimmungen entsprechen einem normalen männlichen Befund.

Er berichtet, daß er als ältester von zwei Söhnen eines Kunstschlossers und einer Stenotypistin geboren wurde. Die Eltern ließen sich scheiden, als er 3 Jahre alt war. Er kam zur Großmutter, nach deren Tod mit dem Bruder mit 10 Jahren ins Waisenhaus. Der Bruder sei ein richtiger Junge gewesen, habe die anderen geschlagen, er selbst sei zurückhaltend, weich, könne den Menschen nicht weh tun. Eine Tapeziererlehre schloß er nicht ab, meldete sich freiwillig zum Militär, diente in der Marine auf einem Minensuchboot. – Er habe schon mit 11/12 Jahren onaniert, habe einen starken Geschlechtstrieb gehabt. Seine Phantasien bezogen sich nur auf Frauen. Nach dem Krieg heiratete er ein

Mädchen, das von einem anderen Mann ein Kind erwartete. Aus der Ehe gingen zwei weitere Kinder hervor, von denen er jedoch meint, daß sie nicht von ihm stammten. Seine Frau habe immer gesagt, er habe „nichts in der Hose". Er ließ sich von dieser Frau scheiden, heiratete sie nochmals, um sich wieder scheiden zu lassen. Er heiratete erneut dann eine jüngere Frau, die ein Kind von einem anderen hatte, auch diese Ehe ging auseinander. Er zog zu seiner Mutter, die er selbst als lieblos charakterisiert, die herrschsüchtig sei und ihn ganz für sich beansprucht habe. Er arbeitet die letzten 10 Jahre als freier Taxiunternehmer, das letzte Jahr in weiblicher Kleidung, wird von Fahrgästen oft sexuell attackiert.

Schon im Waisenhaus sei er als „Mädle" verulkt worden. Sein Wunsch der Geschlechtsumwandlung datiert er 10 Jahre zurück. Bei Ärzten vorstellig geworden ist er jedoch erst im letzten Jahr. Er war bei verschiedenen Andrologen, Gynäkologen und Psychiatern, die ihn immer wieder vertröstet hätten.

Im Hinblick auf das Alter und das auffällige Persönlichkeitsbild wird zunächst eine Betreuung des Patienten versucht. Er erscheint jedoch nur unregelmäßig. Auf sein Drängen und auf Vorschlag von zwei Frauenärzten wird nach einem Jahr eine operative Geschlechtsumwandlung durchgeführt, etwas später auch eine Personenstandsänderung.

Danach betont er, trotz Schwierigkeiten mit dem Wasserlassen und später sich auch herausstellender Schwierigkeiten beim Verkehr mit Männern, den er im übrigen verabscheut, wie erleichtert er sich fühlt. Er bezeichnet sich als befreit, arbeitet zunächst wieder als Taxifahrerin.

1982 beginnt die Patientin wieder in der Klinik aufzutauchen, sie hat ihre Stellung als Taxifahrerin verloren, Stellungen als Putzfrau und in Bars und Versuche, in Frauencafés und Clubs eine Stellung zu finden, sind gescheitert. Sie klagt über Einsamkeit, Depressionen, betont, daß die Operation richtig gewesen sei, auch wenn sie keine sexuellen Bedürfnisse nach Männern habe.

Im Laufe weiterer 6 Jahre verschlechtert sich der Zustand, sie geht keiner Arbeit mehr nach, ist Sozialrentnerin. Sie wirft den Ärzten jetzt vor, diese Operationen zu machen. Solche Experimente hätte man selbst im Konzentrationslager nicht gemacht, dann habe man die Menschen abgetötet. Die Operation sei aber richtig gewesen. Nur die anderen Leute würden nicht akzeptieren, wie sie ist, alle Leute im Haus, die Menschen auf der Straße würden über sie reden, man habe in der ganzen Stadt signalisiert, daß sie überhaupt keine richtige Frau sei. – Als mit Hilfe einer Sozialarbeiterin eine Wohnung in einer neuen entfernten Stadt gefunden wird, beginnt das gleiche dort, auch dort würden die Leute sie nicht als Frau akzeptieren, die Kinder würden auf der Straße hinter ihr herlaufen, sie werde als Schwuler diskriminiert, das sei sie ja gar nicht. Sie ist offenbar viel unterwegs in der Stadt, geht in Bibliotheken, in Lokale, sucht Kontakt in einer manisch-egozentrischen Weise, ist sprunghaft, assoziativ in der Redeweise, beherrscht das Gespräch, läßt sich nicht abweisen, belagert die Klinik mit Briefen, Anrufen und beinahe täglichen Besuchen.

Es ist zunächst nicht zu klären, ob die Angaben, daß die Menschen über sie reden, sie auf der Straße beschimpfen, ihr „schwule Sau" nachrufen, einen realen Hintergrund haben, oder ob es sich um paranoide Verarbeitungen handelt. Sicher provoziert sie auch die anderen, ihr größtes Glücksgefühl ist, wenn sie unter jungen Mädchen in der Frauenabteilung einer Badeanstalt unter der Dusche stehen kann. Schließlich kommt es zu Strafbefehlen gegen sie, weil sie Passanten auf der Straße angreift, offensichtlich in wahnhafter Verarbeitung von deren Verhalten.

Ein solcher Verlauf mahnt, mit Transsexuellen, die psychopathologisch auffällig sind und bei denen der Operationwunsch sich erst sehr spät herauskristallisiert, besonders vorsichtig zu sein. Er wirft aber überhaupt die Frage auf, ob Transsexuelle im höheren Lebensalter in der neuen Rolle nicht mehr als andere in Gefahr sind, in einen beruflichen und sozialen Abstieg zu geraten, ob sie in der neuen Geschlechtsrolle nicht mehr als andere gefährdet sind, in eine Isolierung und seelisch belastende Situation zu geraten.

Die wichtigste Voraussetzung für die Einleitung einer hormonellen oder operativen Behandlung ist der sogenannte *„Alltagstest“:* Der transsexuelle Patient muß in der Lage sein, im Alltag, vor allem im Beruf, sich in der angestrebten Geschlechtsrolle zu bewegen. Manche Patienten beharren darauf, diesen Schritt erst dann zu gehen, wenn sich durch die Hormonbehandlung sichtbare körperliche Veränderungen gezeigt haben. Hier ist im Einzelfall abzuwägen, ob diese Einstellung auf eine latente Ambivalenz in bezug auf den Geschlechtsrollenwechsel verweist oder ob realistische Befürchtungen gegeben sind, sozialen Sanktionen oder Diskriminierungen ausgesetzt zu sein. Spätestens während der Hormonbehandlung muß der Patient in seinem sozialen Alltag und in der Öffentlichkeit in der angestrebten Geschlechtsrolle leben, und zwar durchgängig allermindestens ein Jahr lang präoperativ. Je länger ein Transsexueller in der erstrebten Geschlechtsrolle gelebt hat und seine Rolle im sozialen Alltag durchgesetzt hat, desto günstiger ist die postoperative Prognose.

Vor Beginn der Hormonbehandlung muß gewährleistet sein:
- eine mindestens sechsmonatige, besser einjährige psychiatrische oder psychoanalytische Behandlung/Betreuung, möglichst inklusive Fremdanamnese (Eltern, Geschwister und/oder Partner) und Diagnosestellung, Ausschluß einer schizophrenen Erkrankung,
- abgeschlossene körperliche Entwicklung, Mindestalter 21 Jahre, nur im Ausnahmefall 18 Jahre,
- endokrinologische Untersuchung, vor allem auf Hypogonadismus und endokrine Störungen,
- internistische, bei weiblichen Patienten auch gynäkologische Untersuchung (sicherer Ausschluß einer Schwangerschaft vor Beginn der Hormonbehandlung).
- genetische Untersuchung (vor allem bei Männern zur Diagnose eines Klinefelter-Syndroms, welches aber kein Ausschlußkriterium sein muß).

Hormonbehandlung

Nach der Indikationsstellung, Aufklärung des Patienten und ggfs. seines Partners über die zum Teil irreversiblen Folgen der Behandlung sowie der Zusage, an den weiteren Kontrolluntersuchungen teilzunehmen, kann die Hormontherapie beginnen. Üblich ist bei männlichen Transsexuellen die Injektion eines Östrogenpräparates (Progynon-Depot), bei weiblichen Transsexuellen die Testosteron-Injektion (Testoviron-Depot). Über die genaue Dosierung und andere Einzelheiten informiert Eicher (1984). Die Effekte der gegengeschlechtlichen Hormonbehandlung sind alters- und konstitutionsabhängig. Üblicherweise kommt es bei Mann-zu-Frau-Transsexuellen zu einer Gynäkomastie; die Hoden werden atrophisch, manchmal kommt es zu einer Verkleinerung des Penis. Die sexuelle Appetenz wird geringer, die Ejakulation vermindert sich oder bleibt aus. Die Fettverteilung am Körper wird weiblich, d. h. vor allem eine Zunahme der Fettpolster im Hüftbereich. Der Bartwuchs wird geringer, meist ist jedoch eine gesonderte Epilationsbehandlung notwendig. Bei den Frau-zu-Mann-Transsexuellen stellt sich eine Amenorrhoe ein, vermehrte Körperbehaarung (insbesondere Bart- und Brustbehaarung). Die Muskulatur nimmt zu. Die Stimmbänder hypertrophieren, was ein Tieferwerden der Stimme nach sich ziehen kann. Ebenso wächst die Klitoris auf 1–2 cm, selten mehr. Die Hormonbehandlung muß nach der Operation fortgeführt werden und sollte aus Gründen der Thromboseprophylaxe ca. vier Wochen präoperativ ausgesetzt werden.

Vor der geschlechtsumwandelnden Operation

Vor der Operation müssen alle bisher genannten Voraussetzungen erfüllt sein, die hormonelle Behandlung muß allermindestens sechs Monate kontinuierlich angedauert haben. Der Patient muß bei dem indikationsstellenden Arzt bzw. der entsprechenden Institution mindestens ein Jahr lang in Behandlung sein.

Der Partner muß ebenso wie der Patient über die Konsequenzen der Operation aufgeklärt werden. Dem Patienten muß deutlich sein, daß mit der Operation die psychotherapeutische Betreuung nicht beendet ist.

Geschlechtsumwandelnde Operation

Bei Mann-zu-Frau-Transsexuellen: Hoden und Penisschaft werden entfernt, wobei die Penishaut erhalten bleibt. Zwischen Harnröhre, Blase, Prostata und Rektum wird eine Scheide geformt und in der Regel durch die nach innen gestülpte Penishaut ausgekleidet. Die großen und kleinen Labien werden aus der Skrotalhaut gebildet. Nicht unbedingt notwendig, aber gelegentlich ergänzend werden Mammaaugmentationsplastiken (bei unbefriedigender Gynäkomastie) und Kehlkopfkorrekturen durchgeführt.

Bei Frau-zu-Mann-Transsexuellen: Das Brustdrüsengewebe wird entfernt, und die Mamillen werden verkleinert. Eierstöcke mit Eileiter, Uterus und Scheide werden entfernt. Gelegentlich wird, bei starker Klitorishypertrophie, ein Klitorispenoid gebildet und in die Haut der großen Labien Silastic-Kugeln als Hodenersatz eingeführt. Die Konstruktion eines Penoids ist mit großen Schwierigkeiten verbunden, so daß von dem eine Zeitlang favorisierten Rollhautlappenpenoid (aus der Bauchhaut) gegenwärtig abzuraten ist.

Zur psychosozialen Situation operierter Transsexueller

Wie gut Transsexuelle in ihrem „neuen" Geschlecht zurechtkommen, hängt von verschiedenen Faktoren ab. Eine günstige Situation besteht, wenn sie sich im beruflichen und Alltagsleben bereits vor der Operation durchsetzen konnten, wenn die Erwartungen an die postoperativen Veränderungen nicht überhöht sind, wenn ein funktionierendes soziales Netz besteht und schließlich, wenn eine Kontinuität der psychotherapeutischen Betreuung gewährleistet ist. Verschiedene katamnestische Untersuchungen (Hunt u. Hampson 1980, Kröhn u. Mitarb. 1981, Sorensen 1981, Junge 1986, Fahrner u. Mitarb. 1987) stellen eine insgesamt gute psychosoziale Indikation der operierten Patienten fest. Wiegand (1984) berichtet von einer zwar guten psychischen Integration der operierten Transsexuellen, problematisiert aber die Gefahr des sozialen Abstiegs operierter Mann-zu-Frau-Transsexueller, von denen in seiner Untersuchung ein größerer Teil in Bars, zum Teil als Prostituierte, erwerbstätig war. Dies muß jedoch, zumindest für Transsexuelle jüngeren und mittleren Alters, nicht unbedingt ein Problem darstellen. Das Show- und Prostitutionsmilieu ist für viele eine durchaus attraktive und ökonomisch bessere Alternative als mancher sozial unauffälligere Beruf. Die Studie von Fahrner u. Mitarb. (1987) kommt zum Ergebnis einer deutlich besseren Integration operierter Transsexueller gegenüber einer nichtoperierten Vergleichsgruppe. Sie stellt bei Mann-zu-Frau-Transsexuellen einen besonders deutlichen positiven Effekt der Operation fest, wogegen sich die Frau-zu-Mann-Transsexuellen bereits vor der Operation als relativ stabil zeigten. Für die Betreuung bedeutsam ist ihr Hinweis, daß sich ein Teil der Veränderungen (berufliche Zufriedenheit, psychische Stabilisierung, Beziehung zur Familie) bereits vor der Operation abzeichnet, Veränderungen im sexuellen Bereich und bezüglich des Bekanntenkreises erst nach der Operation. Bei der Bewertung all dieser Untersuchungen ist immer zu berücksichtigen, daß die katamnestischen Ergebnisse gerade bei guter Vorbereitung und Betreuung nicht allein auf die Operation zurückgeführt werden können. Nur wenige Erkenntnisse liegen über Transsexuelle in höherem Lebensalter vor.

Zur rechtlichen Situation

Das am 1.1.1981 in Kraft getretene Transsexuellengesetz (TSG) regelt die Vornamens- und Geschlechtszugehörigkeitsänderung für Transsexuelle. Die „kleine" Lösung beinhaltet die Vornamensänderung, ohne gleichzeitige Änderung der Geschlechtszugehörigkeit. Erforderlich sind hierfür zwei Gutachten, die zu der Erkenntnis kommen müssen, daß der Antragsteller sich nicht seinem biologischen Geschlecht zugehörig fühlt, seit mindestens 3 Jahren „unter dem Zwang steht", dieser Vorstellung entsprechend zu leben, und daß dieses Empfinden sich mit hoher Wahrscheinlichkeit nicht mehr ändern wird. Das Mindestalter ist auf 25 Jahre festgesetzt. Die Absicht des Gesetzgebers war es, den Transsexuellen zu erleichtern, mit einem veränderten Vornamen die Lebensmöglichkeit in der gewünschten Geschlechtsrolle zu überprüfen und gegebenenfalls rückgängig zu machen.

Die „große" Lösung, die die Geschlechtszugehörigkeit regelt, verlangt zusätzlich den ebenfalls von zwei Gutachtern zu bestätigenden Nachweis, daß der Antragsteller dauernd fortpflanzungsunfähig ist und sich einer geschlechtsumwandelnden Operation unterzogen hat.

Das Transsexuellengesetz ist insofern ein juristischer Sonderfall, als es das einzige Gesetz ist, das speziell für eine Patientengruppe entwickelt wurde. Heute, nach einigen Jahren seiner Anwendung, hat es sich im wesentlichen bewährt und als große Erleichterung für Transsexuelle gezeigt. Der Einwand, das Transsexuellengesetz führe zuungunsten der psychotherapeutischen Betreuung zu einer unkritischen Erleichterung und Verbreitung der Operationspraxis, wie ihn Langer (1985) formuliert, trifft nicht zu. Dagegen spricht, daß die Anzahl der Anträge auf Personenstandsänderung seit 1981 relativ konstant geblieben ist, etwa 50 pro Jahr in der Bundesrepublik (Pfäfflin 1987). Das Transsexuellengesetz hat die Lage von Transsexuellen deutlich verbessert, da es ihnen das Recht einräumt, auch juristisch-formal im psychisch als richtig erlebten Geschlecht zu leben.

Als eindeutiges Manko der gegenwärtigen Gesetzeslage ist die Altersgrenze zu sehen. Die ursprünglich festgelegte Altersgrenze für die Vornamens- und Personenstandsänderung – die für beide zu hoch angesetzt ist – wurde im März 1982 durch die erfolgreiche Klage eines bereits im jüngeren Alter operierten Transsexuellen vor dem Bundesverfassungsgericht insofern geändert, als die Altersgrenze für die Personenstandsänderung aufgehoben wurde, die Vornamensänderung jedoch bestehenblieb. So besteht gegenwärtig eine rechtliche Situation, die – wie Pfäfflin (1987) zu Recht kommentiert – „die Intention der Gesetzesinitiatoren insofern auf den Kopf stellt, als die beabsichtigte Entscheidungsphase mit dem gewünschten Vornamen erheblich später möglich ist als die Operation." In einer Situation, in der die Indikationsstellung für die Operation ohnehin ja konservativ gehandhabt wird, halten wir eine Aufrechterhaltung der Altersgrenze für nicht sinnvoll.

Die lange Zeit uneinheitlich gehandhabte Kassenregelung ist durch ein Urteil des Bundessozialgerichts vom August 1987 insofern klarer geworden, als die Operation im Einzelfall von der Kasse bezahlt werden muß, wenn sie als einziges Mittel zur Linderung der psychischen Situation angesehen werden muß. Problematisch ist an diesem Urteil, daß darin die Transsexualität nicht als Krankheit gesehen wird, was sich nicht begründen läßt. Angemessen wäre eine Anerkennung der Transsexualität als Krankheit, zu deren Behandlung die Operation im Einzelfall indiziert sein kann, und auch dann nie als einziges Mittel, sondern nur im Rahmen einer psychotherapeutischen Betreuung.

Sexuelle Partnerorientierung

Grundlagen, Bedingungen und Varianten der sexuellen Partnerorientierung

Die sexuelle *Orientierung* beschreibt das Erleben, als Mann oder als Frau von Menschen des anderen oder des gleichen Geschlechtes sexuell angezogen zu werden. Diese Orientierung ist beim erwachsenen Menschen eine entschiedene, stabile, willkürlich nicht zu beeinflussende Einstellung. In ihren Entstehungsbedingungen ist sie noch nicht voll aufgeklärt.

Demgegenüber zeigt das sexuelle *Verhalten* des Menschen eine größere Varianz, die vor allem in den Jahren der körperlichen sexuellen Reife und bei den ersten sexuellen Kontaktversuchen sichtbar wird. Im Laufe des weiteren Lebens wird das sexuelle Verhalten im ganzen aber immer mehr durch die sich manifestierende subjektive sexuelle Orientierung bestimmt.

Von der Partnerorientierung ist die Frage der Geschlechtsidentität abzugrenzen, das Erleben und Verhalten in der gesellschaftlich vorgegebenen Geschlechtsrolle und das damit verbundene subjektive Bewußtsein männlich oder weiblich zu sein.

Die eigene männliche oder die weibliche Geschlechtsidentität wirken in der sexuellen Beziehung zum andersgeschlechtlichen oder gleichgeschlechtlichen Partner mit: Der homosexuelle wie der heterosexuelle Mann sind auf den Partner als Mann orientiert. Und der operierte Mann-zu-Frau-Transsexuelle will von Männern als Frau sexuell genommen werden. Offenbar handelt es sich bei der Partnerorientierung und der Geschlechtsidentität um zwei unterschiedliche seelische Merkmale, die für die Form der sexuellen Bipersonalität aber konstitutiv sind. Inwieweit die körperlichen Grundlagen der Geschlechtsidentität und die sie verstärkenden oder abschwächenden Umweltbedingungen mit denen der Partnerorientierung in Verbindung stehen, ist ebenfalls noch ungeklärt.

Stammesgeschichte und Tierexperimente

Im Hinblick auf die Frage, welche Einflüsse die sexuelle Orientierung konstituieren, werden körperliche Grundlagen und Umwelteinflüsse diskutiert.

In der Sicht der Evolutionstheorie hat sich der Geschlechtsdimorphismus und die damit verknüpfte biparentale Fortpflanzung, obwohl kompliziert und störungsanfällig, der uniparentalen Fortpflanzung überlegen gezeigt. Es wird der Umwelt und der Selektion aus dem gemischten Erbgut zweier Individuen eine größere Merkmalsfülle angeboten, als wenn der eingeschlechtliche Elternteil sich direkt parthenogenetisch vermehrt, wie es bei manchen Pflanzen und niederen Tieren geschieht. Wenn bei allen höher differenzierten Tieren Zweigeschlechtlichkeit zu finden ist, so offenbar weil sie zur Höherentwicklung und zur Anpassung an sich wandelnde Verhältnisse auf der Erdkugel notwendig waren. Aus der Perspektive stammesgeschichtlicher Entwicklung ist aber auch festzustellen, daß es für den Fortbestand einer Art zu wichtig ist, daß geschlechtsreife Spezies des anderen Geschlechts dann aufgefunden und sicher erkannt werden, um es dem bloßen Zufall zu überlassen.

Verhaltensbiologische Beobachter stellten jedenfalls bei vielen Tieren fest, daß das Erkennen und spezifische sexuelle Interesse am andersgeschlechtlichen Partner und die Verhaltensmuster der Verpaarung durch angeborene Auslösemechanismen mitgegeben sind. Bei manchen Tieren scheinen olfaktorische Reize eine größere Rolle zu spielen, bei Vögeln wie bei Menschen sind es Auslösemechanismen visueller Art (Lorenz 1943, Schutz 1965). Die Verhältnisse sind bei den verschiedenen Tierarten und den Geschlechtern allerdings sehr unterschiedlich. So findet sich bei manchen Arten bei einem Geschlecht eine bestimmte Offenheit für frühere Lernerfahrungen, die beim anderen Geschlecht oder bei nahe verwandten Arten schon nicht mehr gegeben ist. Schon das rät zur Vorsicht, Experimente und Verhaltensbeobachtungen bei bestimmten Tieren auf andere Arten zu generalisieren oder gar direkt auf den Menschen übertragen zu wollen.

Die Forschung hat sich in den letzten Jahrzehnten intensiv damit beschäftigt, wie angeborene Einstellungen mitgegeben und ob sie zu beeinflussen sind, schließlich damit, wo diese angeborenen Einstellungen ihre körperliche Repräsentanz haben. Dazu hat Schutz (1965) in einem über viele Jahre gehenden Forschungsprogramm zeigen können, daß bei Stockenten die männlichen und die weiblichen Tiere über unterschiedliche angeborene Auslösemechanismen verfügen. Stockentenweibchen, die selbst eine relativ unauffällige und farblose Erscheinung bieten, sind offenbar auf das äußere Bild der farbenprächtigen Stockentenerpel erbgenetisch fixiert. Diese angeborene Fixierung ist jedenfalls durch Aufzuchtexperimente mit vollständiger Isolierung oder auch bei Vergesellschaftung mit gleichgeschlechtlichen artgleichen Tieren nicht zu verändern. Die männlichen Tiere dagegen sind auf ein bestimmtes Erscheinungsbild nicht festgelegt: Werden zwischen dem 5. und 80. Lebenstag allein männliche Stockenten miteinander aufgezogen, dann aber freigelassen, so daß sie die nächsten Monate mit weiblichen Stockenten und anderen Tieren aufwachsen, so verpaaren sie sich später bei Geschlechtsreife bei freier Wahlmöglichkeit mit einem männlichen Tier, trotz der zahlreich anwesenden Weibchen. Sie sind jetzt auf ein gleichgeschlechtliches Objekt fixiert, verhalten sich im Begattungsritual im übrigen in männlicher

Weise, ohne daß es zu einer normal ablaufenden Kopulation kommen kann. Diese sogenannte homosexuelle Prägung bedarf allerdings einer bestimmten Dauer und Intensität, um sich gegen die angeborenen Muster durchsetzen zu können, und sie kann sich im Laufe der Jahre abschwächen. Vollständig isoliert aufgezogene Stockentenerpel, sogenannte Kaspar-Hauser-Tiere, zeigen stets eine Ausrichtung auf weibliche Tiere. Offenbar setzt sich hier die angeborene Orientierung durch.

Schutz spricht von einem Wägeprinzip zwischen angeborenen Einflüssen und Prägungslernen, das er bei mehreren Vogelarten fand. Allerdings ist das Ausmaß prägender und angeborener Einflüsse bei den einzelnen Arten und den verschiedenen Geschlechtern unterschiedlich. Auch wenn sich die Befunde an Stockenten sicher nicht ohne weiteres auf den Menschen übertragen lassen, sind sie insofern bemerkenswert, als beim Menschen ja visuelle Faktoren als Auslöser sexueller Erregung eine große Rolle spielen.

Allerdings sind die Verhältnisse bei Säugetieren schon wieder ganz anders. Bei den Primaten, die dem Menschen in der Evolution ja viel näher stehen, ist ein solches visuell vermitteltes Prägungslernen auf Tiere des eigenen Geschlechts oder auf eine andere Art nicht beobachtet worden. Primaten sind wie der Mensch Nesthocker und offenbar in ihrer frühen Entwicklung auf taktile, olfaktorische und visuelle Versorgung durch Muttertiere angewiesen. Vollständig isoliert aufgezogene Affen sind überhaupt unfähig, eine Objektbeziehung herzustellen und den Geschlechtsakt auszuführen (Harlow u. Harlow 1967). Offenbar stellt die sexuelle Beziehung einen differenzierten Spezialfall von Sozialkontakten dar, der an bestimmte komplizierte Aufzuchtbedingungen geknüpft ist.

Wo und in welcher Form eine angeborene Orientierung zum andersgeschlechtlichen Partner morphologisch verankert ist und inwieweit sie experimentell durch körperliche, z. B. hormonale, oder auch durch Umwelteinflüsse postnatal beeinflußt werden kann, ist eine gegenwärtig sehr aktuelle, viel diskutierte Fragestellung. Angenommen werden intrauterin oder unmittelbar nach der Geburt stattfindende Sensibilisierungen bestimmter hypothalamischer Strukturen unter dem Einfluß von Hormonen, vor allem von Steroidhormonen. Bei Ratten ist ein sexuell dimorpher Nukleus in der Area praeoptica gesichert, dessen Ausrichtung in männlicher oder weiblicher Richtung durch Hormongaben postnatal beeinflußt werden kann (Money 1988). Sexualforscher weisen allerdings entschieden darauf hin, daß diese Befunde an Ratten nicht auf den Menschen übertragen werden können und vor allem beim gegenwärtigen Wissensstand nicht geeignet sind, etwa homosexuelles oder lesbisches Verhalten zu erklären.

Daß jedoch auch bei Menschen Androgeneinflüsse in der pränatalen Phase im Hinblick auf das spätere sexuelle Verhalten einen

Einfluß besitzen, kann kaum bezweifelt werden. Vom 2. Entwicklungsmonat an besteht beim Menschen eine vom fetalen Hoden ausgehende Testosteronproduktion, die bei männlichen Feten die Differenzierung der äußeren und inneren männlichen Geschlechtsorgane bestimmt. Es ist einerseits naheliegend, andererseits aber nicht gesichert, daß hier auch Einflüsse auf eine Sensibilisierung bestimmter zerebraler Hirnstrukturen erfolgt. Völlig ungesichert ist, ob pathologische Entwicklungen damit im Zusammenhang stehen. Auffällig ist jedenfalls, daß bis in die perinatale Phase hinein, vor allem bei männlichen, weniger bei weiblichen Feten ein hoher Testosteronspiegel gegeben ist, der vom 2. Lebensmonat an für die nächsten Jahre bis zur Pubertät auf ein niedrigeres Niveau abfällt. Nach der Geburt bestimmt die Androgenproduktion auch die Muskelentwicklung und damit die mehr männlich charakterisierte Motorik. Männliche Keimdrüsenhormone, Testosterone und überhaupt Androgene scheinen für die intrauterine körperliche Entwicklung wie auch über die spätere Geschlechtsdifferenzierung eine Schlüsselrolle zu spielen. Nach dem Prinzip der „basic femaleness", also der primären Tendenz zur weiblichen Differenzierung, entscheidet erst die Höhe der Androgenproduktion darüber, ob es zu einer Entwicklung eines männlichen Individuums kommt. Sie könnte auch für die Ausprägung neuraler Repräsentationen im zentralen Nervensystem bestimmend sein.

An Ratten ist zu zeigen, daß die Fähigkeit zum weiblichen und männlichen Sexualverhalten, d. h. die Tendenz, andere Tiere zu bespringen oder durch eine Lordosereaktion sich zum Bespringen anzubieten, postnatal experimentell zu verändern ist. Durch Kastration und Ovarimplantation unmittelbar nach der Geburt war bei männlichen Tieren ein späteres weibliches Sexualverhalten zu provozieren, in gleicher Weise männliches Verhalten durch Implantation von Hodengewebe, d. h. Androgenen, in der perinatalen Phase bei weiblichen Tieren. Ergebnisse in der gleichen Richtung sind durch Experimente an Meerschweinchen, Hamstern, Hunden und Affen erzielt worden, wenn die Verhältnisse bei höheren Tieren offenbar auch immer komplexer werden. Und kritisch ist vor allem anzumerken, daß die männliche homosexuelle oder lesbische Orientierung nicht reduktionistisch auf bestimmte Kopulationsmuster eingeengt werden kann (Gooren 1988).

Die sexuelle Partnerorientierung beim Menschen

Es ist also davor zu warnen, solche experimentellen Beobachtungen an niederen Säugetieren direkt auf menschliche Verhältnisse übertragen zu wollen oder gar die Frage der Varianz der sexuellen Partnereinstellung schon damit zu verknüpfen. Immerhin gibt es Beobachtungen, daß hormonale Einflüsse in der interuterinen Entwicklungsphase auch für den Menschen bedeutsam sind. Green (1979) untersuchte 140 Männer, die zwischen 18 und 30 Jahre alt waren und als Embryo dem Einfluß von Gelbkörperhormonen (Progesteron) ausgesetzt waren, da ihre Mütter als Diabetikerinnen in der Schwangerschaft zur Vermeidung eines Abortes dieses Medikament erhalten hatten. Die Mütter wußten nicht, daß diese Behandlung etwa Einfluß auf geschlechtstypisches Verhalten haben kann, sie boten keine diesbezüglichen Erwartungen oder Einflußnahmen.

Es fand sich im spielerischen Verhalten und in den beruflichen Interessen sowie in der Motorik und in den Phantasien vermehrt weibliche Ausrichtung. Vor allem war dies der Fall, wenn diese natürlichen oder anderen synthetischen Hormone im 1. und 2. Trimester der Schwangerschaft eingewirkt hatten. Es fanden sich auch später mehr homosexuelle Phantasien als in einer Vergleichsgruppe, aber nur vereinzelte homosexuelle Aktivitäten. In der ganzen Gruppe waren sie in den Entwicklungsjahren ebenso häufig wie in der nichtbehandelten Kontrollgruppe! Schon hier zeichnet sich ab, daß die sexuelle Partnerorientierung nicht einfach aus einer induzierten Steigerung oder Minderung motorisch „männlichen“ oder „weiblichen“ Verhaltens abzuleiten ist. Ob sich jemand mehr oder weniger konform mit seiner Geschlechtsrolle entwickelt, sagt noch nichts über seine endgültige Partnerorientierung aus. Auch Untersuchungen von Yalom u. Mitarb. (1973) zeigten, daß Söhne von mit Progesteron behandelten diabetischen Müttern im Vergleich mit einer Kontrollgruppe durchweg weniger männliche Interessen hatten, weniger aggressiv und selbstbewußt auftraten. Allerdings waren auch hier vorläufig weder dauernde Veränderungen der sexuellen Einstellung noch etwa transsexuelle Tendenzen zu beobachten.

Dagegen zeigten sich bei Frauen Veränderungen, deren Mütter bei einer Risikoschwangerschaft, wie zwischen 1940 und 1970 üblich, mit einem synthetischen Östrogen (DES) behandelt worden waren, einem Präparat, das offenbar eine androgene biologische Aktivität besitzt (Gooren 1988). Bei 25% der nachuntersuchten Frauen fand sich eine homosexuelle oder bisexuelle Ausrichtung, 75% der Frauen waren heterosexuell (Ehrhardt u. Mitarb. 1985).

Ebenso zeigen Frauen mit einem adrenogenitalen Syndrom, also einer bereits in der intrauterinen Entwicklungsphase mit erhöhter Androgenproduktion einhergehenden Anomalie eine ungewöhnliche Verbreitung bisexueller Phantasien. Dagegen sollen Männer, deren Mütter mit Östrogenen, also „weiblichen“ Hormonen behandelt worden waren, im Hinblick auf ihre sexuelle Partnereinstellung insofern auffällig sein, als Homosexualität hier seltener ist als in einer Vergleichsgruppe (Money u. Mitarb. 1984).

Solche Beobachtungen sind zu auffällig, um einfach übergangen zu werden. Sie sind allerdings auch noch nicht so eindeutig, daß sie einen regelhaften Zusammenhang erkennen lassen. Offenbar sind nicht alle beteiligten Glieder im Zusammenwirken von exogenen hormonalen Einflüssen und sensibilisierten zentralnervösen oder sonstigen Systemen bekannt.

Ein „Naturexperiment" bieten Menschen mit körperlicher Intersexualität (s. S. 53ff). Sie weisen auf einen gewissen Einfluß der männlichen Keimdrüsenhormone, der Androgene, hin. Mädchen mit adrenogenitalem Syndrom, also mit erhöhter Androgenproduktion, fallen aus der anerzogenen Mädchenrolle insofern heraus, als sie eine gesteigerte phasische Aktivität und Aggressionsneigung zeigen, geringes Interesse an Säuglingspflege und Mutterschaftsverhalten. Diese Mädchen boten früher äußerliche Merkmale der Virilisierung, werden heute aber von Kindheit an mit Cortisol substituiert, um eine Maskulinisierung zu verhindern. Diese Frauen mit adrenogenitalem Syndrom haben nun im Erwachsenenalter nicht nur in einem hohen Prozentsatz bisexuelle oder homosexuelle Phantasien, 10% verhalten sich auch ausgesprochen lesbisch! (Money u. Mitarb. 1984). Allerdings ist zu fragen, ob dieser Begriff hier angemessen ist, schon früher war aufgefallen, daß diese Mädchen mit adrenogenitalem Syndrom sich selbst als Jungen bzw. Männer erleben und eine auf Frauen gerichtete sexuelle Orientierung bei einer männlichen Geschlechtsidentität haben. Das führt dann vereinzelt zu einem Geschlechtswechsel, der sich gegen die Macht des Erziehungsgeschlechtes durchsetzt (Bräutigam 1964).

Gibt es nun Umwelteinflüsse, die für eine männliche oder weibliche Geschlechtsrolle „prägend" sind und sich für die sexuelle Partnerorientierung bestimmend auswirken? Green (1979) berichtet von Verlaufsstudien an 50 Jungen, die mädchenhaftes Verhalten zeigten, „sissys" waren, und 50 Mädchen mit jungenhaftem Verhalten, „tomboys". Das Alter lag bei der Beobachtung zwischen 4 und 11 Jahren, 62% der Jungen hatten sich mehr als 20mal auch als Mädchen verkleidet, hatten Hausarbeiten und Mädchenspielzeuge bevorzugt, 38% hatten gelegentlich oder häufig den Wunsch ausgesprochen, ein Mädchen zu sein, hatten Jungenspiele verabscheut. Entsprechend war es bei den jungenhaften Mädchen. – Es zeigte sich nun, daß eine Untersuchung der Familien im Hinblick auf die Elterneinstellung im Vergleich mit Kontrollgruppen keine bedeutsamen Unterschiede ergaben: Weder die mädchenhaften Jungen noch die jungenhaften Mädchen waren häufiger vom gleichgeschlechtlichen Elternteil zurückgewiesen oder vom andersgeschlechtlichen Elternteil angezogen worden usw. Die Unterschiede waren jedenfalls gering und nicht eindeutig gegenüber den Kontrollgruppen in den Familien mit unauffälligem Verhalten der Kinder. Allerdings ergibt sich bei diesen „sissy-boys" (Green 1987) in etwa der Hälfte der Fälle später eine homosexuelle

Orientierung (s. S. 230), was wieder die Frage aufwirft, wie die körperlichen und Umweltdeterminanten von Geschlechtsidentität und Partnerorientierung zusammenhängen.

Homosexuelle Männer

Definitionen und Erscheinungsformen

Die weitaus bedeutsamste Variante der sexuellen Partnerorientierung ist die homosexuelle. Als homosexuell (homophil, schwul usw.) bezeichnet man Menschen, die durch das gleiche Geschlecht sexuell angezogen werden und/oder sexuelle Kontakte mit Menschen haben, die dem gleichen Geschlecht angehören. Erleben und Verhalten, Partnerorientierung und Praxis müssen nicht übereinstimmen. Einmal weil es einer Entwicklungszeit bedarf, bis junge Menschen die ihnen angemessene geschlechtliche Partnereinstellung in einer Such- und Lernphase gefunden haben. Sie ist bei Männern (und noch mehr bei Frauen) sehr verbreitet und ausgeprägt. Zum anderen, weil es Männer gibt, die entschieden homosexuell ausgerichtet sind, diese Neigung in ihrem Verhalten aber nicht ausleben. Das geschieht vor allem, weil sie in einer mehr oder weniger feindlichen heterosexuellen Umwelt nicht wagen, ihre homosexuellen Wünsche zu erkennen zu geben und/oder weil sie diese Neigung bei sich selbst nicht akzeptieren können: „ich-dystone Homosexualität". Homosexualität ist von anderen Formen sexueller Varianz abzugrenzen und zwar nicht nur, weil sie weitaus die häufigste ist. Sie ist tief und unveränderlich in der Persönlichkeit verwurzelt, nicht regelhaft mit greifbaren körperlichen oder seelischen Merkmalen wie Neurose, abnormen Persönlichkeitszügen usw. oder mit einer sonstigen primären Pathologie der Persönlichkeit zu verbinden. Es gibt unter homosexuell ausgerichteten Männern zunächst einmal die ganze auch sonst zu findende Bandbreite unauffälliger wie auch psychisch auffälliger Menschen. Das unterscheidet sie von anderen sexuellen Abweichungen wie Exhibitionismus, Pädophilie, Sadismus usw., die in ihrem situativen Auftreten und lebensgeschichtlich mit konflikthaften oder sonstigen abnormen Persönlichkeitszügen zu verbinden sind und die zu den sexuellen Perversionen gerechnet werden. Homosexualität ist eine besondere Erscheinung, die „auf einem anderen Blatt steht" (Kunz 1942).

Jede Beobachtung über Menschen mit homosexueller Orientierung oder homosexuellem Verhalten, die zu einer verallgemeinernden Aussage benutzt wird, muß befragt werden, ob sie nicht an einer Randgruppe erhoben wurde und ob sie die homosexuelle Population im ganzen betrifft. Auch wenn größere Gruppen von Homosexuellen beschrieben werden, ist die Vorauswahl der Stichprobe für die Aussagen zu reflektieren: Handelt es sich um eine klinische Selektion, die wegen ihrer Homosexualität ärztliche oder psychotherapeutische Hilfe gesucht hat, um solche, die durch die jeweiligen Gesetzgebungen ihres Staates auffielen, oder um Stichproben aus einer bestimmten homosexuellen Subkultur? Sind es Patienten der psychoanalytischen Praxis, die eine Vorauslese im Hinblick auf neurotische Störungen und sozialen Status repräsentieren, oder sind es solche, die schon aufgrund ihres sozialen Status eher befürchten müssen, strafrechtlich auffällig zu werden? Zu welcher Altersgruppe zählen die Stichproben, d. h. in welcher Phase des Coming-out sind die Untersuchten?

Es kann nicht davon ausgegangen werden, daß es zwischen Homosexualität und Heterosexualität eine lineare, kontinuierliche Verbreitung nach dem Zufallsprinzip gibt, wie es etwa das von Kinsey entworfene Schema nahelegt. Bei Kinsey werden sieben Stufen von entschieden heterosexuell bis entschieden homosexuell postuliert, mit ausschließlichem, überwiegendem, vereinzeltem oder gleich häufigem hetero- und homosexuellem Verhalten. Die erdrückende Mehrzahl der Menschen ist aber entschieden heterosexuell oder entschieden homosexuell in ihrer Orientierung, und diese ist, wenn sie sich in einem Manifestationsprozeß des Coming-out ausgebildet hat, stabil und nicht zu verändern.

Zur Kerngruppe rechnet auf jeden Fall die weit überwiegende Zahl der Männer, die zu ihrer homosexuellen Partnereinstellung gefunden haben, sie bejahen und sie leben. Diese „gewöhnlichen Homosexuellen" sind in einer großen Befragung von 789 Männern von Dannecker u. Reiche (1974) in ihrem Verhalten und ihrer seelischen und gesellschaftlichen Situation dargestellt worden. Es ist die Gruppe der Menschen, die mit dem sexuellen Erwachen eine entschiedene sexuelle Neigung zu Männern des gleichen Geschlechtes entwickeln, sie bilden die zentrale Gruppe der Homosexuellen.

Der zahlenmäßige Anteil homosexueller Männer im Erwachsenenalter dürfte nach allen Untersuchungen zwischen 4 und 5% der Bevölkerung liegen und, soweit systematisch untersucht, kann dieser Wert bei allen Völkern und Gesellschaften angenommen werden.

Es gibt aber bei einer zahlenmäßig wesentlich größeren Gruppe junger Männer vorübergehendes homosexuelles Verhalten in der Entwicklungsperiode pubertärer und adoleszenter Reifung. Die Häufigkeit dieser „Entwicklungshomosexualität" (Bräutigam 1967) hängt einerseits von begünstigenden Wohnformen (Internat, Kaserne, Gefängnis, Schiff usw.) ab, ist aber ebenso davon abhängig, ob junge Menschen in der Pubertät mehr oder weniger leicht Zugang zum anderen Geschlecht haben. Und es gibt in den verschiedenen Ethnien ritualisierte Formen homosexueller Praktiken als Reifungsriten (Money 1988), schließlich kulturelle pädagogische Beinhaltungen und Ausgestaltungen der Neigungen dieser Altersperiode, für die die griechische Antike am bekanntesten ist. Zahlenmäßig wurde dieses entwicklungshomosexuelle Verhalten von Kinsey bei 37% der amerikanischen Bevölkerung gefunden. Alle späteren Untersuchungen fanden eine geringere Verbreitung. Bei deutschen Studenten findet sich eine kumulative Verbreitung homosexuellen Verhaltens bis zum 20. Lebensjahr 1966 bei 19%, 1981 bei 22% (Clement 1986a). Dieser geringen Zunahme geht allerdings auch eine Häufung und zeitliche Vordatierung von heterosexuellen Erfahrungen der Studenten parallel.

Die Gruppe der tatsächlich und dauernd bisexuell erlebnisfähigen Männer ist klein, es dürften nicht mehr als 1% der männlichen Bevölkerung sein. Erfahrene Beobachter der homosexuellen Szene nehmen an, daß es sich bei ihnen einerseits um Männer in der Phase des Coming-out oder um Formen ich-dystoner Homosexualität handelt, also Menschen, die durchaus homosexuell ausgerichtet sind, sich selbst und anderen aber durch heterosexuelle Kontakte, unter Umständen unter Zuhilfenahme homosexueller Phantasien, ihre Normalität beweisen. Die wirklich bisexuell erlebnisfähigen Männer sind, soweit wir sehen, meist narzißtisch selbstbezogene und passive Persönlichkeiten, die es als lustvoll erleben, in der Beziehung zu einem Partner begehrt zu werden.

Homosexuelle mit auffällig weiblichem Gebaren in Haltung und auch Kleidung, effeminierte Homosexuelle, scheinen in bezug auf die Häufigkeit ihres Auftretens variabel innerhalb der verschiedenen Epochen und Kulturen. Sie werden in der homosexuellen Subkultur entwertet, als „Tunten“ bezeichnet. Es ist die Frage, ob sie nicht eine Tendenz ausagieren, die manche Homosexuelle bei sich unterdrücken und dabei projektiv abwehren.

Pädophile Homosexuelle sind im Rahmen der homosexuellen Population eine ebenfalls eher abgewertete Minderheit. Erklärungsbedürftig ist das Phänomen Phädophilie überhaupt. Dabei ist schwer zu beurteilen, ob die pädophile Neigung unter Homosexuellen häufiger ist als unter Heterosexuellen. Nach der Untersuchung von Dannecker u. Reiche muß davon ausgegangen werden, daß Beziehungen nicht nur zu jugendlichen, sondern auch zu kindlichen Partnern häufiger gesucht werden, als Homosexuelle vor sich selbst und vor anderen zugeben. Die Abgrenzung zur Pädophilie ist mit der juristischen Grenze sicher nicht gegeben, da in der BRD sexuelle Kontakte mit unter 18jährigen schon inkriminiert werden. Vom typisch Pädophilen wird dagegen der körperlich noch nicht voll entwickelte, sondern erst reifende Partner gesucht.

Überholt sind die Einteilungsversuche, die sich auf die Beschreibung sexueller Praktiken stützen, wobei von aktiver oder passiver (Freud 1910), penetrativer oder rezeptiver, aktiv-narzißtischer oder passiv-analer Homosexualität (Fenichel 1931), von Objekt- und Subjekthomoerotik gesprochen wurde. Alle Beobachtungen an homosexuellen wie heterosexuellen Paaren zeigen, daß die Rollen und

Positionen in der Gegenseitigkeit einer Liebesbeziehung austauschbar sind. Die darauf gegründeten Festlegungen und Unterscheidungen erscheinen bei Homosexuellen so fragwürdig wie bei Heterosexuellen.

Wenn in der psychoanalytischen Literatur früher der Begriff „latente Homosexualität" benutzt wurde, so war damit eine Neigung zur Abhängigkeit, eine passive und abwartende Lebenseinstellung gemeint, ohne daß diese sich in der sexuellen Orientierung und im Verhalten manifestieren mußte. Diese Merkmale sind aber als Teil der neurotischen Problematik des Mannes aufzufassen, die in der Entwicklungszeit deutlicher hervortreten kann. Sie beschreibt keinen bestimmten Persönlichkeitstypus, der mit einer sexuellen Orientierung verbunden ist.

Die Entwicklung zum Homosexuellen – das Coming-out

Sexuelle Reifung und Partnerfindung stellt für Jungen und Mädchen eine Epoche emotionaler Labilität mit Unsicherheit und Krisen dar. Wie die heterosexuelle Einstellung einer krisenreichen Such- und Lernerfahrung vom Beginn erster sexueller Regungen bis zur gegenseitig befriedigenden und umfassenden Partnerschaft unterliegt, manifestiert sich die homosexuelle Partnereinstellung im Rahmen eines über mehrere Jahre reichenden, nicht weniger konflikthaften Entwicklungsprozesses. Der Vorgang der Bewußtwerdung, der vom ersten Auftauchen der Idee, homosexuell zu sein, über vielfältige innere und äußere Erfahrungen schließlich zur deutlichen Gewißheit und Annahme führt *homosexuell zu sein,* wird als Coming-out bezeichnet. Beobachtungen, wie sie Dannecker u. Reiche machten, sprechen dafür, daß dieser Prozeß der Bewußtwerdung und der Einübung in diese sexuelle Partnerbeziehung für Homosexuelle im ganzen weit problematischer ist als für Heterosexuelle. Dabei ist schwer zu entscheiden, ob der homosexuellen Neigung und der Persönlichkeit der Homosexuellen inhärente Faktoren hier mit im Spiele sind oder ob es allein darum geht, zu akzeptieren, einer Minderheit der Gesellschaft zuzugehören.

Die Beobachtung, daß Männer als sexuell anziehend und erregend erlebt werden, und damit die erste Idee homosexuell zu sein, taucht gewöhnlich am Anfang der Pubertät mit den ersten sexuellen Triebwünschen auf. Immerhin berichtet die Mehrzahl der homosexuellen Männer, daß sie schon während der Kindheit oder der Adoleszenz sich von Männern sexuell angesprochen fühlten. Das durchschnittliche Alter wird dafür bei 11,6 Jahren angegeben (Bell u. Mitarb. 1981). Genitale Berührungen und Spielereien sind unter Jungen sehr verbreitet und können ebenso wie „Doktorspiele" mit Mädchen noch keinen endgültigen Hinweis auf die hetero- oder homosexuelle Ausrichtung geben. Jeder dritte Junge praktiziert zwischen dem 13. und 15. Lebensjahr solche genitalen Kontakte, meist als mutuelle Masturbation. Die sich manifestierende sexuelle Präferenz ist also nicht aus dem Verhalten in der Pubertät, eher jedoch aus der sich abzeichnenden inneren Neigung nach intimeren Zärtlichkeiten, Küssen, oral-genitalen Kontakten usw. abzusehen. Mit 16 Jahren haben zwei Drittel der später Homosexuellen schon die ersten deutlicheren Anzeichen und Gedanken, homosexuell zu sein. Die Gewißheit hat zu diesem Zeitpunkt erst jeder Vierte, mit 18 Jahren jeder Zweite, mit 20 Jahren sind es zwei Drittel (Dannecker u. Reiche 1974). Dieser Schritt, sich selbst als Homosexuellen zu erkennen und zu akzeptieren, ist nicht leicht für den Betroffenen. Das zeigt sich auch in den emotionalen Reaktionen auf die Gewißheit über die entdeckte eigene Homosexualität: Zwei Drittel fühlen sich schuldig, empfanden ihr Tun als unmoralisch, hatten Befürchtungen, waren angesichts dieser Entdeckung zunächst beunruhigt oder geekelt. Nur jeder Dritte gab bei einer im Durchschnitt mit 19 Jahren geleisteten Akzeptanz an, daß er glücklich, beruhigt, froh oder stolz war (Dannecker u. Reiche 1974).

Haben homosexuelle Erfahrungen in der Pubertät, „Verführungen", einen richtunggebenden Einfluß auf die spätere Orientierung? Etwa jeder vierte Junge durchläuft gleichgeschlechtliche Erfahrungen in unserer Gesellschaft, die Hälfte davon mit Gleichaltrigen, die anderen weniger mit jüngeren, häufiger mit älteren Partnern. Sieht man die sexuelle Betätigung und gibt ihr Einfluß auf die spätere Orientierung, so müßte ein viel größerer Prozentsatz später sich homosexuell orientieren, als es tatsächlich der Fall ist. – Bemerkenswert im Hinblick auf das Suchverhalten und für die Frage der äußeren Einwirkungen in dieser Phase ist es, daß etwa die Hälfte der später homosexuellen Männer früher oder später auch Verkehr mit Frauen hatte, ein Teil sogar vor ihrer ersten gleichgeschlechtlichen Erfahrung. Allerdings wird dieser erste Geschlechtsverkehr häufig benutzt, um sich zu beruhigen, wird von einem Teil geradezu „als Erfolg" erlebt. Die Mehrzahl war allerdings enttäuscht, gleichgültig oder empfand Ekel. Offensichtlich wird hier die heterosexuelle Erfahrung gesucht, um sich der Gewißheit zu entziehen, homosexuell zu sein. Dem entspricht es auch, daß ein zahlenmäßig schwer einzuschätzender Teil homosexuell orientierter Männer eine Ehe eingeht. Als Motiv fanden Dannecker u. Reiche den Wunsch nach Kindern, nach einem Gefährten und einer Familie fürs Leben, im ganzen also die Tendenz, der Einsamkeit zu entgehen, und vor allem den Wunsch, die homosexuelle Orientierung vor den anderen zu verbergen.

Wenn es schon für einen heterosexuellen Mann eine Aufgabe darstellt, die in der Pubertät auftauchende sexuelle Triebhaftigkeit in einer bipersonalen Beziehung zu einem anderen Menschen, die das seelische und geistige Sein umfaßt, zu integrieren und in den sich abzeichnenden individuellen Lebensentwurf einzuordnen, so ist das für einen Mann homosexueller Orientierung sicher noch wesentlich schwieriger. Erwächst diese Problematik einfach aus dem Bewußtsein, anders zu sein als die anderen und in einem zentralen Lebensbereich von der Mehrheit getrennt? Ist es das sich immer deutlicher abzeichnende Wissen, daß man als Homosexueller in seinem Anderssein in der Gesellschaft immer in Gefahr ist, abgewertet, isoliert und stigmatisiert zu werden? Ist es für den Homosexuellen schwieriger, seine sexuelle Triebhaftigkeit dauerhaft mit personalen Beziehungen auf einen Menschen zu vereinigen? Ist es das Bewußtsein, außerhalb der „biologischen Ordnung" zu stehen, in der das sexuelle Erleben nur die Lustprämie für den umfassenderen Zweck der Fortpflanzung ist? Liegen in der mann-weiblichen Rollendifferenzierung bis zur Konsequenz, Vater oder Mutter zu werden, Befriedigungen, die dem Homosexuellen fehlen? Oder ist die homosexuelle Orientierung von vornherein mit konflikthaften Bereichen der eigenen Persönlichkeitsentwicklung verknüpft, wie Theoretiker der Psychoanalyse annehmen? Es gibt Argumente für und gegen jede dieser Möglichkeiten. Auf jeden Fall zeichnet sich für den heranwachsenden Homosexuellen ein Schicksal ab, das von außen belasteter und von innen offenbar konflikthafter ist, als die menschliche Existenz an sich schon. Das Leben der Homosexuellen war schon immer riskierter (Giese 1958), und die Aufgabe einer positiven Sinnfindung des eigenen Lebens mit der Verbindung sexueller und personaler Lebensbezüge ist für ihn noch schwerer.

Es ist deshalb angemessen, sowohl Eltern und Erzieher von Homosexuellen wie auch sie selbst nicht mit dem Vorwurf zu belasten, sie seien ja nicht aus „angeborener Neigung", sondern durch „Verführung, Gewöhnung oder geschlechtliche Übersättigung dem Laster verfallen", wie es im Entwurf des Bundesjustizministeriums der Bundesrepublik Deutschland von 1962 noch hieß. Diese Phase des Coming-out zeigt, daß nicht sexuelle Verführung und nicht die Gewöhnung entscheidend sind. Im ganzen ist in der Phase des Coming-out nicht die homosexuelle Betätigung entscheidend, sondern eine sich von innen abzeichnende sexuelle Präferenz. Der Strafgesetzentwurf von 1962, der durch Intervention fortschrittlicher Juristen nicht realisiert wurde, ist in seiner Behauptung erworbener gleichgeschlechtlicher Neigung und in der Vorstellung, daß „Hemmungsvorstellungen" und die weitere Strafbarkeit von Homosexualität „von dem Laster" abbringen, durch Untersuchungen der amerikanischen Soziologen Bell, Weinberg und Hammersmith (1981) widerlegt. Sie haben 1979 homosexuelle und 477 heterosexuelle Männer und Frauen in Kalifornien untersucht und dabei die familiären und gesellschaftlichen Entwicklungsbedingungen der Manifestation untersucht und kommen zur Auffassung: „Homosexuelle Erregung und Betätigung sind also als *Teil* der homosexuellen Präferenz zu betrachten, nicht als etwas, das zu ihr führt. Die sexuelle Präferenz ist bereits früh im Leben ziemlich fest verankert ... Die Homosexualität des Erwachsenen stellt das letzte Stadium im Auftreten eines tief eingewurzelten Musters homosexueller Reaktionsfähigkeit dar."

Lebensformen und Subkultur

Die Lebensweise des einzelnen Homosexuellen und die Formen der Vergesellschaftung homosexueller Männer haben sich in den verschiedenen Gesellschaftsystemen und Epochen sehr unterschiedlich entfaltet. Sie zeigen jedoch auch bestimmte Konstanten. Die schon im Coming-out deutlich werdenden inneren und äußeren Konflikte und die nicht selten zögernde, ambivalente Akzeptanz der eigenen homosexuellen Ausrichtung können schon darauf hindeuten, daß der einzelne hier mehr als andere auf eine Gruppe Menschen angewiesen ist, die die gleiche Ausrichtung und die gleichen Probleme hat wie er selbst. Die alltägliche Beobachtung zeigt, daß ein Homosexueller als einzelner auf dem Dorf schlechter dran ist als in einer Großstadt, wo sich dann in einer bestimmten Szene Gruppen bilden. Der Homosexuelle befindet sich im Hinblick auf die sexuelle Partnerfindung aber auch weit darüber hinaus in einer Lage, die er sich nicht gesucht hat und die er in seinen Lebenslauf integrieren muß: Homosexueller in einer heterosexuellen Gesellschaft zu sein.

Während der 60er und 70er Jahre zeichnete sich in der westlichen Welt im Zuge der allgemeinen sexuellen Liberalisierung und der gesetzlich eingeschränkten und auch selten durchgesetzten juristischen Verfolgung ein wachsendes Selbstbewußtsein der Homosexuellen ab. Es werden bestimmte Clubs, Lokale und sonstige Treffpunkte eingerichtet, Zeitungen und Interessenvertretungen treten als Sprecher auf, sich provokativ als Schwule bezeichnend. In der Zeit nach dem Ersten Weltkrieg waren Berlin und in den letzten Jahrzehnten San Francisco, New York und Amsterdam die Städte, wo homosexuelle Gruppen ihre Interessen artikuliert hatten.

Man spricht von einer Subkultur der Homosexuellen. Der Begriff Subkultur hat sich bei der Beschreibung der eigenständigen Jugendkultur der 60er Jahre entwickelt. Gemeint sind dabei relativ kohärente kulturelle Systeme, die sich von dem gesellschaftlichen Gesamtbild durch eigene Interessen und Wertsysteme abheben und die das auch äußerlich durch Kleidung, Auftreten und Verhalten bekunden. Die homosexuelle Subkultur dient zunächst der Partnerfindung. Kaum weniger wichtig ist es für viele junge Homosexuelle, in einen Kreis von Menschen einzutreten, die für ihre Lebensform eine eigene Sprache, bestimmte Umgangsformen und ein gemeinsames

Gruppenselbstbewußtsein entwickelt haben und dies teilweise auch organisatorisch vertreten. Wesentliches Merkmal homosexueller Subkultur ist, daß sie im Unterschied zu politischen Gruppen oder auch zur Jugendkultur eine unfreiwillige Vergesellschaftung ist, die immer in Gefahr steht, als Minderheit ein Stigma zu tragen (Goffman 1975). Es ist die Frage, ob das auf die Dauer so sein muß, daß sich der einzelne stigmatisiert fühlt, oder ob durch größere Akzeptanz der heterosexuellen Mehrheit, durch Gleichberechtigung im beruflichen und öffentlichen Leben und durch Hilfe der Subkultur nicht ein positives Selbstbild und Selbstbewußtsein erreichbar ist. Voraussetzung dafür ist, daß eigene Lebensformen im sexuellen und im nichtsexuellen Bereich ausgebildet werden, die nicht an heterosexuellen Maßstäben gemessen werden. Damit verbunden ist die Frage, welche besonderen Neigungen und Begabungen bei homosexuellen Männern vorliegen, die in den subkulturellen Lebensformen deutlicher ausgebildet werden können. Zunächst ist es für die Subkultur der Homosexuellen charakteristisch, daß ihre Lokale, Bars, Gaststätten oder bestimmte Clubs, in erster Linie als „Sexmarkt" fungieren, als Platz, wo erste Kontakte, aber auch persönliche Beziehungen geknüpft werden. Kurzfristige, durchweg anonym bleibende Kontakte werden in öffentlichen Parks und schließlich in Bedürfnisanstalten, sogenannten Klappen, gesucht. Die größere Öffentlichkeit der Gaststätten und Clubs gibt Gelegenheit, auch über sexuelle Kontaktfindung hinausreichende Beziehungen zu knüpfen.

Es ist für das Verständnis der Lebensformen und die Stellung der Subkultur der Homosexuellen bedeutsam, daß der Sexmarkt auch neben und außerhalb fester Beziehungen und dauernder Partnerschaften gesucht wird. Der Besuch in diesen Bereichen ist meist ausgegrenzt aus dem übrigen sozialen und beruflichen Leben. Die gesellschaftlichen Unterschiede der Besucher verwischen sich hier und spielen keine Rolle mehr. Bei den Treffpunkten in Parks und in den Klappen besteht die Attraktion gerade darin, daß die Beziehung anonym bleibt und eine nackte unpersönliche Sexualität gelebt wird, in Kontakten, die sprachlos im bloßen Sehen und sexuellen Handeln ablaufen. Bei der großen Befragung von Dannecker u. Reiche (1974) gaben zwei Drittel der Männer an, daß sie im Laufe ihres Lebens Kontakte mit Männern hatten, die ihnen oft, fast immer oder immer fremd waren. Daß es zu sexuellen Beziehungen nach längeren Bekanntschaften oder Freundschaften kam, war eher die Ausnahme, es wurde nur von einer relativ kleinen Gruppe angegeben. Dabei ist allerdings zu bedenken, daß die Stichprobe von Dannecker u. Reiche aus einem Kontaktnetz hervorging, das in Homosexuellenclubs seinen Ausgangspunkt hatte. Es könnten hier Männer, die für sich in festen Freundschaften leben, sowie ältere und auf dem Land lebende Homosexuelle unterrepräsentiert sein.

Beziehungen Homosexueller untereinander stehen im Spannungsfeld zwischen einem häufigen und tief ausgeprägten Wunsch nach einem festen Freund und einer gleichzeitigen Tendenz zu wechselnden, rein sexuellen Beziehungen. Auch Homosexuelle, die in festen Partnerschaften leben, haben nebenbei häufig kurzfristige oder auch anonyme sexuelle Beziehungen mit anderen Partnern, häufiger jedenfalls als heterosexuelle Paare. Es besteht überhaupt in homosexuellen Beziehungen eine höhere Partnerfrequenz. Dannecker u. Reiche berichten, daß jeder 7. Mann in dem Jahr vor seiner Befragung mit mindestens 50 Männern sexuelle Beziehungen hatte, jeder 20. mit über 100 Partnern. Zwei Drittel der Männer, die mit einem festen Freund leben, hatten im Jahr der Befragung nebenher 2–5 andere Partner. Etwa das gleiche Ergebnis resultiert aus einer Untersuchung über homosexuelle Partnerschaften von Pingel u. Trautvetter (1987), die dazu aussagen, daß „Treue", anders als in der heterosexuellen Welt, hier eine andere Bedeutung hat, indem solche außerhalb der Beziehung laufenden sexuellen Kontakte diese Beziehung nicht in Frage stellen. Im Sinne der sensiblen Partnerschaften und Befriedigungen, die bei einem festen Partner gesucht werden, sei sexuelle Treue nicht gefragt (Pingel u. Trautvetter 1987, S. 85). Die hohe Partnermobilität der männlichen Homosexuellen wird als konstitutives Element der Homosexuellenszene angesehen. Wir meinen auch, daß sie kaum aus der Labilisierung durch die Situation gesellschaftlicher Stigmatisierung allein zu erklären ist, sondern tiefer mit der Persönlichkeit und mit in der homosexuellen Trieborientierung liegenden Einstellung in Verbindung gebracht werden muß. Ist dieses Nebeneinander von fester Partnerbeziehung und als zwanghaft bezeichneter Promiskuität (Dannecker u. Reiche) für Homosexuelle selbstverständlicher und weniger problematisch als für Heterosexuelle?

Dieser häufige Partnerwechsel ist nicht einfach aus einer abnorm gesteigerten Triebhaftigkeit abzuleiten. Jedenfalls zeigen vergleichende Untersuchungen von homosexuellen und heterosexuellen Studenten (Clement 1986a), daß Homosexuelle an sich sexuell nicht „triebhafter" sind und nicht häufiger sexuelle Kontakte haben als Heterosexuelle, jedenfalls in dieser Altersgruppe. Die Masturbation bleibt auch bei Homosexuellen die häufigste Form des sexuellen Outlet, häufiger als jede andere Praktik. Nur zeigt sich allgemein die Tendenz, daß die Gruppe, die sich zu ihrer Homosexualität innerlich stellt und äußerlich bekennt, sexuell aktiver ist, dabei auch vielseitiger und wechselfreudiger in der sexuellen Praktik.

Zum Verständnis des häufig wechselnden promisk erscheinenden Partnerverhaltens bei Homosexuellen bieten sich verschiedene Erklärungen an:

– Fehlen dem Homosexuellen die gesellschaftlichen Stützen, die die heterosexuelle Beziehung auch dann stabilisieren, wenn die sexuelle

Anziehung nachläßt? Der Heterosexuelle hat in der Ehe, in differenzierenden Aufgaben der Kindererziehung, in der gesellschaftlichen Arbeitsteilung und in der damit gegebenen unterschiedlichen und sich ergänzenden Interessenausrichtung sicher ein haltgebendes Element. Die gesellschaftliche Ordnung und diese partnerschaftliche Polarisierung können die Beziehungsform zwischen Mann und Frau festlegen – allerdings auch dazu führen, daß das Bedürfnis nach einem Seitensprung stark wird.

– Sind häufig wechselnde Partnerschaften ein mit der homosexuellen Einstellung selbst in Verbindung zu bringendes Persönlichkeitsmerkmal? Ist beides Folge einer frühen narzißtischen Wunde, wie sie Morgenthaler (1974) beschrieben hat? Muß das verletzte Selbstwertgefühl durch eine dauernde und besondere sexuelle Selbstaufwertung wieder ausgeglichen werden, die in den immer neu geleisteten sexuellen Eroberungen gesucht wird?

– Das Nebeneinander von sexuell triebhaften, anonymen Kontakten und von persönlicher Dauerbeziehung, die auf Nähe und Vertrautheit gerichtet ist, weist darauf hin, daß hier doch unterschiedliche Beziehungsformen nebeneinander laufen, die noch schwerer zu vereinigen sind, als es bei Heterosexuellen schon der Fall ist. Daß mit längerem Vertrautwerden und Zusammenleben sich auch zwischen vielen Männern und Frauen die sexuelle Anziehungskraft abschwächt, ist allgemein zu konstatieren. Die sexuelle Erregbarkeit ist visuell durch Bilder von fremden attraktiven Personen auszulösen und ist mehr oder weniger an die Erwartung geknüpft, diese fremden Personen als Sexualpartner zu gewinnen. Bei Homosexuellen könnte das pointierter hervortreten, sie unterhalten eine persönliche, emotionale und familiäre vertraute Beziehung ja häufig nicht nur zu ihrem „festen Freund", sondern ebenso zu Frauen oder auch noch zu ihren Müttern, womit sie eine filiale Bindung an eine persönlich vertraute Person aufrechterhalten. (Zur Differenzierung von sexueller und filialer Beziehung s. S. 30.)

Wenn sexuelle Beziehungen mit Konflikten, Liebe mit Leid verbunden ist, so gilt das noch mehr für Homosexuelle. Nicht nur in der Phase des Coming-out, auch bei Männern, die Jahrzehnte homosexuell gelebt haben, tauchen bei einem erheblichen Teil Probleme auf. Es ist unvorstellbar für die Mehrzahl der Homosexuellen, sich die eigene Homosexualität „weg"-behandeln zu lassen. Es kommt letztlich einer Identitätsauflösung gleich. Es wird aber berichtet, daß jeder vierte Homosexuelle im Laufe seines Lebens einmal bei einem Arzt, Psychiater, Psychotherapeuten oder Psychologen war, um Rat und Hilfe zu suchen. Mehr als die Hälfte von ihnen bleibt aber bei diesen Gesprächen unbefriedigt, nur jeder fünfte kommt rückblickend dabei zu positiven Einsichten und zu besserer Selbstbejahung (Dannecker u. Reiche 1974).

Die Einstellung der Heterosexuellen zu den Homosexuellen und zur Homosexualität

Alle Religionen und alle elaborierten gesellschaftlichen Systeme haben sich nicht nur mit Sexualität im allgemeinen, sondern auch mit der Homosexualität wertend und regulierend auseinandergesetzt. Nur punktuell ragen Epochen aus der Geschichte der Menschheit hervor, in denen eine Kultur der sexuellen Beziehung unter Männern einen positiven Sinn in ihrem Staatsgefüge und Erziehungssystem geben konnte. Zu dieser Epoche gehört die griechische antike Kultur, die der Knabenliebe in ihrem pädagogischen System einen positiven Wert gab. Daß die gleichgeschlechtliche Liebe der „Weichlinge" aber auch verlacht wurde, zeigen die Komödien des Aristophanes.

Im allgemeinen haben die verschiedenen Religionen und Staatsformen in der Geschichte der Menschheit eher negativ und einschränkend, ja bis zur Verfolgung und Vernichtung gehend, gegenüber Homosexuellen reagiert. Es sind vor allem die autoritären gesellschaftlichen Systeme, die eine Vielfalt der Meinungen und der sexuellen Lebensformen nicht tolerieren. Sie tendieren dazu, Andersdenkende anzugreifen, Minderheiten, die sich in einem äußeren Merkmal wie Hautfarbe oder in einem intimen Bereich wie dem der Sexualität unterscheiden, zu verfolgen. Menschen im gleichen Land, in der gleichen Stadt, oder im gleichen Haus bei sich zu wissen, die in einem zentralen Bereich des menschlichen Erlebens und Verhaltens, dem des sexuellen, ganz anders sind, stellt einen Prüfstein für Toleranz dar.

Die jüdisch-christliche Kirche zeigt in ihrer Tradition in der systematisierenden Theologie und vor allem in der Kirche als Organisation wie auch bei ihren Glaubensanhängern unterschiedliche Ausprägungsgrade von Diskriminierung und Verfolgung. Der Untergang von Sodom wird im 3. Buch Moses nicht nur mit einem allgemeinen Verfall der Sitten, sondern ausdrücklich mit Homosexualität in Verbindung gebracht. Je nach Führungsstil hat die katholische Kirche im Laufe ihrer Geschichte eine mehr oder weniger große Intoleranz gegenüber Andersdenkenden und Minderheiten gezeigt, Zeiten der Duldung wechselten mit Verfolgung ab, in denen Homosexualität als Sünde und als mit dem Tode zu bestrafende Verfehlung betrachtet wurde. Die Tendenz der moralischen Verurteilung reicht bis zum gegenwärtigen Oberhaupt der katholischen Kirche.

In einer mit Zustimmung des Papstes 1987 veröffentlichten Mitteilung der vatikanischen Glaubenskongregation wird festgestellt, daß „die spezifische Neigung der homosexuellen Person zwar in sich nicht sündhaft ist", aber „als objektiv ungeordnet angesehen werden" müsse. Da der Gebrauch der Geschlechtskraft „einzig und allein in der Ehe" gut sei, handle eine Person, „die sich homosexuell verhält, unmoralisch". Damit setzt sich der Vatikan ausdrücklich von der „über die Maßen wohlwollenden Auslegungen" der Kirche ab, die zu Zeiten des Papstes Johannes XXIII. und seines Nachfolgers gewagt worden waren.

Einen in seiner Grausamkeit einsamen Höhepunkt in der Geschichte der Verfolgung Homosexueller stellt die Zeit des Nationalsozialismus dar. In den Konzentrationslagern waren sie gegenüber den politischen Häftlingen, den Kriminellen und den Zigeunern noch einmal in besonderer Weise abgewertet, noch mehr als diese mißhandelt. Mit den Juden standen sie in ihrem Ansehen bei den Peinigern aber auch unter den Häftlingen selbst an unterster Stelle.

Aber noch im Strafgesetzentwurf von 1962 tauchen die alten irrationalen Vorurteile wieder auf: „Da, wo die gleichgeschlechtliche Unzucht um sich gegriffen und großen Umfang angenommen hat, war die Entartung des Volkes und der Verfall seiner sittlichen Kräfte die Folge."

Wie Umfragen zeigen, schien der Homosexuelle im Urteil der Bevölkerung noch vor einigen Jahrzehnten als besonders triebhaft, ekelhaft, unsympathisch und haltlos. Er rangierte bei den sexuellen Außenseitern noch unter den Prostituierten. 48% der Bevölkerung sah Homosexualität vor 25 Jahren noch als Laster an. Es überrascht nicht, wenn auch ein Teil der Homosexuellen dieses Vorurteil, das die Umwelt von ihnen zeichnet, in das eigene Selbstbild übernimmt und die eigene Orientierung selbst ablehnt.

Die Personen, die innerhalb einer Bevölkerung besonders zur Entwicklung von Vorurteilen neigen, wurden von Adorno (1950) als „autoritäre Persönlichkeiten" charakterisiert. Adorno hat mehr als 2000 Personen mit Fragebögen untersucht, aber auch zu vorgelegten Bildern frei assoziieren lassen. Der „ethnozentrische" Mensch neigt zur Spaltung, erlebt die Gesellschaft in zwei Gruppen geteilt, die eigenen und die der anderen mit den Menschen, die außerhalb seines Lebensbereiches und seiner Wertordnung stehen: hier Weiße, dort Neger; hier reine Amerikaner, dort Juden; hier Heterosexuelle, dort Homosexuelle. Diese anderen werden als unmoralisch, schlecht, gefährlich, unrein abgewertet, das Denken der autoritären Persönlichkeit ist starr und wenig beeinflußbar, die Urteile sind borniert und fixiert. Stärke wird hoch geschätzt, Schwäche wird bei sich und bei anderen verachtet und unterdrückt. Autoritäre Persönlichkeiten sind nicht konfliktfähig, sie neigen politisch zu konservativen Parteien und sind konfessionell stetig engagiert. – Es ist nun höchst bemerkenswert, daß diese Studien zur autoritären Persönlichkeit von deutschen Wissenschaftlern, die als Juden emigrierten, ohne die Erfahrung des

Nationalsozialismus kaum zu denken sind. Empirisch konnten sie aber erst in den Vereinigten Staaten, in Kalifornien durchgeführt werden. Offenbar ist dieser Persönlichkeitstypus nicht auf ein Land beschränkt – wenn auch die Konsequenzen der Herrschaft autoritärer Persönlichkeiten in Deutschland einmalig waren.

Charakteristisch für dieses Vorurteilsstereotyp ist, daß das irrationale Element nicht einfach durch die persönliche Berührung ausgelöscht wird. Solche Menschen sagen etwa: „Ich kenne den X, ich schätze ihn auch, obwohl ich erfahren habe, daß er homosexuell ist. – Aber mit Homosexualität mag ich nichts zu tun haben, Homosexuelle sind keine richtigen Männer." Heterosexuelle verbinden mit der emotionalen Ablehnung die stereotype Vorstellung, Homosexuelle seien schwach, passiv und unmännlich, eine Vorstellung, die weder dem durchschnittlichen Erscheinungsbild des Homosexuellen noch ihrem Verhalten entspricht. Effeminierte Homosexuelle die „Tunten", stellen eine Minderheit unter den Homosexuellen dar, die selbst meist dieses Verhalten und diese Gruppe ablehnen. Bemerkenswert in diesem Zusammenhang ist, daß sich im ganzen das Bild der Homosexuellen in der Öffentlichkeit in Kleidung und Auftreten, verändert hat. Es ist offenbar nicht zeitlos. Die früher betont weiblich auftretenden „Tunten" sind selten geworden, sind für eine Zeit Homosexuellen mit einer betont virilen Note und Lederkleidung gewichen. Gegenwärtig zeigt sich eine große Unterschiedlichkeit und Vielfalt homosexueller Ausdrucksformen. Das Auftreten der homosexuellen Gruppen und ihre Subkultur ist jedenfalls in Ländern mit liberaler Einstellung der Bevölkerung selbstbewußter und offener geworden.

Ursachen der Homosexualität des Mannes

Fragestellung

Wer sich publizistisch oder wissenschaftlich zu sexuellen Themen äußert, berührt damit die menschliche Intimsphäre, was an sich schon geeignet ist, persönliche Betroffenheit und emotionale Reaktionen auszulösen. Das gilt stets auch für die Homosexualität und hier vor allem, wenn nach den Ursachen der homosexuellen Partnerorientierung gefragt wird. Solche Fragestellungen tangieren den Untersucher selbst, seine eigene Einstellung, die unter Umständen labil und schwankend ist, sein Selbstbewußtsein als Mann oder Frau und kann damit Abwehr und Ängste provozieren. Es ist vor allem der Homosexuelle selbst, den die Ursachenfrage nicht gleichgültig lassen kann: Ist seine Neigung eine seelische Entwicklung als Folge einer bestimmten Einwirkung in der frühesten Kindheit – oder ist sie eine ihn zufällig und schicksalhaft treffende körperlich angelegte Disposition? Entsteht sie aus einer charakterneurotischen Fehlhaltung – oder vertreten

Homosexuelle gegenüber den Heterosexuellen den Rest einer ursprünglichen Bisexualität, den der Heterosexuelle kollektiv und gewaltsam verdrängt? Sind Homosexuelle die Avantgarde einer freieren, humanen Sexualität?

Sexuelles Verhalten hat immer auch einen politischen Aspekt. Wie die Geschichte zeigt, fragen sich die Gesetzgeber, ob es sich bei sexuellen Varianten um dem Willen unterworfene charakterliche Schwächen handelt, die schuldhaft sind und denen man nachgeben kann oder nicht – oder um etwas, was mit der Geburt schon vorgegeben ist. Handelt es sich um etwas, was durch Lernerfahrung, etwa durch Verführung in der Pubertät gebahnt ist, oder ist es eine tiefe und unverrückbare, mit der Geburt schon vorgegebene Ausrichtung?

Die Geschichte der Verfolgungen homosexueller Männer zeigt aber auch, wie jede Ursachenauffassung, ganz gleich ob Anlage- oder Umwelteinflüsse herangezogen werden, zur Rationalisierung affektiv gegebener Vorurteile und Verfolgungen benutzt werden konnte.

Die Brisanz der Frage nach den Ursachen zeigt sich bis in die Gegenwart u. a. darin, daß Sexualforscher die Homosexuellenbewegung kürzlich im ganzen warnten, sich in der gegenwärtigen, noch homosexuellenfeindlichen Gesellschaft an wissenschaftlichen Untersuchungen zu den Ursachen homosexueller Einstellung zu beteiligen (Schmidt 1988).

Sie können sich darauf berufen, daß bis in die jüngste Zeit bestimmte neu aufgebrachte ätiologische Konstrukte gleich als Mittel der Beseitigung der Homosexualität angepriesen wurden (Dörner 1979). Sie können sich ebenso darauf berufen, daß bis in die Gegenwart hinein in vielen Ländern, wie in der Bundesrepublik Deutschland, die strafrechtliche Bewertung und juristische Behandlung homosexueller Betätigung nicht mit der von Heterosexuellen gleichgestellt ist.

Die Frage nach den Ursachen homosexueller Orientierung ist Teil der umfassenderen Fragestellung, welche körperlichen und welche Umweltdeterminanten die sexuelle Partnerorientierung beim Mann und bei der Frau überhaupt bestimmen (s. S. 198ff). Die Variante der homosexuellen Partnerorientierung ist zu bedeutsam für dieses Forschungsthema, als daß sie sich im ganzen ausklammern ließe und auf eine erhoffte, vorurteilsfreiere Zeit verschieben. Selbst in Ländern wie den Niederlanden, die sexuell freizügig sind und seit mehr als 150 Jahren die homosexuelle Betätigung von Männern straffrei lassen, gibt es noch Vorurteile gegenüber Homosexuellen in der Bevölkerung.

Untersuchungen zu den Entstehungsbedingungen homosexueller Ausrichtung bedürfen der Mitarbeit der Homosexuellen selbst, zumindest bei bestimmten Fragestellungen. Sie sind von den ätiologischen Fragestellungen und ihren Konsequenzen in erster Linie berührt. Es ist vorstellbar, daß Aufklärung der Entstehungsbedingungen und ein öffentlicher Diskurs der Zusammenhänge dem Homosexuellen auch Vorteile bringen kann und nicht von vornherein tabuisiert werden muß.

Im historischen Rückblick zeigt sich, daß zunächst vor allem von Medizinern Hypothesen vertreten wurden, die eine körperliche Verursachung nahelegen. In den letzten Jahrzehnten sind psychologische und soziologische Annahmen in den Vordergrund getreten.

Theorien zu körperlichen Ursachen

Anlagefaktoren

Es war seit langem aufgefallen, daß homosexuelles Erleben und Verhalten in manchen Familien und unter Geschwistern vermehrt zu beobachten ist. Ist die homosexuelle Orientierung anlagebedingt mitgegeben?

Das Naturexperiment der erbgleichen und der erbungleichen Zwillinge schafft günstige Voraussetzungen für Untersuchungen sowohl zur Anlagebedingtheit wie auch zur Frage von Umwelteinwirkungen menschlichen Erlebens und Verhaltens. In der Zeit nach dem Zweiten Weltkrieg hat Kallmann (1952) Beobachtungen vorgelegt, nachdem er in der homosexuellen Subkultur nach Zwillingen gefahndet hat. Die von ihm beigebrachte Zwillingsstichprobe ist also nicht auf klinische Fälle beschränkt, er suchte Bars und Clubs auf, wo Homosexuelle verkehrten, und es gelang ihm im ganzen 74 Zwillingspaare ausfindig zu machen und selbst zu untersuchen, von denen 35 eineiig, 39 zweieiig waren. Seine in mehreren Veröffentlichungen niedergelegten Ergebnisse benutzen die homosexuell-heterosexuelle Zuordnungsskala nach Kinsey. Geht man von eineiigen und zweieiigen Zwillingsprobanden mit einer ausschließlich oder vorwiegend homosexuellen Orientierung aus (Kinsey-Skala 6-4) so ergeben sich bei den 35 eineiigen Zwillingsprobanden Kallmanns in 31 Fällen Konkordanz, bei 39 zweieiigen nur in drei Fällen. (Bei den eineiigen Zwillingen waren zwei der Zwillingsbrüder nicht erreichbar, bei den zweieiigen 17.) Das Ergebnis ist trotzdem eindrucksvoll, auch wenn diese Untersuchung nicht so auslesefrei ist, wie die modernen dänischen Zwillingsstudien, die allerdings die sexuelle Ausrichtung nicht in ihre Untersuchung einbezogen haben.

Spätere Untersuchungen (Heston u. Shields 1968) kritisieren an den Untersuchungen Kallmanns die Vorauslese, indem eine Stichprobe mit besonders entschieden ausgeprägter homosexueller Neigung erfaßt werde. Die Konkordanzraten seien bei Kallmann damit zu hoch ausgefallen. Aber alle späteren Untersuchungen brachten Hinweise für das Gewicht erblicher Faktoren, so von Heston u. Shields (1968) selbst: Bei 12 Zwillingspaaren fanden sie eine höhere Konkordanz bei den Eineiigen als bei den Zweieiigen. Allerdings war diese Untersuchung nur auf die Diagnosen der Krankengeschichte des Maudsley-Hospitals London gestützt. Homosexualität ist im übrigen unter Zwillingen nicht häufiger als in der Bevölkerung allgemein (Heston u. Shields), so daß der Einwand widerlegt ist, daß die Zwillingssituation an sich zu einer Häufung von homosexueller Orientierung führt. Die homosexuell orientierten Zwillinge bei Kallmann hatten im übrigen niemals miteinander sexuelle Beziehungen, sie wußten oft überhaupt nichts von der Homosexualität des anderen. Auch hier besteht unter gemeinsam aufgewachsenen Geschwistern offenbar eine Inzestschranke (s. S. 249).

Was den Erbgang betrifft, kann an eine multifaktorielle Vererbung mit Schwellenwerteffekt gedacht werden. Sonst wäre nicht zu verstehen, daß der in der Homosexualität liegende Faktor im Laufe der Jahrhunderte nicht dazu geführt hätte, daß die homosexuelle Einstellung verschwindet. Homosexuelle haben ja deutlich weniger Kinder als Heterosexuelle. Ganz offen bleibt, wie diese anzunehmende Anlage körperlich vermittelt ist und ob und in welcher Form Umwelteinflüsse hinzutreten können oder müssen, ob sie die Anlage fördern oder abschwächen können. Genetische Ursachen sind, soweit wir sehen, nicht ohne weiteres vereinbar mit den Auffassungen von Dörner u. Mitarb. (1975a), der ja exogene hormonale Einflüsse in der frühen intrauterinen Entwicklung des Fetus annimmt und nicht endogen genetische hormonale Abläufe im Fetus selbst. Solche exogenen Einflüsse können die Differenz zwischen eineiigen und zweieiigen Zwillingen nicht erklären, zumindest nicht, wenn nicht ein endogener Faktor im Spiele ist.

Körperliche Befunde bei homosexuellen Männern

Die meisten Untersuchungen sind darauf gerichtet, im Körperbau, im Hormonstatus oder in sonstigen Merkmalen Hinweise für eine schwach ausgeprägte Männlichkeit bzw. einer latenten weiblichen Ausrichtung zu fassen.

Vor allem in den ersten Jahrzehnten dieses Jahrhunderts waren zahllose Untersuchungen darauf gerichtet, Zeichen weiblichen Körperbaues oder abweichende Hormonbefunde bei erwachsenen Homosexuellen zu eruieren. Der amerikanische Konstitutionsforscher Sheldon (1942) fahndete nach Zeichen von weiblichem Körperbau an großen Untersuchungsgruppen und mußte schließlich zugeben, daß es nicht möglich ist, männliche Homosexuelle mit abweichenden Körperbaumaßen in Verbindung zu bringen. Alle Behauptungen weiblicher Konstitutionsmerkmale hielten Überprüfungen nicht stand, wenn sie an größeren, zumindest nahezu auslesefreien Gruppen gewonnen waren.

Bis in die Gegenwart werden aber immer wieder Unterschiede im hormonalen Status bei erwachsenen Homosexuellen behauptet. Die grundlegende Schwierigkeit ist bei diesen Untersuchungen, die meist erniedrigte freie Testosteronwerte bei Homosexuellen annehmen, daß diese Testosteronwerte nicht nur schwer zu bestimmen, sondern auch sehr situations- und phasenabhängig sind. Die Werte werden von der Antizipation sexueller Aktivität ebenso positiv beeinflußt wie negativ von interkurrenten Erkrankungen und unterliegen im ganzen offenbar bei den gleichen Menschen erheblichen Schwankungen.

Neuerdings hat Dörner (1979) wieder erniedrigte freie Testosteronwerte und erhöhte weibliche Hormonwerte (FSH und LH) als für homosexuelle Männer typisch behauptet, später aber eingeräumt, daß dies nur für effeminierte Homosexuelle häufiger sei, was wieder auf die Bedeutung der jeweiligen Stichprobe bei solchen Untersuchungen hinweist. Er beschreibt außerdem bei Homosexuellen ein „positives Östrogen-Feedback", d. h. eine Ausschüttung von LH, einem gonadotropen Hypophysenhormon auf Östrogeninjektionen, wie er sonst nur bei Frauen typisch ist. Aber auch diese Befunde sind in anderen Ländern und bei anderen Stichproben nicht reproduziert worden (Gooren 1986). Vor allem die Annahme, daß dieses Östrogen-Feedback einen Hinweis gibt über die pränatale Höhe des Androgenspiegels, erscheint nicht haltbar (Gooren 1988). Auch diese Reaktionsweise unterliegt offenbar einer Vielzahl von anderen Einflüssen.

Im ganzen sind diese angeführten Hinweise auf eine erbliche, körperliche Disposition der sexuellen Partnerorientierung, möglicherweise auch auf pränatale hormonale Sensibilisierungen zentralnervöser Repräsentanzen in bestimmten sensiblen Phasen nicht eindeutig. Es ist jedenfalls irreführend, solche Repräsentanzen als Sexualzentrum zu bezeichnen und sie ohne weiteres mit Varianten wie Homosexualität in Verbindung zu bringen. Solche zentralnervösen Repräsentanzen der sexuellen Aktivität, der Partnerorientierung und der Geschlechtsrolle stellen keine autonome Befehlszentrale dar, sondern stehen während des ganzen Lebens in einer Wechselwirkung mit der Umwelt, von der sie ebenso bestimmt werden wie sie deren Wahrnehmung und Verarbeitung bestimmen. Es ist ganz offen, wenn man erbliche Einflüsse auf die Partnereinstellung annimmt, in welchen körperlichen Substraten sie liegen und in welcher Wechselwirkung sie mit etwaigen körperlichen, zentralnervösen Repräsentanzen der Geschlechtsrolle stehen (s. S. 42).

Wenn die meisten Untersuchungen über körperliche Befunde bei homosexuellen Männern daran kranken, daß Stichproben von neurotischen oder sonstigen Persönlichkeitsstörungen auf das Gesamtphänomen Homosexualität erweitert wurden, so gilt diese Einschränkung auch für viele psychologische Untersuchungen zur Entstehung der Homosexualität.

Psychologische Theorien zur Entstehung der Homosexualität

Psychogenetische ätiologische Theorien zur homosexuellen Partnerorientierung, die sie mit bestimmten neurotischen oder sonstigen abnormen Persönlichkeitsmerkmalen in Verbindung bringt und diese wiederum mit bestimmten Umwelteinflüssen, haben Psychoanalytiker vorgelegt. Sie sollen hier knapp referiert und kritisch reflektiert werden.

In seinen ersten Triebtheorien hat Freud bei Homosexuellen eine passive Triebeinstellung für die homosexuelle Inversion verantwortlich gemacht, u. a. auf anale Fixierungen dabei hingewiesen. Später fällt die Entscheidung zwischen heterosexueller und homosexueller Orientierung bei Freud mit dem negativen Ausgang des ödipalen Dramas. Der Homosexuelle unterwerfe sich dem Vater und suche in anderen Männern passiv die väterliche Liebe. Er identifiziere sich mit der Mutter, zu der er eine starke Bindung beibehält und mit der er sich in zärtlicher Nähe identifikatorisch verbinde.

Wie unschwer zu sehen ist, werden in diesen Beschreibungen der damaligen Zeit gemäße Vorannahmen vom latent weiblichen und masochistischen Charakter des Homosexuellen deutlich: das Schlagwort von der weiblichen Seele im männlichen Körper. Auch die noch nicht vollzogene Trennung des Homosexuellen vom Transsexuellen und die Vorstellung einer schwach ausgebildeten Männlichkeit beim Homosexuellen wirkt sich in diesen theoretischen Annahmen aus.

Dieses frühe und einfache Schema ist im Laufe der Zeit durch die Narzißmuslehre und durch Hinweise auf Fixierungen in immer früheren Entwicklungsphasen erweitert worden. Dabei wurden auch innerhalb der Psychoanalyse immer entschiedener Umwelteinflüsse postuliert, während Freud noch selbst an einer angeborenen körperlichen Bedingung der homosexuellen Objektwahl neben akzidentell erworbenen Einflüssen festgehalten hatte (XII, S. 299).

Einen präödipalen Ursprung der homosexuellen Einstellung des Mannes beschreibt Socarides (1978), in der undifferenzierten Phase der Mutter-Kind-Einheit. Homosexuelle seien unfähig, sich von dieser frühen Einheit im Säuglingsalter zu lösen und durch Trennung und Individuation eine eigene Identität zu etablieren. Für dieses Scheitern der Identitätsfindung wird die Mutter verantwortlich gemacht: Ihre eigenen symbiotischen Wünsche sollen die Entfaltung des Kindes verhindern. Sie werde vom Säugling als gefährlich und beängstigend erlebt. Das soll nun gerade nicht zum Versuch einer Loslösung von der Mutter führen, sondern zum Wunsch, mit dieser bedrohlichen Person zu verschmelzen. Das Kind verlasse die Mutter nicht aus Angst, von ihr verschlungen zu werden. Nach Socarides bestimmt diese primäre Identifikation mit der Mutter auch die spätere ödipale Entwicklung. Hier werde sich der Junge seines Mangels an maskuliner Identität bewußt, die er dann in sexuellen Beziehungen zu starken maskulinen Gestalten auszugleichen versuche. Das Defizit an maskuliner Identität führe zu dem Versuch, die innere Leere durch immer neue Liebesobjekte zu kompensieren. Im ganzen spricht diese psychoanalytische Theorie der Mutter einen überwältigenden und verschlingenden Charakter zu, eine Person, die einerseits bedrohlich ist, andererseits dazu zwingt, die primäre symbiotische Verschmelzung beizubehalten – sozusagen eine frühe Form von „Identifikation mit dem Aggressor".

Schon 1911 durch Ferenczi und ausdrücklich durch Freud ab 1920 wird die homosexuelle Partnerwahl mit narzißtischen Einstellungen in Verbindung gebracht. Homosexuelle nehmen „sich selbst zum Sexualobjekt, d. h. vom Narzißmus ausgehend suchen sie Jugendliche und der eigenen Person ähnliche Männer auf, die sie so lieben wollen, wie die Mutter sie geliebt hat" (Freud V, S. 45). Freud hat dabei in seinen späteren Schriften die Homosexualität wiederholt mit Störungen der Mutter-Kind-Beziehung in Verbindung gesetzt und „das zwanghafte Streben nach dem Mann" als sexuelle Flucht vor dem Weib charakterisiert.

Dieses narzißtische Triebkonzept und Störungen der Mutter-Kind-Beziehung sind ebenso leitend für Theorien zur Homosexualität, die Morgenthaler vorgelegt hat.

Morgenthaler (1974) sieht ganz ähnlich frühe narzißtische Störungen als Ursachen der Homosexualität wie der Perversionen überhaupt. Während der narzißtischen Entwicklungsphase, die im ersten Lebensjahr angesetzt wird, komme es zu einer unvollkommenen Abgrenzung der Selbst- und der Objektrepräsentanzen, was zu einer Störung der Struktur des Selbst führe. „Inadäquate, d. h. überschießende oder künstlich manipulierte, der Erlebnisrealität entfremdete Einwirkungen verhindern die umformenden Prozesse und hemmen oder stören die narzißtische Entwicklung in einer Weise, die später zu schweren Defekten und psychopathologischen Entwicklungen führen kann" (Morgenthaler 1974, S. 1080). Dieser Gewinn von Identität und von Autonomie des Kleinkindes wird in der psychoanalytischen Auffassung an eine weder überfordernde noch zu wenig belastende Einstellung der Mutter geknüpft. Das phasenspezifisch inadäquate Verhalten der Mutter führt in der Auffassung von Morgenthaler bei dem Kleinkind zu einer Überbesetzung autoerotischer Aktivitäten, die dann eingesetzt werden, um Autonomie zu bewahren. Die sexuelle Organisation bleibt als Erbe der ersten Weichenstellung an die enge Beziehung zwischen Autoerotik und Autonomiestreben geknüpft. „Die sexuellen Interessen richten sich auf die eigene Person und insofern auf andere, wie sie gleichen Geschlechts sind" (Morgenthaler

1984a, S. 88). Die autoerotischen Aktivitäten werden in der narzißtischen Entwicklung eingesetzt, um die Regulation des Selbstwertgefühls aufrechtzuerhalten. Autonomie und Autoerotik bleiben so dauerhaft verbunden. Später werde in der ödipalen Phase das Liebesobjekt zur Repräsentanz der eigenen Person, die autoerotische Erfahrung werde quantitativ überhöht benutzt, um die Homöostase im narzißtischen Bereich aufrechtzuerhalten. Der homosexuelle Mann und die homosexuelle Frau ordnen ihre Sexualität in ein Selbstbild ein, das ihnen innere und äußere Autonomie gewährleistet. Heterosexuelle seien in der Lage, sich einem polaren Gegensatz, also einer heterosexuellen Partnerschaft auszusetzen, ohne daß ihre Identität dadurch in Frage gestellt werde, was bei Homosexuellen nicht der Fall sei.

Im ganzen rechnet Morgenthaler die Homosexualität zu den Perversionen – wertet aber die homosexuelle Perversion gegenüber den gesellschaftlich angepaßten Menschen auf. Während die „normalen" Menschen ihre perversen Neigungen unterdrücken, die Heterosexuellen auch in gesellschaftlicher Anpassung leben, haben es diejenigen viel schwerer, ein abgerundetes schönes Bild ihrer selbst zu gestalten, und daran festzuhalten, die sich weigern, eine von der Gesellschaft angebotene Rolle zu übernehmen. Zu denen, die dies verweigern, gehören neben den Homosexuellen die Perversen, Strichjungen, Huren und Drogensüchtigen. Wenn es diesen Außenseitern aber gelinge, ein positives Bild ihrer selbst zu entwickeln, haben sie dieses Gelingen in einer viel autonomeren Art und Weise zustande gebracht, als ihre gesellschaftsangepaßten Mitmenschen (Morgenthaler 1984a, S. 176).

Dannecker (1986) hat, diese Auffassung Morgenthalers aufnehmend, das Flüchten in eine dauerhafte und temporäre Promiskuität als Angst vor Nähe in einer Liebesbeziehung interpretiert. Viele Homosexuelle seien unfähig zu optimaler Nähe und Distanz, die für eine beglückende Liebesbeziehung Voraussetzung sei.

Die Auffassungen von Morgenthaler und ihre Weiterführung durch Dannecker sind wertvoll, indem sie die homosexuelle Lebensgeschichte und ihre besonderen Verhaltensformen akzeptieren und integrierend interpretieren. Sie weisen bei diesen immer differenzierteren Beschreibungen auf „die ungeheuer komplexen Vorgänge und Interaktionen während der primären Sozialisation" hin und auch ausdrücklich darauf, daß sie eigentlich nicht auf eine bestimmte Mutter-Sohn-Beziehung reduziert werden dürften, sondern als „progressive Verarbeitungsform spezifischer, noch wenig bekannter Konstellationen in der frühen Kindheit" aufgefaßt werden müßten. Aber auch diese subtilen Morgenthalerschen Theorien über „inadäquate, der Erlebniswelt des Kindes entfremdete Einwirkungen" laden der Mutter Verantwortung auf, die ihr gegenüber zu begründen ist.

Liegt es in der wissenschaftlichen Konsequenz, der gesellschaftlichen Verantwortung und letztlich im Interesse der Psychoanalyse und ihrer Weiterentwicklung selbst, diese Aussagen ohne weiteres zu rezipieren und zu tradieren? Wir fänden das für den wissenschaftlichen und politischen Status der Psychoanalyse höchst beunruhigend, weil viele dieser Konstrukte schon logisch schwer nachzuvollziehen sind und ein hohes Maß von Konformismus mit der herrschenden Lehre in der Übernahme voraussetzen. Für den wissenschaftlichen und politischen Status der Psychoanalyse scheint eine solche Entwicklung aus mehreren Gründen beunruhigend und unvertretbar.

– Im Laufe ihrer über 100jährigen Geschichte hat die Psychoanalyse immer neue Verstehens- und Erklärungsmuster entwickelt, die in immer neuen Konstrukten aufeinander gelagert wurden. Es wurden keine Widersprüche festgestellt, Kontroversen ausgetragen, frühere Theorien verworfen.
So ist kritisch zur ätiologischen Behauptung von Homosexualität als früher Störung anzumerken, daß „frühe", narzißtische Beziehungsstörungen eine gegenwärtig sehr gängige Erklärung darstellen. „Verfehlen der richtigen Distanz zum Kind in der Autonomiephase" von seiten der Mutter wird für die verschiedensten neurotischen, psychosomatischen und psychotischen Erkrankungen als Ursache gehandelt. Kann man aber wirklich erwarten, daß für eine über alle Zeiten und Kulturen hinweg gegebene Konstante, wie die homosexuelle Orientierung des Mannes sie darstellt, eine bestimmte Form der Säuglingspflege ursächlich verantwortlich zu machen ist?

– Es ist die Frage, ob die innere Lebensgeschichte, wie sie sich in einer psychoanalytischen Betrachtung darstellt, für ätiologische Theorien von Homosexualität ohne weiteres herangezogen werden kann bzw. wo die Grenzen hierfür sind. Kann die innere Erlebnisgeschichte nicht durch körperlich präformierte Wahrnehmungsmuster und Einstellungen, durch besondere „Begabungen" vorprogrammiert sein, so daß die selektiven Erlebnisse nur körperliches Geschehen widerspiegeln?
Freud selbst hat noch betont, daß die Psychoanalyse nicht dazu berufen sei, das Problem der Homosexualität zu lösen. Sie müsse sich mit der Beschreibung der psychischen Abläufe begnügen, sei im übrigen auf die biologische Forschung angewiesen (Freud XII, S. 301). Vor einigen Jahren betonten vorsichtige Psychoanalytiker wie Paul Parin, daß die Psychoanalyse eine Theorie der Triebschicksale gebe, die innere Lebensgeschichte also nachvollziehe, daß sie aber keine Aussagen über die Ätiologie der Homosexualität machen könne (Parin 1961, S. 1276). Auch Paul Parin hat diese seine frühere Position nicht ausdrücklich kritisch reflektiert und widerrufen, als er die Konstrukte von F. Morgenthaler referierte (1984). In den letzten Jahren werden immer neue und immer differenziertere, immer weniger

anschauliche und faßbare Konstrukte nachgeschoben. Ätiologisch wird vieles behauptet, aber es kann immer weniger bewiesen werden. Traumatische Theorien leben wieder auf. Die Frage von Erwin Straus, was in der lebensgeschichtlichen Entwicklung Frustration und was Manifestation sei, wird nicht mehr differenzierend in ihren biologischen und psychosozialen Bedingungen verfolgt.

– Charakteristisch für die Psychoanalyse ist, daß sie Theorien der Kontinuität gibt, so die von Kindheit und Erwachsensein, von pervers und normal und auch von heterosexuell und homosexuell. Zwischen allem werden Übergänge und Beziehungen gefunden. Freud hat immer wieder betont, daß zwischen den beiden sexuellen Einstellungen kein absoluter Gegensatz anzunehmen sei, sondern nur ein gradueller Übergang und daß die jeweils zurückgetretene Ausrichtung unbewußt latent noch begründet sei, in der dem Menschen ursprünglichen Bisexualität.

Die Theorien der Kontinuität haben zu manchen fruchtbaren Entdekkungen geführt, so zur Einbeziehung der Kindheitsentwicklung, der inneren Lebensgeschichte, auch dazu, daß sexuell abnorme Menschen nicht als fremd und krank angesehen und isoliert werden. Die Konzepte der Kontinuität befreien aber nicht davon, bestimmte feste Merkmale des Erlebens und Verhaltens deskriptiv herauszuarbeiten und sie in ihren Bedingungen des Entstehens und in ihrer Erscheinung zu untersuchen. Die homosexuelle Partnerorientierung ist eine solche entscheidende und konstante Einstellung, die durch den Hinweis auf eine ursprüngliche Bisexualität nicht erklärt, sondern verwischt wird.

– Es war eine fortschrittliche Entwicklung, die dazu führte, daß aus dem psychiatrischen Diagnoseregister in Nordamerika Homosexualität als Diagnose und Krankheit im DSM III (1975) eliminiert wurde. Methoden, Voraussetzungen und Inhalte dieses Diagnoseregisters sind in mancher Hinsicht kritisch zu sichten und zu revidieren. Es stellt aber auf jeden Fall einen Rückschritt dar, wenn in psychoanalytischen Auffassungen männliche Homosexualität ohne weiteres mit krankhaften Persönlichkeitsentwicklungen in Verbindung gebracht wird. Indem Homosexuelle mit Borderline-Patienten, die früher als Psychopathen bezeichnet wurden, gleichgesetzt werden, ihnen ein fehlender Persönlichkeitskern, mangelnde Realitätstrennung, kein Selbst und mangelnde Identität zugesprochen werden, werden sie im ganzen wieder pathologisch etikettiert und medikalisiert.

– Die psychoanalytischen Theorien zur Homosexualität sind noch aus dem letzten Grund wenig überzeugend: Es sind psychogenetische Theorien, die psychotherapeutisch nicht eingelöst werden. Es war aber die bahnbrechende Entdeckung Freuds, daß Einsicht neue Freiheit gibt und Fixierungen der Entwicklung durch Aufdeckung emanzipatorisch überwunden werden können. Selbst wenn Patienten, die eine psychoanalytische Behandlung ihrer Einstellung suchen und in tiefster

Regression früheste Phasen ihrer Säuglingszeit wiedererleben, führt diese kognitive und affektive Erfahrung zu keiner Veränderung. Ganz abgesehen davon, ob eine solche Veränderung wünschenswert ist, wird das von keinem Psychoanalytiker noch ernsthaft versucht.

Empirische Untersuchungen zu den psychologischen Theorien

Es gibt eine Reihe von Versuchen von Psychologen, Soziologen und Analytikern, die Umwelteinflüsse, die zu einer homosexuellen Entwicklung führen, deutlicher und systematischer an größeren Gruppen faßbar zu machen, als dies aus der Behandlung einiger weniger Patienten möglich ist. Im Unterschied zu den neuen und komplexen Narzißmustheorien steht hier das faßbare Merkmal Vaterdefizit vor der Beziehung zur Mutter im Vordergrund.

Der New Yorker Psychoanalytiker Bieber (1962) hat mit Mitarbeitern 100 Homosexuelle, die bei ihm oder seinen Kollegen psychoanalytisch behandelt wurden, mit 100 neurotischen heterosexuellen Patienten im Hinblick auf die Elternkonstellation in der Kindheit verglichen. In 80 der 100 Fälle wurde der Vater von den Homosexuellen als feindlich, uninteressiert oder ganz abwesend beschrieben. Bei den neurotischen heterosexuellen Patienten war das nur in 50 von 100 Fällen der Fall. 70 der 100 Homosexuellen beschrieben die Mutter als stark und bindend, dabei erotisch stimulierend, zugleich aber sexuelles Ausleben gegenüber anderen Frauen verbietend. Das fand sich nur in 30 Fällen der 100 Neurotiker. „Die homosexuelle Anpassung“ wird von Bieber als „Resultat verborgener, aber unfähig machender Ängste vor dem anderen Geschlecht“ beschrieben, Folge einer nicht zustande gekommenen Identifikation mit dem Vater. Wenn es zu einer solchen Identifizierung nicht kommt, so wird die Schuld ganz bei dem Vater gesehen: „Ein freundlich-zugewandter Vater schließt die Homosexualität beim Sohn praktisch aus.“ Auch wenn die Analysanden von Bieber eine Vorauslese darstellen, ist dieser Versuch einer breiteren Empirie bemerkenswert.

Spätere Untersuchungen durch die Soziologen Bell u. Mitarb. (1981) fanden in der Entwicklung von nichtklinischen homosexuellen Populationen bei Homosexuellen ebenfalls häufiger eine schlechte Vaterbeziehung als bei Heterosexuellen, wenn auch lange nicht so ausgeprägt wie bei Bieber. Bell u. Mitarb. konnten die Befunde Biebers in der Beziehung zur Mutter nicht bestätigen. Sie fanden den von Bieber beschriebenen Muttertypus nur bei wenigen homosexuellen Männern, es war hier überhaupt kein typisches Mutterbild festzustellen. Nur eine Minderheit von ihnen fühlte sich ihren Müttern besonders eng verbunden, wenn auch Homosexuelle etwas häufiger als heterosexuelle Probanden angaben, das Lieblingskind einer überbehütenden Mutter gewesen zu sein.

Kröhn (1979) untersuchte mit uns 50 homosexuelle Probanden einer nichtklinischen Population und verglich sie mit 50 psychosomatischen und 50 neurotischen, jeweils heterosexuellen Patienten im Hinblick auf ihre Kindheit und Elternbeziehung, vor allem das reale Vaterdefizit und die Defizienz der subjektiv erlebten Vaterbeziehung. In 15 Fällen bei den Homosexuellen und jeweils 10 bei den anderen beiden Gruppen wurde der Vater als häufig abwesend angegeben. Dieser Unterschied erreichte keine statistische Signifikanz. Diese war aber bei den Homosexuellen im Hinblick auf eine innere Distanz und Ferne zum Vater gegeben: Sie fühlten sich wesentlich häufiger emotional zurückgewiesen von den Vätern, empfanden selbst nur eine geringe Zuneigung zu den Vätern im Vergleich mit den Kontrollgruppen, dafür aber häufiger als diese eine große Zuneigung und Nähe zur Mutter. Das wirft die Frage auf, ob sich hier von innen her eine der späteren sexuellen Partnerausrichtung vorausgehende bestimmte Interaktion und Beziehungsform zwischen Kind und Eltern manifestiert? Gibt es nicht, relativ unabhängig vom Verhalten des Vaters und der Mutter, bestimmte, der Homosexualität lange vorausgehende Prädispositionen und affektive Beziehungsmuster in der Kindheit in bezug auf männliche und weibliche Erwachsene?

In dieser Richtung sprechen auch die Beobachtungen der Soziologen Bell, Weinberg und Hammersmith (1981). Sie untersuchten eine Population von insgesamt 686 homosexuellen und 337 heterosexuellen Männern sowie 293 homosexuellen und 140 heterosexuellen Frauen. Mit einer differenzierten soziologischen Methode, der Pfadanalyse, wurde versucht, Kausaleinflüsse bestimmter kindlicher und frühkindlicher Familienkonstellationen und Beziehungsmuster aufzudecken. Die Autoren konnten nicht nur keinen bestimmten Muttertypus, sondern überhaupt keine charakteristische Mutterbeziehung ursächlich mit der späteren Homosexualität in Verbindung bringen. Die Vaterbeziehung dagegen wurde häufig als gestört beschrieben, ohne daß die Autoren diesem eine ursächliche Bedeutung für die Entwicklung zur Homosexualität gaben.

Im Hinblick auf die Entstehung der sexuellen Einstellung kommen sie zu folgenden Auffassungen:

– Wenn Jungen und Mädchen die Adoleszenz erreichen, ist ihre sexuelle Präferenz nahezu immer schon festgelegt, selbst wenn sie sexuell noch nicht aktiv geworden sind. Die sexuelle Präferenz ließe sich „interpretieren als Spiegelung eines außerordentlich starken Konditionierungseffekts irgendwelcher Art, der Menschen in die Homosexualität oder in die Heterosexualität leitet." Die Ergebnisse seien zu interpretieren als „Spiegelung des Zutagetretens einer tiefreichenden Neigung zur Homosexualität oder aber zur Heterosexualität, die sich zeigt, wenn ein Mensch heranwächst und sich dann im Erwachsenenalter fortsetzt".

– In der Regel scheinen homosexuelle Gefühle eine wichtigere Rolle für die Entwicklung einer homosexuellen Orientierung zu spielen als homosexuelles Verhalten... Homosexualität wurde durch sexuelle Gefühle angezeigt oder verstärkt, die typischerweise drei Jahre vor der ersten fortgeschrittenen homosexuellen Betätigung auftraten.

– Den homosexuellen Männern und Frauen dieser Untersuchung hat es in Kindheit und Adoleszenz an heterosexuellen Erfahrungen nicht gemangelt. Sie unterscheiden sich jedoch von den Heterosexuellen darin, daß sie diese Erlebnisse unbefriedigend finden.

– Sowohl bei den Männern als auch bei den Frauen gibt es eine starke Verknüpfung zwischen mangelnder Geschlechtskonformität und der Entwicklung zur Homosexualität.

– Die Identifikation der Probanden mit ihrem andersgeschlechtlichen Elternteil während des Heranwachsens scheint keinen bemerkenswerten Einfluß darauf gehabt zu haben, ob sie homosexuell wurden.

– Wie sehr sich die Probanden mit dem gleichgeschlechtlichen Elternteil identifizieren, scheint einigen Einfluß auf die Entwicklung der sexuellen Orientierung gehabt zu haben.

– Sowohl für die Männer als auch für die Frauen der Untersuchung schienen schlechte Beziehungen zum Vater wichtiger zu sein als sämtliche Beziehungen zur Mutter.

Schließlich meinen diese Autoren: Die Homosexualität könne durchaus aus einem biologischen Prodrom entstehen, wie es beispielsweise bei Linkshändigkeit oder Allergien der Fall ist, das die Eltern nicht kontrollieren können. Sie betonen schließlich, daß kein Grund zur Annahme bestehe, alle Homosexuellen in irgendeiner Stichprobe seien einander so ähnlich, daß sich ein einziges Kausalmodell gleich gut für alle eigne.

Was Unterschiede in der homosexuellen Entwicklung von Männern und Frauen betrifft, so war mangelnde Geschlechtskonformität für Männer entscheidender als für Frauen, dagegen waren die Familienbeziehungen für Frauen entscheidender als für Männer.

Das Ergebnis dieser Forschergruppe Bell, Weinberg und Hammersmith, die als Gesellschaftswissenschaftler eigentlich ausgezogen waren, psychologische und familiäre Bedingungen zu erfassen, ist im Hinblick auf Ursachentheorien doch sehr bemerkenswert.

Eine prospektive Studie zum Zusammenhang von Geschlechtsrolle und sexueller Orientierung

Der Frage von Anlage und Umweltfaktoren bzw. dem Zusammenwirken von biologischen und psychologischen Faktoren beim Zustandekommen bestimmter psychologischer Merkmale wird gewöhnlich zeitlich querschnitthaft aufgrund gegenwärtiger Befunde und dann retrospektiv nachgegangen. Einen methodisch besonders aussichtsreichen

Zugang stellen prospektive Untersuchungen dar. Sie erfassen bestimmte Persönlichkeitsmerkmale in ihrer Konstanz und Entwicklung über längere Zeitabschnitte und können, wenn sie Umwelteinflüsse systematisch untersuchen, deutlich machen, was von außen und was von innen kommt, was „Frustration" und was „Manifestation" ist.

Eine solche prospektive Studie legt der amerikanische Sexualforscher und Psychiater Richard Green in einem Buch „The 'Sissy-Boy-Syndrome' and the Development of Homosexuality" vor, nachdem er zum gleichen Thema schon früher einzelne Mitteilungen gemacht hat. Das Buch faßt in einzigartiger Weise eine über 15 Jahre laufende Untersuchung zusammen.

Richard Green waren zunächst als Kinderpsychiater vereinzelt Jungen vorgestellt worden, die durch weibliche Interessen und Verhaltensweisen auffielen, sogenannte Sissy-boys. Er hat dann von 1962 an 66 Jungen, die durch solche weiblichen Züge im Alter zwischen 4 und 12 Jahren aufgefallen waren, 10 bis 15 Jahre verfolgt und mit einer gleichaltrigen Kontrollgruppe von 56 „jungenhaften Jungens" verglichen. Die Merkmale des Sissy-boys waren, daß sie häufiger als andere den Wunsch äußerten, ein Mädchen zu sein, sich beim Spielen häufiger zu den Mädchen gesellten, weibliche Spiele mit Puppen bevorzugten, rauhe Jungenspiele und Sport ablehnten, in der Jungengruppe Einzelgänger waren und zum Teil schon vor dem 6. Lebensjahr häufiger weibliche Kleidung anlegten. Bei der Kontrollgruppe trat das nur bei wenigen und dann nur selten und vorübergehend auf.

Die bemerkenswerte Beobachtung war nun, daß bei der Nachuntersuchung in der Pubertät und Postpubertät der jetzt 16–24 Jahre alten früheren Sissy-boys bei rund zwei Dritteln homosexuelle oder bisexuelle Phantasien und Verhaltensweisen bestanden. Von den 44 Sissy-boys, die nachuntersucht werden konnten, waren 18 entschieden homosexuell (Kinsey-Skala 5–6); 14 bisexuell (Kinsey-Skala 2–4); 12 heterosexuell (Kinsey-Skala 0–1). In der Kontrollgruppe war nur ein Junge in bezug auf Phantasien und Verhalten in die Kinsey-Gruppe 1–2 einzuordnen.

Bei Greens Untersuchung waren systematisch über Jahre alle Elterneinflüsse von ihm mitbeobachtet und festgehalten worden, z. B. die Wünsche und Phantasien der Eltern vor der Geburt, ob sie sich ein Mädchen oder einen Jungen wünschten; die Nähe zu Vater und Mutter, d. h. die gemeinsam verbrachte Zeit; die Einstellung der Eltern zu den mädchenhaften oder jungenhaften Verhaltensweisen usw. Damit wurden nach Möglichkeit die oben erwähnten psychoanalytischen Fragestellungen über Beziehungsmuster zu den Eltern, Vaterdefizit, sonstige Umwelteinflüsse usw. verfolgt.

Die Untersuchung kommt zu dem Ergebnis, daß es eine eindeutige, für alle Fälle typische Elternbeziehung, etwa im Hinblick auf Nähe zu Mutter oder Vaterdefizit, nicht gibt. Es bestand eine weite

Varianz in den Beziehungen zu den Eltern. Bei statistischer Auswertung waren jedoch einige Umweltbedingungen häufiger und korrelierten mit dem Sissy-boy-Syndrom und/oder mit der späteren homosexuellen Einstellung. Es fiel auf, daß sowohl Mütter wie Väter von Sissy-boys in den ersten 3 Lebensjahren weniger häufig mit ihnen zusammen waren und Austausch hatten als die Eltern der Kontrollgruppe. Etwas häufiger, wenn auch nicht regelmäßig festzustellen war auch, daß sich hier die Väter häufiger eine Tochter als einen Sohn gewünscht hatten. Auffällig war schließlich, daß die Sissy-boys schon als Kind häufiger als besonders schön und anziehend von beiden Eltern gesehen wurden und diese die mädchenhaften Verhaltensweisen häufig toleriert und manchmal sogar begünstigt hatten. Allerdings erreichten gerade diese Auffälligkeiten der Eltern gegenüber der Vergleichsgruppe keine statistische Signifikanz.

Die spätere homosexuelle Orientierung korreliert, wie schon erwähnt, mit dem früheren Sissy-boy-Verhalten der Kinder selbst. Außerdem fiel aber auf, daß hier die Väter im 1. und im 2. Lebensjahr deutlich weniger Zeit mit den Kindern verbracht hatten, als die Kontrollgruppe, ein Wert, der im 1. und auch noch im 2. Lebensjahr statistische Signifikanz erreichte. Allerdings waren auch die Mütter weniger häufig mit den später homosexuellen Jungen zusammen als die Mütter der Kontrollgruppe. – Die Ehen der Eltern der mädchenhaften und später homosexuellen Jungen waren nicht auffälliger oder konflikthafter als die der Kontrollgruppe. Allerdings waren die Väter hier etwas weniger konventionell und maskulin als die Väter der Kontrollgruppe und die Mütter hatten schwierigere Beziehungen zu ihren eigenen Müttern.

Richard Green, der als Psychiater und Psychoanalytiker erwartet hatte, Umwelteinflüsse im Hinblick auf das weibliche Verhalten der Jungen und die spätere homosexuelle Partnereinstellung beobachten zu können, wägt abschließend vorsichtig biologische und Umwelteinflüsse gegeneinander ab: „Aus physiologischer Perspektive kann verändertes, weibliches Rollenverhalten in der Kindheit und homosexuelles Verhalten im Erwachsenenalter als altersabhängiger Ausdruck der gleichen sich entfaltenden weiblichen Anlage interpretiert werden". Abschließend fragt er, ob es sich bei den frühen Manifestationen einer Diskrepanz zwischen körperlicher Geschlechtszugehörigkeit und Geschlechtsrollenidentität sowie bei der späteren homosexuellen Einstellung nicht um Auswirkungen eines bestimmten biologischen Faktors handelt. Und er weist auf durch Gene aktivierte pränatale Hormoneinflüsse auf zentralnervöse Organisationen hin. Er bezweifelt allerdings, daß dieser biologische Faktor alle Unterschiede im Geschlechtsrollenverhalten dieser Sissy-boys und die spätere homosexuelle Ausrichtung *ausreichend* erklären könne. Ebenso stellt er aber in Frage, daß Umwelteinflüsse diese Entwicklungen ausreichend erklären, wobei er auf die große Varianz im Persönlichkeitsbild und im Verhalten etwa der Väter hinweist. Ein Vaterdefizit gibt es sowohl bei weiblichen Jungen, die später homosexuell werden, aber auch bei solchen, die heterosexuell werden. Und es gibt ihn auch bei manchen männlichen Jungen, die später heterosexuell werden. Green weist vor allem auch auf den noch nicht erklärbaren Zusammenhang von weiblichen Neigungen und Verhaltensweisen der Jungen und den in der Pubertät auftauchenden homosexuellen Orientierungen hin. Deutlich ist aber, daß psychoanalytische Theorien, die die Bedeutung der Mutterbeziehung herausstellen, weder im Hinblick auf das Geschlechtsrollenverhalten noch der sexuellen Orientierung eine Bestätigung finden. Das Gewicht der häufiger abwesenden Väter, der fehlenden Interaktion und Identifikation mit ihnen ist eher im Rahmen einer Lerntheorie zu interpretieren. Umwelteinflüsse, die heterosexuell verstärkend wirken, können in einer intensiven und guten, die Männlichkeit des Sohnes bejahenden und sie fördernden Vater-Sohn-Beziehung in den ersten „präödipalen Entwicklungsphasen" vermutet werden. Die Befunde von Richard Green bieten jedoch keine Hinweise, daß bestimmte Formen der Säuglingspflege und der Mutter-Kind-Interaktion für die sexuelle Partnereinstellung entscheidend sind.

Bemerkenswert in Greens Studie ist noch der Verlaufsbericht über ein eineiiges Zwillingspaar, das er schon früher publiziert hatte und das er hier noch einmal detailliert beschreibt. Nur einer von ihnen hatte Züge eines Sissy-boys, der andere war jungenhaft. Dieser, der Erstgeborene, hatte den Namen des Vaters bekommen, eine enge Beziehung zu diesem und zeigte männliche geschlechtstypische Züge. Der andere war als Kleinkind viel krank, immer der Schwächere, wurde von der Mutter besonders umsorgt. In einer Jungengruppe fand er keinen Stand, lehnte sich stärker an eine jüngere Schwester und an die Mutter an. Mit 4 Jahren interessierte er sich nur für Puppen, spielte nur mit Mädchen, legte sich die Kleidung der Mutter an und schminkte sich. – Bei der Nachuntersuchung der 22jährigen Brüder zeigte sich, daß beide eine überwiegend homosexuelle Partnereinstellung hatten und solche Beziehungen pflegten, daneben aber auch sexuelle Beziehungen zu Frauen, die ihnen offenbar mehr Geborgenheit, Verständnis und emotionale Anlehnung boten. Allerdings hatte der erstgeborene, als Junge männliche Züge bietende Zwilling Schwierigkeiten, sich zu einer homosexuellen Einstellung und zu einer Beziehung zu einem jüngeren Mann, mit dem er zusammenlebte, zu bekennen. Der andere bezeichnete sich selbst als überwiegend homosexuell, hatte aber gerade geheiratet, um eine Familie, Geborgenheit und Schutz zu haben. – Dieses Beispiel der sicher eineiigen erbgleichen Zwillinge deutet u. E. darauf hin, daß die sexuelle Partnerorientierung weniger frühen Umwelteinflüssen unterliegt als die Geschlechtsrolle. Es weist ebenfalls auf eine nur lockere Verbindung zwischen dem von Green verfolgten Sissy-boy-Verhalten in der Kindheit und homosexueller Einstellung.

Es ist schließlich sehr bemerkenswert, daß Richard Green seine Auffassung in einem Rückgriff auf eine Äußerung Sigmund Freuds aus dem Jahre 1905 zusammenfaßt: „Weder mit der Annahme, die Inversion sei angeboren, noch mit der anderen, sie werde erworben, ist das Wesen der Inversion erklärt. Im ersten Fall muß man sich äußern, was an ihr angeboren ist, wenn man sich nicht der rohesten Erklärung anschließt, daß eine Person die Verknüpfung des Sexualtriebes mit einem bestimmten Sexualobjekt angeboren mitbringt. Im anderen Fall fragt es sich, ob die mannigfaltigen akzidentellen Einflüsse hinreichen, die Erwerbung zu erklären, ohne daß ihnen etwas an dem Individuum entgegenkommen müsse. Die Verneinung dieses letzten Momentes ist nach unseren früheren Ausführungen unstatthaft" (Freud V, S. 39).

Verlaufsuntersuchungen, die bestimmte Merkmale erfassen und die Art und das Gewicht von Umwelteinflüssen in der Beziehung innerhalb der Familie über Jahrzehnte beobachten, wie Richard Green sie vorlegt, zeigen, wie komplex Fragestellungen und Zusammenhänge offenbar sind, die anlagebedingte, körperliche Faktoren und ihr Zusammenwirken mit Umweltfaktoren zu erfassen versuchen. Die Beobachtungen von Green sind zu bedeutsam, um übergangen zu werden, schon im Hinblick auf das Gewicht von physiologischen wie auch von Umwelteinflüssen. Kritisch ist vor allem anzumerken, daß das hier beschriebene Sissy-boy-Syndrom mit weiblichem Verhalten der Jungen in der Kindheit und Vorpubertät ja durchaus nicht für die große Gruppe der „gewöhnlichen Homosexuellen" typisch ist. Es kann also kaum mit dem Gesamtphänomen männlicher Homosexualität unmittelbar in Verbindung gebracht werden. Nach unserer Auffassung weist es eher auf ein Gewicht gemeinsamer, noch unbekannter körperlicher Determinanten bei der männlichen Homosexualität und Störungen der männlichen Geschlechtsidentität als auf bestimmte ursächliche Umwelteinflüsse. Auffällig ist schließlich, daß bei keinem der mädchenhaften Jungen später eine transsexuelle Entwicklung berichtet wird. Allerdings ist epidemiologisch die Verbreitung von Transsexualität auch so gering, daß sie rein zahlenmäßig hier nicht unbedingt zu erwarten ist. Im ganzen werfen Greens Beobachtungen, die die homosexuelle Orientierung eher mit biologischen als mit Umwelteinflüssen verbinden, eine ganze Reihe neuer Fragen auf, die den Zusammenhang von weiblicher Identität in der Geschlechtsrolle bzw. versteckter Weiblichkeit mit der homosexuellen Partnerorientierung bei einem Teil der Homosexuellen betrifft.

So lassen sich aus der klinischen Beobachtung und anhand empirischer Untersuchungen an verschiedenen homosexuellen Gruppen aus unserer Sicht folgende Feststellungen treffen:

Die homosexuelle Partnerorientierung ist fest in der Persönlichkeit verankert, sie manifestiert sich schon früh durch Prädilektionen in den Beziehungen zu Vater und Mutter. Empirische Befunde, die ein übereinstimmendes Persönlichkeitsbild als Ursache der Homosexualität und Ausdruck frühkindlicher Beziehungsstörungen verstehbar machen würden, sind nicht zu sichern. Wenn vereinzelt psychische Auffälligkeiten, höherer Neurotizismus, eine gesteigerte Suizidrate oder häufigerer Partnerwechsel bei Homosexuellen zu beobachten ist, so sind diese Verhaltensmerkmale zunächst einmal aus der riskierten Lebenssituation Homosexueller zu verstehen.

Manche Beobachtungen machen körperliche, anlagemäßig mitgegebene Faktoren bei der Partnerorientierung wahrscheinlich. Homosexuelle Einstellungen bei Männern könnte als genetische Variante – so wie Linkshändigkeit – aufgefaßt werden, die allerdings wie diese durch Einflüsse der Umwelt im Laufe der Lebensentwicklung gefördert oder unterdrückt werden kann. Welche pränatalen oder postnatalen körperlichen und psychologischen Einflüsse im einzelnen wirken, ist noch nicht bekannt. Vor allem besteht gegenwärtig aber keine Veranlassung, bestimmte mütterliche Verhaltensweisen mit der homosexuellen Orientierung der Söhne in Verbindung zu bringen. Nähe und positive Beziehung zum Vater scheinen zumindest für die Identifizierung mit der männlichen Geschlechtsrolle bedeutsamer.

Beratung von homosexuellen Männern

Mit der geringeren Diskriminierung und langsam wachsenden Akzeptanz von Homosexuellen in den meisten Ländern ist die früher viel diskutierte Frage überflüssig geworden, ob man durch körperliche oder seelische Behandlungen eine homosexuelle Einstellung verändern kann. Wenn in früheren Zeiten Begutachtung, Feststellung von situativen Belastungen und krankhaften Persönlichkeitsfaktoren, schließlich die Möglichkeit psychotherapeutischer Behandlungen einen Schutz vor strafrechtlicher Verfolgung bot, wie in der Zeit des Nationalsozialismus, so ist all dies heute irrelevant geworden.

Wenn heute homosexuelle Männer ärztlichen oder psychotherapeutischen Rat suchen, so geschieht das meist, wenn eine kritische Zuspitzung in einer Liebesbeziehung eingetreten ist, Trennungskonflikte auftreten oder wenn der Betroffene Schwierigkeiten hat, seine sexuelle Neigung zu akzeptieren, eine ich-dystone Einstellung vorliegt.

Ein 50jähriger Unternehmer kommt in größeren Abständen seit 15 Jahren immer wieder aus einem weit entfernten ländlichen Wohnort zu Beratungen. Er ist, ebenso wie sein Bruder, der aber im Ausland lebt, seit seinem 20. Lebensjahr homosexuell aktiv, versucht aber immer wieder, seine sexuellen Neigungen zu unterdrücken, sucht Kontakt zu Frauen, zu denen er auch kontinuierliche, freundschaftliche Beziehungen pflegt, immer wieder Eheschließungen plant, dann aber im letzten Moment davor zurückschreckt. Nur mit ihm fremden Frauen kann er vereinzelt sexuellen Verkehr haben, sucht meist im alkoholisierten Zustand ein gehobenes Milieu von Prostituierten auf. Seine homosexuellen Kontakte geschehen anonym, vor allem in Saunas. – Familiär ist die charakteristische Familiensituation mit einem als feindlich und tyrannisch erlebten Vater und einer ihm sehr nahestehenden Mutter gegeben. Er liebt die Mutter wie eine Schwester. Die sexuellen Beziehungen zu Männern sind kurzfristig und anonym. Er erlebt diese Kontakte als anziehender, aufregender, aber auch wieder unbefriedigend. Es sei „so ein Herumgezappel" mit Männern, „wie eine Selbstliebe". Mit einer Frau wachse er mehr zusammen, mit Männern sei er immer allein. „Männer passen doch nicht so gut zusammen." Mit einer Frau werde man eins, mit einem Mann sei man immer sehr allein. – Er kommt in diesen Jahren immer wieder dann, wenn er in Krisen ist, zu sehr in den Alkohol hineingerät, aber auch vereinzelt, wenn er in einem Mann aus der Ferne verliebt ist, etwa im Schwimmbad einen meist gleichaltrigen gut aussehenden Mann verehrt, ohne es zu wagen, ihn anzusprechen. Bei den letzten Besuchen taucht die Frage auf, ob er einen HIV-Test machen soll, was er aber immer wieder verschiebt. Seine Lebensweise gefährdet zeitweise den Betrieb, da er im alkoholisierten Zustand die Dinge schleifen läßt. Er ist zu vertrauensselig, kann nicht fordern, so daß es im Betrieb immer wieder zu Verlusten kommt. – Es ist in all den Jahren nicht gelungen, ihn zu anderen Formen homosexuellen oder heterosexuellen Verhaltens zu bringen, immerhin war es möglich, den Alkoholmißbrauch in Grenzen zu halten.

Beratungen von homosexuellen Männern geschehen – wie hier – meist im Hinblick auf vorliegende Persönlichkeitsstörungen, alkoholische Gefährdung, Drogenkonsum oder bei sonstigen Anpassungsschwierigkeiten. Sie haben eine begrenzte Zielsetzung, setzen aber voraus, daß die sexuelle Orientierung, wie im obigen Fall, als gegeben hingenommen wird, und eher die Frage bedeutsam ist, wie mit ihr zu leben sei.

Mehr als eine Kuriosität, nämlich Hinweis für die nach wie vor bestehende Angst vor der Homosexualität und Feindseligkeit ihr gegenüber, sind neue Versprechungen, homosexuelle Orientierung präventiv verhindern zu können: auf organischem Wege bei, wie Dörner annimmt, pränatalem Androgendefizit, das hormonal auszugleichen sei oder psychogenetisch, wie es populäre amerikanische Erziehungsratgeber vertreten, die nach den Befunden von Green Vätern anraten, ihren männlichen Säuglingen und Kindern mehr Nähe und emotionale Wärme zukommen zu lassen. Daß der Vater in der Familie und auch in der Kinderstube sich sehen läßt, kann aus vielerlei Gründen, auch im Interesse der Entwicklung der Kinder, als wünschenswert angesehen werden. Daß damit Homosexualität bei Männern verhindert werden kann, hat vorläufig wenig Wahrscheinlichkeit für sich. Beunruhigend ist, daß die Vertreter dieses medizinischen Aktionismus nicht fragen und wohl auch nicht wissen wollen, was sie mit ihren Eingriffen aus der Welt schaffen wollen.

Homosexuelle Frauen

Über gleichgeschlechtliche sexuelle Beziehungen zwischen Frauen und über hier gegebene körperliche, psychische und gesellschaftliche Bedingungen dieser Einstellung liegen noch weniger Kenntnisse vor als über Homosexualität bei Männern. Die Homosexualität der Frauen ist weniger diskutiert, erforscht, verfolgt und auch weniger diskriminiert. Sie steht im Schatten der männlichen Homosexualität, was dazu verführte, sie nur als einfaches Spiegelbild der gleichgeschlechtlichen Welt der Männer zu nehmen. Es bedurfte der Frauenbewegung der letzten Jahrzehnte, um unter homosexuellen Frauen ein Bewußtsein dafür zu erwecken, daß bei differenzierter Betrachtung Frauen eigene Bedürfnisse in ihre sexuellen Beziehungen einbringen, in ihre heterosexuellen wie in die homosexuellen.

Nicht nur die äußeren Erscheinungen, geringere Häufigkeit und diskreteres, weniger auffälliges Auftreten in der Gesellschaft, auch die inneren Beziehungsformen in bezug auf Stil und Dauer der Beziehung sowie das Miteinander von Zärtlichkeit und Sexualität unterscheiden homosexuelle Frauen von homosexuellen Männern. Es drängt sich die Frage auf, ob nicht überhaupt Wesenszüge weiblicher Kommunikation und weiblichen sexuellen Verlangens hier in reinerer Form auftreten, nicht polarisiert und verformt durch männliches Verlangen.

Die Liebe von Frauen zu Frauen wird als lesbische Liebe bezeichnet, eine Bezeichnung, die auf die griechische Dichterin Sappho zurückgeht, die auf der ostgriechischen Insel Lesbos 600 vor Christus lebte. Sie hatte dort mit jungen Mädchen pädagogische und sinnlich-sexuelle Liebesbeziehungen, denen sie in ihren Gedichten Ausdruck gab. Diese Dichtungen, meist nur in Fragmenten erhalten, zählen zu den großen Werken der Weltliteratur und werden von Zeugnissen der Liebe zwischen Mann und Frau an Schönheit und Leidenschaft nicht übertroffen.

Bemerkenswert ist, daß Homosexualität der Frauen in der Öffentlichkeit viel weniger in Erscheinung tritt als männliche Homosexualität. Wenn die lesbische Frau lange Zeit im Hintergrund des öffentlichen und wissenschaftlichen Interesses stand, auch des sexualwissenschaftlichen, und sie, abgesehen von Österreich, nicht unter Strafandrohung stand, so wird in dieser „Nichtbeachtung" von mancher Seite eine besondere Form der gesellschaftlichen Unterdrückung gesehen (von Paczensky 1984). Beruht diese Verschonung der weiblichen Homosexualität im Strafgesetzbuch im Grunde auf Frauenverachtung? Sicher gibt es gerade in patriarchalisch von Männern beherrschten Ländern eine ritterliche Schonhaltung gegenüber politisch andersdenkenden und ihre Meinung publizierenden Frauen, die solche Fragen aufwirft. Journalistinnen in Chile konnten unter dem Diktator Pinochet in Zeitungen kritische Berichte publizieren, die zu schreiben für Männer lebensgefährlich war. Selbst im Nationalsozialismus gab es keine Verfolgung lesbischer Frauen, diese standen auch nicht in der Gefahr, in Konzentrationslager zu kommen. Trotzdem tut eine Frau, die eine berufliche Karriere als beamtete Richterin oder Lehrerin, als selbständige Psychoanalytikerin oder als Geschäftsfrau beabsichtigt, auch heute in den meisten Ländern und Gesellschaften noch gut daran, ihre Neigungen geheimzuhalten. S. von Paczensky fand unter 75 Lesbierinnen, die sie interviewte und die sich etwa zur Hälfte der Frauenbewegung zurechneten, 44%, die sich in Familie und am Arbeitsplatz selbst als „geheimhaltend“ oder „extrem geheimhaltend“ charakterisierten.

Häufigkeit

Kinsey u. Mitarb. fanden in der Nachkriegszeit (1953), daß 13% der von ihnen befragten Frauen einmal im Leben homosexuelle Kontakte bis zum Orgasmus hatten (kumulative Verbreitung). Unter Collegestudentinnen fanden sie 9% mit dieser Angabe, während in den 60er Jahren in Hamburg befragte Studentinnen nur in 5% homosexuelle Erfahrungen angaben (Giese u. Schmidt 1968). 15 Jahre später waren es in einer vergleichbaren Studentinnenstichprobe 18% (Clement 1986a)! In all diesen Stichproben war es aber nur 1% der Frauen, die ausschließlich homosexuelle Erfahrungen hatten und in den letzten Monaten aktiv waren. Der Anteil der bisexuell aktiven und auch der der bisexuell erlebnisfähigen Frauen dürfte unter den Lesbierinnen größer sein als unter homosexuellen Männern. Dagegen wird die Zahl der Frauen mit entschieden homosexueller Neigung im Vergleich mit den Männern deutlich niedriger geschätzt, sie dürfte nicht über 1–2% der Bevölkerung liegen (Simon u. Gagnon 1970). Allerdings ist es bei den diskreteren Lebensformen lesbischer Frauen wohl schwierig, repräsentative Stichproben zu bekommen. Es ist auch mit einer Gruppe von Frauen zu rechnen, die ihrer homosexuellen Neigung noch nicht voll bewußt sind oder sie in ihrem Bewußtsein nicht zulassen.

Einstellungen, Verhaltensweisen, Partnerschaftsformen

Eine für die homosexuelle Einstellung und die tatsächliche homosexuelle Betätigung von Frauen im ganzen repräsentative Gruppe zu untersuchen, ist noch schwieriger als bei männlichen Homosexuellen.

Die in Bars, Clubs, in der Frauenbewegung durch die Schneeballmethode oder durch Zeitschriften erreichten Untersuchungspersonen sind für die Gesamtpopulation kaum repräsentativ. Die Rücksendequote ist bei Fragebogenversendungen häufig auch so gering, daß Aussagen nur unter Vorbehalt möglich sind. Bei der umfangreichsten Befragung durch Schäfer (1975) mit 520 Fragebogen, die in Bars und in Homosexuellenorganisationen verteilt wurden, lag sie bei nur 31%. (Die Rücksendequote bei Dannecker u. Reiche bei 1617 Fragebogen im Jahr 1974 war immerhin 49%.) Solche Fragebogen vermitteln immerhin das weitaus umfangreichste Wissen, das wir überhaupt über lesbische Frauen in unserer Gesellschaft haben, und es kann helfen, einseitige Vorstellungen abzubauen.

Das *Coming-out* der lesbischen Frau zeigt Besonderheiten. Es liegt im Vergleich mit homosexuellen Männern einerseits später, vergleichbar dem späteren Einsetzen der Masturbationserfahrung bei Frauen und den biographisch langsamer ansteigenden triebhaften Bedürfnissen. Viele junge Frauen haben um die Zeit der Pubertät durchaus Interesse für andere Mädchen oder Frauen, sie können eine Lehrerin oder Schauspielerin idealisieren und leidenschaftlich lieben. Es ist wohl nicht nur das gesellschaftliche Frauenbild und kollektiver Druck, die dazu führen, daß es auch bei ausgesprochen lesbisch orientierten Frauen einer Zeitspanne bedarf, um die eigenen Neigungen zu entdecken. Es kann auch mit der mehr passiven als aktiven, mehr sich darstellenden als aktiv erobernden Geschlechtsrolle der Frau in Verbindung gebracht werden. Es ist sehr bemerkenswert, daß die meisten Frauen sich vor ihrem ersten lesbischen Verkehr in Männer verliebt haben, 56% hatten vor der ersten Beziehung mit Frauen häufig oder vereinzelt sexuelle Kontakte mit Männern (Schäfer 1975). Die erste Sexualität mit einer Frau wird dann aber gewöhnlich als sehr viel befriedigender und beglückender erlebt, wenn auch manche Frauen beunruhigt und voller Selbstvorwürfe sind. Die Gruppe der homosexuellen Frauen, die neben lesbischen Kontakten auch weiterhin Verkehr mit Männern pflegen und dabei auch einen Orgasmus erreichen, dürfte, wie schon erwähnt, größer sein als die heterosexuelle Aktivität von homosexuellen Männern. Sie liegt bei den Frauen bei 20–30%, wenn auch nur 10% der befragten Frauen sich als tatsächlich bisexuell bezeichnen. Ähnlich wie männliche Homosexuelle, die sich bisexuell verhalten und vereinzelt Verkehr mit Frauen haben, erleben lesbische Frauen Beziehungen zu Frauen durchweg als sexuell aufregender, attraktiver und befriedigender, als es Beziehungen mit Männern für sie sind. Zugleich bezeichnen viele die Beziehungen zu Frauen als zärtlicher, einfühlsamer, vertrauter und rücksichtsvoller, als es die mit Männern seien. Hier deutet sich vielleicht die Besonderheit sexueller Beziehungen unter Frauen an, nicht nur gegenüber homosexuellen Beziehungen von Männern, sondern auch gegenüber konventionellen heterosexuellen Beziehungen von Frauen zu Männern. Homosexuelle Frauen verwahren sich aber dagegen, daß lesbische Beziehungen als weniger sinnlich, spannungsreich und sexuell aggressiv beschrieben werden und als nur zärtlich, verschönt und verklärt erscheinen. Es ist ihnen wichtig, daß in der Beziehung zwischen Frauen nicht das Moment der Triebhaftigkeit abgesprochen wird oder nicht fälschlich behauptet werde, daß homosexuelle Frauen „mehr weiblich als homosexuell seien" (Fritz u. von Streit 1979, S. 315).

Lesbierinnen wechseln weit weniger häufig als männliche Homosexuelle ihren Partner. Dauerbeziehungen sind häufiger, vielleicht kaum weniger häufig als bei heterosexuellen Frauen, obwohl hier der gesellschaftliche Schutz durch die Institution der Ehe und die Mutterschaft nicht gegeben ist. Es besteht durchweg ein intensiver Wunsch nach einer die sexuelle Partnerschaft umgreifenden persönlichen, seelischen und geistigen Beziehungsform (Schäfer 1975).

Unterscheidungen von der sexuellen Praktik, von aktiver oder passiver Homosexualität usw. tragen bei Frauen noch weniger weit als bei Männern, es findet sich vieles nebeneinander oder nacheinander. In der sexuellen Praktik sind manuelle und orale Berührungen sowie Zärtlichkeiten im Mittelpunkt. Nur etwa 2% der Frauen benutzen Gegenstände beim sexuellen Kontakt, die sie in die Scheide einführen.

Gleichgeschlechtliche Beziehungen unter Frauen gehören offenbar zu den intensivsten Liebesbeziehungen, sowohl im Hinblick auf Intensität der Bindung, Häufigkeit der sexuellen Kontakte wie affektiver Reaktionen bei Krisen in der Partnerbeziehung.

Charakteristika der weiblichen Sexualität finden sich auch in den Lebensformen lesbischer Liebe. Es gibt unter Lesbierinnen wenig Perversionen. Die Prostitution spielt keine oder doch nur eine geringe Rolle, und persönliche und intensive Partnerbindungen haben einen tragenden, wenn sie scheitern allerdings auch kritischen und dramatischen Stellenwert.

Nur 25% lesbischer Frauen, meist solche aus höheren Sozialschichten, haben im Zusammenhang mit ihrer Neigung schon einmal einen Arzt oder einen Psychologen aufgesucht. Immerhin hatten 28% schon einmal einen Selbstmordversuch unternommen (Schäfer 1975).

Deutlich ist, daß in den letzten Jahrzehnten Lesbierinnen, die in der Frauenbewegung organisiert sind, hier im Hinblick auf innere Akzeptanz, aber auch Freiheit des Auftretens in der Familie und am Arbeitsplatz einen großen Rückhalt und Unterstützung finden. In der Öffentlichkeit trat die weibliche Homosexualität früher kaum in Erscheinung, sie war auf jeden Fall diskreter. Dies hat sich innerhalb der Frauenbewegung in den letzten Jahren geändert, die Frauen treten selbstbewußter auf, akzentuieren ihre eigenen Erkenntnisse, Interessen und Lebensformen in der Gesellschaft, grenzen sich auch betont von männlichen Homosexuellen ab. Die größere Publizität durch das offensive Eintreten der Frauenbewegung für die Rechte lesbischer Frauen hat wohl nur wenig zu einer größeren Toleranz beigetragen, sicherlich aber dazu, daß sie überhaupt wahrgenommen wurden.

Ursachen

Es ist höchst auffällig und bemerkenswert, daß über die Ursachen der homosexuellen Einstellung der Frau noch weniger bekannt ist als über die bei Männern. Hinweise für hormonale oder sonstige körperliche Einflüsse liegen ebensowenig vor wie größere Zwillingsbeobachtungen. Es gibt aber eine ganze Reihe psychoanalytischer Hypothesen zur Ätiologie der weiblichen Homosexualität. Diese weisen zunächst einmal darauf hin, daß in der lesbischen Beziehungsform das erste weibliche Liebesobjekt der Mutter erhalten bleibt. „Die homosexuelle Frau ist auf der Suche nach zärtlichen und liebevollen Beziehungen zu Frauen, die der Mutter-Kind-Beziehung gleichen", schreibt die Psychoanalytikerin McDougall (1985). Zugleich wird darauf hingewiesen, daß die Beziehung zur faktischen leiblichen Mutter meist enttäuschend war, etwa daß diese aus eigenen innerseelischen Problemen mit ihrer Frauenrolle oder unter gesellschaftlichem Druck die Autonomiebestrebungen des Kindes in der Trennungs- und Individuationsphase behinderten und eine reifungspsychologische Ichschwäche damit provozierten (Socarides 1978, S. 293). Gegen eine solche Pathologisierung der lesbischen Liebe wehren sich andererseits manche Autoren: „Homosexuelle und heterosexuelle Dispositionen der Frau sind ... nur verschiedene Kompromißlösungen derselben spezifisch weiblichen Kindheitskonflikte innerhalb der primären Mutter-Tochter-Beziehung, die die autonome Selbstentfaltung des Mädchens hemmen oder unmöglich machen" (Fritz u. von Streit 1979, S. 317).

Der Erklärungswert solcher allgemeiner und in der psychoanalytischen Konfliktlehre gängigen Beschreibungen im Hinblick auf die Ursachen dieser im ganzen ja entschiedenen und unveränderbaren homosexuellen Einstellung der Frau ist gering anzuschlagen. Es findet sich keine charakteristische pathologische Persönlichkeitsstruktur, die auf eine bestimmte Ich-Pathologie hinweist. Ebensowenig finden sich Hinweise dafür, daß eine bestimmte Form der Säuglingspflege in gegenwärtigen Ethnien oder in historischen Kulturen mit einem Häufiger- oder Seltenerwerden der lesbischen Neigung in Verbindung zu bringen ist.

Die frühen psychoanalytischen Hypothesen zur weiblichen Homosexualität sind bei Freud selbst, der „die Psychogenese eines Falles von weiblicher Homosexualität" beschrieb (1920), mit einer Enttäuschung in der Ödipuseinstellung und mit „Trotz gegen den Vater" in Verbindung gebracht. Freud scheiterte in der Behandlung dieser Frau, meinte schließlich, die Psychoanalyse sei nicht berufen, das Problem der Homosexualität zu lösen, sie müsse es der biologischen Forschung überlassen. Letztere verfügt aber gerade bei Frauen über keine greifbaren Grundlagen.

Beratung und Behandlung

Wenn lesbische Frauen überhaupt Ärzte, Psychotherapeuten oder Beratungsstellen aufsuchen, so gewöhnlich, weil sie in eine Krise geraten sind, nachdem eine Beziehung zu einer anderen Frau gescheitert ist. Sie kommen nicht mit der Absicht, ihre lesbische Einstellung zu verändern, es ist ihnen ebenso unvorstellbar wie für einen homosexuellen Mann, heterosexuell zu werden. Trotzdem kann es, in Hinsicht auf die lesbische Einstellung für ich-dystone oder für bisexuell lebende Frauen eine Hilfe sein, wenn sie in solchen Krisen eine verständnisvolle Beratung finden. Auch in der Phase des Coming-out kann ein Berater oder eine Beraterin eine Hilfe und Stütze geben. Eine größere Bedeutung als professionelle Helfer haben aus der Frauenbewegung entstandene lesbische Frauengruppen, die sich regional oder auch überregional als nicht professionelle Selbsthilfegruppen organisieren.

Das Thema Inzest

Theorien über Ursprung von Exogamiegeboten und Inzesttabus

Vom einfachsten Stamm der sogenannten Naturvölker bis zu allen Hochkulturen ist keine menschliche Gesellschaft bekannt, die sich nicht bestimmten Heiratsregeln und damit Einschränkungen der sexuellen Partnerwahl im Hinblick auf die Ursprungsfamilie unterwirft. Wie kommt es zu dieser Gemeinsamkeit aller menschlichen Gesellschaften? Dabei handelt es sich ja um Regeln, die der Familie und der Gesellschaft so selbstverständlich sind, daß sie keinem Kind ausdrücklich als Verbot oder Mahnung gesagt werden müssen. In welcher Form sind sie aber allen Gesellschaften und Familien vermittelt, daß sie in der Regel eingehalten und relativ selten überschritten werden? Dazu gibt es von biologischer und von soziologischer, von ethnologischer und von psychoanalytischer Seite sehr unterschiedliche Theorien.

Dabei ist die Ausdehnung des Inzesttabus im einzelnen in den verschiedenen Völkern im Laufe der Kulturgeschichte sehr unterschiedlich. Es kann auf die gesamte Großfamilie oder auf Menschen des gleichen Namens, auf alle Menschen des gleichen Stammes oder des gleichen Totems gerichtet sein, d. h. auf eine Gruppe von Menschen innerhalb eines Stammes, die sich von einer magischen Ahnengestalt, Totem, ableiten. Vettern und Cousinen können in das Verbot einbezogen werden. Eine zentrale Tendenz zeigt sich aber bei unterschiedlicher Ausdehnung: Sexuelle Beziehungen und Heirat zwischen Geschwistern und zwischen Eltern und ihren Kindern zu verhindern.

Der Psychologe und Verhaltensforscher Norbert Bischof spricht von einem Exogamiegradienten, der darauf gerichtet ist, Distanz von der Ursprungsfamilie herzustellen. Der junge Mann, die junge Frau, sollen sich ihre Partner mindestens aus einer anderen Familie oder aus einem anderen Dorf, einer anderen Stadt, einem anderen Stamm holen. Dem steht ein Ethnozentrismusgradient begrenzend gegenüber, der zu Kompromissen zwingt. Verbindungen mit Partnern, die durch Hautfarbe, Kultur, Aussehen zu fremd sind, werden durch Einschränkungen der Partnerwahl und Heiratsregeln unterbunden. Herrschafts- und ökonomische Strukturen, aber auch die rassische Herkunft begrenzten von jeher die Heiratsordnungen, wie sich im Laufe der Menschheitsgeschichte bis zur Gegenwart zeigen läßt: Schwarz und Weiß, arm und reich, adlig und nichtadlig sollen sich nach den gesellschaftlichen Vorstellungen nicht gesellen, jedenfalls nicht heiraten. Im europäischen Mittelalter gab es strenge Heiratsregeln innerhalb der Zünfte, die ihre wirtschaftliche Macht zu erhalten suchten. Die Tochter des Meisters war nicht für jeden als Ehefrau erreichbar. Daß diese Heiratsregeln in sexuellen Paarungen und Liebesbeziehungen gerne und lustvoll überschritten werden, ist aber auch unverkennbar. Die Komödie „Reigen" des Schriftstellers Arthur Schnitzler zeigt, wie reizvoll es für jeden Mann und jede Frau „von Stand" ist, in der sexuellen Begegnung die Grenzen des Standes zu überschreiten. Mesalliancen und „Verbindungen zur linken Hand" üben offenbar eine besondere sexuelle Faszination aus.

Wenn das nach außen gerichtete Gefälle des Exogamiegradienten nicht beachtet wurde, wie etwa bei den berühmten Geschwisterehen in den Königshäusern der Ägypter und der Inkas, so waren das Ausnahmeregelungen, bei denen Herrschaftsinteressen der reichen und mächtigen Familien und Dynastien im Spiele waren, die befürchteten, durch eine zu weit gestreute Verwandtschaft Macht zu verlieren. Solche Ausnahmen geschahen immer gegen den Widerstand des Volkes und vor allem der Priester. Gerade diese nur zeitweise und gegen Opposition durchgesetzten Ausnahmen bestätigen eher die Macht des Exogamiegebotes und Inzesttabus, als daß sie es widerlegen.

Die Frage der Herkunft des allgemein herrschenden Exogamiegebots ist bis heute umstritten. Historiker, Biologen, Soziologen, Ethnologen, Psychoanalytiker und Theologen haben sich mit dieser Frage beschäftigt und sind zu höchst unterschiedlichen Auffassungen gekommen. Dichter wie Sophokles und Aischylos haben das Thema im Altertum in ihren Dramen behandelt und als Gebot der Götter verstanden. Aus der Überschreitung eines offenbar tief verwurzelten Gebotes leiten sich jedenfalls schwere Konflikte ab.

Eine säkularisierte ökonomische Auffassung hat Martin Luther vertreten, der die Exogamie „zur Überwindung des Sippengeizes" als notwendig verstand. Verwandtenehen müßten wegen des bösen Exempels der geizigen Bauern verboten werden. Eine zu enge Interessengemeinschaft und Häufung ökonomischer Güter und negative Folgen des Familienegoismus für die ländliche und städtische Gemeinschaft wurden von ihm befürchtet. Sicher bringt Exogamie Mobilität in die Gesellschaft, sie führt zu verwandtschaftlichen Mischungsverhältnissen und zur Streuung der ökonomischen Güter. Im europäischen Mittelalter waren Verwandtenehen im Adel und in den Herrscherhäusern sehr verbreitet, ohne daß sie Gegenstand gesellschaftlicher Kritik wurden.

Bei ihren ethnologischen Untersuchungen kam Margret Mead (1955) in Neuguinea zur Vorstellung, daß Exogamie dort als nützlich angesehen wird, um den Verwandtenkreis zu erweitern und dadurch den Lebensunterhalt leichter bestreiten zu können. In einer ethnologisch-soziologischen Theorie kommt Lévi-Strauss (1967) zur Auffassung, daß Exogamieregeln Teil einer umfassenden Tauschordnung sind: Tochter und Schwester sind kostbare Gaben, über die man verfüge und die man an andere außerhalb der Familie weitergebe, sie gegen Frauen von außerhalb tausche. Dieses Tauschsystem wird von Lévi-Strauss in Verbindung mit der sprachlichen Symbolisierung gesehen, die sich der Mensch im Laufe seiner Sozialisation aneignet. Soziales Leben sei Erwerb und Austausch von Zeichen, Symbolen und bedeutungsvollen Gaben, so z. B. eben auch von Frauen der eigenen Familie an andere Familien. Die soziale Struktur der Exogamie sei etwas, das über die familiäre Einheit hinausgehe und zu einer allgemeinen gesellschaftlichen kooperativen Verbindung führe. Exogamieregeln und Inzestverbot bezeichnen bei Lévi-Strauss die Transformation und das Fortschreiten von einer biologischen Naturexistenz zur gesellschaftlichen Existenz des Menschen. Wie die Sprache seien sie Zeichen einer umfassenden kulturellen Struktur.

Ob diese komplizierten ökonomischen und strukturalistischen Theorien die seelisch tief verwurzelte Inzestscheu, die ja allen Menschen zunächst einmal wie naturgegeben ist, ohne daß sie ausdrücklich jedem mitgeteilt werden muß, erklären können, erscheint fraglich. Auch Ehebruch oder Ehelosigkeit übertreten die gesellschaftlich sanktionierte Tauschordnung, ohne zu vergleichbaren Schuldgefühlen oder Strafen zu führen.

Der englische Naturforscher Morgan behauptete, daß Menschen einer früheren Epoche das vermehrte Auftreten von Krankheit und biologischer Degeneration als Konsequenz inzestuöser Verbindungen erkannt hätten und deshalb Verwandtenehen verboten. Es gibt nun tatsächlich Untersuchungen aus Japan und auch aus der Tschechoslowakei, die eine „Inzuchtdepression" bei Verwandtenehen finden, d. h., daß Vitalität und Gesundheit hier absinken, die Zahl der Mißbildung und psychischen und körperlichen Beeinträchtigung, von Aborten und Kinderlosigkeit hier größer sind. Seemanova (1971), eine tschechoslowakische Genetikerin, hat 161 Inzestkinder mit 65 anderen Kindern derselben Mütter verglichen, die nicht aus einem Inzestverhältnis stammten. Die Zahl der Mißbildungen und psychischen Anomalien und schweren geistigen Behinderungen war bei den Inzestkindern um das 10fache größer! Bischof (1985), der diese Gesichtspunkte in umfassender Weise reflektiert hat, betont einerseits das biologische Risiko von Verwandtschaftehen, meint aber, daß diese unsystematischen und vereinzelten Beobachtungen in den verschiedenen Kulturen und in früheren Zeiten kaum das tief verwurzelte Inzesttabu erklären können.

Am Anfang dieses Jahrhunderts hat der finnische Soziologe und Ethnologe E. Westermark die Auffassung entwickelt, daß eine sexuelle Schranke zwischen Menschen bestehe, die in der frühen Kindheit als Kinder und Eltern oder als Geschwister miteinander aufwuchsen. Diese instinktive sexuelle Aversion innerhalb der Aufzuchtgemeinschaft sei den Menschen eben nicht individuell und verbal vermittelt, sondern angeboren. Sie wird von Westermark im Rahmen der Darwinschen Selektions- und Evolutionstheorien interpretiert, d. h., daß exogame Paarungen sich unter den jeweiligen und kommenden Umweltbedingungen als lebens- und anpassungsfähiger erwiesen haben, während Spezies mit einer Neigung zur Verpaarung innerhalb der eigenen Familie langsam verschwunden sind.

Eine in mancher Hinsicht widersprüchliche Theorie, die aber von diesen evolutionistischen Gesichtspunkten nicht allzu weit entfernt ist, hat Sigmund Freud in seinen Schriften vorgelegt (GW V, S. 216, IX, S. 150). – Im Rahmen seiner Theorien zur kindlichen Sexualität hat er zunächst eine natürliche Inzestneigung zwischen Kindern und Eltern und Eltern und Kindern angenommen (V, S. 216). Andererseits hat er die Inzestscheu als „historische Erwerbung der Menschheit" und „durch organische Vererbung fixiert" in Anmerkungen zu seiner Sexualtheorie vom Jahre 1922 bezeichnet. Freud stützt sich auf die damals viel diskutierten Auffassungen des französischen Biologen Lamarck, daß Erfahrungen, die der Mensch im Erwachsenenalter mache, in seinem Erbgut an seine Nachkommen weitergegeben werden. Freud postuliert in der Stammesgeschichte des Menschen ein historisches Geschehen, bei der in einer Urhorde das stärkste Männchen die Frau besaß und die jüngeren Männer dazu gezwungen habe, auf die Frauen der Familie zu verzichten und ihre Frauen exogam anderswo zu suchen. Die aus dieser Urgeschichte abzuleitende Regel laute, daß kein sexueller Verkehr gegenüber Herdgenossen erlaubt sei. Allerdings hat Freud dabei die Auffassungen von Ernst Haeckel, einem deutschen Philosophen, übernommen, daß jedes Individuum von seiner Embryonalreifung bis zur Pubertät die stammesgeschichtlichen Erfahrungen seiner Vorfahren körperlich und seelisch wiederhole. So habe der Knabe zunächst eine natürliche Inzestneigung aus der stammesgeschichtlichen Frühzeit gegenüber der Mutter, dürfe ihr aber in der weiteren Entwicklung nicht nachgehen und müsse mit dem Ausgang der ödipalen Phase auf sie verzichten.

Die heutige Biologie folgt den Auffassungen einer Urhorde nicht und verwirft auch die Theorien von Lamarck und Haeckel, so daß die biologische Verankerung der Freudschen Konstrukte nicht mehr gegeben ist. Freud hat aber offensichtlich den zeitlichen Abstand und Gegensatz zwischen dem kindlichen Bindungsverhalten mit dem in der Pubertät einsetzenden sexuellen Paarungsverhalten erkannt. Er konnte ihn bei seiner weiten Fassung des Sexualbegriffs jedoch nicht überwinden.

Andere Psychoanalytiker wie Sandor Ferenczi sind weiter fortgeschritten und haben sich damit den Tadel von Freud zugezogen. In seinem umstrittenen, lange unterdrückten Vortrag von 1932 hat Ferenczi die Sprache der Zärtlichkeit der Kinder von der der Leidenschaft der Erwachsenen getrennt. Während in den Gefühlen der Kinder Zärtlichkeit, passive Objektliebe, Wünsche der Anlehnung und Identifizieren im Spiele seien, sei bei den Erwachsenen eine Ambivalenz von Liebe und Haß in allen sexuellen Bereichen vorherrschend. – Der ironische Vorwurf von Freud gegenüber Ferenczi lautete, daß er zur Unschuld der Kinder zurückgefunden habe.

Verhaltensforschung zur Inzestscheu bei Tieren

Der Psychologe Norbert Bischof (1985) hat die Vorstellungen des finnischen Ethnologen Westermark über die angeborene sexuelle Schranke zwischen gemeinsam aufgewachsenen Eltern, Kindern und Geschwistern wieder aufgenommen, wobei er durch eigene Beobachtungen an Tieren und schließlich mit einer Diskussion und Revision der bisherigen psychologischen und soziologischen Vorstellungen selbst eine umfassende biologische und anthropologische Theorie vorlegt. Er macht eine biologische Verankerung der Inzestscheu und der Exogamieregel auch beim Menschen überzeugend.

Bischof hat Blaßgänse als Jungtiere gleich nach dem Schlüpfen aus den Eiern bei sich aufgezogen und erreicht, daß sie eine starke affektive Bindung an ihn entwickelten, seine Nähe suchten, auf Entfernung mit Angst und Stimmfühlungslauten, nach ihm suchend, reagierten. Über ein Jahr war er so mit zwei Blaßgänsen, einem männlichen und einem weiblichen Tier, zusammen oder zumindest in akustischer Verbindung. Als die Tiere nach einem Jahr in die sexuelle Reife eintraten, mußte er eine große Veränderung bemerken: Innerhalb weniger Tage entfernten sich die Tiere von ihm, begrüßten ihn nicht mehr, wenn er sich näherte, ja, sie reagierten auf seine Annäherung aggressiv. Geschlechtsreif begannen sie gegenüber aufzuchtsfremden, ihnen bisher individuell nicht vertrauten artgleichen Gänsen zu balzen, nicht jedoch gegeneinander und auch nicht gegen Bischof selbst. – Weitere verhaltensbiologische Beobachtungen, aber auch ethnologische und kulturhistorische Überlegungen zum Inzesttabu heranziehend, wurde daraus eine biologisch fundierte Verhaltenstheorie zum Inzesttabu, die zwei grundlegende, aber unterschiedliche Verhaltensweisen herausarbeitete: Einmal gibt es ein Bindungsverhalten, für das die in der Aufzuchtsphase erfahrene Nähe, Vertrautheit und emotionale Wärme bestimmend ist. Diese „filiale Bindung“ ist bei manchen Tieren nach dem Ausschlüpfen als Nachfolgeprägung auf die Elterntiere durch Lorenz bekannt geworden. Das Bindungsverhalten ist individuell auf den Aufzuchtpartner und auf die vertrauten Tiere der Umgebung gerichtet, ist durch persönliche Vertrautheit charakterisiert. Die Bindungsobjekte bleiben aber vom späteren, zur Zeit der Geschlechtsreife auftauchenden sexuellen Interesse ausgespart. Diese spätere sexuelle Partnerausrichtung ist ganz überwiegend angeboren verankert, betrifft aufzuchtsfremde Spezies der gleichen Art und des anderen Geschlechtes. Bei manchen Vögeln, bei Enten, Gänsen usw. ist sie, dann meist nur bei *einem* Geschlecht, durch experimentelle

Einschränkungen in der Aufzuchtsphase in Grenzen zu verändern (s. oben, Beobachtungen von Schutz 1965, S. 199). Soweit bekannt, sind diese experimentell provozierten Umprägungen mit ihren optischen Auslösern allerdings auch nicht individuell ausgerichtet, die sexuelle Prägung, z. B. auf die gleichgeschlechtliche Stockente, betrifft nicht dasjenige Tier, mit dem die Aufzuchtgemeinschaft bestand.

Für das Verständnis der Exogamie entscheidend und für die psychoanalytischen Theorien provokativ (s. oben S. 30) ist, daß Bischof bei sexuellen und filialen Beziehungen eine unterschiedliche Qualität beschreibt. Die filiale Beziehung beinhaltet Sicherheit, Geborgenheit und Wärme durch den vertrauten Partner der ersten Lebensphase. Die Bindung hat keinen sexuellen Charakter und nicht die entsprechenden Verhaltensmuster. Sie ist sogar ausgesprochen aversiv mit der späteren sexuellen Ausrichtung mit ihren spezifischen Motivationen und Inhalten. Das hier beschriebene filiale, d. h. das frühkindliche und kindliche Bindungsverhalten hat nicht nur eine andere Erlebnisqualität als das sexuelle Verhalten. Es macht auch die bis weit in die Kindheit zurückzuverfolgende und mit dem Erwachen der sexuellen Neigung immer deutlicher werdende spontane Inzestscheu des Kindes verständlich.

Bischof meint, daß in der Stammesgeschichte der Lebewesen sich Exogamie der Inzuchtverpaarung überlegen erwiesen hat und deshalb bei allen höheren, frei lebenden Lebewesen diese instinktive Inzuchtbarriere zustande gekommen ist. Auch wenn der Mensch heute nicht mehr unter den Gesetzen der biologischen Auslese existiert, besitzt er eine Vorinformation, die ihm nicht individuell und verbal mitgeteilt werden muß. Sie läßt ihn Mitglieder der Ursprungsfamilie, mit denen er aufgewachsen ist und die ihm individuell vertraut sind, nicht als Sexualpartner begehrenswert erscheinen. Die instinktive Inzuchtbarriere wäre demnach allein auf die *Aufzuchtfamilie* beschränkt. Sie ist keine biologische „Stimme des Blutes“ gegenüber Blutsverwandten, denen man zufällig und unerkannt später begegnet, sie ist lebensgeschichtlich verankert und damit sozialer Natur. Nicht der leibliche Vater, sondern der Ziehvater ist für das Inzesttabu bestimmend.

Die Psychoanalyse hat in der Psychologie der ersten Lebensjahre, vor allem in den sogenannten Objektbeziehungen zu Mutter und Vater, das Bindungsverhalten beschrieben, welches für die allgemeine zwischenmenschliche Kommunikationsfähigkeit grundlegend ist. Psychologen, die kindliches Bindungsverhalten speziell studiert haben, wie Bowlby (1984), haben den besonderen Charakter dieser frühkindlichen Beziehungen, Bindungen, Krisen, Trennungen usw. noch deutlicher herausgearbeitet. Es ist aber offenbar ein entscheidender Schritt in der Entwicklung des menschlichen Lebewesens, daß es über die kindlichen Bindungen hinausschreitet und in der sexuellen

Orientierung dem Exogamiedrang folgend, sexuelle Eroberungen macht und mit diesen zunächst fremden sexuellen Partnern eine mehr oder weniger starke persönliche Vertrautheit und emotionale Bindung herstellt. Sexuelle und filiale Motivationen auf eine Person zu vereinigen ist dann die von den kulturellen und religiösen Institutionen geforderte Leistung.

Sexuelle Handlungen mit Kindern in der Familie

Aktuelle Thematik – Begrifflichkeit – Betroffenheit

Über das Thema sexueller Handlungen mit Kindern in der Familie heute zu schreiben, bedeutet eine häufig und kontrovers diskutierte Fragestellung aufzuwerfen. Sie ist mehr als andere geeignet, affektive Betroffenheit und einseitige Stellungnahmen zu provozieren. Die Probleme sind schon sprachlicher Form, nachdem solche Handlungen mit dem Tabuwort Inzest verbunden sind. In der juristischen Sprachregelung wird eine mythische Dimension angerührt, indem nur solche Menschen von der Strafe bedroht sind, die durch Blutsverwandtschaft untereinander verbunden sind, was Worte wie „Blutschande" in Erinnerung ruft, eine biologisch verkleidete Form politischer Verfolgung im Nationalsozialismus. Nicht nur die Häufigkeit sexueller Handlungen in der Familie mit Kindern wird heute unterschiedlich beurteilt, auch die Frage der Auswirkungen solcher Handlungen auf die betroffenen Kinder und schließlich die gesamte Familie stellt sich neu und kontrovers dar.

Unbestritten handelt es sich ganz überwiegend um solche sexuellen Handlungen, die von einer Person ausgehen, die die Stellung des Vaters in der Familie hat, und von der Töchter betroffen sind, die im pubertären oder präpubertären Alter stehen. Wenn man Handlungen zwischen Großvater und Enkelin und homosexuelle Handlungen zwischen Vätern und Söhnen dazu rechnet, macht das mehr als 95% dieser familiären Sexualdelinquenz aus, die heute bekannt ist (Maisch 1968, 1987). Die „ödipale" Mutter-Sohn-Handlung ist so zahlenmäßig beinahe bedeutungslos.

Wir meiden den belastenden Begriff Inzest (lat. incestus – unrein, unzüchtig, blutschänderisch), der als Inbegriff einer frevelhaften Handlung gegenüber der göttlichen oder naturgegebenen Ordnung erscheint. Die von uns benützte Bezeichnung „sexuelle Handlungen mit Kindern in der Familie" ist weniger geeignet, voreingenommene Vorstellungen zu wecken, als wisse man aus biologischen, juristischen, religiösen oder psychoanalytischen Feststellungen schon, gegen welche Ordnung hier verstoßen wird und worin diese Ordnung begründet ist.

Die besondere Provokation, die von sexuellen Handlungen mit Kindern in der Familie ausgeht, ist, daß, selbst wenn meist unmittelbare körperliche Gewalt nicht beteiligt ist, eine *gewaltförmige Beziehung* besteht. Wenn die Beziehung beginnt und oft über Jahre andauert, ist stets die väterliche Autorität bestimmend, die aus der Kindheit stammende Bindungen, Abhängigkeiten und Loyalitäten nützt. Es handelt sich nicht um eine auf gleicher Ebene liegende gegenseitige sexuell leidenschaftliche Neigung, die etwa durch die ödipale Verliebtheit des Sohnes oder der Tochter begonnen und unterhalten wurde. Väter, die initiativ werden, sind einseitig unter dem Druck eigener sexueller Bedürfnisse. Die sexuellen Handlungen erscheinen als Ausübung eines Herrschaftsanspruches über die Kinder, die sexualisierte Form einer Machtausübung. Wenn vereinzelt von seiten der Väter auch Verliebtheit geäußert wird und Einverständnis oder aktive Mitwirkung der Töchter behauptet wird, so handelt es sich gewöhnlich um eine Rationalisierung der einseitigen sexuellen Besitzansprüche, die von den Töchtern, meist wie in einem Zustand der Lähmung, passiv und ohnmächtig geduldet werden.

Die Thematik ist damit zunächst einmal von den zu den Perversionen gezählten Fixierungen der pädophilen Objektwahl auf Kinder des anderen oder des gleichen Geschlechtes abzugrenzen. Pädophile Männer haben eine mehr oder weniger deutliche, den Handlungen vorausgehende innere Fixierung auf sexuell noch unreife Mädchen oder Knaben (s. S. 148).

Familiäre sexuelle Handlungen mit Kindern sind auch abzugrenzen von sexuellen Gewalthandlungen in allgemeiner Form gegenüber Frauen, bei denen physische Gewalt oder ihre Androhung im Vordergrund stehen. Unangemessen erscheinen uns Ausweitungen des Inzestbegriffes auf nichtfamiliäre Formen sexueller Handlungen zwischen Personen, die neu in ein Abhängigkeitsverhältnis getreten sind, das emotional in mancher Hinsicht Eltern-Kind-Beziehung wiederholt, wie es Hirsch (1987) tut. Nach seiner Auffassung handelt es sich zweifellos um ein inzestuöses Geschehen, wenn es zu sexuellen Beziehungen etwa zwischen Psychiater oder Psychotherapeut und ihren Patienten kommt. – Widerspruchsvoll sind auch Definitionen von dänischen Autoren wie Marquit (1986, S. 118), die Inzest definieren als „sexuelle Handlungen zwischen einem Erwachsenen in einer Autoritätsposition und einem Kind, wobei es keine Rolle spielt, ob die beiden miteinander verwandt sind", auch die Frage der Lebensgemeinschaft in der Kindheit, die wir im Vordergrund sehen, dabei nicht berührt wird.

Im Rahmen des heute noch in der BRD geltenden § 173 StGB wird der Beischlaf zwischen Blutsverwandten unter Strafe gestellt. Diese handlungsbezogene Einengung auf den vollzogenen Koitus ist seit langem überholt. In der Kriminalstatistik wird der § 173 auch nicht mehr von dem § 174 des StGB getrennt geführt, wobei letzterer den sexuellen Mißbrauch jeder Art von Schutzbefohlenen, also Schülern, Auszubildenden usw., und auch die eigenen Kinder unter 16 Jahren und jede unzüchtige körperliche Berührung als strafbar einschließt. Das weist schon auf die notwendigen Gesetzesveränderungen hin. Der § 176 StGB schließlich stellt jeden sexuellen Kontakt mit Kindern unter 14 Jahren unter Strafe. Die §§ 177 und 178 bestrafen die Anwendung von Gewalt oder von Drohung gegenüber dem Opfer.

Im Hinblick auf die einseitige biologische Charakterisierung der Inzesttäter im § 173 StGB in der BRD kann angeführt werden, daß der zeugende Vater nicht selten unsicher ist. Aus psychologischer Sicht ist die Position des Ziehvaters, der das Kind aufgezogen hat und an den das Kind in zärtlicher Weise gebunden ist, von viel größerer, ja entscheidender Bedeutung für die gewaltförmige Beziehung in der Familie. Gegenüber diesem Vater besteht von seiten des Kindes eine zärtliche Bindung und einzigartige Abhängigkeit, die es in besonderer Weise gegenüber seinen Handlungen ohnmächtig, wehrlos und häufig auch schuldbewußt macht (s. S. 30).

Häufigkeit sexueller Handlungen in der Familie

Gerade gegenwärtig ist offenbar die Gefahr der „neuen Emotionalisierung des alten Dramas“ (Maisch 1987) gegeben. In den letzten Jahren sind autobiographische Berichte mit eindrucksvollen Schilderungen von Frauen gegeben worden, die von ihrem Vater sexuell mißbraucht wurden. Diese publizistische Welle hat sich in vielen Zeitschriften niedergeschlagen, Rundfunk und Fernsehen haben das Thema in die Öffentlichkeit getragen. Es könnte sein, daß das erst vielen Mädchen und Frauen, die in früheren Zeiten geschwiegen haben, Mut gemacht hat, über diese Form sexueller Gewalt in der Familie zu sprechen. Engagierte Autorinnen haben auf die Auswirkungen dieser Handlungen für die weitere seelische und körperliche Entwicklung aufmerksam gemacht (Kavemann u. Lohstöter 1984). Nicht nur die Zahl der vorkommenden sexuellen Übergriffe gegenüber Kindern in der Familie, sondern auch deren Folgen werden heute vielfach höher eingeschätzt als früher.

Hochselektiv ist sicher jeder Ausgangspunkt von einer klinischen Stichprobe, etwa von neurotischen oder sexuell gestörten Betroffenen einer Ambulanz oder Beratungsstelle. Noch weniger kann aber die Kriminalstatistik oder können die schließlich abgeurteilten Fälle wegen § 173 als Hinweis für die tatsächliche Verbreitung herangezogen werden. Nicht nur in der BRD, auch in England und Dänemark ist die Zahl der gerichtlichen Verurteilungen in den letzten Jahrzehnten rückläufig, in der BRD wurden 1950 436 Personen, 1965 nur 111 Personen wegen § 173 verurteilt. Das spiegelt aber wahrscheinlich nur eine sehr unterschiedliche Gerichtspraxis, den Einfluß von Begutachtungen, eine große Zahl von zurückgezogenen Anzeigen, die schon eher richtungweisend sind.

Nimmt man die nach § 173 angezeigten Fälle, so machen diese unter den jährlich 40000 angezeigten Sexualdelikten der BRD und Berlin-West 3,4% der deklarierten Opfer aus (Maisch 1987, S. 92).

Maisch diskutiert die auf Koitushandlung und Blutsverwandtschaft bezogene Fassung dieses Strafgesetzes sehr kritisch und meint, daß damit nur ein Teil der familiären Sexualdelinquenz erfaßt ist. Als Kriterium familiärer Sexualdelinquenz sieht er allein „die familiären und familienähnlichen psychosozialen Rahmenbedingungen, unter denen das Opfer aufwächst und das Tatgeschehen sich zugleich abspielt" (1987, S. 91). Die psychosozialen Beziehungs- und Wechselwirkungsverhältnisse von Gewalt der Erwachsenen und sozialer Abhängigkeit des Opfers mit Machtgefälle, Verfügbarmachen und Verfügbarsein seien für die Rahmenbedingungen kennzeichnend. In „victimologischer Definition familiärer Sexualdelinquenz" kommt er zu 11% deklarierter Opfer unter 40000 angezeigten Sexualdelikten.

Im ganzen kann kaum sicher gesagt werden, ob gegenüber früheren Gesellschaftsformen, bei engeren Wohn- und Schlafverhältnissen, Zeitaltern mit anderen Werten und Normen solche sexuellen Handlungen in der Familie häufiger oder seltener geworden sind. Es ist auch die Frage, ob Unterschiede zwischen verschiedenen Ländern, den Bereichen verschiedener Religionen und familiärer Lebensformen bestehen. Man kann wohl sicher davon ausgehen, daß die größere Publizität der früher verschwiegenen Vorkommnisse heute dazu geführt hat, daß junge Mädchen und Frauen dritten Personen und auch bei Befragung sich offener äußern. Die Frauenbewegung, die den Opfern Mut macht, die Männer als Täter anzuklagen, dürfte hier Bedeutung haben.

Anfang der 50er Jahre erhielt Kinsey bei seinen Befragungen amerikanischer Frauen von 1% der Befragten die Angabe, daß sie mit ihrem Vater oder Stiefvater eine sexuelle Beziehung hatten. Diese zunächst nicht ernst genommene, im Hinblick auf die geringe Fallzahl übergangene Feststellung wurde aber durch spätere Untersuchungen, wieder an einer weißen städtischen Bevölkerung, die auch Kinsey untersucht hatte, bestätigt (Finkelhor 1978). Sie wurde durch eine randomisierte Untersuchung in Kalifornien aber noch überboten. Russel (1984) fand 4,6% unter 930 Frauen, die angaben, in einen Vater-Tochter-Inzest verstrickt gewesen zu sein.

Formen des Inzests

Untersuchungen von Maisch (1968) ergaben, daß es sich in 85% der bekanntgewordenen Fälle um einen Vater-Tochter- bzw. -Stieftochter-Inzest handelt, 5% zwischen Großvater und Enkelin, 5% zwischen Vater und Sohn, 4% zwischen Mutter und Sohn und 1% zwischen Mutter und Tochter. In den Untersuchungen, die nicht auf Anzeigen zurückgehen, dürfte der Vater-Tochter-Inzest zahlenmäßig noch größere Bedeutung haben. In diesen nicht auf Gerichtsfälle zurückgehenden Untersuchungen, etwa von Russel und Finkelhor, wird auch als Alter der Mädchen bei Tatbeginn die präpubertäre Zeit, meist zunächst mit sexuellen Berührungen, häufiger angegeben gegenüber den sexuellen Handlungen mit Koitus, die zwischen 13 und 15 Jahren gewöhnlich beginnen. In den gerichtlich bekanntgewordenen Fällen wird auch relativ häufig Alkoholeinfluß bei der Initialhandlung angegeben, andere Beobachter meinen, daß die belasteten Väter sich damit zu exkulpieren versuchen. Es fällt jedenfalls auf, daß diese Handlungen sehr häufig wiederholt werden und zum Teil über viele Jahre andauern. Wenn in der BRD im Vergleich mit anderen sexuellen Delikten im Hinblick auf Inzest nur eine geringe Rückfallgefahr, nämlich 2% gegenüber 6% (und 24% bei allgemeiner Kriminalität), angegeben wird (Maisch 1968), so weisen amerikanische Beobachter darauf hin, daß nicht selten nach der ältesten Tochter die jüngeren Schwestern von dem dominierenden, seine sexuellen Eigentumsrechte in Anspruch nehmenden Vater in gleicher Weise sexuell attackiert werden (Herman 1988). Nicht selten, nach Maisch in 15% der Fälle, führt eine Schwangerschaft der Tochter dazu, daß die Beziehung gerichtsbekannt wird.

Wenn in manchen Fällen so etwas wie Verliebtheit in die junge mädchenhafte Tochter von seiten der Väter mitspielt, so gibt es andere, wo im Sinne von Herman (1988) die Handlungen ganz Ausübung eines väterlichen Machtanspruches sind. Sexualität steht hier unmittelbar neben aggressiver Entladung.

Ein 35jähriger Schlosser, ein athletisch gebauter Mann mit groben, geröteten Gesichtszügen, aus einem kleinen schwäbischen Ort kommend, hat eine 2jährige Zuchthausstrafe verbüßt, weitere 2 Jahre sind bei 4jähriger Bewährungszeit erlassen. Er kommt vom Bewährungshelfer mit der Bitte um Hilfe bei der weiteren Führung. Sein Delikt ist Inzest mit seiner damals 12jährigen Tochter, die er schwängerte.

Vor 2 Jahren hatte er, wie er selbst sachlich und ungerührt erzählt, höchstens 10mal sexuellen Verkehr mit der Tochter gehabt. Es geschah immer dann, wenn die Frau draußen oder bei Nachbarn war. Wenn die Tochter sich abends in der Küche wusch, habe er sie aufgefordert, sich aufs Sofa zu legen und wiederholt Verkehr mit ihr gehabt, sie dann ins Bett geschickt. Einige Male nahm er die Tochter im Auto mit und hatte auch dort Verkehr mit ihr.

Er ist unehelich geboren. Der Vater, ein Weinhändler, soll es abgelehnt haben, die Mutter zu heiraten. Die habe, als er 12 Jahre alt war, einen anderen Mann geheiratet. Die Mutter sei Masseuse, ihr Mann sei wegen Gewalttaten dann auch hinter Gitter gekommen. Praktisch sei er bei einer Schwester der Mutter aufgewachsen, der Stiefvater sei sehr streng gewesen, habe ihn aber auch nicht schlechter als seine leiblichen drei Söhne behandelt. Er war immer der Anführer bei Streichen, viel die Bauern geärgert, Scheiben eingeworfen, mit Steinen nach Tieren geworfen oder sie erschlagen. War aktiv in der Hitler-Jugend. Als er 1943 seinen Stellungsbefehl bekommen habe, habe er seine HJ zusammengeholt und sie hätten es den Bauern noch einmal ordentlich heimgezahlt. Bekam eine Geldstrafe deswegen.

Er heiratete mit 20 Jahren eine gleichalte Arbeiterin, die Ehe sei gut, er habe an seiner Frau nichts auszusetzen.

Als die Tochter jetzt schwanger wurde, habe sie sich der Mutter anvertraut. Er habe eine Geschichte erfunden und Frau und Tochter gezwungen, das auch der Polizei zu erzählen, nämlich daß die Tochter von einem Unbekannten in einem Auto auf der Straße mitgenommen und geschwängert worden sei. Er habe nur den Fehler gemacht, die Tochter dann zur Großmutter in eine Nachbarstadt zu lassen. Dort sei eine Kriminalbeamtin gekommen, habe sich zwei Stunden mit dem Mädchen unterhalten und das habe schließlich angefangen zu weinen und habe alles gesagt. Er hätte das nie zugelassen, wenn die Tochter bei ihm geblieben wäre.

Er wirkt gefühlskalt und egozentrisch, unfähig, sich auf andere einzustellen, unfähig, ein Unrecht in seiner Handlung zu finden. Er nimmt nicht wahr, daß er seiner Tochter und seiner Familie einen Schaden zugefügt hat.

Im weiteren Verlauf blieb er in seiner Heimatstadt weiter als Schlosser tätig. Die Tochter blieb bei der Großmutter, das Kind der Tochter wurde von seiner Frau und ihm aufgenommen und großgezogen, sie hätten es gerne und würden es nicht wieder hergeben. Das Kind sei gesund. Die alten Leute an seinem Heimatort hätten sich ganz vernünftig verhalten, einige, die ihn ablehnten, die beachte er gar nicht. Er hat sogar ein gewisses Ansehen im Ort, wenn von Zuchthäuslern in der Zeitung die Rede sei, werde er in der Wirtschaft beim Skat gefragt, ob er den gekannt habe. Dann könne er so einiges erzählen und alle hörten ihm zu. Von einem Rückfall ist nichts bekannt. Er selbst stellt die Sache mit der Tochter und die Gefängnisstrafe als ein erlittenes Unrecht dar, er ärgert sich, daß er bei der Aufklärung einiges falsch gemacht habe.

Bei den selteneren sexuellen Handlungen zwischen Mutter und Sohn scheint eine persönliche und seelische Beziehung stärkeres Gewicht zu haben als die rein sexuelle Triebhaftigkeit. Im Vergleich mit Mädchen sollen die gewöhnlich hoch abnormen, emotional und geistig oft retardierten Söhne nicht nur passive Bereitschaft und Interesse zur sexuellen Beziehung gezeigt haben, sondern nicht selten auch selbst die Aktiven sein.

Inzestbeziehungen zwischen Geschwistern geschehen gewöhnlich im Rahmen starker emotionaler Bindungen. Meist handelt es sich dabei um ein vorübergehendes Neugierverhalten und sexuelle Probehandlungen in der Pubertät. Auch wenn von seiten eines dominierenden älteren Geschwisterteils dabei Initiative im Spiel sein kann, sind daraus resultierende seelische Dauerschädigungen kaum bekannt. Seltener, wenn auch vereinzelt bekanntgeworden, sind sexuelle Handlungen zwischen Vater und Sohn bei einer homosexuellen Einstellung des Vaters bzw. eines Stiefvaters. Nicht selten handelt es sich um homosexuelle Männer, die schon in Verliebtheit für den heranwachsenden Stiefsohn eine Ehe mit einer geschiedenen oder verwitweten Frau eingegangen sind. Bemerkenswert ist noch, daß es zwischen homosexuellen Brüdern, z. B. homosexuellen Zwillingen, keine Inzestbeziehungen gibt. Berichte von Kallmann (1952) und die ausführliche Darstellung von Green (1987, S. 330) zeigen, daß sexuelle Handlungen zwischen homosexuellen Brüdern als unattraktiv und undenkbar angesehen werden. Offenbar besteht auch hier eine Inzestschwelle.

Familiendynamik

Man muß davon ausgehen, daß sexuelle Handlungen mit Kindern in der Familie Folge und nicht Ursache der Zerrüttung einer Familie sind. Gewöhnlich sind die ehelichen Beziehungen, nicht nur im sexuellen Bereich, zwischen den Eltern schlecht, eine Zerrüttung der Familie findet sich schon vor Tatbeginn. Es ist besonders auffällig, daß bei über viele Jahre laufenden sexuellen Beziehungen zwischen Vater und Tochter die Ehefrauen nicht als störende, eifersüchtige und die Handlungen verhindernde Dritte auftauchen. Man hat sie als „silent partners" bezeichnet. Wörtliche Hinweise der Töchter werden von den Müttern offenbar nicht zur Kenntnis genommen, bagatellisiert oder mit Feindseligkeiten beantwortet. Das weist darauf hin, daß nicht nur den einzelnen Persönlichkeiten, sondern dem Familiengeschehen im ganzen Aufmerksamkeit zu schenken ist.

Von Maisch (1987) werden zwei Familienformen beschrieben: Es besteht eine schlechte Ehe, die enttäuschten Väter werfen ihre Wünsche und Bedürfnisse auf die Tochter, machen sie zur vertrauten Freundin und ihm Hilfe gebenden Partnerin, bei der er sich aussprechen kann. Es kommt zu einer Koalition Vater-Tochter mit Isolierung der Ehefrau und Mutter, zu der die Tochter gewöhnlich von Kindheit an eine kühle oder offen feindselige Beziehung hat. Die Väter sind fürsorglich zu den Töchtern, die Töchter fühlen sich an sie gebunden, erfahren emotionale Zuwendung, Wärme und Aufwertung in dieser Rolle – schließlich auch in der der sexuellen Partnerin.

Daneben werden egoistisch besitzergreifende Väter beschrieben, die versuchen, die Töchter ihren Müttern zu entfremden. Die Väter haben ein intensives sexuelles Interesse, sind eifersüchtig auf jeden anderen, auf die Mutter wie auf andere junge Männer, verlangen in fordernder und oft aggressiver Weise Unterwürfigkeit und Gehorsam, die Mädchen wie auch die Mütter sind, von der Umwelt isoliert, ihnen hilflos ausgeliefert.

Ähnliche Beschreibungen kommen aus den USA: So hat Herman 1988 einen Familientyp mit einem nach außen stark erscheinenden Vater, der oft tyrannische Züge hat, beschrieben. Er versorgt die Familie, hält sie nach außen zusammen und schließt sie ab. Die Mutter ist schwach, sie kann kaum sich selbst und die Kinder versorgen, ist häufig körperlich oder auch psychisch krank, durch eine große Zahl von Kindern zusätzlich belastet. Meist wird die älteste Tochter das Objekt der väterlichen Angriffe, sie ist so etwas wie das Eigentum des zu Gewalttätigkeiten neigenden Vaters, der in den Inzesthandlungen nicht nur seine sexuellen Wünsche, sondern auch seine Macht- und Besitzansprüche auslebt.

In diesem Familienbild erscheinen Töchter total isoliert, dem Vater ausgeliefert, an der Mutter keinen Halt findend. Judith L. Herman (1988) macht darauf aufmerksam, daß, wenn von den Vätern der „Dämon Alkohol“ exkulpierend angeführt wird, bei genauerer Untersuchung die sexuellen Phantasien und Wünsche auch bei den nüchternen Vätern auftauchen. Die Handlungen seien nicht impulsiv, sondern geplant. Die sexuellen Berührungen und Beziehungen zu den Kindern geschehen nicht aus Kontrollverlust, sondern als Ausdruck eines Mannes, der Sexualität mit einer gewaltsamen, brutalen und nicht gegenseitigen sexuellen Beziehung mit Frauen verbindet, der auch sonst gegenüber Frauen und Kindern zu Gewalttätigkeiten neigt. – Betrachtet man diese Situation, versteht man besser, daß Töchter sich häufig weder der Mutter noch der Öffentlichkeit anvertrauen.

Dabei laufen auch nach Herman die sexuellen Handlungen, die gewöhnlich vor dem 12. Lebensjahr durch Streicheln, durch masturbatorische Handlungen oder oral-genitale Kontakte bei den Kindern beginnen, in der Pubertät dann mit sexuellem Verkehr weitergeführt werden, häufig über viele Jahre, sind meist eben keine einmaligen Handlungen, zumindest nicht, wenn sich die Töchter nicht energisch wehren und gleich in der Familie oder außerhalb dritte Personen zu Mitwissern machen. Dieser lange Verlauf ist auffällig, trotz der Leiden der Kinder, die offenbar befürchten müssen, daß ihnen in der Familie oder draußen nicht geglaubt wird, daß sie bestraft werden oder daß sie die ohnehin schon labile Familienstruktur zerstören, wenn sie sprechen.

Auffällig ist, daß der Anteil der Töchter an dem Geschehen in der Literatur sehr unterschiedlich beurteilt wird. Weibliche Autoren sehen die Töchter ganz als passives Opfer (Herman), während Maisch (1987) in 20–30% die Kinder als Personen beschreibt, die die begonnene Beziehung von sich aus unterhalten, da sie eine persönliche Zuwendung und auch häufig eine Aufwertung in der Familie dabei erfahren. Die pubertären Töchter werden dann zu jemandem, der praktisch die Stellung der Mutter in der Familie einnimmt. Bei 23% der Mädchen hat Maisch schon 1968 eine sexuell provokative und bewußt oder unbewußt ermutigende Haltung der Töchter angenommen, wobei neben ödipalen Motiven das fürsorgliche Verhalten des Täters und gebotene materielle Vorteile eine Rolle spielen sollen. Eigene Aktivität von seiten der Töchter oder der Söhne seien allerdings eine extreme Ausnahme. Auch die Beendigung des Verhältnisses geschieht immer durch die Töchter oder Söhne, die sich nach anderen, gleichaltrigen Partnern umsehen und aus der Beziehung austreten.

Es gibt sexuelle Beziehungen zwischen Vätern und Töchtern, die zwar durch väterliche Gewalt zustande kommen, die aber auch durch die Töchter unterhalten werden, indem sie an der Beziehung festhalten und in neurotischer Weise an sie fixiert bleiben.

Eine 28jährige Krankenschwester kommt aus dem psychiatrischen Landeskrankenhaus, wohin sie vor 3 Wochen wegen Verdacht auf endogene Depression eingewiesen wurde. Dort wurde eine neurotische Depression diagnostiziert, auch ein pseudodepressives, hysterisches Bild diskutiert. Es fiel auf, daß die Patientin dort auf der Station Verwirrung stiftete, dramatisch-affektive Bewegungen in Szene setzte, ohne daß deutlich wurde, worum es ihr eigentlich geht.

Sie ist eine mittelgroße, leicht adipöse, im Gesicht bleich und teigig wirkende Frau mit ungepflegten Haaren, lieblos mit Cordhose und T-Shirt gekleidet. Es ist schwer, mit ihr Kontakt zu finden, die Patientin quält sich jede Antwort ab, versinkt in Schweigen, wenn man nicht nachfragt. Schnell bringt sie den Untersucher in die Rolle eines eindringenden und bedrängenden Fragers.

Ihre Beschwerden sind Verstimmungen, völlige Kraftlosigkeit, das Gefühl der Ausweglosigkeit sowie heftige Schlafstörungen. Sie begannen vor 10 Wochen. Sie spricht zunächst von Überarbeitung, auf der Krankenstation sei vor Weihnachten viel los gewesen. – Dann erzählt sie aber bald von einer anderen Auslösesituation: Kurz vor der Weihnachtszeit habe der Vater seinen zweiten Herzinfarkt erlitten. Sie war bei ihm und dachte, jetzt stirbt er. In dieser Situation habe er ihr das Versprechen abgenommen, daß sie niemals jemandem über ihre Beziehung etwas erzählen dürfe. Der Vater überlebte aber den Infarkt. Sie meint, daß sie in dieser Situation den Wunsch hatte, der Vater solle doch besser sterben. Seither sei sie emotional völlig eingebrochen, sie sieht sich nicht in der Lage, ihrem Beruf nachzugehen.

Aus der Lebensgeschichte, wie sie sich in der Behandlung darstellt, kommt als zentrales Thema, daß sie seit ihrem 12. Lebensjahr 10 Jahre lang eine sexuelle Beziehung mit ihrem Vater hatte. Der Vater, ein selbständiger Handwerker, ist eine dynamische Persönlichkeit, Jäger, sie die einzige Tochter. Der Vater habe sie nie körperlich bedrängt, habe ihr nur nachdrücklich seine Liebe gestanden, er könne nichts dafür, daß sie ihm so viel bedeute. Wenn die Mutter am Sonntag morgens in die Kirche ging, kam er in ihr Dachzimmer zu ihr ins Bett. Er nahm sie auch auf Jagdausflüge in den Wald mit und hatte dort mit ihr Verkehr. In diesen Situationen habe sie immer einen schwer beschreibbaren Bann empfunden, es sei ihr unmöglich gewesen, einfach wegzugehen. Sie habe dem Vater zwar gesagt, er solle aufhören. Sie selbst habe diese Situation aber nie beenden können. Von der Mutter spricht die Patientin mit Verachtung, beschreibt sie als schwach, aber autoritär, religiös, ja bigott. – Alle übrigen Daten und Themen ihres Lebens, auch im Laufe der Behandlung, treten hinter dieser Vaterbeziehung zurück, bleiben unwichtig und farblos.

Auch nachdem sie mit 22 Jahren ihren ersten Freund hatte und die Beziehung zum Vater durch ihren Auszug gelöst wurde, kam es zu keiner eigentlichen Trennung vom Elternhaus. Auch heute noch, in großer geographischer Entfernung von den Eltern wohnend, hat sie regelmäßige telefonische Kontakte mit ihnen, die meist von den Eltern ausgehen. Sie erlebt es immer noch als ihre Schwierigkeit, daß sie der Mutter von der sexuellen Beziehung zum Vater ja nichts erzählen könne, sie müsse fürchten, daß die Ehe dann auseinanderginge. Andererseits drängt die Mutter sie, ihr doch zu erzählen, warum es ihr denn so schlecht gehe.

Die Beziehungen mit Männern gingen meist nur über wenige Monate. Meist waren es Männer, die in entfernten Städten oder Ländern wohnten, Soldaten ausländischer Truppen, mit denen die Patientin nur ihren Urlaub verbrachte. Mit allen Partnern hatte sie Orgasmusschwierigkeiten. Es passiere ihr häufig, daß sich beim sexuellen Zusammensein mit diesen Männern das Bild des Vaters in ihrer Phantasie dazwischenschiebe, ohne daß sie sich dagegen wehren könne. Gerade in der sexuellen Erregung tauche der sie bedrängende Vater dann auf, und sie sei dann so abgelenkt, daß sie die partnerschaftliche Sexualität nicht mehr genießen könne, häufig dem Partner gegenüber gereizt und abweisend werde, ohne ihm aber sagen zu können, warum dies so sei. Alle diese Beziehungen laufen nach dem gleichen Muster: Sie verliebt sich, pflegt die Beziehung brieflich oder telefonisch, macht einige Wochen Besuche dort, gerät dann in eine Lage, in der sie weder die Beziehung intensivieren noch sich von dem Partner lösen kann. So kommt es zu oft monatelang sich hinziehenden, quälenden Phasen der Ungewißheit.

Auf der Krankenstation erhält die Patientin jetzt im Rahmen einer Krisenintervention zunächst Einzeltherapie, dann daneben noch Gruppengespräche. Sie verhält sich anklammernd, erzählt auf der Station den Ärzten, Schwestern und Patienten immer wieder ihre inzestuösen Erlebnisse mit dem Vater, kümmert sich nicht um ihre bedrohte berufliche Situation und drängende Wohnungsfragen. In der Behandlung kommt sie immer wieder auf die Beziehung zum Vater und macht deutlich, daß sie diese als etwas Unentrinnbares erlebte. Der Vater ist nicht einfach negativ besetzt, sondern hochambivalent: Er ist emotional, warm und stark, gleichzeitig aber ekelhaft, bedrängend und übergriffig. Sie fühlt sich von ihm eingeengt, gleichzeitig aber durch sein Begehren und sein Werben auch gegenüber der Mutter aufgewertet. Diese Aufwertung ist aber mit heftigen Schuldgefühlen, gerade auch gegenüber der Mutter, verbunden. Es ist in der Behandlung nicht klar zu beurteilen, wie lustvoll ihre sexuellen Erlebnisse in der Beziehung mit dem Vater waren. Sie betont, daß sie darüber nicht sprechen könne. Der Mutter wirft sie vor, sie habe als Frau versagt, habe es nicht geschafft, den Vater an sich zu binden und die Tochter zu entlasten. Als ihr zentrales Problem formuliert sie einmal: „Ich war immer Frau und durfte nie Kind sein."

Im Anschluß an eine 4wöchige stationäre Therapie kommt es im Laufe einer 2jährigen, niederfrequenten ambulanten Psychotherapie bald zu einer Phase der Stagnation. Das Thema der Beziehung zum Vater kehrt immer wieder, ist unübersteigbar. Die Problematik der Patientin stellt sich aber auch in der Stunde selbst dar, indem sie immer wieder ihre depressiven Klagen wiederholt, sie mit dem inzestuösen Verhältnis begründet – zugleich keine Schritte nach vorne unternimmt, um innerlich aus dem Verhältnis zum Vater herauszutreten. Auch den Therapeuten hält sie mit dem Inzestthema fest, spürt die Sonderstellung, die sie in den Augen der anderen dadurch hat. Manche Stunden bleibt sie fort, ohne abzusagen, kommt dann wieder, nur um deutlich zu machen, wie sehr sie Hilfe durch den Therapeuten braucht. – Erst als der Therapeut schließlich seinen eigenen Ärger deutlich macht, ihr Festhalten an der Klage und die Macht, die sie dabei auch über ihn ausübt, zum Thema wird, die Anklage in der depressiven Klage, kommt die Behandlung in Bewegung.

Sie kann schließlich durch eigene Terminsetzung der Patientin nach 2 Jahren abgeschlossen werden.

Sexuelle, ambivalent erlebte Beziehung wird hier nicht nur zum Thema der analytischen Psychotherapie, die Fixierung auf sie wird zum neurotischen Lebensinhalt, an dem sie „wie gebannt" festhält. Erst als ihr deutlich wird, daß sie selbst eigensinnig, leidend und lustvoll in ihrer depressiven Klage festhält und jeder Veränderung Widerstand entgegensetzt, sie erlebt, daß sie nicht nur Opfer, sondern auch Handelnde ist, kommt der therapeutische Prozeß in Bewegung.

Inzestphantasien und realer Inzest in der Psychoanalyse

Die analytische Psychotherapie kreist in ihrer Konfliktthematik um den Entwicklungsschritt von filialer zu sexueller Beziehung. In der klinischen Beobachtung zeigt sich, daß Patienten mit einem hohen neurotischen oder psychotischen Störungsgrad von sich aus einen eher schwachen Exogamiegradienten mitbringen. Das heißt, sie neigen zu besonders intensiven und anklammernden Bindungen an die Eltern und die Geschwister oder an Spielgefährten aus der Kindheit. Sie können die Bindung an die vertrauten Partner der Kindheit und der jugendlichen Entwicklungsphase nicht aufgeben und sich in Phantasien und realen Handlungen nur schwer ganz neu auftauchenden fremden Personen zuwenden.

Das Thema inzestuöser Verführung von Töchtern und Söhnen durch die Väter hat in der Geschichte der Psychoanalyse noch eine besondere Valenz. Vor 1897 hat Freud angenommen, daß die Ursache hysterischer Symptombildungen in realen Verführungen und psychischen Traumatisierungen der Töchter liege. Er hat angenommen, daß diese Erlebnisse jedoch verdrängt werden und erst in der Pubertät in hysterischen Symbolisierungen konflikthaft wieder auftauchen. Nach Meinung der Mehrzahl der Psychoanalytiker ist die Aufgabe der realen Verführungshypothese als Ursache hysterischer Neurosen die Geburtsstunde der Psychoanalyse. Gegenstand der psychoanalytischen Aufklärungsarbeit ist die subjektive Erlebniswelt in ihrer eigenwilligen Sinnentnahme, ist die innere Lebensgeschichte, die nicht einfach ein Abbild der äußeren Gegebenheiten ist. Die Wirklichkeit der Phantasiewelt, die die äußere Realität in eigenwilliger, individuell jeweils besonderer Weise gestaltet und verformt, wird damit als Gegenstand der Psychoanalyse angesehen.

Dagegen haben kritische Historiker der Psychoanalyse wie J. M. Masson (1984) in der Aufgabe der Verführungstheorie den Beginn des Niedergangs und der Sterilität der Psychoanalyse datiert. Sigmund Freud habe seine eigenen Entdeckungen wegen ihres belastenden und das Ansehen der Psychoanalyse gefährdenden Charakters verworfen

(Malcolm 1986). Ja, es werden Freud inzestuöse Vorkommnisse in der eigenen Familie mit dem Vater unterschoben (Krüll 1979).

Wichtiger als diese kühnen Behauptungen ist in der Psychoanalyse der letzten Jahre die Tendenz, die traumatische Faktoren, sexuelle Verführungen oder ein Liebesdefizit einfach als ursächlich für die Neurose, für Borderline-Störungen, Homosexualität und eine Vielzahl tiefgreifender Persönlichkeitsstörungen annimmt. Die Bedeutung der äußeren Realität wird gegenüber Anlagefaktoren und der individuellen Disposition zu neurotischem Bindungsverhalten oder zur sexuellen Devianz sehr hoch eingestuft, ganz anders als bei Freud selbst. Traumen, Frustrationen, Beziehungsdefekte werden als Ursache neurotischer, psychosomatischer und sexueller Störungen hoch gehandelt. Ob sexuelle Verführung der Töchter oder fehlender Glanz im Auge der Mutter, gemeinsam ist die Auslöschung des Subjektes in seiner je eigenen Erlebnisverarbeitung.

Auswirkungen der sexuellen Handlungen auf die weitere Entwicklung

Es wird von niemandem bestritten, daß sexuelle Handlungen in der Familie in der oben beschriebenen Form eine schwere seelische und auch körperliche Belastung für die Kinder darstellen. Bei den betroffenen Mädchen sind vor allem Schlafstörungen mit nächtlichem Aufschreien, Angstsymptome, Apathie, Eßstörungen, Abfall der Leistungen in der Schule usw. beobachtet worden, eine ganze Reihe von psychosomatischen und psychisch-neurotischen Symptomen, die die dann konsultierenden Ärzte an die Möglichkeit eines solchen Geschehens denken lassen sollten. Auch Lehrer, die Beobachtungen über plötzliche Veränderungen ihrer Schüler machen, sollten nicht davor zurückschrecken, an solche Zusammenhänge zu denken, da sie oft die wichtigsten Vertrauenspersonen außerhalb der Familie sind.

Was die Beurteilung der dauernd seelischen, körperlichen oder sexuell funktionellen Schäden betrifft, so ist auch hier die Gefahr der Parteilichkeit unverkennbar. Es gibt Autoren, die mit Notwendigkeit solche Dauerschäden neurotischer oder psychosomatischer Art und auch sexuelle Funktionsstörungen aus diesem Geschehen ableiten.

Dabei ist aber zu bedenken, daß es sich bei den in Untersuchung und Behandlung bei Psychotherapeuten eintretenden Frauen um eine Vorauslese handelt, auch um eine Gruppe, die im Hinblick auf den eigenen passiven duldenden oder auch teilnehmenden Anteil nicht repräsentativ für die Gesamtgruppe von Opfern sexueller Handlungen in der Familie ist. Als Fallbeispiel eines die sexuellen Handlungen nicht duldenden Opfers kann das oben erwähnte Beispiel (S. 107) einer Frau mit späteren Partnerkonflikten genommen werden, die von den väterlichen Versuchen nur nebenbei im Rahmen ihrer Vorgeschichte berichtet. Psychotherapeuten hören in ihrer Praxis im Laufe von Behandlungen und nicht ganz selten auch im diagnostischen Erstgespräch von Patienten, die über Jahre sexuelle Handlungen von seiten der Väter geduldet haben. Es ist erfahrungsgemäß bei diesen Patientinnen sehr schwer, im Laufe der psychotherapeutischen Behandlung die seelische Fixierung an diese frühen Erlebnisse zu überwinden und die neurotische Entwicklungshemmung der Persönlichkeit in Bewegung zu bringen.

Im ganzen ist die Beurteilung der langfristigen Schäden bei der gegebenen Dunkelziffer und der hohen Selektivität der publizistischen Einzelberichte von betroffenen Frauen und von klinischen Stichproben schwer zu beurteilen. Auch hier ist die Gefahr der Parteilichkeit für die Opfer gegen die Täter gegeben, wobei die Frage auftaucht, ob man psychotherapeutisch eine gute Ausgangssituation hat, wenn man eine solche einseitige Position einnimmt.

Es gibt keine prospektive Langzeitstudie über sexuelle Handlungen in der Familie, die deutlich machen könnte, wie notwendig eine Schädigung aus einer solchen Erfahrung resultiert. Die häufigsten Beschwerden, die dann referiert werden, sind Mißtrauen und allgemeine Angst gegenüber Männern, verringertes Selbstvertrauen und Beziehungsstörungen sowie sexuelle Schwierigkeiten.

Bemerkenswert ist die erwähnte Studie von Russel (1988) in Kalifornien, die 930 betroffene, nach dem Zufallsprinzip erreichte Frauen erfaßte. Ein Viertel von ihnen gab an, daß die inzestuöse Erfahrung großen Einfluß auf ihre weitere Lebensentwicklung hatte, jeweils ein weiteres Viertel etwas, geringen oder keinen Einfluß. Deutlich schien in dieser Untersuchung, daß sexuelle Handlungen durch Väter oder Stiefväter eine höhere Langzeitschädigungsquote hatten als solche durch Brüder oder sonstige Verwandte.

Krisenintervention und Behandlung

Amerikanische Autorinnen, die größere, auch therapeutische Erfahrungen mit sexuellen Handlungen in der Familie haben, unterscheiden eine Krisenintervention in der Phase der Entdeckung des noch akuten Geschehens von der Behandlungsphase danach.

Im Moment der Aufdeckung ist es notwendig, unmittelbar und direktiv einzugreifen, mit dem Ziel, den sexuellen Mißbrauch sofort zu unterbinden und eine für das Kind sichere Umgebung herzustellen. Das heißt nicht, daß unbedingt das Kind aus der Familie zu entfernen ist, eine solche Veränderung wird von den Kindern häufig als Bestrafung und Schuldbeweis erlebt. Auch wenn es nicht zu umgehen ist, die Kinder für eine Zeit aus der Familie herauszunehmen, sollte dies nicht als Strafe erscheinen. Wichtig ist es, von vornherein das Leugnen der Eltern zu durchbrechen und die gesamte Familie dabei als der Hilfe bedürftig anzusehen. Die häufig schwach motivierten Väter sind gewöhnlich nur mit gerichtlichen Androhungen und Auflagen zu einer Zusammenarbeit zu bringen. Kooperation verschiedener Institutionen, des Gerichtes, von Kinderschutzzentren, Sozialarbeitern, Familientherapeuten und Einzeltherapeuten ist erforderlich.

Was die Periode danach betrifft, sollen Familientherapien durchweg gescheitert sein. Nach einer solchen Krise sind die Familien offenbar noch mehr fragmentiert als vorher, und jeder ist in seiner Lage isoliert. Positive Erfahrungen werden mit Selbsthilfegruppen und Gruppentherapien für die betroffenen Väter, getrennt von denen der Mütter und auch für die Kinder getrennt, berichtet. Eine der wichtigsten Zielsetzungen scheint dabei, die Vertrauensbeziehung zwischen der Mutter und der Tochter zu fördern und wenn möglich auch die ehelichen und sexuellen Beziehungen zwischen den Eltern zu verbessern. Es kann wohl nach allen Erfahrungen mit seelisch traumatisierenden Erlebnissen davon ausgegangen werden, daß eine gute psychotherapeutische Bearbeitung der Phase der Aufdeckung und in der nachfolgenden Phase günstigere Voraussetzungen für die betroffenen Kinder schafft, diese Geschehnisse ohne wesentliche bleibende Schädigungen zu verarbeiten.

Schon die über Jahre gehenden Verläufe weisen darauf hin, daß die Betroffenen in der Situation selbst nicht in der Lage sind, im Rahmen ihrer Familie eine Veränderung der sexuellen Handlungen herbeizuführen. Anlaufstellen im Rahmen von Kinderschutzzentren oder im Zusammenhang mit Frauenhäusern zu schaffen und publizistisch zu verbreiten, kann den betroffenen Kindern eine Hilfe geben, außerhalb des Hauses erste Hilfe zu finden.

Reproduktion

Geburtenregelung

Untersuchungen des generativen Verhaltens zeigen, daß es unterschiedlichen Determinanten unterliegt, die in den äußeren wie in den inneren Gegebenheiten der betroffenen Menschen liegen. Wenn Geburtenregelung in vielen Ländern Schutz vor Hunger und Elend bedeutet, geht es in der westlichen Welt bei einer verantwortlichen Geburtenregelung für die Eltern darum, daß sie Kinder bekommen, wenn sie sich dazu in der Lage fühlen und eine Empfangswelt für das Kind haben. Die Einstellung wird aber durch ökonomische und berufliche Faktoren entscheidend mitbestimmt. Hohe Bewertung von Wohlstand und Freizeitinteressen lassen den Kinderwunsch und die Wahrscheinlichkeit, ein Kind in den nächsten Jahren zu bekommen, gegenwärtig abfallen; ebenso berufliche Interessen, wenn die Nachkommenschaft eine eigene berufliche Aus- oder Weiterbildung bedroht. Menschen, die Kinder selbst als Wert ansehen, die die Partnerschaft für wichtig halten und die Zuwendung im Alter erwarten, scheinen geneigt, für sich eine größere Kinderzahl zu bejahen (von Rosenstiel 1987/88). In das generative Verhalten wirken aber auch religiöse Werte und epochale, sozialpsychologische Trends fördernd oder hemmend ein.

Diese Andeutungen sollen deutlich machen, daß die äußeren (ökonomischen, beruflichen usw.) Bedingungen psychologische Auswirkungen haben – und deren Bewertung aber auch individuellen Einflüssen unterliegt. Die persönliche Motivation, die jeweilige äußere und innere Lebenssituation des beteiligten Paares sind für die bewußte und unbewußte Einstellung im Hinblick auf die Geburtenregelung bedeutsam. Beratung der Eltern im Hinblick auf Geburtenregelung und Empfängnisverhütung bedeutet deshalb immer individualisiertes Vorgehen.

Empfängnisverhütung ist besser als Schwangerschaftsabbruch. Das zeigt sich schon in den körperlichen und seelischen Belastungen, die mit einer Schwangerschaftsunterbrechung verbunden sein können. Daß empfängnisverhütende Maßnahmen bei weitem noch nicht ausgeschöpft sind, zeigt sich deutlich in den Ländern, in denen Schwangerschaftsunterbrechungen freigegeben wurden. Obwohl verschiedene empfängnisverhütende Maßnahmen propagiert wurden und auch zur Verfügung standen, kommt es dann regelmäßig noch einmal zu einem deutlichen Abfall der Geburtenrate. Offenbar ist immer noch ein durch Empfängnisverhütung nicht erfaßter Bedarf an Geburtenregelung vorhanden gewesen.

Das ist mit technischen Unvollkommenheiten der angewandten Mittel, mehr noch aber mit äußeren Schwierigkeiten und inneren Abhaltungen zu erklären, die sich einstellen, wenn Frauen oder Männer diese Maßnahmen anwenden. Es ist auf jeden Fall eine lohnende Aufgabe, Empfängnisverhütung zu optimieren, wenn offenbar das Ziel auch kaum zu erreichen ist, daß Schwangerschaftsabbruch als letzte Maßnahme nicht mehr auftaucht.

Zur Problematik der Empfängnisverhütung

Die Probleme und Konflikte, die mit empfängnisverhütenden Maßnahmen auftauchen, sind vielgestaltig. Sie betreffen einerseits die angewendeten Mittel, ihre Technik, Fehlerquote und Nebenwirkungen – aber ebenso die Personen und deren Lebenssituation, die diese Mittel anwenden. So unterscheidet man eine mittelbedingte und eine anwendungsbedingte Sicherheit.

In den letzten 30 Jahren sind in diesem Bereich durch neu eingeführte Mittel außerordentliche Veränderungen eingetreten. Vor allem für die Frau selbst bestehen heute Möglichkeiten, die Schwängerung mit großer Sicherheit zu vermeiden. Parallel geht dem eine größere Freiheit im sexuellen Verhalten in der jüngeren Generation. Probleme, die ihre Eltern oder ihre Großeltern hatten, existieren für sie heute nicht mehr. Junge Frauen und Männer sind aber durch diese Wahlmöglichkeiten und mit dem Wissen um die Wirkung dieser Maßnahmen auch belastet und haben die Entscheidungsmöglichkeiten vor sich selbst und vor dem Partner zu verantworten.

Während Empfängnisverhütung früher allein in der mehr oder weniger sicheren und verantwortungsbewußten Hand des Mannes lag, können Frauen heute Sexualität genießen und sich vor einer Schwangerschaft schützen, an der sie selbst auch auf jeden Fall schwerer zu tragen hätten als die Männer. Das hat dazu geführt, daß heute, wenn von empfängnisverhütenden Maßnahmen gesprochen wird, wie selbstverständlich in erster Linie an etwas gedacht wird, was die Frau unternehmen muß. In mancher Hinsicht gibt ihr das einseitig eine Verantwortung, sie steht unter einem Handlungsdruck und kann sich, mit dem was sie entscheiden muß, von ihrem männlichen Partner durchaus alleingelassen fühlen.

Mittel der Empfängnisverhütung

Von seiten der Männer ist das verbreitetste empfängnisverhütende Mittel immer noch die Anwendung von Präservativen, von Kondomen. Der Name soll von einem englischen Arzt, Dr. Condom stammen, der Mitte des 17. Jahrhunderts am englischen Hof lebte und

Hammeldärme zur Empfängnisverhütung einführte. Seit den 20er Jahren dieses Jahrhunderts als Gummipräservativ in industrieller Herstellung, war es für viele Jahrzehnte das einzige sichere Mittel. Allerdings bestand immer eine bestimmte Fehlerquote.

Diese Fehlerquote, der Pearl-Index, wird errechnet mit der Zahl der Schwangerschaften, die auf hundert Frauenjahre bzw. 1200 Zyklen, d. h. im Leben von drei Frauen, bei Anwendung dieses Mittels kommen. Wenn sie bei Kondomen bei drei Schwangerschaften auf hundert Frauenjahre liegt, so ist das heute, nachdem die Hersteller von Kondomen sich einer Qualitätsprüfung unterzogen haben, mehr anwendungsbedingt als durch Materialfehler zu erklären. Bei ungeschicktem Überstreifen können Beschädigungen entstehen, ebenso kann beim Zurückziehen des Gliedes das Präservativ und damit Sperma in der Scheide verbleiben. Kompliziert wird die Anwendung dadurch, daß die Lustempfindung und der Erregungsablauf von manchen Männern und Frauen als gemindert erlebt wird. Das kann bei jungen Männern, die zur Ejaculatio praecox neigen, erwünscht sein, da es den Erregungsablauf und den Abschluß des Aktes verzögert.

Hauptanwender des Kondoms sind heute vor allem junge Männer und Frauen, die nur gelegentlich oder zufällig zustandegekommene Kontakte haben und sich nicht lange kennen. Auch Frauen nach der Geburt, in der Stillzeit, die keine Medikamente oder sonstige Maßnahmen vertragen, gehören zu dieser Gruppe.

Nachdem für den homosexuellen, aber auch den heterosexuellen Verkehr eine HIV-Infektion heute eine noch nicht sehr häufige, aber absolut bedrohliche Möglichkeit darstellt, wird die Nutzung des Kondoms für Homosexuelle, für Prostituierte und ihre Freier wie auch für nicht in strenger Monogamie lebende Personen wieder mehr propagiert. Das Kondom war in den vergangenen Jahrzehnten in der Häufigkeit der Nutzung bei heterosexuellen Männern vom ersten auf den dritten Platz abgesunken. Es wäre jetzt eine Veränderung für die nächste Zeit zu erwarten. Ob sie tatsächlich eintritt, ist noch nicht absehbar.

Die Möglichkeit *hormonaler Empfängnisverhütung* durch die Frau hat auch andere unsichere Maßnahmen des Mannes, wie Coitus interruptus, in den letzten 30 Jahren ganz in den Hintergrund treten lassen. Es kam Ende der 60er Jahre zu einem Boom *der* „Pille“.

Die wichtigste empfängnisverhütende Maßnahme der Frau liegt also heute in *hormonellen kontrazeptiven Mitteln.* 1960 durch den amerikanischen Arzt Pincus eingeführt, zielen diese Hormone darauf ab, zu verhindern, daß sich das befruchtete Ei in der Uterusschleimhaut einnisten kann. Während am Anfang Östrogene gegeben wurden, geht die jetzige Entwicklung dahin, immer niedrigere Dosen Gestagene als „Pille“ zu geben. Das geschah vor allem unter dem Eindruck der *erheblichen körperlichen Nebenwirkungen,* die sich im Laufe der

Zeit nicht mehr übersehen ließen. Während Befürchtungen über kanzerogene Wirkungen sich im ganzen nicht bestätigten, ist unübersehbar, daß eine Veränderung der Blutfette bei hohen Dosierungen eintritt, daß unmittelbare körperliche Nebenwirkungen wie Flüssigkeitsretention, Gewichtszunahme, Empfindlichkeit der Brüste, bei manchen Frauen verstärkte Neigung zu Krampfadern, Haarausfall, Bartwuchs, subjektiver Übelkeit usw. auftraten. Während die Pille 10 Jahre im Aufwind war und die Frauen die neue Freiheit und sexuelle Liberalisierung bejahten, fühlen sie sich jetzt mit den Belastungen einer ihrem Geschlecht einseitig aufgeladenen Kontrazeption belastet. Die mittelbedingte Sicherheit scheint sehr hoch zu sein, doch gibt es eine anwendungsbedingte Unsicherheit. Es ist schließlich nicht die Sache jeder Frau, jeden Tag über Jahre hinweg ein Medikament einzunehmen, das nicht nur körperliche Beschwerden macht, sondern das sie auch mit den alltäglichen Depressionen, Ängsten, Libidoveränderungen in Verbindung bringen kann. Daß hier auch ein allgemeiner Persönlichkeitsfaktor im Spiele ist, zeigt sich darin, daß diese seelischen Nebenwirkungen vor allem bei Frauen zu beobachten sind, die ohnehin mit situativen Belastungen durch den Beruf, im Rahmen der Partnerschaft oder mit neurotischen Konflikten zu kämpfen haben.

Psychische Symptome wie Depression, Ängste, Erlöschen der Libido, Antriebsverminderung, Schlafstörungen usw. werden bei Frauen häufiger gefunden, bei denen eine höhere Inzidenz von neurotischen und psychiatrischen Erkrankungen gegeben ist, also z. B. bei Frauen, die an Psychiatrische Kliniken überwiesen wurden, die Beratungsstellen für Familienplanung oder Sexualstörungen aufsuchten oder dorthin überwiesen wurden (Petersen u. Casparis 1969). Untersucht man die Gruppen mit erhöhten Nebenwirkungen, so ergibt sich folgendes: Ältere Frauen von niedrigem Bildungsniveau, die die Sexualität im ganzen ablehnen, geben häufiger negative Nebenwirkungen an. Es sind die Frauen, die ihre wichtigste Funktion in der Mutterschaft sehen und die unwichtigste in einer beruflichen Tätigkeit. Positive Nebenwirkungen gibt dagegen eine Gruppe von jüngeren Frauen an, die eine häufigere Koitusfrequenz haben, höhere Schulbildung und Berufsstellung, die außerdem als Rollenvorstellung die Partnerbeziehung zum Mann und den Beruf vor Heirat und Kinderwunsch sahen (Frick 1973). Weitere Untersuchungen zeigten bei der Gruppe der Frauen mit negativen Nebenwirkungen eine erhöhte Neuroseinzidenz und häufige konflikthafte Ehesituationen mit mißtrauischen und die Antikonzeption ablehnenden Partnern. Deutlich wird auch, daß die Zahl der Versager bei oraler Kontrazeption in der Gruppe mit Eheproblemen und mit Libido- und Orgasmusstörungen gehäuft auftritt.

Nicht zu vergessen ist jedoch, daß es auch *positive Nebenwirkungen* gibt. Vor allem jüngere Frauen mit hoher Koitusfrequenz und höherer Schulbildung und Berufsvorstellung gaben jedenfalls in den ersten Jahren an, daß mit der wegfallenden Angst vor Schwängerung auch ihre Koitusfrequenz, die sexuelle Befriedigung und Orgasmushäufigkeit höher waren. Allerdings sind alle diese positiven Erscheinungen in den letzten Jahren bei Frauen ohnehin häufiger zu beobachten. Eine besondere Variante hormonaler Kontrazeption stellt heute die *„Pille danach"* dar. Auch hier handelt es sich um eine Gestagenpille, die in den 24 Stunden nach einem ungeschützten Verkehr noch wirken soll. Die Einführung eines Intrauterinpessars (IUP) *danach,* das bis zu 72 Stunden post coitum noch insertiert werden kann und angeblich ein Nidationshemmer ist, kann allerdings wohl auch schon als Abortivum angesehen werden, was bei der „Pille danach" nicht sicher ist. Hauptanwender der Pille sind heute junge Frauen und Männer bei ihren ersten sexuellen Versuchen, Paare, die sexuell unerfahren sind und für die eine hohe Sicherheit wichtig ist.

Seit langer Zeit bekannt, wegen Befürchtungen einer Infektion von Frauenärzten aber zunächst abgelehnt, hat das *Intrauterinpessar* in den letzten 10 Jahren eine weite Verbreitung gefunden. Es handelt sich um eine Kupfer- oder Kunststoffspirale, die vom Arzt eingeführt wird und über viele Perioden, ja über Jahre in der Gebärmutter liegen kann, von den Frauen mehr oder weniger gut vertragen. Die Spirale ist in Einzelfällen durch Nebenwirkungen, auch Beeinträchtigungen beim Koitus und durch eine allerdings geringe Versagerquote belastet. Es ist auch nicht sicher, ob es sich um ein Abortivum oder um ein Kontrazeptivum handelt. Es ist ein Mittel, das der Frau und auch dem Mann im allgemeinen am wenigsten Mühe und Schwierigkeiten macht, die anfängliche Begeisterung auch für dieses Mittel scheint im Abflauen, da vereinzelte aszendierende Entzündungen, spätere Sterilität und Tubarschwangerschaften doch als bedrohlich angesehen werden.

Eine seit langem bekannte, aber Souveränität erfordernde Methode ist die mechanische Barriere durch ein Diaphragma, meist verbunden mit der Benutzung eines spermiziden Gels. Das hat eine hohe Sicherheit bei gewissenhafter Anwendung, ist absolut unschädlich für die Frau, die ihren Körper kennt, kann leicht gehandhabt werden und bedeutet eine flexible, nur situativ gezielt eingesetzte bewußte Entscheidung vor dem Verkehr. Die körperlichen und hormonalen Abläufe werden dabei nicht beeinflußt. Die von manchen Frauen als störend empfundene Verbindung von sexuellem Verkehr und empfängnisverhütenden Maßnahmen wird von anderen Frauen und deren Partnern bewußt bejaht. Die Einführung des Pessars wird als Teil des sexuellen Vorspiels gesehen. Die Zahl der Frauen, die diese Methode benutzen, ist im Zunehmen, es handelt sich vor allem um emanzipierte Frauen aus der alternativen Bewegung.

Eine Empfängnisverhütung definitiver Art liegt in der Sterilisierung des Mannes oder der Frau, die durch Vasektomie, d. h. Unterbindung des Ductus deferens zwischen Hoden und Harnröhre, oder durch Unterbindung der Tuben der Frau operativ erreicht wird. Vor allem Ehepaare im mittleren Lebensalter ergreifen diese Maßnahmen, wenn sie Kinder haben und keine weiteren wünschen, dabei in einer festen Beziehung eingebunden sind. Nebenwirkungen, wie Nachlassen der Libido und der sexuellen Empfindungsfähigkeit treten vor allem dann auf, wenn eine solche Sterilisierung unvorbereitet und rein aus medizinischen Gründen erfolgt ist. Paare, die die Entscheidung gemeinsam reflektiert und mit einem Partner besprochen haben, geben in der Mehrzahl der Fälle eine unveränderte, in etwa einem Drittel der Fälle eine gesteigerte Libido und Erlebnisfähigkeit an, nur ein kleiner Teil berichtet über Nachlassen von Libido in den nächsten Jahren und bereut bei katamnestischen Befragungen diesen chirurgischen Eingriff (Bancroft 1985).

Sterilisation als kontrazeptive Maßnahme hat in der Bevölkerungspolitik der Entwicklungsländer eine große Bedeutung, aber auch in westlichen Ländern eine zunehmende Verbreitung erlangt. In Großbritannien wird geschätzt, daß ein Drittel der Frauen, die 1975 zwischen 30 und 34 Jahre alt waren, mit Erreichen des 35. Lebensjahres sterilisiert waren. Dabei sollen sich in den letzten Jahren immer mehr Männer dem Eingriff der Sterilisation unterzogen haben, so daß das Geschlechtsverhältnis in Großbritannien nahezu gleich ist (Bancroft 1985). In den Entwicklungsländern sind es noch immer vor allem die Frauen, die sich sterilisieren lassen, auch bei den farbigen Amerikanern ist das Verhältnis Frauen zu Männern 10:1, in Indien dagegen 1:4. Die Metapher „Sterilisation" als Bild für Unfruchtbarkeit und körperliches und geistiges Unvermögen ist sicher eines der Hindernisse für eine breitere Anwendung, die als praktisch endgültige Entscheidung einen festen Stand erfordert. – Chirurgen und Urologen sind nicht selten mit dem Wunsch junger Männer konfrontiert, die sich sterilisieren lassen möchten, wobei dann bei differenzierter Diagnostik häufig problematische Motivationen und Persönlichkeitszüge festzustellen sind. Es ist davor zu warnen, deren Wunsch, in dieser Form über den eigenen Körper zu verfügen, ohne weiteres nachzugeben.

Die relativ große Zahl der heute zur Verfügung stehenden Mittel und die damit gegebenen Wahlmöglichkeiten legen eine *individuelle* und eine *partnerbezogene Indikation* nahe. Lebensalter, sexuelle Frequenz, Partnerbeziehung sind dabei ebenso wichtig wie seelische Freiheit im Umgang mit den körperlichen und seelischen Gegebenheiten sexuellen Lebens. Es gibt den Typus des egozentrischen und anspruchsvollen Mannes, der die ganze Last der Empfängnisverhütung auch heute noch allein der Frau gibt, für sich die Nutzung des Kondoms wegen Minderung des sexuellen Genusses auf jeden Fall ablehnt. Passive und konservative Frauen lassen sich vom Arzt gerne etwas verordnen, z.B. die Pille, oder lassen sich ein intrauterines

Pessar einführen, das ihnen keine weitere Verantwortung gibt. Das Dilemma mit den Nebenwirkungen der Pille und die absoluten und relativen Kontraindikationen (Thromboseneigung, Diabetes, Epilepsie, Neigung zu Migräne und zerebralen ischämischen Störungen usw.) haben die Industrie veranlaßt, immer mehr Präparate auf den Markt zu bringen, die hormonal niedrig dosiert sind. Andererseits erleben aber immer mehr Frauen diese Form der Kontrazeption als Last. Da Methoden wie Coitus interruptus sowie die Vermeidung der empfängnisgünstigen Tage mit einer hohen Unsicherheit belastet sind, besteht bei jungen aktiven Frauen heute ein Trend zur mechanischen Barriere durch Diaphragma und Gel, eine bei angemessenem Gebrauch sichere Methode, die aber an die Frau und ihren Partner gewisse Anforderungen stellt.

Psychologie der Empfängnisverhütung

Die bewußte Trennung von sexueller Lust und Fortpflanzung ist ein Eingriff in ein biologisch verbundenes Geschehen. Es ist auch für viele Frauen eine Handlung, in der sie sich gegen die traditionellen und religiösen Gebote stellen, in denen sie oder zumindest ihre Vorfahren aufgewachsen sind, die beides miteinander verbindet. Die Bestimmung der Frau wurde gänzlich mit der Fortpflanzung verbunden. „Alles am Weib ist ein Rätsel und alles am Weib hat eine Lösung: Sie heißt Schwangerschaft", schleuderte vor 100 Jahren Friedrich Nietzsche als Rede Zarathustras in die Welt – sicher eine Rede jener Epoche und der nachfolgenden Jahrzehnte, wo die Bestimmung von Mann und Frau geklärt schien: „Der Mann soll zum Krieger erzogen werden und das Weib zur Erholung des Kriegers: Alles andere ist Torheit." Gegen die Macht solcher Bilder und Sentenzen mußte eine Frau ankämpfen, die vor 100 Jahren versuchte, Medizin zu studieren und Ärztin zu werden. Wie hat sich das Selbstbild der Frauen seither verändert und wie wirkt sich das auf kontrazeptive Maßnahmen aus? Die Liberalisierung im sexuellen Verhalten ist unverkennbar, aber ebenso deutlich, daß in den Bewegungen der Emanzipation und Repression keine geradlinige Tendenz vorherrscht. Jede junge Frau hat sich heute noch mit dem Vorbild, das ihr durch ihre Mutter und durch ihre Großmutter gegeben wurde, auseinanderzusetzen. Die Feststellung von Freud, daß das Über-Ich des Kindes eigentlich nicht nach dem tatsächlichen Verhalten und Vorbild der Eltern, sondern nach dem elterlichen Über-Ich aufgebaut wird, zeigt sich in den Konflikten um die Kontrazeption, die aus der Vergangenheit in die liberale gegenwärtige Generation hineinwirken.

Jedenfalls ist die bewußte Trennung von sexueller Lust und Fortpflanzung ein Geschehen, das körperlich zunächst einmal in enger

Verbindung steht. Die Kinder lernten in früheren Generationen Geschlechtlichkeit in der Botanik bei Blumen, in der Zoologie an Bienen und in der Biologie in diskreten Hinweisen auf die zur Befruchtung führenden äußeren Vorgänge. Heute gibt es in der Schule „Sexualkunde", die nicht nur mehr oder weniger weitreichende Informationen gibt, sondern vor allem junge Menschen ermutigt, miteinander zu sprechen und zu fragen.

Die psychologischen Faktoren treten dann deutlich hervor, wenn die Motivation gezielt geprüft wird, d. h., wenn ein Partner allein die Verantwortung übernimmt, etwa durch tägliche Einnahme hormonaler Kontrazeptionsmittel. Die Möglichkeit von Fehlhandlungen durch Vergessen, durch Fehlleisten oder bewußten Abbruch ist hier besonders häufig.

Wenn man untersucht, was Frauen veranlaßt aufzuhören bzw. was zu unbewußt motivierten Versagern oder zu einem ausgesprochenen Risikoverhalten geführt hat (W. E. O. P.: Willful exposure on unwanted pregnancy), so findet man mehrere Gründe:

Medikamente werden von vielen Patienten überhaupt abgelehnt, als künstlich, schädlich, vor allem bei chronischer Einnahme als gefährlich erlebt. Selbst Menschen, die sich krank fühlen, nehmen nur die Hälfte der verordneten Medikamente, wie eine Untersuchung in New York ergeben hat. Die Abhaltungen sind für Gesunde noch größer als für Kranke. Besondere Ängste bestehen häufig gegenüber Hormonen, die als unberechenbare, ja als dämonische Medikamente erlebt werden.

Eine 22jährige verheiratete Frau, Studentin der Philosophie, die sich nach der ersten Niederkunft antikonzeptiv beraten läßt, reagiert ablehnend auf den Vorschlag, Ovulationshemmer zu nehmen: „Hormone sind ja gefährliche Medikamente: Sie stören das prekäre Gleichgewicht der Frau. – Es ist antiphysiologisch." Aus diesem Grunde hat sie schon früher nach einem Monat eine Ovulationshemmermedikation abgesetzt. Als ihr erklärt wird, daß es sich um ein zeitweiliges Anhalten der physiologischen Tätigkeit der Ovarien handelt, kommt es zu der folgenden bezeichnenden Antwort: „Jawohl, ich will es akzeptieren, aber vielleicht nicht gehorchen!" Nach dieser lakonischen Antwort wird dann später die orale Antikonzeption nicht ordnungsgemäß angewendet (Fallbeispiel Nijs 1972, S. 29).

– Bei manchen Frauen spielt die Angst vor sexueller Zügellosigkeit eine Rolle: Was wird mich zurückhalten können, wenn nichts mehr „passieren" kann. Eine durch die Pille gesicherte Frau ist vor ihren eigenen Wünschen nach Seitensprüngen in der Ehe weniger sicher. Umgekehrt verliert eine die Sexualität ablehnende Frau einen Schutz gegenüber ihrem Mann, der nun häufiger Geschlechtsverkehr erwartet, wie eine 40jährige einfache Bauersfrau sagte. „Ich bin der fortwährenden Vergewaltigung durch meinen Mann ausgesetzt." Der Wegfall der Konzeptionsfurcht und die damit verbundene Freigabe des Sexuellen löst bei neurotischen Menschen Ängste, unter Umständen sexuelle Funktionsstörungen usw. aus.

Eine 34jährige verheiratete Frau hat versteckte Wahnvorstellungen erotischen Inhalts, die sich auf den Kinderarzt ihres Kindes konzentrieren, und die als Zeichen eines psychotischen Prozesses diagnostiziert werden. Sie lehnt orale Antikonzeption kategorisch ab: „Sie sind aber gut, Herr Doktor, dann kann ich ja mit fünf (Männern) zugleich anfangen!" Aus ihrem ganzen psychotischen Zustand wird in einer fast grotesken Vergröberung klar, daß diese Medikation erlebt wird als das Wegfallen der Dämme, die gegen die libidinösen Triebe aufgeschüttet sind. So „fürchtet" sie, daß der Kinderarzt, der sie – in ihrem erotischen Wahn – begehrt, durch seine „Spionage" hinter ihre antikonzeptiven Bemühungen kommen und nicht zögern wird, sie zu „nehmen". Aus den weiteren Gesprächen wird klar, daß dieses „Nehmen" für sie dreierlei bedeutet: sexuelle Akte über sich ergehen lassen, befruchtet werden und bestraft werden.

– Der die Sexualität von der Fortpflanzung trennende Eingriff ist gegen die religiöse Tradition. Für viele Menschen ist die sexuelle Lust nur durch die Fortpflanzung gerechtfertigt, wie es manche kirchliche Verkündigungen heute noch vertreten: Erst die Fortpflanzung, zumindest das Risiko durch Beibehaltung des „natürlichen" Geschlechtsaktes heiligt die sexuelle Begierde.
– Den Liebeswert des Sexuellen, unabhängig von der Möglichkeit der Schwängerung zu bejahen und zu genießen, ist für viele, gerade für religiös erzogene und einfache Frauen ein Schritt, den sie gegen die Tradition, gegen die in der Kindheit anerzogene und seither bewahrte Religion leisten müssen. Die Möglichkeit einer Schwängerung ist der Preis der sexuellen Lust. Auch wenn sie sich bewußt davon freigemacht haben oder freizumachen suchen, können diese tiefliegenden Vorstellungen ein Gegenverhalten motivieren.
– Noch tiefer liegen aber bewußte und unbewußte Phantasien, die um diesen Eingriff in Fortpflanzung, Mutterschaft und Fruchtbarkeit überhaupt kreisen. In der Imagination bedeuten Fortpflanzung und Mutterschaft für viele die Teilhabe an der Natur, an einer Art von Unsterblichkeit, am Lebensstrom der Fortpflanzung, der im stetigen Fluß der Geschlechter liegt. Es ist etwas, das über den einzelnen hinausgeht. Der Mythos der Mutterschaft als Teilhabe an der Heiligkeit der Natur wird noch in der Enzyklika Humanae Vitae 1968 von Papst Paul VI beschworen.

Eine einfache schmächtige Frau, der nach einer psychotischen Episode im Rahmen einer Degenerationspsychose Antikonzeption nahegelegt wird, gibt mit rührender Naivität zur Antwort: „Ich lasse meinen Lebensbaum nicht fällen! Ein Baum soll Früchte tragen. Je mehr Früchte, desto tiefer die Wurzeln, desto kräftiger der Stamm..." (Fallbeispiel Nijs 1972, S. 31).

Die Verbindung von religiösen Skrupeln und Ängsten um den Eingriff in den Lauf der Natur zeigen sich oft nicht bewußt, sondern können in

Nebenwirkungen, in psychosomatischen Symptomen und auch in psychiatrischen Erscheinungen hervortreten:

Beratung zur Empfängnisverhütung

Gerade für labile, schwankende, neurotische Patienten, aber auch für junge unerfahrene Menschen, bei denen die Fehlerquote und die Nebenwirkungen, die Abbrüche und die Libidostörungen besonders groß sind, hat die Person des Beraters und die Form der Beratung besonderes Gewicht. Dazu einige Gesichtspunkte:

Empfängnisverhütung soll Sache beider Partner sein, sie ist ein Test der Gemeinsamkeit, der Gegenseitigkeit und der Rücksicht zwischen ihnen. Männer sollten grundsätzlich in die Beratung der Frauen einbezogen werden. Diese sind mit der oralen Antikonzeption heute häufig allein gelassen und haben eine größere Last mit dem medikamentösen Eingriff in ihren Körper zu tragen. Es ist kaum möglich für einen Menschen, den richtigen Weg der Empfängnisverhütung zu finden, wenn die Einstellung des Partners nicht bekannt ist. Erstaunlich ist, wie viele jüngere Paare auch heute noch nicht in der Lage sind, über ihre sexuellen Erfahrungen und über die Praktiken der Empfängnisverhütung offen miteinander zu sprechen. Die Kenntnis der Partner, ihre Persönlichkeit, Intelligenz und Verletzlichkeit sowie ihre Fähigkeit Verantwortung zu tragen, ist bei der Entscheidung bedeutsam, welche Methode von wem anzuwenden ist.

Jede Beratung zur Empfängnisverhütung ist so eine individuelle *und* eine beider Partner. Es ist herauszufinden, welche empfängnisverhütenden Maßnahmen gerade für dieses Paar aus seelischen und körperlichen Gründen die beste ist. Antikonzeptionsberatung führt gewöhnlich schnell zur Problematik der Partnerbeziehung überhaupt.

Schwangerschaftsabbruch

Zur Problematik des Schwangerschaftsabbruches lassen sich medizinische, psychologische, ökonomische, politische und religiöse Gesichtspunkte einbringen. Diese Perspektiven können hier nur insoweit behandelt werden, als sie für die betroffenen Frauen und die behandelnden und beratenden Ärzte, Psychologen und Therapeuten erfahrungsgemäß auftauchen, wenn sie mit den Frauen in der ärztlichen Praxis oder in einer Familien- und Eheberatungsstelle in einer Entscheidungssituation stehen.

Der Schwangerschaftsabbruch ist eine letzte und äußerste Maßnahme, die in Erwägung gezogen wird, wenn empfängnisverhütende Maßnahmen gescheitert sind und aus körperlichen, seelischen oder sozialen Gründen die Geburt eines Kindes nicht tragbar erscheint. Wenn auch, wie oben ausgeführt, Empfängnisverhütung für Geburtenregelung der Familie und für Bevölkerungspolitik sicher die primäre Maßnahme ist, ist sie gegenwärtig und auf absehbare Zeit kaum so zu optimieren, daß die Frage des Schwangerschaftsabbruchs nicht mehr auftaucht.

Die geeignete operative Maßnahme des Schwangerschaftsabbruchs bis zur 12. Woche sind die instrumentelle Ausräumung der Gebärmutter durch Kürettage (Ausschabung) oder die Saugkürettage, bei der der Gebärmutterinhalt durch Vakuumaspiration abgesaugt wird. Nach dem 3. Schwangerschaftsmonat kommt die operative, vaginale Hysterotomie oder auch, vor allem wenn gleichzeitig eine Sterilisation durch Tubenligatur erfolgen soll, eine abdominale Hysterotomie in Frage.

Die holländischen, seit vielen Jahren auf Schwangerschaftsabbrüche spezialisierten Polikliniken und Kliniken, wie die Stimezokliniken in Utrecht, in Arnheim und in Eindhoven, verbinden einen Schwangerschaftsabbruch mit Antikonzeptionsberatung und auf Wunsch mit Sterilisation. Sie arbeiten auf gemeinnütziger und nicht auf Gewinnbasis.

Der alte § 218 stellte die Frau und den Arzt in der Bundesrepublik Deutschland unter Androhung einer Gefängnisstrafe, wenn sie ohne medizinische Indikation und Antragsverfahren eine Schwangerschaft unterbrochen haben oder es versuchten. Seit jeher wird nur ein Bruchteil der Fälle den Strafverfolgungsbehörden bekannt, in manchen Epochen hat die Zahl der Abtreibungen sicher die der Geburten erreicht. Das hat zu einer erheblichen Rechtsunsicherheit geführt und auch zu körperlichen und seelischen Gefährdungen durch die illegale Praxis.

Die Bundesregierung hat durch Strafänderungsanträge vom 21.6.1976 den alten § 218 neu gefaßt: Neben die bisherige eugenische Indikation (zu erwartende erbliche oder intrauterin erworbene Schäden des Embryos) und die kriminologische Indikation (nach Vergewaltigung o. ä.) tritt die *Notlagen- oder soziale Indikation:*

Der Abbruch der Schwangerschaft ist angezeigt, um von der Schwangeren die Gefahr einer Notlage abzuwenden, die einerseits so schwer wiegt, daß von der Schwangeren die Fortsetzung der Schwangerschaft nicht verlangt werden kann, andererseits nicht auf eine andere für die Schwangere zumutbare Weise abgewendet werden kann. Diese Bedingungen müssen nach ärztlicher Erkenntnis bestehen, es muß der Wille der Frau zur Unterbrechung der Schwangerschaft vorliegen, und seit der Empfängnis dürfen nicht mehr als 12 Wochen verstrichen sein.

Der Arzt, der den Schwangerschaftsabbruch vornimmt, und die Frau, die sich diesem unterzieht, benötigen folgendes:

1. Eine *schriftliche Feststellung* eines am Eingriff unbeteiligten Arztes darüber, ob die *Voraussetzungen einer Indikation* gegeben sind oder nicht (der die Unterbrechung durchführende Arzt ist an diese bejahende oder verneinende Feststellung *nicht* gebunden, muß seine eigene Indikation aber bereit sein, zu vertreten).
2. Mindestens 3 Tage vor dem Eingriff muß eine *Beratung* über die zur Verfügung stehenden *sozialen Hilfen* durch eine anerkannte Beratungsstelle oder einen sachkundigen Arzt erfolgt sein.
3. Die Schwangere muß von einem Arzt über die *ärztlich bedeutsamen Gesichtspunkte* (Art des Eingriffes, mögliche gesundheitliche Folgen, Entwicklungsstadium des Embryos, der durch den Eingriff vernichtet wird) unterrichtet werden.

Es ist in dem Gesetz nicht festgelegt, sondern wird den Ländern der BRD überlassen, ob und wie deutlich der Kreis der Ärzte begrenzt ist, der berechtigt ist, über soziale Hilfen sachkundig zu beraten.

Diese Notlagenindikation bleibt weit hinter der Fristenlösung zurück, die Schwangerschaftsabbruch auf Antrag der Frau bis zum 3. Monat ohne Bedingungen freigibt. Sie beteiligt mindestens zwei Ärzte und eine öffentliche Beratungsstelle an dem Eingriff. Damit fordert sie von der Frau, daß sie bereit ist, sich in ihrer Notlage in die Öffentlichkeit zu begeben.

Die bedingungslose Freigabe bis zum 3. Monat ist geltendes Recht in der DDR seit 1972, in Schweden, Dänemark, Japan, China und den meisten osteuropäischen Ländern seit vielen Jahren, in England seit 1977, außerdem in mehreren Staaten der USA. – Die protestantische Kirche vieler Länder nimmt eine liberale Stellung zum Schwangerschaftsabbruch ein, während die katholische Kirche ihr entschiedener Gegner ist.

Wie ist die Entwicklung in den letzten 12 Jahren seit der Erleichterung des Schwangerschaftsabbruchs in der BRD verlaufen?

Viele Ärzte und vor allem religiös geführte Krankenhäuser haben das Gesetz von 1976 zunächst abgelehnt, sind ihm nur zögernd gefolgt oder haben dagegen agiert. Das hat dazu beigetragen, daß in den ersten Jahren, so 1977, die von deutschen Frauen in den Niederlanden und in England vorgenommenen Schwangerschaftsabbrüche die in der Bundesrepublik unternommenen noch zahlenmäßig überwogen. Seither ist dort ein langsamer, aber unaufhaltsamer Abfall auf etwa $\frac{1}{10}$ der Ausgangszahlen von 1975 eingetreten, während die Zahlen in der Bundesrepublik entsprechend angestiegen sind. Bemerkenswert ist dabei, daß die Zahl der im Inland und im Ausland gemeldeten legalen Schwangerschaftsabbrüche von deutschen Frauen in den letzen 10 Jahren im ganzen um 10% abgefallen ist. 1987 wurde bei 88540 Frauen ein Abbruch vorgenommen, davon in 85% der Fälle aus Notlagenindikation. Vor allem bei der Altersgruppe zwischen 15 und 25 Jahren überwiegt diese Indikation, während vom 30. Lebensjahr der Schwangeren an, deutlich ab 40 Jahren, die Indikationen aus allgemeinmedizinischen und eugenischen Gründen häufiger werden, ohne allerdings die Abbruchzahlen wegen schwerer Notlagenindikation ganz zu erreichen. Die Vakuumaspiration scheint in den ersten 12 Wochen die Methode der Wahl, im Hinblick auf Nachblutungen und Fieber ist allerdings die Komplikationsrate bei der Kürettage am geringsten.

Diese Zahlenangaben beruhen auf der Bundesstatistik, die seit 1.7.1976 laut Gesetz geführt wird. Es muß aber davon ausgegangen werden, daß manche Ärzte ihrer Meldepflicht, die ohne Namensangabe erfolgen soll, nicht nachkommen. Schon die Zahl der ambulant bei der kassenärztlichen Bundesvereinigung abgerechneten Schwangerschaftsabbrüche liegt etwas über den dem statistischen Bundesamt vorliegenden Zahlen. Die stationären Abbrüche sind aus den Abrechnungen nicht zu erschließen, das Verhältnis von ambulant und stationär durchgeführten Abbrüchen ist im übrigen nicht bestimmbar. Nach Schätzungen könnte in der BRD von 200000 Schwangerschaftsabbrüchen ausgegangen werden. Trotzdem sind die obigen Zahlen von Aussagewert im Hinblick auf die Gründe des Schwangerschaftsabbruchs, die Arten des Eingriffes und die Folgen, zumal für die früheren Jahrzehnte auch eine Untererfassung angenommen werden muß.

Im Hinblick auf die Motivationslage zugunsten eines Abbruchs oder Austragens der Schwangerschaft sind die äußeren Lebensbedingungen wie die psychologische Bedeutung des Kindes für die Mutter und den Vater zu beachten. Es ist noch einmal darauf hinzuweisen, daß die Geburtenrate Schwankungen der Mentalität unterworfen ist, sie ist nicht in einer direkten Abhängigkeit zu Schwangerschaftsabbrüchen zu sehen, eher schon in Beziehung zu setzen mit den veränderten

Lebensentwürfen der jungen und mittleren Generation, Verbreitung und Information über Empfängnisverhütung und deren Akzeptanz. Daß die sozialen Bedingungen vor allem der betroffenen Frauen von Bedeutung sind, zeigt ein Blick auf Frankreich. Eine junge Frau ist dort viel weniger in Gefahr, ihren Beruf bei einer Schwangerschaft aufgeben zu müssen. Sie kann im 3. Lebensjahr das Kind in den Kindergarten bringen, vom 5. Lebensjahr an ganztägig in die Schule, was ihr Berufstätigkeit, Ausbildung usw. weiterhin möglich macht. Das Kindergeld beträgt in Frankreich das Dreifache des Betrages in der Bundesrepublik Deutschland – die Geburtenziffer liegt weit über der deutschen.

Immer mehr Frauen tendieren heute dazu, eine Schwangerschaft zu akzeptieren und Kinder aufzuziehen, ohne zu heiraten. Sie leben meist mit einem Partner oder auch allein, vermeiden aber die Ehe, die ihnen zu viel Bindung und Spannungsverlust in der Beziehung bedeutet. Die Zahl der nichtehelich geborenen und aufgezogenen Kinder, die vor 20 Jahren unter 5% lag, ist in den letzten Jahren auf das doppelte gestiegen.

In den letzten Jahren ist in den USA die Zahl der legalen Schwangerschaftsabbrüche erheblich angestiegen. Das dürfte u. a. mit einer Veränderung des empfängnisverhütenden Verhaltens der Frauen zusammenhängen. Immer weniger Frauen, die empfängnisfähig sind, nehmen dort die Pille, gegenwärtig nur noch 15% der Frauen! Sie ist mehr als in Europa dort mit dem Odium behaftet, krebserregend zu sein.

Motivationslage und Entscheidungsfindung

Unerwünschte Schwangerschaften, die die Frage eines Abbruches aus situativen, psychosozialen oder sonstigen Gründen aufwerfen, können bei Frauen aller Altersgruppen auftauchen. Es fallen aber zwei relativ typische Situationen altersmäßig heraus. Relativ häufig handelt es sich um adoleszente junge Mädchen, die schwanger wurden, nicht nur weil sie unerfahren im kontrazeptiven Verhalten waren. Entscheidender ist, so stellt sich aus kinderpsychiatrischer und psychoanalytischer Sicht dar (Merz 1984), daß der Wunsch mit der Phantasie verbunden ist, selbst noch einmal Kind sein zu dürfen, wenn möglich glücklicher, als man es selbst in der Kindheit war. Bei den ganz jungen und unerfahrenen, oft alleinstehenden Mädchen zeigt sich, daß sie nach einer Unterbrechung zu Schuldgefühlen neigen, Schlafstörungen haben und auch, wenn sie sprachlich es nicht ausdrücken können, in ihren Träumen deutliche Zeichen einer ängstlichen und depressiven Fixierung an die unterbrochene Schwangerschaft zeigen. Unbewußte Bedürfnisse und auch bewußte Trotzeinstellungen sind beim Zustandekommen dieser Schwangerschaften offenbar stärker als vernünftige

Aufklärung. – Eine Ambivalenz ist auch bei einer Altersgruppe von Frauen im Spiel, die meinen, Zeichen für eine beginnende Menopause zu haben und nicht selten dann überraschend schwanger werden. Der mit der Menopause für viele Frauen verbundene Abschied von der Vorstellung, „noch einmal“ ein Kind zu haben, weckt unbewußte und bewußte Wünsche. Auch wenn die vernünftige Einstellung lautet, daß es zu spät sei und keinen Sinn mehr habe, führt dies zu Fehlleistungen: Die Frauen vergessen an manchen Tagen zu verhüten, meinen sichere Zeichen zu haben, daß „ja nichts mehr passieren kann“.

Es ist immer davon auszugehen, daß für die Frau, die mit dem Wunsch nach Schwangerschaftsabbruch kommt, ein Zwiespalt im Hinblick auf den Eingriff besteht und immer mehrere Werte gegeneinander abgewogen werden. Es gibt für jede Frau in dieser Lage Gründe für und solche gegen den Abbruch. In vielen Fällen sind die Gründe bewußt und deutlich zu machen. Sie können in der sozialen Situation, in der Zahl der schon vorhandenen Kinder, der erst begonnenen Berufsausbildung, die durch eine Schwangerschaft gefährdet wird, in dem Fehlen eines Partners, der zur Familiengründung bereit oder geeignet ist usw. liegen. Wenn Frauen bei einer ungewollten Schwangerschaft in eine Krise kommen, verzweifelt sind, eine depressive Reaktion zeigen, so sind sie es meistens im Bewußtsein, daß sie mehr als die Männer die Verantwortung für ein neues Lebewesen spüren und diese nicht zu tragen vermögen.

Im Rahmen der widersprüchlichen Motivationslage, die bei Frauen in dieser Situation häufig anzutreffen ist, findet man aber gerade bei jungen, neurotisch fixierten Frauen unbewußte Erwartungen mit der Schwangerschaft verknüpft. Das Kind wird unter Umständen zum Mittel, einen Partner zu binden, eine eigene Familie zu gründen, ein Ausweg aus einer Situation und Lage, die sonst Einsamkeit und Isolierung bedeutet. Das Kind ist aber gewöhnlich dann nicht nur für die unentwickelten und unselbständigen Eltern keine Lösung, es hat auch an dem ungelebten Leben und den diffusen Erwartungen der Eltern gewöhnlich selbst zu tragen. Deswegen ist es wichtig, die Motivationslage einer Frau in dieser Entscheidungssituation nach allen Richtungen zu besprechen und zu reflektieren: Die Lasten und die Verantwortung, die im Bewußtsein aufsteigen, aber auch die Wünsche und Erwartungen, die bewußt und unbewußt mit einem Kind jetzt für die Frau – unter Umständen nicht weniger für den Partner – verbunden sind. Zur Psychologie der Mutterschaft gehört immer die Frage nach der Beziehung zur eigenen Mutter, gehören weiter die Internalisierung von Normen und Werten, wie sie von den Eltern, von Religionsgemeinschaften, von Peer-groups usw. übernommen wurden. Es sollte aber nicht vergessen werden, daß Frauen und Männer relativ häufig eine uneheliche Schwangerschaft als Entscheidungshilfe zur Eheschließung und zur Gründung einer Familie nehmen. Zwischen

30 und 40% der Erstgeburten in unserer Gesellschaft werden gegenwärtig vorehelich empfangen. Und nicht wenige Frauen erfahren auch eine Steigerung ihrer Möglichkeiten unter der Aufgabe der Mutterschaft, sie machen einen Reifungsschritt durch.

Es überwiegen aber wohl die für Mutter und Kind belastenden Verläufe. Da gibt es die Frau, die ein uneheliches Kind von einem verheirateten Mann im Rahmen einer ödipalen Einstellung ersehnt und bekommt, damit eine masochistische Phantasie realisierend, von einem Verführer mit einem unehelichen Kind „auf der Straße verlassen zu werden" (Deutsch 1954). Erstaunlich ist es, daß uneheliche Schwangerschaften und uneheliche Geburten sich in manchen Familien wie eine Familientradition wiederholen. Was der Vater mit der Mutter gemacht hat, widerfährt jetzt der in der Adoleszenz stehenden Tochter, wobei häufig deutlich zu machen ist, wie hinter dem Erzeuger eigentlich der idealisierte Vater steht. Trotz der bewußten Ablehnung identifiziert sich die Tochter mit der Mutter – wobei häufig genug noch das Kind dann Vater und Mutter zur Pflege und Erziehung zu Füßen gelegt wird. Es ist also nicht nur nach der Beziehung zur Mutter, sondern auch nach der ödipalen Fixierung gegenüber dem Vater in der Situation der Mutterschaft zu fragen. Infantile Realitätsfremdheit und Verleugnung der Schwierigkeiten, die eine uneheliche Mutterschaft für Frauen bedeutet, findet man gerade bei sehr jungen und unreifen Frauen. Auch die Mutterschaft sichert nicht seelische Nachentwicklung und Reife, sie schafft nur die Möglichkeit dazu (Deutsch 1954).

Mehr noch als bei anderen Krisen- und Konfliktsituationen ist es für den Arzt, Psychologen oder Berater hier wichtig, offen zu sein für jede Entscheidung, die eine Frau letztlich trifft, ihr bei der Klärung ihrer äußeren und inneren Lage eine Hilfe zu geben, selbst durch eigene Wertungen aber nicht den Entschluß in diese oder jene Richtung zu präjudizieren. Es ist zwar eine Entscheidung, die in einem bestimmten Zeitraum getroffen werden muß, die Klärung im Gespräch sollte jedoch nicht unter Zeitdruck erfolgen. Die Erfahrung zeigt, daß ein zeitlicher Abstand von einer ersten zu einer weiteren Besprechung, eine Aussprache unter anderen Bedingungen, z. B. mit dem Partner oder ohne ihn, ganz andere Gesichtspunkte ergeben kann.

Nach den Planungen für ein neues Beratungsgesetz der BRD im Jahre 1988 sollen jetzt nicht nur Informationen über finanzielle und sonstige Hilfen bei Austragen der Schwangerschaft gegeben werden, es soll ausdrücklich „zu Gunsten des Lebens" beraten werden. Das führt zu einer neuen, problematischen Situation. Wenn der Berater seine Neutralität und Offenheit für beide Möglichkeiten der Konfliktlösung aufgibt, kann er den Ratsuchenden schnell in eine Verteidigungsposition bringen und es ihm erschweren, seine eigene zwiespältige Motivationslage zu entfalten. Es wird sich zeigen, ob sich das so auswirken wird. Viele ratsuchende Frauen sind ohnehin sehr belastet und müssen große Hemmungen überwinden, an eine öffentliche, staatlich anerkannte und jetzt auch parteiische Institution heranzutreten.

Was die Voreingenommenheit des Beraters betrifft, so ist gerade bei Ärzten festzustellen, daß sie in ihrer Überzeugung nicht außerhalb der Zeitströmungen stehen und sich leiten lassen von dem, was sie selbst erlebt haben und wie sie selbst gegenwärtig leben. Ärzte neigen sehr häufig dazu eine persönliche, unerschütterliche und feste Vorstellung davon zu haben, wie ein Mensch sich verhalten soll, der sie konsultiert, weil er krank ist oder weil er sonst Hilfe braucht. Besonders wird das wirksam, wenn das Problem des Patienten sowohl medizinische wie moralische Züge enthält. Balint (1964) hat bei seiner Zusammenarbeit mit englischen Ärzten Anfang der 50er Jahre festgestellt: „Es war fast, als ob jeder Arzt eine Offenbarung darüber besäße, was das Rechte für seinen Patienten sei, was sie also hoffen sollten, dulden müßten, und als ob seine, des Arztes heilige Pflicht sei, die Unwissenden und Ungläubigen unter den Patienten zu diesem seinem Glauben zu bekehren." Gerade bei Beratungen zur Frage des Schwangerschaftsabbruches wie auch bei der Diskussion um die Neufassung des § 218 wird diese persönliche Überzeugung oft auch als versteckte oder offene Drohung ausgesprochen. Ärzte signalisieren dann ihre Mißachtung und moralische Abwertung der Frauen. Sie deuten an, daß in ihrer Praxis oder in ihrem Krankenhaus kein Platz für solche Frauen sei. Sie sprechen den betroffenen Frauen und Männern meist die Fähigkeit zu einer verantwortlichen Entscheidung über Geburt oder Schwangerschaftsabbruch von vornherein ab, sehen aber offenbar andererseits keine Schwierigkeiten, ihnen die Erziehung von Kindern zuzumuten. Daß Frauen nicht unverantwortlich handeln müssen, zeigen die Erfahrungen in England mit der Fristenlösung. Zwar ist die Zahl der legalen Aborte nach der Erweiterung der Indikation auf das 6fache des vorherigen Ausgangswertes gestiegen. Jede 3. Frau hat sich aber in Verantwortung für ihr eigenes Leben und das ihrer Familie im Anschluß an den Schwangerschaftsabbruch sterilisieren lassen.

Die Neigung zu Schuldgefühlen und Selbstvorwürfen wird nicht selten durch Ärzte gefördert, die sich die Position eines Richters und Seelsorgers zusprechen. Sie sind nicht auf Verstehen, sondern auf Verurteilen ausgerichtet.

Der Autor eines Buches für „Sexualerziehung" bringt aus seiner Praxis folgendes Beispiel:

Eine 44jährige Hausfrau war durch einen Zählzwang bis zur Selbstmordgefahr getrieben. Ununterbrochen mußte sie von 1–5 zählen: Die Handbewegungen beim Kartoffelschälen, die Schritte oder Pflastersteine beim Gehen, die Striche im Tapetenmuster usw. Das ständige Zählenmüssen beraubte sie der Fähigkeit zu Denken, zur Muße, zur Beziehung zu ihrer Familie, zum Leben schlechthin. Nach ihrem Bericht lauteten die beiden Fragen des Arztes: „Wieviel Kinder haben sie?“ (Drei war die Antwort). „Und wann waren die beiden Abtreibungen?“ Die Frau war äußerst bestürzt und berichtet unter heftigen Gemütsbewegungen von zwei Eingriffen (Thomas 1969).

Ein solches Beispiel zeigt nicht nur, daß bis zu zwangsneurotischen Symptomen sich steigernde Ängste und Schuldgefühle durch Schwangerschaftsabbrüche ausgelöst werden können, sondern auch, wie eine detektivische, die Frau in den Zustand der geständigen Angeklagten versetzenden Einstellung des „aktiv-klinischen Arztes“, der ohne weiteres eigene konfessionelle Wertmaßstäbe an seine Patientin anlegt, die Wurzel zu neuen Schuldgefühlen und Selbstvorwürfen legen muß.

Soll die Entscheidung zum Austragen der Schwangerschaft oder auch zum Schwangerschaftsabbruch nicht dauernd mit einem Konflikt und einer Unsicherheit, unter Umständen mit schweren Schuldgefühlen belastet bleiben, so sollte der Arzt oder der Berater den Entscheidungsprozeß der Frau zu diesem Entschluß mit durchlaufen und ihn akzeptieren. Er sollte dann mit ihr hinter ihrer Entscheidung, die sie einmal getroffen hat, stehen.

Die Beratung über Schwangerschaftsabbruch muß immer die verschiedenen Seiten der Entscheidung einbeziehen. Sie liegen auf sozialer, psychologischer und personaler Ebene. Hat dieses erwartete Kind eine Empfangswelt, sind die Eltern von ihrer äußeren sozialen, psychologischen und personalen Situation in der Lage, für dieses Kind in den ersten Jahren seiner absoluten Abhängigkeit ausreichend Kräfte zur Verfügung zu haben, ihm eine Empfangswelt und einen Entwicklungsraum zu geben – oder ist dies alles jetzt nicht oder noch nicht vorhanden? Wird dieses Kind von dem ersten Augenblick, in dem der Mutter die Schwangerschaft bewußt wird, und wenn es später leben wird, nur eine Last? Bedeutet es z. B. für die Mutter einen entscheidenden Verzicht auf noch unabgeschlossene eigene berufliche und sonstige Lebensmöglichkeiten? Besteht keine ausreichend stabile Partnerschaft zwischen den Eltern, und sind sie noch viel zu jung und unreif, erwarten sie selbst noch Schutz und Geborgenheit, als daß sie einem Kind jetzt den geschützten Raum bieten könnten, den es für seine nicht nur körperlich normale, sondern auch emotionale Entwicklung bedarf?

Eine Beratung über Schwangerschaftsabbruch muß aber immer auch dem jeweiligen subjektiven Stellenwert auf bewußter und, soweit zu erschließen, auf unbewußter Ebene gerecht werden. Nicht selten knüpfen sich an die Schwangerschaft wieder neurotische Wünsche, etwa durch das Kind eine labile Partnerschaft zu festigen, aus einem bisher ausweglosen beruflichen Lebensgang, aus einem lieblosen und beengenden Elternhaus herauszukommen oder eine bestimmte Erwartung der Eltern zu erfüllen.

Eine 26jährige Journalistin, dunkel und farblos mit Blazerjacke gekleidet, runde Nickelbrille, Ponyfrisur, kommt aus eigenem Antrieb in die Psychosomatische Ambulanz.

Vor 2 Monaten habe sie einen Angstanfall bekommen mit Herzrasen, seither in mehrtägigen Abständen in ähnlicher Form wieder. Vorangegangen seien seit einem halben Jahr Schwindelzustände, Depressionen und Übelkeit, dann die Feststellung einer Schwangerschaft. Ihr Freund sei seitdem sehr nervös geworden, habe häufig geweint, dann deutlich gesagt, daß er das Kind nicht wolle, habe es auch abgelehnt, gemeinsam mit ihr zu einer Beratungsstelle zu gehen. Um ihre Beziehung nicht zu riskieren, sei sie mit ihm nach Holland gefahren. Obwohl vorher ständig kurz vor einem Nervenzusammenbruch, sei sie nach dem Entschluß, das Kind abzutreiben, ganz ruhig gewesen, habe in Holland alles über sich ergehen lassen, mit dem Freund dann noch zwei Wochen Ferien gemacht. Unmittelbar im Anschluß daran, bei Rückkehr an den Wohnort, sei ein erster Anfall aufgetreten. Sie nehme es ihrem Freund eigentlich doch noch übel, daß er sie mit dem Kind im Stich gelassen habe, sie seit seitdem völlig interesselos, habe ihre Lebensfreude verloren. Zärtlichkeiten oder sexuelle Annäherungen vom Freund könne sie nicht mehr ertragen, sie sei nicht mehr sie selbst, könne sich nicht konzentrieren, habe kein Gedächtnis, habe einen Heißhunger auf Süßigkeiten bekommen. Nimmt Schlafmittel und Beruhigungsmittel, ohne Erfolg seit dem ersten Anfall.

Aus der Lebensgeschichte ist bemerkenswert, daß sie die ältere von zwei Schwestern eines Handwerkers in einem kleinen süddeutschen Dorf ist, das Lieblingskind des Vaters, habe ihn wegen seiner streng katholischen Haltung, seiner Stellung im Kirchenrat, seines beruflichen Erfolges sehr bewundert. Er war der Mutter geistig immer überlegen, sie nur ungelernte Fabrikarbeiterin. Als die Patientin 11 Jahre alt war, starb der Vater an einem Nierenleiden, die Mutter heiratete bald darauf einen anderen begüterten Mann, der die Familie aber durch seine tyrannische und knauserige Art unter Druck setzte. Die Patientin war eine gute Schülerin, vom Lehrer der Dorfschule gefördert, besuchte die Höhere Schule, studierte Soziologie ohne Abschluß.

Über das Sexuelle sei in der sehr religiösen Familie nie gesprochen worden, sie selbst stand im Rufe besonderer Frömmigkeit, man nahm an, sie werde wohl mit der Bibel leben. Als die Mutter sie 12jährig versuchte aufzuklären, habe sie es abgelehnt, habe sich zu sehr geschämt. Ihre körperliche Entwicklung, ihr Busen und ihre Blutung, habe sie erschreckt. Unter politischen Einflüssen habe sie sich seit etwa 3–4 Jahren dann völlig verwandelt, habe sich bewußt vorgenommen und mit Büchern darauf vorbereitet, mit einem Jungen zu schlafen. Mit dem ersten Freund war sie nicht erlebnisfähig, erst mit dem jetzigen gleichaltrigen Freund gab es eine befriedigende Beziehung – seit dem Schwangerschaftsabbruch haben ihre sexuellen Bedürfnisse aber völlig nachgelassen.

In einer Kurztherapie wird deutlich, daß starke Bindungen an die Mutter wie an den Vater hier auf den Freund und das erwartete Kind übertragen wurden, daß die durch den Tod des Vaters und durch die Heirat der Mutter abgebrochenen Beziehungen zur elterlichen Familie nicht verarbeitet waren. Der Freund und vor allem das Kind sollten etwas von der Harmonie und Geborgenheit vermitteln, die sie selbst als Kind mit ihrem Vater erlebt hatte. Sie konnte etwas von ihrer Vaterübertragung auf ihre Partner in den psychotherapeutischen Gesprächen erleben, trennte sich von ihrem Freund. Ihre tieferliegenden depressiv-neurotischen Tendenzen wurden später in einer analytischen Gruppentherapie behandelt.

Man kann davon ausgehen, daß die Mehrzahl der Schwangerschaftsabbrüche im allgemeinen psychisch normal verarbeitet werden. Vor allem ist das der Fall, wenn der Eingriff von beiden Partnern getragen ist, wenn keine stärkeren konflikthaften Fixierungen an die Eltern und fortwirkende Sexualtabus vorliegen. Andererseits ist für den Kundigen in der Anamnese die Angabe über psychisch auffällige, etwa depressive Reaktionen nach Schwangerschaftsabbrüchen sowie auch die Unverträglichkeit von antikonzeptionellen Maßnahmen und die Stärke von Schwangerschaftsbeschwerden ein Hinweis für das Vorliegen neurotischer Tendenzen. Der Arzt hört von solchen Reaktionen in der Anamnese, wenn er dafür aufmerksam ist.

Eine 28jährige Ärztin kommt im 3. Schwangerschaftsmonat wegen heftiger Kopfschmerzen, Schlafstörungen und Zwangsgedanken. Sie fürchtet, sie werde ein geschädigtes, verunstaltetes Kind zur Welt bringen. Sie meint sich durch eine Kur gegen Trichomonaden vor einigen Wochen, als sie von der Schwangerschaft noch nichts wußte, geschädigt zu haben. Alle ärztlichen Auskünfte, alle wissenschaftlichen bisherigen Versuchs- und Anwendungsergebnisse über das Medikament und auch der geduldige Beistand ihres Mannes können ihr nur ein rationales Wissen und keine tiefer beruhigendere Einsicht vermitteln. Die Zwangsvorstellungen beherrschen sie immer und wegen auftretender Suizidimpulse wird schließlich fachärztlicher Rat gesucht.

Aus ihrer Biographie ist bemerkenswert, daß sie aus einem konservativ geprägten, katholischen Elternhaus kommt, die Familie besitzt seit Generationen ein ländliches großes Gut. Sie ist die jüngere von zwei Töchtern, Liebling des Vaters, hatte als Kind zunächst eine forsche und unbekümmerte Art. In der Internatsschule geriet sie unter andere Einflüsse, befolgte seinen Wunsch, Landwirtschaft zu studieren und durch entsprechende Heirat das Gut in der Familie zu halten, nicht. Sie studierte Medizin und knüpfte eine Beziehung zu einem gleichaltrigen Jurastudenten. Orale empfängnisverhütende Mittel vertrug sie nicht, vor der Spirale scheute sie zurück, und es wurden zwei Schwangerschaftsabbrüche notwendig, gemeinsam mit ihrem damaligen Freund und jetzigen Ehemann getragen. Die Eingriffe mußten sorgsam vor den Eltern getarnt werden. Sie ist sicher, daß sie von ihrem Vater verstoßen worden wäre, wie es ihrer älteren Schwester passiert ist, die einen Ausländer anderer Konfession heiraten mußte. Die Mutter hat innerlich zu den Töchtern gehalten, wagte sie aber nicht ernstlich zu stützen, um die Ehe nicht zu gefährden.

In einigen Aussprachen ist es möglich, die jetzige Angst mit Schuldgefühlen gegenüber dem Vater und die durch ödipale Fixierung an den Vater verstärkten Phantasien in Verbindung zu bringen, sie werde von ihrem Vater für die vielfachen Übertretungen seiner Gebote durch die Geburt eines geschädigten, verunstalteten oder schwachsinnigen Kindes gestraft. Es entwickelt sich eine intensive positive Übertragung zum Therapeuten, und bei zunächst fokalzentrierter, dann supportiver Psychotherapie konnte sie bis zur Beendigung der Schwangerschaft durch eine normale Geburt und einige Monate darüber hinaus ohne Rückfälle begleitet werden.

Unter den schwangeren Frauen, die nach der Feststellung ihrer Schwangerschaft mit dem Gedanken eines Abbruchs in einer Beratungsstelle Gespräche führen, ist die Mehrzahl zu einem Abbruch entschlossen. Zugleich sind die Frauen von den schriftlichen Bekundungen ihrer Gesprächspartner abhängig. Es ist schwer, mit ihnen eine offene Gesprächssituation herzustellen, die einer Motivationsambivalenz und verschiedenen Entspannungsmöglichkeiten freien Raum gibt. Manche Beratungsstellen sind deshalb dazu übergegangen, zur Eröffnung des Gespräches schon eine unterschriebene Bestätigung über das abgelaufene Beratungsgespräch auf den Tisch zu legen und versuchen dann erst, zu einem freien Gespräch mit der Frau oder dem Paar zu kommen. Unter den Ratsuchenden überwiegt aber der entschieden gefaßte Entschluß, nur wenige werden zweifelhaft an ihrer Absicht, und unter den Frauen, die nach der Beratung einen Kinderwunsch haben und beibehalten, sind vor allem die, die von vornherein die Tendenz hatten, ihre Schwangerschaft auszutragen (Grünewald 1979, S. 138).

Infertilität

Psychosomatische Einflüsse

Die Zahl der ehelichen oder eheähnlichen Verbindungen, die auf die Dauer ungewollt kinderlos bleiben, ist schwer zu schätzen. Angaben schwanken zwischen 1–20% der jüngeren Paare (Jüdes 1983), ein beträchtlicher Teil von ihnen trotz eigener gezielter Anstrengungen und ärztlicher Maßnahmen. Das Ausbleiben einer Schwangerschaft und einer normalen Geburt stellt für viele Frauen und auch für die betroffenen Männer, die ein Kind wünschen und entsprechend sexuell zusammenleben, eine Kränkung ihres Selbstwertgefühls dar.

Diese Situation ist durch die modernen Möglichkeiten, Infertilität zu behandeln, in den letzten Jahren in eine außerordentliche Bewegung geraten. Während sich früher eine Frau und ihr Partner über kurz oder lang damit abfinden mußten, daß sie keine Kinder bekamen, stehen ihnen heute scheinbar unbegrenzte Möglichkeiten offen. Früher gab es nur den Weg der Adoption eines fremden Kindes. Jetzt ist es beinahe jedem Paar erreichbar, wenn nicht selbst zu zweit, so doch mit Hilfe einer dritten Person ein Kind zu bekommen. Die Publizität um die modernen Möglichkeiten der Behandlung von Infertilität, die sogenannte Reproduktionsmedizin, zeichnet Möglichkeiten vor, die diese Paare auch unter einen Handlungsdruck setzen, wie er früher nicht gegeben war. Die zentral betroffenen Frauen unterliegen dabei fremden Einflüssen und Erwartungen, die nicht nur vom Partner, sondern auch von den Eltern und Schwiegereltern kommen können. Meist ist es aber letztlich die eigene Motivation, die sie veranlaßt, in eine Infertilitätsbehandlung einzutreten. Paare, die sich einer solchen Behandlung unterziehen, liegen im Bildungsgrad und auch sozioökonomisch bei vergleichenden Untersuchungen eher über dem Durchschnitt.

Den diagnostischen und therapeutischen Bemühungen im Hinblick auf psychosomatische (Mit-)Ursachen der Infertilität muß eine Abklärung aller körperlicher Bedingungen und Befunde bei beiden Partnern vorausgehen. Situative und seelische Faktoren stehen mit körperlichen Abläufen, die bei Infertilität von seiten der Frau und des Mannes mitwirken können, in einer Wechselwirkung, wie klinische Beobachtungen zeigen. So ist seit langem bekannt, daß Männer, die unter extremem Streß stehen, die unter Angst oder dauerndem Leistungsdruck leben, ein pathologisches, im Hinblick auf Fortpflanzung ungünstiges Spermiogramm haben können. Und es sind Medikamente, Nikotin und ähnliche Faktoren des Gesundheitsverhaltens von seiten des Mannes ebenso bedeutsam, wie die Form und Häufigkeit der sexuellen Aktivität überhaupt. – Diesen Einflußfaktoren beim Mann steht eine ebenso große Zahl von Faktoren bei der Frau gegenüber. Ihre Stimmungslage, körperliche Anspannung, Streß im weitesten Sinn können Einfluß auf den endokrinen Status haben, der wiederum für das Scheidenmilieu, die Motilität der Tuben usw. mitverantwortlich ist.

Es gibt eine Reihe von Beobachtungen, die ein Gewicht psychosomatischer, d. h. hier zunächst situativ-lebensgeschichtlicher Faktoren bei „unexplained infertility" nahelegen. Allerdings handelt es sich bei diesen Beobachtungen durchweg um Einzelfälle, denen nicht unbedingt Beweiskraft zugesprochen werden kann. Gynäkologen, Beratungsstellen und Adoptionsbehörden kennen Frauen, die nach jahrelangen erfolglosen Behandlungen wegen ihrer Kinderlosigkeit schließlich ihren Beruf aufgeben, um ein Kind zur Adoption zu bekommen – und dann überraschend selbst schwanger werden. Hierher gehört auch die Beobachtung von Gynäkologen, daß der Faktor Hoffnung im Vorfeld der Behandlung der Infertilität schon wirksam sein kann: Nach der ersten psychosomatischen Konsultation, während der Behandlungspausen somatischer Behandlung, im Urlaub oder auch nach endgültiger Aufgabe der Kinderwunsch-Behandlung treten bemerkenswert häufig überraschend Schwangerschaften ein. Es scheinen dabei affektive Entlastungen von Angst, Hoffnungslosigkeit und Depression eine Rolle zu spielen. Auch rein diagnostische Laparoskopien und der gegebene Hinweis, daß Eileiter und Eierstöcke gesund seien, scheinen den Druck von den Frauen und Männern zu nehmen, dem sie ausgesetzt sind. Von Experten wird die Zahl der funktionell bzw. psychosomatisch verursachten Fällen von „unexplained infertility" bei 25% angesetzt.

Lassen sich bei Paaren, die infertil sind, bestimmte Persönlichkeitsfaktoren, Entwicklungsstörungen der Persönlichkeit neurotischer oder sonstiger Art ursächlich verantwortlich machen? Traditionsgemäß stehen bei solchen Untersuchungen die Frauen im Mittelpunkt. Nun sind Psychoanalytiker aus ihrer beruflichen Perspektive zunächst einmal dazu prädestiniert, eher Schwächen und Störungen bei Menschen zu diagnostizieren, als gesunde Anteile und Fähigkeiten und Begabungen, etwa mit Schwierigkeiten fertig zu werden, bei ihnen zu registrieren. Es ist relativ selten, daß man von ihrer Seite mit der Feststellung, man sei durchschnittlich normal und konflikthaft, entlassen wird. Bei infertilen Frauen werden Probleme mit der Bejahung der eigenen Weiblichkeit, fehlende Identifikation mit der Mutter, narzißtische Störungen, Borderline-Strukturen, ja psychotische Persönlichkeitsbefunde beschrieben (Goldschmidt u. de Boor 1976). Unbewußte Wünsche, kinderlos zu bleiben, unbewußte Ängste (Stauber 1979), oder verdrängte Aggressionen werden als Ursache der Sterilität angeführt, aufsteigender Ärger (Frick-Bruder 1985), eine falsche Mütterlichkeit konstatiert. Damit wird eine somatisierte Form der Abwehr neurotischer Konflikte beschrieben. Aus systemtheoretischer Sicht werden neuerdings besondere Familien- und Paarbeziehungen gefunden, schon eine Tendenz zur pathologischen Partnerwahl und eine sich pathologisch entwickelnde Partnerbeziehung im Sinne der Kollusion (Willi 1975).

Bedenkt man die Häufigkeit ungewollter Schwangerschaften bei Menschen und bei Paaren, die all diese Persönlichkeitszüge in ausgeprägtem Maße haben, wird man vorsichtig sein und in diesen Beschreibungen kaum eine ausreichende oder auch eine wesentliche Ursache für die Mehrzahl der funktionell sterilen Paarbeziehungen sehen. Daß Lebensverhältnisse und Umwelteinflüsse im weitesten Sinne, Verstimmungen und Ausgeglichenheit hier Einfluß haben können, zeigen die erwähnten Einzelbeobachtungen. Schon die Warteliste zu einer Behandlung oder diagnostische Eingriffe können zu Schwangerschaften führen, die Jahre vorher nicht eingetreten waren. Nicht nur eine suggestive Wirkung scheint im Spiele zu sein, sondern auch eine Wirkung in der Beziehung zum Arzt, die die Frau vom eigenen oder fremden Leistungsdruck entlasten kann.

Empirische Untersuchungen von infertilen Paaren mit Interviews und Selbsteinschätzungsfragebogen ergaben gehäuft Zeichen von Depression, gedrücktem Selbstwertgefühl und gesteigerten Ängsten gegenüber Vergleichsgruppen. Nachuntersuchungen nach erfolgreichen Behandlungen sollen allerdings einen deutlichen Abfall depressiver und angstneurotischer Symptome ergeben haben (Stauber 1979). Das spricht dafür, daß es sich hier nicht um konstante, etwa für die Infertilität ursächlich wirkende Persönlichkeitsfaktoren handelt, sondern mehr um die Auswirkungen der infantilen Lebenssituation, die häufig noch durch die geplante Infertilitätsbehandlung belastet wird. Sicher setzt die einmal registrierte Tatsache einer ungewollten Infertilität bewußt und unbewußt affektive Veränderungen in Gang, die den weiteren Verlauf von Stimmung, Einstellung und Verhalten bestimmen. Von solchen Befunden ist nicht ohne weiteres auf die Ausgangspersönlichkeit der Frauen oder der Männer zu schließen. Es ist aber doch bemerkenswert, daß Frauen, die wegen Infertilität in Behandlung waren, wenn sie schwanger werden, im weiteren Verlauf eine besonders hohe Komplikationsrate bieten: 5mal so häufig starkes, behandlungsbedürftiges Schwangerschaftserbrechen (Hyperemesis gravidarum), doppelt soviel allgemeine schwangerschaftsbedingte Beschwerden und doppelt so häufig sonstige körperliche Allgemeinbeschwerden, außerdem komplizierte Geburten mit 3mal so hoher Kaiserschnittrate, geringere Stillfrequenz und Stilldauer (Becker 1980).

Kinderlos zu sein, bedeutet vor allem für die Frau vor ihrer Familie, der Verwandtschaft und der Umgebung in vielen Fällen eine erhebliche Kränkung des Selbstbewußtseins. Werden organische Befunde als Ursache festgestellt und eine Behandlung begonnen, sollen die sexuelle Befriedigung und die sexuelle Frequenz zurückgehen, funktionelle sexuelle Störungen sollen gehäuft auftreten. Erfahrungsgemäß sind Männer aber gegenüber Feststellungen ihrer eingeschränkten „Potenz" und Fertilität beinahe noch empfindlicher und kränkbarer als Frauen. Sie können jedenfalls schwerer mit anderen, auch mit anderen Männern, darüber kommunizieren.

Ein Arzt, Psychologe oder Sozialarbeiter, der ein infertiles Paar berät und behandelt, trägt eine besondere Verantwortung. Frauenärzte, Psychosomatiker und medizinische Psychologen, die in Frauenkliniken arbeiten, beschreiben im großen und ganzen heute drei Verhaltensformen bei diesen Paaren:

– Sterile Paare, die einen normalen einfühlbar reflektierten und vorgebrachten Kinderwunsch haben und die ihre natürliche Ambivalenz gegenüber Kindern äußern können. Der Kinderwunsch ist nicht Ausweg aus einem sonst sinnlosen und unerfüllten Leben. Sie vermögen ihren Wunsch abzuwägen gegenüber den seelischen und körperlichen Belastungen, die die wiederholten diagnostischen und schließlich therapeutischen Maßnahmen mit sich bringen: durch Masturbation gewonnene Samengewinnung, künstliche Insemination zu bestimmten Ovulationszeitpunkten, weitere invasive medizinische Eingriffe usw. Sie können in der Phantasie dem Gedanken, kinderlos zu bleiben, Raum geben, in der Vorstellung im Hinblick auf einen unerfüllten Wunsch Trauerarbeit leisten und der Alternative der Adoption eines Kindes oder andere gemeinsame Interessen statt dessen zu entwickeln, in gemeinsamer Gedankenarbeit Raum geben.
– Sterile Paare mit starkem Kinderwunsch, die auf eine intensive Behandlung drängen. Fortpflanzung ist zu einem wesentlichen Motiv ihres Erlebens und Handelns geworden. Sie drängen auf Eingriffe, möchten alle gegebenen Möglichkeiten körperlicher Behandlung ausschöpfen. Sie sind im günstigen Falle offen gegenüber Fragen, die die Lebensführung, das Gesundheitsverhalten, die emotionale Gestimmtheit und die Partnerprobleme betreffen, die an ihrer Infertilität Anteil haben könnten. Im Rahmen einer tragfähigen Arzt-Patient-Beziehung gelingt es hier, zur Einsicht zu führen, daß der Kinderwunsch letztlich nicht gewaltsam und mit allen Mitteln erzwungen werden muß. Wenn auch durch in der Presse immer neu auftauchende technische Eingriffe und Behandlungsmöglichkeiten verunsichert, können sie doch trotz weiterbestehenden großen Leidensdrucks die ärztlichen Empfehlungen akzeptieren, ohne immer wieder neue hoffnungslose Versuche zu unternehmen.
– Sterile Paare mit einem überwertigen Kinderwunsch zeichnen sich dadurch aus, daß diese Frage für ihr Leben zum zentralen Thema

geworden ist. Sie ziehen von Arzt zu Arzt, scheuen keine finanziellen Opfer und sind zu jedem invasiven diagnostischen und therapeutischen Eingriff bereit. Sie sind einfach nicht in der Lage, die Hoffnung aufzugeben. Psychologisch fällt auf, daß die normale Ambivalenz gegenüber der Elternschaft bei ihnen nicht zur Sprache zu bringen ist. Neurosenpsychologisch und auch aus psychiatrischer Sicht sollen bei beiden betroffenen Partnern ausgesprochen pathologische Züge nicht selten sein.

Eine solche schematisierende Einteilung, wie sie Richter u. Stauber (1986) gegeben haben, ist einerseits mit Vorsicht zu handhaben, sie kann den beteiligten Ärzten und Psychologen aber helfen, Distanz und Übersicht zu bewahren, sich nicht affektiv anstecken zu lassen und unter Handlungs- und Leistungsdruck zu geraten. Frauen und Männer, die eine solche Behandlung suchen, sind in einem zentralen Bereich ihres Lebens betroffen, sind in einer Notsituation. Frauenärzte werden unter Druck gesetzt, sie sind gegenwärtig zudem daran interessiert, nicht nur ihre ärztlich-therapeutische Kompetenz zu beweisen, sondern selbst ihre fachlichen Erfahrungen und wissenschaftlichen Kenntnisse auf diesem Entwicklungsgebiet zu erweitern. Die neuen technischen Möglichkeiten in der Reproduktionsmedizin stellen für den Arzt eine experimentelle Versuchungssituation dar, die Notlage der betroffenen Paare schließlich auch eine ökonomische.

Behandlungswege von Fertilitätsstörungen

Bei den gegenwärtigen, technisch geprägten, in rasender Entwicklung befindlichen körperlichen Behandlungstechniken der Infertilität der Frau, die sich als Reproduktionsmedizin bezeichnen, stehen die ärztlich operativen Gesichtspunkte so im Vordergrund, daß psychologische Faktoren zunächst scheinbar ganz zurücktreten. Sie sind aber nicht nur im diagnostischen Vorfeld, sondern werden auch im Verlauf bei der seelischen Verarbeitung der Eingriffe und vor allem auch bei der Verarbeitung der relativ hohen Quote von erfolglosen Behandlungen bedeutsam. Wenn im Hinblick auf die gegenwärtige Forschungsaktivität, die sich abzeichnenden ökonomischen Interessen und die ethischen Implikationen immer dringender Bedenken geäußert werden (Degkwitz 1988), so sind implizite, auch immer psychologische Faktoren zu beachten. Die Frage, ob die moderne Medizin alles machen muß, was sie machen kann, stellt sich vor einer Skala immer weitreichenderer und gewagterer Eingriffsmöglichkeiten:

– *Homologe Insemination,* d. h. künstliche Einführung von Samen des Ehemannes oder des Lebenspartners durch den Arzt. Sie kann indiziert sein z. B. bei erektiver Impotenz des Mannes aus psychogenen oder somatischen Ursachen. Der Eingriff setzt eine fertile Frau und einen fertilen, aber zum normalen Koitus unfähigen Mann voraus. Schwierigkeiten können sich von seiten der Männer schon bei der Bereitstellung des Samens durch Masturbation zeigen. Das Verfahren wird auch bei subfertilen Männern eingesetzt, wobei das Konzeptionsoptimum der Frau beachtet wird.

– Die *heterologe Insemination* wird bei einer fertilen Frau und einem infertilen männlichen Partner eingesetzt. Es wird fremder Samen aus Samenbanken benutzt. Hier können Phantasien über den Leihvater, Kränkungen des Selbstwertgefühls des Mannes auftreten, etwa daß er oder sie beide allein die Elternschaft nicht geleistet haben. Bei manchen Frauen treten während dieser Behandlung unerwartet Ovulationsstörungen zum Zeitpunkt der heterologen Insemination auf. Die sonst normalerweise ablaufenden Ovulationen bleiben aus, es liegt so etwas wie eine körperliche Abwehr gegen den fremden Samen bei einer innerlich ambivalenten Einstellung vor. Im weiteren Verlauf soll es vereinzelt zu depressiven Reaktionen der Partner, zu negativen Auswirkungen auf das sexuelle Zusammenleben kommen. Die Beziehung der Partner wird nicht selten dadurch kompliziert, daß die Frau nach der Geburt als leistungsfähig und dominant erscheint, demgegenüber der Mann als schwach, gefügig und schuldbeladen charakterisiert wird (Stauber 1986). Manche Gynäkologen haben von diesem Verfahren schon wieder Abstand genommen. Es taucht die Frage auf, ob dem so gezeugten Kind ein Recht auf Kenntnis des genetischen Vaters zusteht oder nicht. In Schweden ist man offenbar dazu übergegangen, den Namen des Leihvaters bekanntzugeben. Andere Empfehlungen erfahrener Beobachter gehen gegenwärtig dahin, den gewachsenen Zusammenhang der Familie, die das Kind aufzieht, nicht zu gefährden und den heterologen Samenspender in der Anonymität zu belassen. – In der Auswahl dieser Samenspender liegt eine zusätzliche, für das so gezeugte Kind und die gesamte Familie schicksalhafte Problematik. In der Schweiz werden Samen von Studenten in den Samenbanken bevorzugt, offenbar in der Hoffnung, sie seien intelligenter als der Durchschnitt der Bevölkerung. Mehr oder weniger ernsthaft wird diskutiert, den Samen von Nobelpreisträgern heranzuziehen. Wie in der Tierzucht heute, ergeben sich fragwürdige Möglichkeiten der Optimierung des Nachwuchses, indem die Befruchtung vom normalen sexuellen Akt abgekoppelt wird.

– Wenn bei der heterologen Insemination nicht der Vater, sondern nur die Mutter mit dem Kind leiblich verwandt ist, so ist es umgekehrt bei der Befruchtung einer *Surrogatmutter* durch Sperma des Ehemannes. Bei Uterusmißbildungen oder bei habituellen Aborten der Frauen wird der Samen des Ehemannes bei einer Surrogatmutter eingeführt, die dann das ausgetragene Kind zur Adoption freigeben soll. Hier stellen sich nicht nur juristische Probleme, sondern auch gewichtige psychologische ein, da diese Surrogatmütter sowohl rechtlich nicht zur Herausgabe des Kindes gezwungen werden können (Ernst 1986), und offenbar auch psychologisch die Weggabe eines ausgetragenen Kindes für die Mütter schwierig ist. Selbst wenn das geschieht, ist die Frage, ob hier nicht das Bild der Surrogatmutter in der weiteren Entwicklung der Familie eine beunruhigende Macht entfaltet. Das gleiche ist bei der heterologen Insemination zu überlegen.

– Eine weitere Steigerung moderner Fertilitätsbehandlung stellt die außerkörperliche Befruchtung, die *In-vitro-Fertilisation* dar. Die Indikation für dieses Verfahren liegt in zerstörten oder funktionsunfähigen Tuben der Frau bei Fertilität des Partners. Dieses Verfahren versucht, die Schwierigkeiten, die mit einer Leihmutter verbunden sind, zu vermeiden und aus der Familienstruktur nicht herauszutreten, indem keine fremden Samen oder Eispender benötigt werden. Der Samen des männlichen Partners wird mit einem durch normale Ovulation gewonnenen Ei der Mutter zunächst in einem die Befruchtung begünstigenden Milieu außerhalb des mütterlichen Körpers zusammengeführt. Das befruchtete Ei (oder mehrere befruchtete Eier bzw. Embryonen) wird als Embryo in die Gebärmutter implantiert. Strenge Richtlinien versuchen alle von außerhalb der Familie kommenden Ei- oder Samenspender auszuschließen und implantieren den Embryo auch nur der leiblichen Mutter, d. h. der Eispenderin, nicht einer Leih- bzw. Surrogatmutter. Eine Schwierigkeit bei diesen extrakorporalen Befruchtungen ist, daß schon aus Erfolgsgründen zunächst meist mehrere Embryonen extrakorporal befruchtet werden und zur Verfügung stehen. Veränderte Manipulationen an solchen Embryonen und diese „verbrauchenden Experimente“, d. h. Versuche an den Embryonen, etwa sie zu weiteren Embryoteilungen zu nutzen, sie einzufrieren usw., werden ausdrücklich abgelehnt. Diese strenge Einstellung ist aber nicht bei allen Teams in der Bundesrepublik oder gar in der Welt gegeben. Gegenwärtig sind allein in der BRD etwa 600 Schwangerschaften durch extrakorporale Befruchtungen zustande gekommen, nicht wenige davon sind Mehrlingsschwangerschaften.

Psychologische Gesichtspunkte bei der ärztlichen Beratung

Der Frauenarzt ist in der modernen Reproduktionsmedizin durch die somatischen Fragestellungen, die Hindernisse, die einer normalen Befruchtung und Schwangerschaft entgegenstehen sowie seine Handlungsmöglichkeiten mit ihren differenzierten technischen Erfordernissen in Anspruch genommen. In Teams, die die Reproduktionsmedizin beschreiben, werden gerne Psychologen oder psychosomatisch erfahrene Ärzte zu Beratungen herangezogen. Psychosomatiker und medizinische Psychologen haben hier in einer „Allparteilichkeit“ (Stierlin

1977) die Nöte und Interessen der beiden Partner wie auch die des erwarteten Kindes zu vertreten. Sie müssen die Gesamtsituation aller Beteiligten einschließlich des zu zeugenden Kindes in den Blick fassen, sind weniger als die Ärzte unter Handlungsdruck. Andererseits müssen sie sich selbstkritisch fragen, ob sie überhaupt die Maßstäbe haben, die diagnostischen Mittel, um das künftige Glück eines künstlich gezeugten Kindes vorauszusagen (Ernst 1986). Es liegen kaum Untersuchungen vor, die das psychosoziale Schicksal von Kindern, die durch heterologe Insemination gezeugt wurden, katamnestisch nachuntersucht haben. Allein eine Untersuchung aus Japan (Jizuka u. Mitarb. 1968) an 40 Kindern, die so gezeugt waren, gibt Hinweise. Die Gruppe der 2–11 Jahre alten Kinder waren bei Intelligenz- und Entwicklungstesten eher überdurchschnittlich, naturgemäß aber noch zu jung, um endgültige Aussagen zu treffen. Hier ist auf Adoptionsstudien hinzuweisen, die zeigen, daß die Entwicklung im psychosozialen Bereich weitgehend davon abhängt, wie belastbar, haltgebend und kontinuierlich der Familienzusammenhalt war, in dem sie aufwuchsen.

Erfahrene Beobachter der Reproduktionsszene weisen in diesem Zusammenhang noch einmal darauf hin, daß Adoption eine sehr erfolgreiche soziale Einrichtung ist und daß künstlich gezeugte Kinder wie adoptierte die gleichen Chancen haben. Empfehlungen gehen dabei vor allem dahin, den gewachsenen Zusammenhang der Aufzuchtfamilie nicht zu gefährden und wie bei Adoptionen den Samenspender in der Anonymität zu belassen. Vor allem für die Eltern, die das Kind aufziehen, ist die Möglichkeit, daß der biologische Vater oder die biologische Mutter noch im Hintergrund sind und auftauchen können, eine Quelle von Angst und Beschämung. Auch für die Kinder wird von dieser Möglichkeit, etwa den biologischen Vater noch kennenzulernen und damit von einem etwaigen psychologischen „Dreierhaushalt“ mehr Schaden als Hilfe erwartet. Ärzten und medizinischen Psychologen, die Infertile beraten, ist zu empfehlen, im ganzen langsam vorzugehen und zunächst einmal dem Paar die verschiedenen Behandlungsschritte mit ihren Möglichkeiten, Belastungen und Komplikationen vorzustellen. Das Paar selbst soll langsam eine Entscheidung treffen, wobei der Arzt sich nicht drängen läßt. Das gibt ihnen die Möglichkeit, eigene Zweifel und Ambivalenzen hochkommen zu lassen und auch miteinander Gegensätze und Widersprüche auszutragen. Ihr eigener Anteil bei Entscheidungen, die zu treffen sind, kann dabei reifen. Alle erfahrenen Ärzte empfehlen deshalb dringend, zwischen ersten diagnostischen Feststellungen und der Einleitung der Behandlung eine Pause einzulegen. So kann am ehesten eine ausgewogene Nutzung der modernen Behandlungsmöglichkeiten erwartet werden.

Wie belastend die Behandlungsmaßnahmen mit ihren Hoffnungen und Enttäuschungen sind, mit den technischen und operativen

Eingriffen, die den sexuellen Zeugungsvorgang funktionalisieren, geht daraus hervor, daß die Rate der Paare, die während der Behandlung auf eigenen Wunsch ausscheiden, nach 1–5 heterologen Inseminationen bei 39%, bei 6–10 bei 60% liegt.

Die modernen technischen Möglichkeiten der Reproduktionsmedizin eröffnen Entwicklungen, die vor wenigen Jahren kaum vorstellbar waren. Die professionelle Kompetenz der Frauenärzte, aber ebenso der Psychosomatiker ist häufig überfordert. Professionelle Meinungen und Vorurteile können Schaden stiften, etwa wenn ein Psychosomatiker einem Paar vermittelt, daß es nicht nur infertil, sondern auch nicht gut genug ist, ein Kind zu haben (Ernst 1986). Dabei muß jeder verantwortliche Arzt und jede Institution, die heute eine Entscheidung treffen, bedenken, daß sich bei einer Ablehnung ein ökonomisch gesteuerter schwarzer Markt für das betroffene Paar anbieten kann.

Letztlich sind ethische Maßstäbe hier vordringlich und sozialpolitische Entscheidungen zu treffen, die über die alleinärztliche Kompetenz hinausreichen. Es drängt sich nicht nur der Reproduktionsmedizin, sondern der gesamten Medizin an mehreren Stellen ihres Handelns die Frage auf, ob sie alles tun muß, was sie technisch zu leisten vermag. Erfahrene Kenner des Gebietes der Reproduktionsmedizin wie Stauber raten zu einer Denkpause (Stauber 1988).

Psychosomatische Störungen aus sexuellen Ursachen

Nicht nur bei den funktionellen Sexualstörungen und bei psychoneurotischen Entwicklungen spielen sexuelle Konflikte eine bedeutsame Rolle. Sie wirken erfahrungsgemäß auch bei einer Vielzahl von körperlichen Beschwerden, bei den psychosomatischen Störungen im weiteren und im engen Sinne mit. Wegen der zentralen Stellung der Sexualität im Menschenleben ist dieser Bereich als Konfliktfeld und Krankheitsfaktor bei jedem diagnostischen Gespräch zu beachten. Dabei können die eigentlichen Konfliktthemen und belastenden Lebensbereiche verdrängt und gerade durch hartnäckige Somatisierungen abgewehrt und schwer zugänglich sein. Häufig machen akute und chronische affektive Veränderungen wie heftige Angstzustände oder lang anhaltende depressive Verstimmungszustände dann auf psychische Faktoren und situative Belastungen und Konfliktfelder aufmerksam.

Die Neigung, Konflikte und Belastungen, die nicht bewußtseinsfähig sind, zu Somatisierungen und psychosomatisch zu verarbeiten, ist allgemein und weitverbreitet. Gehäuft findet sie sich bei bestimmten Persönlichkeitsstrukturen, deren Sozialisationsbedingung die Verbalisierung von Gefühlen, Verstimmungen und Belastungen erschwert. Auch Ausgangsfaktoren der Persönlichkeit spielen dabei eine Rolle.

Man kann von bestimmten körperlichen Beschwerden nicht regelhaft auf bestimmte sexuelle Konflikte schließen, auch führen bestimmte sexuelle Konflikte nicht regelhaft zu den gleichen körperlichen Störungen. Aus der klinischen Erfahrung und bei korrelationsstatistischen Untersuchungen ist aber festzustellen, daß sexuelle Belastungen und Konflikte bei bestimmten Störungen aus dem gynäkologischen, urologischen und dermatologischen Bereich eine größere Rolle spielen und häufiger vorkommen, als nach der Zufallswahrscheinlichkeit zu erwarten ist. Deshalb ist es gerechtfertigt, bestimmte spezielle Syndrome aus diesem Bereich hier beispielhaft zu charakterisieren.

Psychosomatische Störungen bei der Frau

Zum häufigsten Beschwerdeangebot der Frauen gehören *Unterleibsschmerzen,* für die sich keine organisch krankhafte Veränderung finden läßt. Die Vielzahl der diagnostischen Bezeichnungen für dieses Schmerzsyndrom drückt schon die Unsicherheit der Frauenärzte in bezug auf diese Symptome aus. Handelt es sich um Schmerzzustände, die an den sexuellen Verkehr geknüpft sind, so spricht man von funktionellen Unterleibsschmerzen (Dyspareunie oder Algopareunie). Meist besteht eine körperliche Abwehrhaltung, die sich in einer Anspannung der willkürlichen und unwillkürlichen Muskulatur ausdrückt, was beim Verkehr zu Schmerzen führt und auch bei gynäkologischen Untersuchungen dann häufig festzustellen ist. Die dabei häufig fehlende Lubrikation der Scheide macht die Einführung des Gliedes dann gewöhnlich darüber hinaus schmerzhaft.

Die Bezeichnung *Pelvipathie* (oder Pelipathie) wird häufig für Unterleibsschmerzen oder Kreuzschmerzen unabhängig vom Geschlechtsverkehr benutzt. Bei der gynäkologischen Untersuchung oder bei der Palpation des Leibes wird gewöhnlich nur eine unscharf lokalisierte Druckempfindlichkeit der inneren Genitalorgane, der Adnexe oder der Beckenwände angegeben. Früher wurden häufig chronische Entzündungen diagnostiziert (Parametritis posterior), es wurden mehr neuromuskuläre oder spastische Funktionsstörungen angenommen (Parametropathia spastica) und viele ähnliche, weiche, diagnostische Begriffe tauchen hier auf. Gefäßstörungen mit Blutstauungen der Unterleibsorgane, die Annahme sekundärer Fibrosen oder organische Veränderungen stehen nicht selten zur Diskussion. Abzugrenzen sind davon bewußtseinsnahe Angaben über Unterleibsschmerzen, Rücken- und Kreuzbeschwerden, die Frauen machen und benutzen, um die Abneigung gegenüber dem sexuellen Verkehr vor dem Partner zu begründen. Ausgesprochen konversionsneurotische (hysterische) Schmerzzustände im Unterleib sind aus dem Gesamtbild der Persönlichkeit und der Entwicklungsproblematik, aber auch aus der Art des Beschwerdeangebots und der charakteristischen Patient-Arzt-Beziehung zu diagnostizieren.

Stauber (1986) beschreibt unter den Pelipathiepatientinnen zwei Gruppen: Ein Teil von ihnen sei latent aggressiv, bringe die Unterleibsschmerzen in einer Vorwurfshaltung vor, die sich sowohl gegen die sexuellen Partner, dann aber auch gegen den gewöhnlich erfolglos behandelnden Arzt richtet. Diese Beschreibung erinnert sehr an konversionsneurotische Persönlichkeitszüge. Bei den anderen sei die Pelipathie als somatisierte Depression aufzufassen, wobei weitere, meist nicht faßbare körperliche Beschwerden sowie Antriebsverlust, Schlafstörungen, Appetitverlust und eine allgemeine Lustlosigkeit richtungweisend seien. Sicher ist es wichtig, bei solchen Patienten auf die Stimmungslage zu achten und sie zu thematisieren, sie dann auf das, was sie bedrückt, anzusprechen. Stauber selbst schlägt eine auf längere Zeit angelegte, sehr vorsichtige therapeutische Strategie vor, wobei er zunächst ausgiebige körperliche Diagnostik, die bis zur Laparoskopie reichen kann, unternimmt. Damit respektiert er die Abwehr und versucht, die Auswege in körperliche Krankheitstheorien zu verschließen. Danach erst führt er die Patientin langsam in wiederholten kürzeren Gesprächen an ihre eigenen psychischen Schwierigkeiten und an die Konfliktbereiche heran.

Ebenso können unter der Bezeichnung *Adnexitis* Konfliktsituationen aus dem sexuellen oder auch aus sonstigen zwischenmenschlichen Bereichen ausgetragen werden. Nicht nur die fehlenden oder abgeklungenen bakteriellen Befunde sind richtungweisend, der psychosomatische Zusammenhang ist immer positiv zu diagnostizieren: Vor allem der zeitliche Zusammenhang des Auftretens der Beschwerden etwa mit aktuellen und früheren Störfaktoren, Veränderungen in der sexuellen Befriedigung usw. ist zu eruieren.

Es ist bei allen Unterleibsschmerzen unbedingt notwendig, durch gynäkologische Untersuchungen zunächst einmal organische Erkrankungen auszuschließen. Bei der häufig gegebenen diagnostischen Unsicherheit im körperlichen Bereich ist aber der Ausschluß einer organischen Veränderung für die Annahme eines psychosomatischen Zusammenhangs nicht ausreichend. Grundsätzlich muß, wie erwähnt, der psychosomatische Zusammenhang positiv diagnostiziert werden: Der Zeitpunkt des Auftretens der Beschwerden muß im Zusammenhang mit Veränderungen der Lebensgeschichte, der zwischenmenschlichen Beziehungen, der Beziehung zu den Eltern oder im Beruf usw. stehen, der sich bei einem tiefer reichenden Gespräch zu einem verstehbaren Zusammenhang mit einer akuten Konfliktsituation und/oder einer abnormen Persönlichkeitsentwicklung verbinden läßt. Es ist sicher notwendig, in einem vernünftigen und vertretbaren Ausmaß körperliche Diagnostik zu treiben, aber zeitlich, kräftemäßig und ökonomisch unsinnig, immer wieder alle zur Verfügung stehenden Untersuchungsmethoden, die von Röntgenkontrastdarstellungen bis zur Laparoskopie reichen, zu wiederholen, ohne auch nur an psychosomatische Zusammenhänge zu denken und ihnen nachzugehen. Viele Ärzte sehen ihre Aufgabe heute allein im Bereich organischer Krankheiten, haben kaum Zeit und Kenntnisse, auch nach Ausschluß organischer Befunde, in psychosomatischer Richtung durch diagnostische und psychotherapeutische Gespräche zu investieren. Das führt zu erheblichen Chronifizierungen, bis schließlich beinahe nichts anderes übrig bleibt, als die Überweisung zum „Neurologen", als die der Psychosomatiker, Psychotherapeut oder Psychiater dann auf Umwegen eingeführt wird.

Eine 41jährige Lehrerin, eine schlanke Frau mit glatt nach hinten gekämmtem Haar, noch jugendlich, ja etwas kindlich wirkende Frau, wird vom Frauenarzt wegen seit 5 Jahren bestehender Schmerzen im Unterleib überwiesen. Der Schmerz sei „wie eine Kugel, alles verkrampft sich". Sie ist seit 5 Jahren deswegen ununterbrochen bei vielen Ärzten in Behandlung, Gallenblase, Nieren, Darmverschluß, Nervenentzündung, Bandscheibenschäden, immer neue Diagnosen tauchen auf, ohne daß je eine sichere Ursache für die Beschwerden zu finden war. Sie wirkt bei der Schilderung ihrer Schmerzen auffällig unbeteiligt, beinahe heiter. Die Schmerzen sind vor 5 Jahren, nach dem Tod der Mutter an Unterleibskrebs, aufgetreten. An diese Mutter bestand eine starke Bindung, sie hat eng mit ihr zusammengelebt, auf deren plötzlichen Tod aber keine Trauerreaktion gezeigt. Sie ist einziges Kind, der Vater, ein Beamter, sei ein grundguter, vielleicht etwas weicher und nachgiebiger Mann gewesen, „mein bester Kamerad". Als Kind sei sie mehr ein Bub gewesen, habe viel Sport getrieben, vor allem Schwimmen: „Ich mußte aber auf die Minute zu Hause sein, sonst gab es Schläge. Das ist auch richtig so." Sie war nie lange von zu Hause weg, nie bei anderen Familien, nie mit anderen Kindern auf Ferienreisen. Als andere Mädchen sich zu Jungen hingezogen fühlten, habe sie sich von denen zurückgezogen. Sie sei nicht aufgeklärt worden, es gab keine sexuellen Wünsche, keine Selbstbefriedigung, keine Tanzstunden, keine Zärtlichkeiten mit Männern. In den Ferien wanderte sie mit den Eltern im Schwarzwald. Der Vater starb vor 10 Jahren, die Mutter vor 5 Jahren, sie hat als einzigen Kontakt nur die Schule, wo sie mit den Kindern recht gut zurechtkommt, unter den Kollegen sehr isoliert ist. Der einzige Kontakt, den sie in den letzten Jahren hat, sind die Ärzte, „aber", so stellt sie beinahe triumphierend fest, „keiner hat bei mir was gefunden, keiner konnte mir helfen."

Obwohl sie selbst an einer organischen Krankheitsauffassung hartnäckig festhält, werden vorsichtig psychotherapeutische Gespräche, zunächst zu Fragen der Lebensführung, zu ihrer Stimmungslage, ihre Belastungen im Schulleben usw. eingeleitet. Es wird deutlich, daß sie an den Vater, den sie von Kindheit an idealisiert hat, noch intensiv gebunden ist. Kein etwaiger Verehrer kam auch nur annähernd an ihn heran. Mit diesem Ideal-Vater hat sie sich identifiziert, auch nach dessen Tod die Rolle in der Familie übernommen, hat dabei die Rivalität mit der weichen und schwächeren Mutter abgewehrt und verleugnet. Ihre abgewehrten phallischen Wünsche erscheinen in Träumen: So träumt sie, es sei bei ihr unten am Bauch „wildes Fleisch" gewachsen und wegoperiert worden. Später berichtet sie Träume, wo sie andere Menschen im Auto überfährt. Wie es für konversionsneurotische Persönlichkeiten charakteristisch ist, entwickelt sie zum Therapeuten eine kämpferisch-aggressive, deutlich sexualisierte Einstellung, zugleich eine starke Bindung. Es gelingt, ihre Beziehung zum Therapeuten zu problematisieren, ihre eingeengten Lebensbezüge anzusprechen und ihre aggressiven Bedürfnisse, schließlich ihre phallisch-sexuellen Wünsche zur Sprache zu bringen. Mit der Problematisierung ihrer Lebenssituation und ihrer zwischenmenschlichen Beziehungen treten die Schmerzen immer mehr in den Hintergrund, an ihre Stelle tritt ein wachsendes seelisches Konfliktbewußtsein.

Eine allen Fällen von Unterleibsbeschwerden gemeinsame Ursache gibt es nicht. Es können sowohl abnorme Persönlichkeitsentwicklungen, die weit in die Kindheit zurückreichen, wie im obigen Fall, eine Rolle spielen wie partnerabhängige und situative Faktoren. Diese verschiedenen Bedingungen können auch zusammentreten und sich potenzieren. Es finden sich dabei auch Fälle, bei denen die Schmerzen einfach Ausdruck der Angst vor dem Verkehr sind, begründet etwa durch die Befürchtung, geschwängert zu werden. Die Ablehnung eines bestimmten Partners kann eine Rolle spielen, oder noch banaler, eine ungünstige räumliche Situation beim Verkehr.

Eine 35jährige verheiratete Frau, unauffällig gekleidet, kommt auf Überweisung ihrer Frauenärztin und ihres Hausarztes. Sie ist Mutter von 3 Kindern, kennt ihren Mann seit 15 Jahren, ist seit 13 Jahren verheiratet.

Ihre Schwierigkeiten liegen in häufigen krampfartigen Schmerzen und in einer völligen Empfindungslosigkeit beim Verkehr. Eingesetzt habe es vor 2–3 Jahren, später meint sie, daß sie schon von Beginn der Ehe an, vor 13 Jahren, wenig Befriedigung beim Verkehr empfunden habe. Vor der Ehe hatte sie einen Freund, mit dem angeblich für beide Teile befriedigende sexuelle Beziehungen bestanden hatten. Ihr Mann sei beim Verkehr schon immer wenig zärtlich, es müsse alles schnell gehen. Jetzt fühlt sie sich durch die Gegenwart ihrer 9jährigen Tochter, die zwischen ihr und ihrem Mann schläft, beeinträchtigt. Sie habe außerdem ständig Angst, von ihren beiden Söhnen, 11 und 13 Jahre, die im Nachbarzimmer schlafen und durch ihr Schlafzimmer gehen, wenn sie zur Toilette wollen, erwischt zu werden. Der 11jährige Sohn habe einmal schon am Bett stehend gefragt: „Was sucht der Papa in deinem Bett?“ Auf ihre ausweichende Antwort habe der Junge nur bemerkt: „Ich weiß schon, ihr wollt schmusen.“

Sie stammt aus der DDR, ihr Vater fiel, als sie 2 Jahre alt war, die Mutter mußte für sie und zwei ältere und einen jüngeren Bruder sorgen. Sie sei tüchtig, fleißig, arbeitsam und streng gewesen. Zärtlichkeit gab es nicht. In sexuellen Fragen war die Mutter ängstlich, sie habe sie nicht aufgeklärt, ihr nur immer wieder gesagt: „Du bist ein Mädchen, passe auf.“ Sie wußte aber nicht, worauf sie aufpassen solle; sie habe deswegen nur Angst bekommen. Als sie ihre Periode bekam, gab ihr die Mutter nur eine Binde, sagte ihr, sie solle alles vor den Jungen verstecken. Als sie mit 19 Jahren einmal bei einem Bauern beobachtete, wie ein Kälbchen geboren wurde und mit Freude das Erlebte der Mutter erzählte, bekam sie von ihr eine Ohrfeige mit der Bemerkung: „Um Gottes willen.“ Noch bei der Geburt ihres ersten Kindes fühlte sie sich hilflos und wußte nicht, daß sie pressen müsse. Sie versuche heute ihre Kinder freier zu erziehen, ihr Mann bringe es aber auch nicht fertig, mit ihnen oder mit ihr über Sexuelles zu sprechen. Er sei an seine eigenen Eltern gebunden, sei unselbständig, abends sei er abgeschafft, habe aber immer noch Verlangen nach sexuellen Beziehungen.

Obwohl die sehr einfache, in ihrer lauten und etwas groben Art scheinbar wenig geeignete Patientin keine besonders günstigen Voraussetzungen für eine psychotherapeutische Behandlung bot, wurde eine Behandlung mit Paargesprächen vereinbart. Der Ehemann schließt sich im Laufe von einigen Stunden erstaunlich auf, es wird deutlich, daß auch von seiten der Patientin selbst die 9jährige Tochter, die zwischen ihr und ihrem Mann schläft, benutzt wird, um ihren Mann vom Verkehr abzuhalten. Es zeigt sich, daß mit etwas gutem Willen es nicht nur möglich ist, die desolate Wohnsituation zu ändern, der Mann bringt es fertig, über sich und seine Probleme mit der Frau zu sprechen, daß er fürchtet, von ihr überfahren zu werden. Es kommt zu einer stärkeren Annäherung zwischen den Ehegatten, die sich beide von den Eltern des Mannes distanzieren, es fertig bringen, sich auch gegenüber den Kindern nicht nur einen eigenen Schlafraum, sondern auch eine eigene Intimität und Beziehung aufzubauen und abzugrenzen.

Sehr häufig dürften für Schmerzen im Unterleib auch Konfliktsituationen verantwortlich zu machen sein, die zu einer *mangelnden sexuellen Befriedigung* und Erregungsabfuhr geführt haben. Masters u. Johnson (1973) haben jedenfalls auf den pathophysiologischen Zusammenhang von Unterleibsschmerzen mit nicht physiologisch gelösten Blutstauungen im Genitalbereich hingewiesen. Die dauernde sexuelle Erregung, die zu einer Gefäßstauung und Vergrößerung des Uterus und zu einer Anspannung der Bänder sowie der Vaginalwände führt, mache sich in Schmerzen bemerkbar. Masters u. Johnson (1973) nehmen an, daß Frauen mit fehlendem oder seltenem Orgasmuserleben besonders zu Stauungen und chronischen Schmerzzuständen dieser Art disponiert sind.

Die *Behandlung* der Dyspareunie und Pelipathie, also der an den sexuellen Verkehr gebundenen oder der von ihm unabhängigen Schmerzen im Beckenbereich bei der Frau muß in der Aufdeckung des Konfliktes liegen. Dieser kann eben in der Gegenwart oder auch in einer die sexuelle Lebensentwicklung der Frau belastenden Entwicklung liegen. Gerade bei aktuellen situativen Anlässen ist eine Hinzuziehung des Ehepartners und der Versuch von Paargesprächen zur Überwindung der sexuellen Erlebnisstörung angezeigt. Auch Beratungen wegen Empfängnisverhütung haben häufig hier ihren Platz. Die Prognose ist nicht ungünstig und hängt von der Motivation der Patientin sowie des Ehepartners zu einer Änderung ab.

Pruritus vulvae und Fluor albus

Ambivalenz gegenüber dem sexuellen Bereich mit heftigen, aber unterdrückten sexuellen Erregungen findet sich bei einer Reihe anderer psychosomatischer Symptombildungen im gynäkologischen Bereich. Vor allem ist hier die Pruritus vulvae zu nennen, wobei der Juckreiz meist im Bereich der Genitalorgane, aber auch im ganzen Körper als Äquivalent für eine unvollkommene Erregungsabfuhr auftritt. Der *Pruritus vulvae* kann mit lokalen Entzündungen und herpesartigen Bläschen in Erscheinung treten.

Eine 35jährige verheiratete Frau sucht den Frauenarzt wegen eines seit 3 Tagen am Genitale aufgetretenen starken Juckreizes auf. Es wird eine starke Entzündung im Bereich der Scheide mit Bläschenbildung und geschwollenen Leistendrüsen gefunden. Abstriche in bezug auf venerische Infektion, die von der Patientin selbst gewünscht wurden, sind negativ.

Wie sie berichtet, lebt sie in einer unbefriedigenden Ehe mit einem gleichgültigen und zur Zärtlichkeit unfähigen Mann. „Wenn mein Mann mich anfaßt, da habe ich schon so eine Abwehr... Vor einigen Wochen habe ich einen anderen Mann kennengelernt. Der ist ganz anders. Wenn ich mit dem zusammen bin, der geht auf mich ein, der will nicht gleich etwas Sexuelles. Es ist einfach schön, mit ihm zusammen zu sein. Ich habe keine Schuldgefühle, solange wir zusammen uns unterhalten oder zusammen Sport treiben. Aber das andere kommt dann auch einmal. Ich habe natürlich doch das sexuelle Bedürfnis, nur mit dem Sexuellen kommt dann auch das Schuldgefühl. Auf der einen Seite möchte ich es ausprobieren, andererseits ist aber doch so etwas wie ein Verbot da. Ich habe unheimliche Angst. Ich denke, wenn jemand lieb zu mir ist, ich weiß nicht, wie ich mich verhalten soll. Der hat mich nun vor einigen Tagen abgeholt, da sind wir ausgegangen, ich habe aber eine unheimliche Angst gehabt. Und dann kam das an der Scheide, am nächsten Tag hatte ich das. Der Wunsch ist da, mit ihm zusammen zu sein, weil er sehr lieb ist, aber ich traue mich nicht. Ich würde mich dann nicht mehr heimtrauen, ich denke das geht nicht."

Im weiteren Verlauf des Gespräches berichtet sie von ihren bisher sexuell nur negativen Lebenserfahrungen. Von der Mutter wurde ihr alles Sexuelle als schlecht vorgestellt. Ihr Vater war streng zu ihr, als sie mit 17 Jahren schwanger wurde, warf er sie aus dem Haus, erst Monate nach der Geburt des Kindes durfte sie wieder kommen. In einigen Gesprächen wird ihr deutlich, daß sie diese Schwangerschaft eigentlich gesucht hat, um aus dem Elternhaus herauszukommen, daß der Mann, an den sie geraten ist, aber ebenso lieblos und hart zu ihr ist wie ihr Vater. So ist nicht nur die negative Erfahrung der Kindheit und die inzestuöse Fixierung eine nachwirkende Belastung, die Vergangenheit hat sich in der Beziehung zu ihrem Mann wieder eingestellt: „Zu Hause bin ich so gespannt, so gereizt zu den Kindern und meinem Mann. Ich bin wie eine Bombe, wenn mein Mann zu mir kommt."

Ein *Fluor albus* wird ebenfalls häufig als Zeichen einer sexuellen Abwehr interpretiert. Häufig hört man bei Frauen auch Klagen über Reizblase, ein gehäufter Harndrang, der bei der Frau wie beim Mann mit unterdrückten und abgewehrten sexuellen, verhaltenen Erregungen in Verbindung zu bringen ist. Ausgesprochener Harnverhalt findet sich als hysterisches Symptom, meist in Verbindung mit einer kompletten Abspaltung und Entwertung des sexuellen Bereiches. Die Diagnose einer hysterischen Symptomatik sollte nur in Verbindung mit einer entsprechenden neurotischen Charakterstruktur und Entwicklungsgeschichte gestellt werden.

Psychosomatische Störungen beim Mann

Schmerzzustände im Unterleib ohne organischen Befund sind bei Männern weit weniger häufig als bei Frauen. Vereinzelt findet man bei homosexuellen Männern im Bereich des Rektums lokalisierte funktionelle oder hypochondrische Beschwerden.

Dagegen drückt sich der sexuelle Konflikt beim Mann relativ häufig in Kreuzschmerzen, „low back pain", aus. Muskuläre Verspannungen im Bereich der Wirbelsäule können eine gewisse Grundlage liefern, meist findet sich jedoch kein wesentlich krankhafter Muskelbefund oder nur Allgemeinveränderungen der Wirbelsäule. Diagnostisch richtungweisend ist auch hier das zeitliche Auftreten der Beschwerden in Verbindung mit Konfliktsituationen sowie die Kombination mit anderen psychischen Beschwerden wie Schlafstörungen oder Verstimmungen. Im Vergleich etwa mit Bandscheibenschäden wird die Symptomatik diffuser und wechselhafter geschildert.

Häufig sind beim Mann funktionelle und hypochondrische Störungen um den Bereich der Blase und der Prostata zentriert. Sie können sich als hypochondrische Fixierung nach einer Zystitis, noch häufiger aber nach Geschlechtskrankheiten wie Gonorrhö als schuldhafte Verarbeitung einstellen. Diese hypochondrischen Fixierungen laufen meist unter unscharfen diagnostischen Begriffen wie Prostataneurose oder abakterielle Prostatitis oder auch chronische Prostatitis. Gerade unter der weichen Diagnose „chronische Prostatitis" bei häufig fehlenden bakteriellen und Tastbefunden, können bei Männern im mittleren Lebensalter in hypochondrischer Weise und lang anhaltender Fixierung Konflikte aus dem sexuellen Bereich ausgetragen werden. Weitere Beschwerden sind häufiger Drang, Wasser zu lassen, Schmerzen in der Leistengegend, am Glied und am Hoden sowie allgemeine Kreuz- und Rückenschmerzen. Meist finden sich dann eine normale oder gesteigerte geschlechtliche Erregbarkeit, aber eine mangelnde Potenz sowie Persönlichkeitszüge, wie man sie bei psychosomatischen Patienten findet. Sexuelle Entwicklung und gegenwärtige Lebenssituation weisen auf chronische sexuelle Erregungszustände, die nicht zur *chronischen Reizblase,* sondern zu einer rein hypochondrisch bedingten Angst führen: vom Harndrang (in einzelnen Fällen auch von Stuhldrang) auf der Straße, bei einer Versammlung usw. überrascht zu werden. Ängste dieser Art können den ganzen Tagesablauf bestimmen. Es finden sich dabei aber auch andere Persönlichkeitsstörungen und Konfliktsituationen, so daß hier nicht von einem einheitlichen Bild zu sprechen ist.

Psychogene *Harnverhaltungen* sind auch bei Männern nicht ganz selten. Meist treten sie auf, wenn eine öffentliche Bedürfnisanstalt benutzt wird. Der Besuch einer Toilette mit anderen Männern kann, wenn latente homosexuelle Regungen vorliegen, zu einer sexuellen Versuchungssituation werden.

Bei jugendlichen Menschen mit starken sexuellen Hemmungen, die gegen die Selbstbefriedigung kämpfen oder sie übermäßig lange ausdehnen, finden sich im Zusammenhang mit den lang anhaltenden, nicht zur Abfuhr kommenden sexuellen Erregungszustände auch *chronische Schmerzzustände* im Urogenitalbereich, vereinzelt bis zur Hodenschwellung und Venenthrombose im Penis oder im Samenstrangbereich gehend.

Juckreiz im Afterbereich, *Pruritus ani,* bei Männern und Frauen zu beobachten, kann seine Ursache in Fixierungen an anale, zwanghafte und quälende Phantasien haben. Zumindest ist es möglich, daß ein leichter Reiz mit oder ohne Stuhlverhalten dann eine Überbewertung, eine hypochondrische Fixierung erfährt.

HIV-Infektion und Aids

Krankheitsbild

Die Krankheit AIDS ist von der amerikanischen Gesundheitsüberwachungsbehörde CDC (Centers for Disease Control) definiert worden als ein durch das Human immunodeficiency virus (HIV) erworbener Immundefekt, der sich äußert durch die Entwicklung einer malignen Hauterkrankung, des Kaposi-Sarkoms, und/oder den Befall durch sogenannte opportunistische Infektionen, d. h. Erreger, gegen die bei normaler Abwehrlage des Körpers eine natürliche Abwehr besteht. Das HIV befällt u. a. Lymphozyten, vor allem die sogenannten T-Helfer-Zellen, die dadurch daran gehindert werden, die für die Immunabwehr notwendigen Killerzellen zu aktivieren, um eindringende Mikroorganismen unschädlich zu machen. Es kann zu schweren Infektionskrankheiten kommen, vor allem einer speziellen, sonst seltenen Form der Lungenentzündung, der Pneumocystis-carinii-Pneumonie. Daneben können schwere Darminfekte und ZNS-Infektionen durch verschiedene Bakterien, Pilze und andere Viren hervorgerufen werden. Der Anteil von AIDS-Kranken mit Kaposi-Sarkom nimmt etwas ab, die meisten Patienten, etwa zwei Drittel, sind an opportunistischen Infektionen erkrankt. Neben diesen klinischen Befunden gibt es bei AIDS-Kranken eine Reihe immunologischer Auffälligkeiten (Tab. 4):

Tabelle 4 Immunologische Laborwerte bei AIDS-Patienten (aus *Pfäffl, W.:* AIDS. Psychosoziale Betreuung von AIDS- und AIDS-Vorfeldpatienten. Thieme, Stuttgart 1987, S. 25)

1. Verringerung der weißen Blutkörperchen (Lymphopenie)
2. Isolierter Mangel an T-Helfer-Lymphozyten
3. Relativer Überschuß an T-Suppressor-Lymphozyten, d. h. erniedrigtes Helfer/Suppressor-Verhältnis (T4/T8-Ratio)
4. Verminderte oder fehlende Hypersensitivität vom verzögerten Typ: niedriger Score im Hauttest
5. Erhöhung der Immunglobuline im Serum
6. Verminderte Stimulierbarkeit von isolierten Lymphozyten
7. Verminderte zellzerstörende Aktivität der sogenannten „Nature-killer"-Zellen
8. Verminderte Fähigkeit der B-Zellen, Antikörper gegen ein neues Antigen zu bilden
9. Gestörte Funktion der Freßzellen (Monozyten)
10. Erhöhte Serumspiegel von zirkulierenden Immunkomplexen

Die Erkrankung am „Vollbild“ ist bisher nicht behandelbar und verläuft tödlich. Die Lebenserwartung nach der Vollbilderkrankung schwankt allerdings. Rothenberg u. Mitarb. (1985) berichten, daß von 5833 AIDS-Kranken 49% mindestens ein Jahr, 15% sogar mindestens 5 Jahre mit der Krankheit lebten.

Es ist am Unterschied zwischen der HIV-Infektion und der Krankheit AIDS festzuhalten, aus medizinischen und aus psychologischen Gründen. Jemand, der HIV-infiziert ist, ist nicht „AIDS-positiv“, wie gelegentlich unzulässigerweise gesagt wird. Die falsche Verwendung der Begriffe suggeriert eine Gesetzmäßigkeit des Ablaufes von symptomloser Infektion zur Krankheit, die jeden Infizierten in eine hoffnungslose Resignation bringt, obwohl die Verläufe individuell sehr stark variieren. Wie groß der Anteil derjenigen ist, die nach einer HIV-Diagnose an AIDS erkranken, wird unterschiedlich angegeben. Die Schätzungen schwanken zwischen 6,4% in 61 Monaten (Jaffe u. Mitarb. 1985) und 34% in 3 Jahren (Goedert u. Mitarb. 1986), wobei zu beachten ist, daß diese Prognosen sich auf den Zeitraum nach der gestellten Diagnose, nicht nach der Infektion selbst beziehen, d. h. tendenziell etwas günstiger liegen, wenn man vom Infektionszeitpunkt ausgeht.

Die klinische Ausprägung einer fortgeschrittenen HIV-Infektion, das Auftreten zusätzlicher Symptome und bestimmter Laborwerte wird als *Lymphadenopathiesyndrom* (LAS) oder *AIDS-related-complex* (ARC) beschrieben. Von LAS spricht man, wenn bei einem HIV-positiven Patienten mindestens 3 Monate lang zwei ohne sonstige Ursachen geschwollene Lymphknoten von mindestens 2 cm Durchmesser außerhalb der Leistengegend auftreten. Der ARC ist komplexer definiert. Typische Symptome sind

- unklare Lymphknotenschwellung,
- unfreiwilliger Gewichtsverlust von mehr als 10%,
- unklares Fieber über 38 °C,
- chronische Durchfälle,
- Müdigkeit, Schwäche, Leistungsknick,
- Nachtschweiß.

Wenn mindestens zwei dieser klinischen *und* zwei der in Tab. 4 genannten Laborbefunde vorliegen, spricht man von dem AIDS-related-complex.

Um die Vergleichbarkeit der Diagnosen herzustellen, sind verschiedene Klassifikationsschemata vorgeschlagen worden, die die Unterteilung in symptomlose Infektion, LAS, ARC und AIDS noch etwas differenzieren und anhand leicht erfaßbarer Parameter definieren. Das gegenwärtig gebräuchlichste ist die Walter-Reed-Klassifikation von Redfield u. Mitarb. (1986). Zugrunde liegen: der HIV-

Tabelle 5 Walter-Reed-Stadieneinteilung*

	Keine Infektion	Asymptomatische Infektion	LAS	ARC			AIDS
	WR 0	WR 1	WR 2	WR 3	WR 4	WR 5	WR 6
HIV-Antikörper oder -Viren	⊖	⊕	⊕	⊕	⊕	⊕	⊕
Chronische Lymphadenopathie	–	–	⊕	+	+	+	+
T-Helfer-Zellen/mm^3	> 400	> 400	> 400	< 400	< 400	< 400	< 400
Hauttest**	n	n	n	n	p	c	p/c
Mundsoor	–	–	–	–	–	+/–	+/–
Opportunistische Infektion	–	–	–	–	–	–	⊕

* Mit einem Kreis versehen sind die für eine Stadiendefinition notwendigen Kriterien

** n normale Hautreaktion; p partielle; c vollständige kutane Anergie

Antikörper-Test, LAS, Anzahl der T-Helfer-Zellen, Hauttest, Mundsoor und opportunistische Infektionen (Tab. 5).

Die häufigste neuropsychiatrische Manifestation der HIV-Infektion ist der sogenannte AIDS-dementia-complex (oder HIV-Enzephalopathie). Über die Inzidenz der psychischen Ausfälle gibt es sehr unterschiedliche Angaben, meist wird sie mit ca. 40% angegeben. Die Enzephalopathie kann mit anderen Symptomen zusammen auftauchen, kann aber auch einziges Symptom der HIV-Infektion oder des Vollbildes AIDS sein. Die hirnorganische Beeinträchtigung ist wenig spezifisch. Sie äußert sich in Beeinträchtigungen des Kurzzeitgedächtnisses und der Konzentration, des psychomotorischen Tempos, sie kann sich in Apathie und Antriebslosigkeit, auch in motorischen Störungen zeigen. In schweren Fällen kann sie zu völliger Demenz und partiellen Lähmungen führen. In den meisten Fällen ist sie nur milde ausgeprägt und häufig schwer diagnostizierbar. Diagnostisch sind die hirnorganischen Beeinträchtigungen oft nicht einfach von depressiven Reaktionen auf die HIV-Infektion zu unterscheiden. Häufig ist auch eine Kombination depressiver Reaktionen und hirnorganischer Beeinträchtigung. Intellektuelle Beeinträchtigungen, vor allem des Gedächtnisses und der Konzentrationsleistung, ohne affektive Auffälligkeiten sind eher ein Hinweis für eine hirnorganische Symptomatik, depressive Symptome ohne intellektuelle Beeinträchtigung sind eher psychoreaktiv zu verstehen und zu behandeln.

Übertragung

Wie die äußere Übertragung der HIV-Infektion vor sich geht, ist bisher nicht bekannt. Sie kann lediglich epidemiologisch erschlossen werden. Nach dem gegenwärtigen Wissensstand ist die Übertragung nur dadurch möglich, daß infiziertes Körpersekret *direkt* in einen anderen Körperkreislauf gelangt. Ob für die Übertragung (Mikro-) Läsionen notwendig sind oder ob sie auch durch gesunde Schleimhaut hindurch möglich ist, läßt sich gegenwärtig noch nicht sagen. Die Infektionswahrscheinlichkeit ist abhängig von der Viruskonzentration und der absoluten Virusmenge im infizierten Sekret. Blut und Sperma enthalten die höchste Konzentration, etwas weniger das Vaginalsekret. Erheblich weniger kontagiös sind alle anderen Körpersekrete (Urin, Speichel, Tränen). Die Konzentration ist wahrscheinlich von dem Erkrankungsstadium abhängig und steigt mit dem Auftreten von Symptomen.

Der Übertragungsweg über das Blut und Blutprodukte ist durch die Durchtestung aller Blutspenden und Transplantate seit Herbst 1985 praktisch verschlossen. Hämatogene Neuinfektionen bei i.v. Drogenabhängigen durch mehrfach benutzte Injektionsnadeln werden um so weniger vorkommen, je besser die Möglichkeit ist, Einwegnadeln zu erhalten. Ungewollte Verletzungen mit infizierten medizinischen Instrumenten, vor allem Spritzen in der medizinischen Praxis sind vereinzelt vorgekommen, jedoch außergewöhnlich selten. Relativ wahrscheinlich ist eine pränatale oder perinatale Ansteckung über die Blutbahn von Kindern durch infizierte Mütter. Der quantitativ jedoch entscheidende Übertragungsweg ist der sexuelle, und von den verschiedenen Formen sexuellen Verkehrs ist beim Analverkehr das wahrscheinlichste Übertragungsrisiko gegeben. Daß der rezeptive Partner hierbei das etwas höhere Risiko trägt, ist für die Prävention allerdings bedeutungslos. Erheblich weniger wahrscheinlich ist eine Ansteckung beim Vaginalverkehr, wobei Frauen ein etwas höheres Infektionsrisiko haben. Unbekannt, wahrscheinlich aber noch weit geringer, ist die Übertragungswahrscheinlichkeit durch oral-genitalen Verkehr, am ehesten noch bei Fellatio mit Ejakulationen. Eine Übertragung durch Küssen kann praktisch ausgeschlossen werden. Insgesamt scheint das Übertragungsrisiko bei einem einmaligen Geschlechtsverkehr eines HIV-Infizierten mit einem Nichtinfizierten wenig wahrscheinlich. Die Schätzungen sind nur sehr grob möglich; für den Vaginalverkehr werden Übertragungswahrscheinlichkeiten in der

Größenordnung von 1:100 bis 1:400 angenommen. Dies hat aber für die individuelle Prävention keine Bedeutung, da auch ein kleines Risiko beim einzigen Mal real werden kann.

Epidemiologie

Epidemiologische Aussagen zur HIV-Infektion und zu AIDS sind angesichts der Dynamik der Verbreitung und des sich gegenwärtig schnell wandelnden Kenntnisstandes schnell veraltet. Zahlenangaben haben nur zusammen mit dem Datum ihrer Gültigkeit Sinn. Wir beschränken uns daher auf wenige Übersichtsdaten. Seit 1981 hat die Zahl der AIDS-Fälle stetig zugenommen, allerdings nicht exponentiell, wie zunächst befürchtet. Von der zunehmenden Zahl von AIDS-Kranken darf nicht auf eine entsprechende Zunahme von Neuinfektionen geschlossen werden. Zumindest in den Industrieländern ist durch die umfangreiche Aufklärung und entsprechende Verhaltensänderungen von einer Reduzierung der Neuinfektionen in den letzten 2–4 Jahren auszugehen.

Zum 31.7.1988 nennt das Bundesgesundheitsamt in Berlin 2307 AIDS-Fälle (seit 1.1.1982). Weltweit sind der WHO am 31.5.1988 knapp 100000 AIDS-Kranke gemeldet.

Die hauptsächlich betroffenen Gruppen sind homo- und bisexuelle Männer, intravenös injizierende Drogenabhängige und Bluter. Der Anteil der auf heterosexuellen Geschlechtsverkehr zurückzuführenden AIDS-Erkrankungen ist minimal. Zumindest in Europa und den USA ist die Verbreitung der Krankheit AIDS weitgehend auf die genannten Gruppen beschränkt.

Über die Prävalenz und erst recht über die Inzidenz von HIV-Infektionen in der Bevölkerung lassen sich kaum solide Angaben machen. Mit positivem Resultat getestet wurden bisher etwa 12000 bis 15000 Personen, was natürlich nur eine Untergrenze der tatsächlichen Infiziertenzahl darstellt. In den quantitativ umfangreichsten Stichproben, der Blutspender, sind 1985 0,02% HIV-Positive ermittelt worden. Diese lassen sich aber nicht auf die Gesamtbevölkerung umrechnen. Die immer wieder zitierte Anzahl von 100000 bis 150000 Infizierten in der Bundesrepublik läßt sich nicht überprüfen. Wie groß die Seropositivitätsrate innerhalb der Hauptbetroffenengruppen ist, läßt sich schwer sagen, die Ergebnisse einzelner Studien schwanken so stark, daß sich hier kaum brauchbare Orientierungen ableiten lassen.

Der HIV-Antikörpertest und die Frage der Testindikation

Der HIV-Antikörpertest, der seit 1985 in der Bundesrepublik zugelassen ist, weist die Existenz von HIV-Antikörpern im Blut nach, sie bilden sich in der Regel 6–12 Wochen nach einer Infektion. Es sind jedoch auch erheblich längere Latenzzeiten berichtet worden. Üblicherweise wird bei einer ersten Testung der ELISA angewendet, der sehr sensitiv, aber wenig spezifisch ist und zudem eine nicht unerhebliche Falsch-positiv-Rate hat. Daher ist bei einem positiven Resultat ein Bestätigungstest erforderlich. Erst nach einem bestätigten positiven Testergebnis darf einem Patienten das Testergebnis mitgeteilt werden. Die diagnostische Funktion des Tests liegt vor allem in der Differential- oder Ausschlußdiagnostik bei unklaren Krankheitsbildern, in der Prüfung von Blutprodukten und Transplantaten und, begrenzt, in der Empfängnis- und Schwangerschaftsberatung. Schwieriger ist die Testindikation ohne entsprechenden diagnostischen Anlaß. Die auf den ersten Blick plausibel erscheinende Meinung, für jeden die Testung durchzuführen, der sie wünscht, übersieht leicht die negativen Folgen, die sowohl ein positives wie ein negatives Testergebnis haben kann. Deshalb ist es unbedingt erforderlich, die Gründe für eine Testung zu besprechen und im Einzelfall abzuwägen, ob und wie der Testwillige mit einem möglichen positiven Testergebnis weiterleben kann. Viele Testwillige wollen nicht eigentlich über ihren HIV-Status Bescheid wissen, sondern wollen im Grunde genommen sich bestätigen lassen, daß sie HIV-negativ sind. Sie verleugnen häufig die Möglichkeit eines positiven Testergebnisses. Daher kann es gerade bei Personen mit einer hohen Infektionswahrscheinlichkeit psychologisch sinnvoll sein, auf eine Testung zu verzichten, weil das Testergebnis medizinisch ohnehin folgenlos bleiben muß, solange es keine Behandlung gibt, und weil sich für sie sonst auch keine positive Konsequenz aus dem Testergebnis ableiten läßt.

Ein in seinem Fach sehr erfolgreicher 24jähriger homosexueller Student, der kurz vor seinem Examen steht, kommt in die Ambulanz. Er ist bestens über AIDS informiert. Er hat nach seinem relativ späten Coming-out mit 20 Jahren sehr promisk gelebt, in manchen Phasen mehrere anonyme Sexualpartner pro Woche gehabt, mit denen er vorwiegend in Parks verkehrte. Einen festen Partner hat er gegenwärtig nicht. Er war zunächst zum Test beim Gesundheitsamt entschlossen gewesen, hatte sich dann aber von einem Freund davon abraten lassen. Er ist der Ansicht, daß er aufgrund seiner sexuellen Lebensweise in den letzten Jahren mit einer gewissen Wahrscheinlichkeit HIV-positiv sein könne. Dennoch sagt er, wenn er sicher wisse, daß er positiv sei, könne er das psychisch nicht verkraften. Er brauche das Bewußtsein eines gesunden

Körpers, auch wenn das eine Illusion sein könne. Er schildert hochambitionierte berufliche Zukunftspläne und meint, sein Lebensgefühl, im Vollbesitz seiner Kräfte zu sein, breche zusammen, wenn er wisse, daß der Test positiv sei. Auch wenn er die Wahrscheinlichkeit für hoch halte, klammere er sich doch an die Chance, nicht infiziert zu sein. Das gelingt ihm unterschiedlich gut, er fällt zwischendurch immer wieder in Zweifel, ob er seine Entscheidung nicht doch auf eine Illusion aufbaut. Die Entscheidung gegen den Test stellt er aber nicht in Zweifel. Er kommt nun mit der Schwierigkeit, daß er zwar auf bestimmte Sexualpraktiken verzichtet, aber das Gefühl sexuell getrieben zu sein und sexuelle Abenteuer suchen zu müssen, schwer beherrschen kann. Er sagt: „Ich werfe mir meine Geilheit vor, hasse diese sexuelle Unruhe auch, aber davon geht sie schließlich nicht weg." Nach einigen orientierenden Gesprächen wird eine ambulante Psychotherapie indiziert, weil der Patient seine sexuelle Getriebenheit besser verstehen und verändern will.

Dieses Beispiel macht den Sinn einer *Kontraindikation* deutlich, die in diesem Fall der Patient bereits selbst gestellt hatte. Bei ihm besteht das mögliche Risiko der depressiven Dekompensation, das durch keinen gleichwertigen positiven Effekt gerechtfertigt wäre. Der Patient verzichtet auch jetzt bereits auf infektionsriskante Sexualpraktiken. Das Testergebnis würde, so gesehen, eine Symptomatik überhaupt erst erzeugen. Die entsprechende Überlegung gilt für alle diejenigen Testwilligen, die ihr sexuelles Verhalten ohnehin verändern, weil sie sich selbst vor einer Infektion schützen wollen. Wer also konsequent Präservative beim Verkehr verwendet, braucht den Test nicht, weil ihm das Ergebnis nur schaden und nicht nützen kann. Freilich gilt auch hier das Prinzip der individuellen Indikation: Wenn jemand die Ungewißheit über seinen HIV-Status auf Dauer schwerer erträgt als ein positives Testergebnis, ist es selbstverständlich sinnvoll, den Test zu machen.

Bei der Testberatung und Indikationsstellung ist auch über infektionsverhinderndes Verhalten zu sprechen. Das Kondom, wenn es richtig angewendet wird, verhindert mit fast 100%iger Sicherheit eine Infektion. Skeptiker schätzen die Sicherheit des Kondoms geringer ein. Als Argument wird dabei die Versagerquote des Kondoms als Kontrazeptionsmittel angeführt. Dieses ist aber aus zwei Gründen nicht vergleichbar. Erstens wird das Kondom als Kontrazeptionsmittel nicht bei jedem Geschlechtsverkehr angewendet, sondern oft nur während der Tage, an denen an eine Empfängnis gedacht wird. Dabei kann es zu Irrtümern kommen. Zweitens: Häufig spielt bei der Kontrazeption auch ein ambivalenter Kinderwunsch eine Rolle, der dazu führen kann, daß das Kondom nicht konsequent verwendet wird. Eine solche Ambivalenz besteht gegenüber einer Virusinfektion natürlich nicht. Diese beiden Gründe machen eine Übertragbarkeit der Versagerquote mehr als fraglich. In aller Regel kann man beim Versagen des Kondoms von Anwendungsfehlern, nicht von Materialfehlern ausgehen. Dazu kommt, daß es für die AIDS-Prävention hoch problematisch ist, die gegenwärtig einzige aktive Möglichkeit zur Verhinderung einer Infektion in Frage zu stellen. Die Minimalwahrscheinlichkeit eines versagenden Kondoms steht in keinem Verhältnis zu dem Schaden, den es für die Prävention bedeutet, diese Möglichkeit zu diskreditieren.

Auch die Möglichkeit eines *negativen* Testergebnisses wird leicht unterschätzt. Dieses wird häufig als sexuelle Unbedenklichkeitsbescheinigung oder als Freifahrschein empfunden, insbesondere dann, wenn keine ausführliche Beratung erfolgt. Die Beratung muß also im Einzelfall die Zumutbarkeit eines möglichen positiven Testergebnisses gegen die Zumutbarkeit der Ungewißheit abwägen. Die Testberatung muß auf die Situation des Testwilligen individuell eingehen und darf weder generell zur Testung aufrufen noch generell vom Test abraten. Sie sieht bei einem 15jährigen Mädchen, das nach dem ersten Verkehr Angst hat, sich angesteckt zu haben, anders aus als bei einer ehemaligen Fixerin, die schwanger ist, noch einmal anders als beim Geschäftsmann, der regelmäßig Prostituierte besucht und dies seiner Ehefrau nicht sagt, und schließlich noch einmal anders bei einem monogam lebenden mehrfachen Bluttransfusionsempfänger.

Von den Befürwortern einer generellen Testung wird häufig angeführt, daß das Wissen um eine HIV-Infektion bei den Betreffenden ein bewußtes und verantwortliches sexuelles Verhalten bewirke. Vom Test wird also eine verhaltenssteuernde Funktion erwartet – in dem Sinne, daß vor allem HIV-Positive ihre Sexualität radikal verändern. Zones u. Mitarb. (1986) kommen zu dem Ergebnis, daß Getestete unabhängig vom Ergebnis die Zahl ihrer Sexualpartner mehr reduzieren als Ungetestete. Dagegen steht das Ergebnis von Fox u. Mitarb. (1986), daß Testpositive und Ungetestete die Sexualpartnerzahl reduzieren, Testnegative jedoch nicht. Und schließlich kommt eine Untersuchung von Coates u. Mitarb. (1987) zu dem Ergebnis, daß homosexuelle Testpositive, Testnegative und Ungetestete sämtlich weniger aktiven Analverkehr praktizieren, am wenigsten die Testpositiven, dann die Testnegativen und schließlich die Ungetesteten. Daraus läßt sich allerdings nicht ablesen, daß der Test als *solcher* die Veränderung bewirkt, vermutlich ist es eher die ganze Prozedur des Testens, die Testberatung und die Überlegungen, die sich daran knüpfen, welche schließlich zu Verhaltensänderungen führen.

Beratung von Nichtinfizierten und Nichtgetesteten

Zur Vermeidung einer HIV-Infektion auf sexuellem Wege sind *theoretisch* zwei Wege denkbar, die sexuelle Abstinenz oder der konsequente Gebrauch von Kondomen beim Vaginal- oder Analverkehr. Die Formel, wonach Treue der beste Schutz sei, ist irreführend, da auch ein sexuell treuer Partner sich in einer früheren Partnerschaft oder auf nichtsexuellem Wege infiziert haben kann. Sie ist nur sicher für Partner, die wissen, daß sie HIV-negativ sind. Das Wissen setzt aber die Testung voraus, auf deren problematische Indikation wir bereits hingewiesen haben. *Praktisch* muß eine sinnvolle Prävention auf zwei Ebenen ansetzen: einerseits bei der öffentlichen Aufklärung über Infektion, Krankheit, Übertragungswege und Schutzmöglichkeiten, andererseits bei der individuellen psychosexuellen Lage. Dieser zweite Punkt ist für die sexualmedizinische und sexualberaterische Praxis von großer Bedeutung. Nur eine individuelle Prävention, die sich mit dem bisherigen individuellen Lebensstil verträgt und die – psychologisch – nicht auf innere Widerstände stößt, hat eine langfristige Chance. Einem weitgehend treuen Ehepaar Kondome zu empfehlen, ist ebenso deplaziert und ineffektiv, wie einem bislang promisk lebenden Alleinstehenden die Monogamie anzuraten. Ebenso wäre es wenig einfühlsam, in einem Beratungsgespräch mit einem sexuell scheuen und konservativen Menschen z. B. Einzelheiten des Analverkehrs ausführlich zu erörtern.

Für ein Beratungsgespräch über die individuellen Präventionsmöglichkeiten sollte folgendes gelten:

– Die Ansteckungsmöglichkeit soll einfach dargestellt werden. Eine vollständige medizinische Auskunft mag zutreffend sein, ist aber für eine Beratung im Regelfall dennoch inadäquat.
– Die relevanten sexuellen Sachverhalte müssen beim Namen genannt werden. Dabei ist die Wortwahl des Ratsuchenden zu berücksichtigen.
– Es muß vermittelt werden, daß die Ansteckungsmöglichkeit in bestimmten *Situationen* liegt, nicht bei bestimmten *Menschen*. Dadurch wird der häufige Irrtum vermieden, man solle sich einen neuen Sexualpartner „genauer ansehen", ehe man sich mit ihm einlasse. Ein sexuell zurückhaltender und scheuer Mensch kann HIV-positiv sein, ein sexuell freizügiger Mensch kann HIV-negativ sein (und ist es auch meist).
– Bei den sexuellen Veränderungen, die der einzelne vornehmen will, ist zu beachten, wie sie mit seiner Sexualmoral und seiner sexuellen Biographie im Einklang stehen. Veränderungen, die gegen die indivi-

duelle Moral oder sexuelle Motivation beabsichtigt werden, lassen sich nicht dauerhaft integrieren oder schaffen neurotische Konflikte. Weder eine ausgeprägte Promiskuitätsneigung noch eine fest verwurzelte Sexualfeindlichkeit lassen sich durch Beratung verändern.

– Das Beratungsgespräch muß dem einzelnen auch die Konsequenz lassen, überhaupt nichts an seinem sexuellen Leben zu verändern, selbst wenn dadurch Infektionsmöglichkeiten offen bleiben. Ein Berater, der diese Möglichkeit nicht zuläßt, riskiert, daß er von dem ratsuchenden Patienten nicht die Wahrheit erfährt oder daß dieser sich andere Berater sucht. Es liegt in der Verantwortung jedes Ratsuchenden, ein geringes „Restrisiko" auf sich zu nehmen.

– Nur in Ausnahmefällen ist eine direktive Sexualberatung angezeigt, z. B. bei geistig Behinderten.

– Der Berater darf seine eigenen Vorstellungen über Sexualität und Normalität nicht zum Maßstab der Beratung machen. Es ist nicht Aufgabe von Beratungen, kollektiv und ohne Berücksichtigung der Person zu sexueller Treue oder zum Kondomgebrauch aufzurufen.

Die psychosexuelle Situation von HIV-Positiven

Die Mitteilung eines positiven HIV-Testergebnisses erfordert größte beraterische Sorgfalt. In den meisten Fällen erfährt der Betreffende das Ergebnis vom Hausarzt oder beim Gesundheitsamt. Der Arzt muß sich darüber klar sein, daß er eine tief in das Leben eingreifende Mitteilung macht und daß mit dekompensatorischen Reaktionen zu rechnen ist. Die bloße Auskunft über ein positives Testergebnis ohne entsprechende emotionale Stützung oder gar am Telefon ist als Kunstfehler zu betrachten.

Notwendig ist einmal die sachliche Information über die Implikation des Testergebnisses: Daß die Infektion ein Leben lang bleibt, daß der Infizierte seinerseits seine Sexualpartner infizieren kann. Die Möglichkeit, in unbekannter Zeit an AIDS zu erkranken, muß genannt werden. Dabei ist die Nennung von quantifizierten Wahrscheinlichkeiten nicht hilfreich, ganz abgesehen davon, daß langfristige Verlaufsaussagen gegenwärtig noch gar nicht gemacht werden können. Dem Patienten muß vermittelt werden, daß er auch die Chance hat, gesund zu bleiben und nicht an AIDS zu erkranken. Dieser Aspekt der realistischen Hoffnung ist essentiell für die Mitteilung: Er ist entscheidend dafür, ob ein Patient die Mitteilung innerlich kompensieren kann und nicht suizidal reagiert. Es empfiehlt sich, dieses erste Gespräch nicht mit zuviel Information zu befrachten, sondern mindestens ein zweites Gespräch zu vereinbaren, nachdem der Patient die erste Mitteilung auch emotional ganz aufgenommen hat. Es ist günstiger, die entsprechenden Verhaltensempfehlungen erst dann zu besprechen, wenn die erste Reaktion auf das Testergebnis vorüber ist und der Patient wieder aufnahmebereit ist. Der Patient wird informiert, daß er sein Immunsystem nicht weiter belasten soll, also weitere Infektionen vermeiden soll, daß er mit Drogen und Alkoholkonsum seine Körperabwehr schwächt und seine Sexualpartner bei ungeschütztem Vaginal- oder Analverkehr infizieren kann. Bei den sexuellen Verhaltensempfehlungen muß der Berater sich bewußt sein, daß sie unterschiedlich leicht zu befolgen sind. Der Hinweis auf die Verantwortung des Patienten, die Infektion nicht weiterzugeben, ist zwar richtig, aber für praktisch jeden HIV-Positiven ohnehin offensichtlich. Wichtiger als ein eindringlicher Appell ist das deutliche Angebot des Beraters, bei „Rückfällen“ und Schwierigkeiten bei den sexuellen Veränderungen zur Verfügung zu stehen. Dies kann nur dann gehen, wenn der Berater vermittelt, daß er nicht nur auf der Seite des verantwortlichen Über-Ichs, sondern auch auf der Seite der nun beeinträchtigten Trieb- und Beziehungswünsche steht. Ein Berater, der nur mit dem öffentlich-gesundheitspolitischen Interesse der Nichtweitergabe von Infektionen identifiziert ist, wird von der psychosexuellen Lage eines HIV-Infizierten höchstens ausschnittweise etwas erfahren und verstehen. Erst wenn er, ohne innere Vorbehalte, das Recht des Positiven auf eine gelebte Sexualität bejaht, kann ein stützendes Gespräch stattfinden, in dem auch Trauer über eine verlorene Freizügigkeit, Aufbegehren gegen den Verzicht und Schwierigkeiten bei der Kontrolle der eigenen sexuellen Wünsche Platz haben.

Die psychische Situation der HIV-Positiven ist durch verschiedene Konfliktschwerpunkte gekennzeichnet.

Schuldhafte Verarbeitung der Diagnose: Manche HIV-Positiven bringen ihre Infektion in schuldhaften Zusammenhang mit ihrer Persönlichkeit oder ihrer Biographie. Sie erleben die Infektion als Strafe für eine Lebensform oder für einzelne als Verfehlung empfundene Situationen. Gerade eine sexuelle Ansteckung kann sexualneurotische Tendenzen noch verstärken; die Infektion kann als gerechte Strafe für abgelehnte Wünsche oder auch reales Verhalten empfunden werden. In Einzelfällen können auch Haßgefühle auf den infizierenden Partner auftauchen.

Angst vor dem Erkrankungsbeginn und Angst vor dem Tod: Dies ist die alles überschattende Frage, die sich jeder Infizierte stellt. Er ist von dem Zeitbombengefühl gefangen, sich manifest gesund zu fühlen, potentiell aber todkrank zu sein. Besonders belastend ist das Wissen darum, relativ wenig Einfluß auf den Krankheitsbeginn zu haben, also durch eigene Aktivität nichts beeinflussen zu können, sondern zur Passivität verurteilt zu sein. Die Empfehlungen, die HIV-Positiven gegeben werden, sind ja zwangsläufig Vermeidungs- und Unterlassungsempfehlungen, die nur wenig Perspektive einer eigenen Gestaltung bieten können. Die Ungewißheit, ob und wann es zu einer Erkrankung kommt, ist für viele schwer auszuhalten. Bei einzelnen führt dies in Krisensituationen sogar zu dem Wunsch, doch endlich krank zu werden, um die Ungewißheit nicht länger ertragen zu müssen. Für manche scheint also die Eindeutigkeit von AIDS weniger belastend zu sein als die unklare Zukunft mit einer symptomlosen Infektion. Dieses Phänomen berichten auch Tross u. Mitarb. (1985), die fanden, daß die psychische Labilität von Patienten mit AIDS-related-complex deutlich größer war als die von Patienten mit dem Vollbild AIDS. In dieser Situation des Nicht-Wissens klammern sich manche Infizierte sehr an die Laborwerte, die sie vom betreuenden Arzt erfahren. Sie können als einer der objektiven Anhaltspunkte über den körperlichen Zustand einen ganz dominanten Einfluß auf die Befindlichkeit bekommen, dem sich viele dann schwer entziehen können. Einige HIV-Positive hat das dazu gebracht, den medizinischen Folgeuntersuchungen fern zu bleiben, um diesem fast magischen

Einfluß zu entkommen. Auch die Veröffentlichungen über den jeweils neuesten medizinischen Forschungsstand können eine besonders bedrückende Wirkung haben. Abhängig davon, wie hoch in der wissenschaftlichen Literatur gerade die Erkrankungswahrscheinlichkeit angenommen wird, erleben viele Testpositive ihre Infektion als Todesurteil. Zumindest Selbstmord*gedanken* beschreiben fast alle, viele denken an einen Suizid, sobald die Krankheit beginnt, um nicht den Prozeß des körperlichen Zerfalls ertragen zu müssen. Manche berichten, daß sie bis in die Träume hinein von der Erkrankungs- und Todesangst verfolgt werden. Viele entwickeln eine ausgeprägte Körperselbstbeobachtung. Aus der psychologischen Krebsforschung und aus der medizin-psychologischen Erfahrung mit anderen schweren Krankheiten wissen wir, daß die Verleugnung der realen körperlichen Situation hier anders zu bewerten ist als bei neurotischen Symptomen in der Psychotherapie. Die psychisch günstigste Situation haben vermutlich nicht diejenigen, die sich ständig mit ihrer Infektion auseinandersetzen, und auch nicht diejenigen, die sie völlig verleugnen, sondern diejenigen, die die Fähigkeit zu einer *partiellen Verleugnung* haben, d. h. zumindest zeitweise nicht an die Infektion denken.

Selbsterleben: Die HIV-Infektion kann auch eine Bedrohung für die narzißtische Balance darstellen, dies in mehrfacher Hinsicht. Ein Aspekt spielt besonders bei homosexuellen Männern eine große Rolle. Sie waren schon immer einer besonderen sozialen Verachtung ausgesetzt, die sie individuell verarbeiten mußten. Homosexuell zu werden ist immer eine krisenhafte Entwicklung, ein schrittweises Akzeptieren der eigenen sexuellen Neigung, die als solche dann auch nicht zu verändern ist, wenn sie innerlich abgelehnt wird. Diese Zeit ist oft mit schweren Selbstzweifeln und Selbstanklagen verbunden, die durch Diskriminierung von außen noch besonders verstärkt werden. Diese krisenhafte traumatische Phase kann nun durch eine HIV-positiv-Diagnose gerade bei solchen Homosexuellen reaktiviert werden, für die ihre Homosexualität konflikthaft geblieben ist. Ihnen gibt die Diagnose einen neuen Anlaß der Selbstverurteilung, sie empfinden sich dann auch noch als schuld an ihrer Infektion. Wir vermuten, daß die Ablehnung der eigenen Homosexualität ein negativer Faktor für die Verarbeitung der HIV-Infektion ist. Wolcott u. Mitarb. (1986) haben diese Frage untersucht, allerdings nicht bestätigt gefunden. Sie haben jedoch auf einer bewußtseinsnahen Ebene nach homophoben Einstellungen gefragt. Die Selbstbeschuldigung kann sich aber auch indirekter äußern, in der abgewehrten Form von Reaktionsbildungen. Wenn also manche Homosexuelle betonen, wie besonders verantwortlich sie mit ihrer Sexualität umgehen, wie sie besonders sorgfältig „safer sex“ praktizieren und damit besonders wenig Anlaß geben für eine reaktionäre AIDS-Politik, dann kann dies auch ein Hinweis sein, daß sie damit den eigentlichen Impuls der unbewußten Selbstbeschuldigung oder Selbstverachtung abwehren.

Partnerschaft: Hier müssen drei verschiedene Situationen unterschieden werden, wenn der Partner ebenfalls positiv ist, wenn der Partner negativ ist und wenn es keinen Partner gibt. Die psychologisch noch relativ beste Situation ist die erste, wenn also beide Partner infiziert sind. Dann sind zwar beide Partner mit der Infektion belastet. Dieses gemeinsame Schicksal kann aber auch eine neue Qualität der Bindung schaffen. Die Partnerschaft als solche ist dann oft weniger gefährdet und Trennungsgedanken kommen nur selten vor. Hochbelastet sind dagegen Partnerschaften, in denen nur ein Partner infiziert ist, der andere nicht. Die psychologische Belastung liegt in der Ungleichheit der beiden Partner, die dadurch gegeben ist, oder auch in einer Veränderung der Kräfteverhältnisse in der Partnerschaft. Es fordert ein hohes Maß an Stabilität beider Partner, um in einer solchen Lage die partnerschaftliche Balance aufrechtzuerhalten. Wir haben einen Fall erlebt, wo eine homosexuelle Partnerschaft durch die Infektion eines Partners ganz aus dem Gleichgewicht geraten ist. Der testpositive Partner wollte keinen Sex mehr mit dem testnegativen haben, was dieser als heftige Zurückweisung erlebte. Der testnegative Partner hat sich daraufhin bei einem anderen Partner selbst infiziert, möglicherweise um das alte Gleichgewicht in der Beziehung wiederherzustellen. Praktisch immer stellt sich das Problem, ob die Partner zusammenbleiben oder ob es zu einer Trennung kommt. Unserem Eindruck nach ist die Trennungsfrage bei heterosexuellen Paaren virulenter als bei homosexuellen. Für partnerlose Testpositive stellt sich fast immer ein hoffnungsloses Gefühl ein, vielleicht niemals mehr einen Partner zu finden, jedenfalls keinen, der nicht auch infiziert ist. Manche versuchen, über eine gezielte Kontaktanzeige einen ebenfalls testpositiven Partner zu finden. Wir haben bisher noch keinen HIV-Infizierten gesprochen, der sich eine neue Partnerschaft mit einem Nichtinfizierten überhaupt vorstellen kann.

Sexualität: Die psychische Belastung, die Zeitbombensituation der permanenten potentiellen Lebensbedrohung, die Krise für das narzißtische und partnerschaftliche System erfordern ein hohes Maß an psychischem Kompensationsaufwand. Gleichzeitig wird eine zentrale Quelle psychischer Kompensations- und Stabilisierungsmöglichkeit, nämlich die Sexualität, erheblich beschränkt. Es wird eine Reduzierung der Sexualpartner auf möglichst einen erwartet, das Aufgeben insertiver Sexualpraktiken oder die Verwendung von Kondomen. Bei der Beratung über sexuelle Verhaltensänderungen wird dabei oft nur die harmlos-lustvolle Seite der Sexualität ins Auge gefaßt (im Sinne von Spaß haben, Lust haben, sich amüsieren), von der angenommen wird, daß man darauf relativ leicht verzichten könne. Dabei wird leicht übersehen, daß der regressive Aspekt (im Sinne von Sich-Anvertrauen, Sich-Hingeben) für die psychische Stabilität gerade in einer solchen Lage der wichtigere ist. Die Unterschätzung der Schwierigkeiten bei den sexuellen Veränderungen hängt mit diesem verkürzten Sexualkonzept zusammen. Die Einschränkung im Sexuellen besteht also nicht bloß in einer einfachen Verhaltensänderung, die bei einer rationalen Entscheidung ins Verhalten umgesetzt wird. Vielmehr werden das sexuelle Erleben und die sexuellen Phantasien mit beeinträchtigt. Das betrifft sowohl die regressive wie auch die aggressive Funktion der Sexualität. Bei vielen HIV-Positiven stellt sich zumindest in den Monaten nach der Diagnosestellung ein Zustand ein, den man als sexuelle Depression bezeichnen kann: Ein völlig fehlendes Interesse an sexueller Aktivität (also auch an Masturbation) und im sexuellen Erleben eine fast zwangsläufige Vermischung mit der Angst, damit dem Partner etwas zuzufügen, also ihn zu infizieren – und damit eine schuldhafte Überlagerung der sexuellen Wünsche.

Dies kommt auch bei Positiven vor, die regelmäßig Kondome verwenden und deshalb eigentlich kein Schuldgefühl zu haben brauchten. Hier zeigt sich jedoch eine Paradoxie der Kondombenutzung: Zwar verhindert sie eine Infektion, aber sie erinnert gleichzeitig an die Infektionsmöglichkeit; die Infektionsmöglichkeit durchdringt also das sexuelle Erleben und die sexuelle Phantasie. Wenn manche über Schwierigkeiten bei der Kondombenutzung klagen, dann ist dies nicht primär auf die physische Sensibilitätsminderung zurückzuführen, sondern häufiger auf die Beeinträchtigung von sexueller Phantasie, gerade auch von aggressiven Phantasien im Sinne von Erobern und Eindringen. Wenn das Phantasma vom „tödlichen Sperma“ das sexuelle Erleben färbt, läßt sich die beschriebene sexuelle Depression dann als symptomatische Abwehr dieses „gefährlichen“ Phantasmas verstehen.

Soziales Umfeld: HIV-Positive berichten häufig von der Sorge, daß sie mit dem Bekanntwerden der Diagnose nicht mehr in ihrer Nachbarschaft leben können, daß sie verstoßen werden. Solche Ängste treten vor allem bei Infizierten auf, die in kleinen Orten wohnen, wo die Infektion weniger geheim bleiben kann als in Großstädten. Diese Ängste vor sozialer Ausstoßung und Isolation können durchaus realistisch sein, und es ist sicher sinnvoll, möglichst wenigen über die Infektion Bescheid zu sagen. Andererseits sind Infizierte, die sich niemandem anvertrauen können und kein stabiles soziales Netz haben, in einer besonders belastenden Situation. Erfahrungsgemäß ist die stabilste Situation dann gegeben, wenn eine sehr begrenzte Zahl von nahestehenden Personen über die Infektion Bescheid weiß und sich darauf einstellen kann.

Betreuung von HIV-Positiven und AIDS-Kranken

Für einen Teil der HIV-Positiven ist, trotz der tief in das Leben eingreifenden Diagnose und trotz heftiger erster Reaktionen, eine kontinuierliche Betreuung nicht erforderlich. Das gilt für psychisch stabile, sozial und partnerschaftlich gefestigte Personen, solange sie symptomlos sind. Eine Unterstützung brauchen vor allem diejenigen, deren soziales Netz nicht tragfähig genug ist, und diejenigen, bei denen die HIV-positiv-Diagnose auf den Boden eines neurotischen Konfliktes fällt und diesen aktiviert, z. B. bei einer schuldhaften Verarbeitung der Diagnose. Neben der individuell stützenden, nur im Einzelfall bei entsprechender Indikation aufdeckenden, psychotherapeutischen Betreuung ist bei HIV-Positiven vor allem an Möglichkeiten in Selbsthilfegruppen oder in psychotherapeutisch geleiteten „Positiven-Gruppen" zu denken. Die AIDS-Hilfe und auch einzelne Kliniken oder Beratungsstellen bieten solche Gruppen an. Eine besondere Funktion von Positiven-Gruppen ist die Möglichkeit, in der AIDS-Politik aktiv zu werden. Dieses politische Engagement, z. B. in der AIDS-Hilfe, kann – als Möglichkeit, die eigene Lage und Zukunft mitzubeeinflussen – eine wichtige psychische Stabilisierung bedeuten.

Für den psychotherapeutisch oder medizinisch Tätigen ist hier die Bewußtheit des eigenen AIDS-politischen Standortes von großer Wichtigkeit. Jemand, der Homosexuelle oder Drogenabhängige wegen ihres Lebensstils oder subkultureller Eigenheiten ablehnt, kann ebensowenig professionelle Hilfe leisten wie jemand, der damit überidentifiziert ist und keine therapeutische Distanz wahren kann.

AIDS-Kranke sind in mancher Hinsicht in einer ähnlichen Situation wie Krebspatienten. Sie leiden an einer unheilbaren tödlichen Krankheit und sind teilweise sichtbaren äußeren Veränderungen ausgesetzt. AIDS-Patienten werden mit Medikamenten behandelt, die zwar lebensverlängernd sind, aber gleichzeitig schwere Nebenwirkungen haben können. Gegenüber anderen Schwerkranken unterscheidet sich ihre Lage aber in mehrfacher Hinsicht: Sie sind relativ jung, die meisten Erkrankten sind zwischen 30 und 40 Jahre alt, also in einem Alter, in dem Zukunftspläne und berufliche Ambitionen lebendig und unabgeschlossen sind. Die meisten von ihnen gehören einer sozial diskriminierten Minderheit an; Ärzte und Pflegepersonal im Krankenhaus sind nicht frei von Vorurteilen, und es kommt vor, daß die gesellschaftliche Diskriminierung sich auch im Krankenhaus fortsetzt. Der Eindruck einer selbstverschuldeten Krankheit, mit der sich einige Kranke ohnehin quälen, kann sich auch im Krankenhaus fortsetzen und den AIDS-Patienten dort entgegengebracht werden. Die Ansprüche mancher Patienten und ihr fast immer sehr hoher Informationsgrad über ihre Krankheit stehen der Ohnmacht der Medizin gegenüber.

Oft schafft das Konfliktsituationen in der Betreuung, die dann auch Vorurteile reaktivieren. Es ist günstig, wenn wegen dieser auch für Ärzte und Pfleger sehr belastenden Betreuung von AIDS-Patienten die Möglichkeit einer Supervision zur Verfügung steht. Sie bietet die Möglichkeit, die Schwierigkeiten mit AIDS-Patienten zu reflektieren und damit besser umgehen zu können. Z. B. ist es erfahrungsgemäß günstig, wenn Vorurteile in einer Supervision offen ausgesprochen werden und nicht hinter einer scheinbaren Toleranz verborgen werden. Auch die eigene Angst vor dem Tod oder vor einer Infektion durch den Patienten kann in einem solchen Rahmen thematisiert werden und für die Betreuenden eine hilfreiche Stütze sein.

AIDS-Phobie und AIDS-Hypochondrie

Neben der realen Angst vor AIDS kann die Infektions- und Erkrankungsmöglichkeit sich auch mit neurotischen Sexualängsten verbinden, die das tatsächliche Risiko subjektiv übergroß erscheinen lassen und die durch sachliche Informationen wenig beeinflußbar sind. Richter (1987) unterscheidet zwischen AIDS-Phobie, AIDS-Paranoid und AIDS-Hypochondrie.

Eine *AIDS-Phobie* liegt vor bei einer übertriebenen Angst, sich anzustecken und übermäßigen Vorsichtsmaßnahmen, wenn z. B. Eltern ihre Kinder aus der Schule nehmen, wenn ein infiziertes Bluterkind in der Klasse ist oder wenn jemand ablehnt, mit einem HIV-Infizierten zusammen zu essen. In einzelnen Fällen kann natürlich eine übertriebene Angst auch aus einer geringen Aufgeklärtheit über AIDS herrühren; eine AIDS-Phobie liegt aber lediglich dann vor, wenn aufgrund einer neurotischen Verarbeitung des Infektionsrisikos eine sachliche Aufklärung wirkungslos bleibt.

Eine AIDS-Phobie kann sich verbinden mit Haß, mit aggressiven Impulsen gegen (potentielle) Virusträger. Man spricht dann von einem *AIDS-Paranoid.*

Beispiel: Von einem HIV-positiven homosexuellen Mann erfahren wir folgende Geschichte: Seine Schwester verbietet dem Patienten, weiter mit ihren beiden Kindern Kontakt zu haben, aus der Angst heraus, er könne sie anstecken, und bricht den Kontakt mit ihrem Bruder rabiat ab, nachdem sie von der Infektion gehört hat. Bei einem zufälligen Treffen im gemeinsamen Elternhaus setzt sie durch, daß sich der Bruder während ihrer Anwesenheit in einen separaten Raum zurückziehen muß. Danach ruft sie ihn an und klagt ihn an, daß er mit seiner Homosexualität und der aus ihrer Sicht zwangsläufig daraus folgenden HIV-Infektion der Familie Kummer und Schande zugeführt habe. Sie schließt das Gespräch mit dem Wunsch, der Bruder möge endlich bald an AIDS sterben, um der Familie weitere Belastungen über sein unsägliches Leben zu ersparen.

Eine *AIDS-Hypochondrie* liegt vor, wenn ein Patient der festen Überzeugung ist, HIV-infiziert zu sein oder AIDS zu haben, ohne daß es dafür objektive Anhaltspunkte gibt. Diese quälende subjektive Gewißheit kann bis zur Arbeitsunfähigkeit oder sozialen Isolierung führen. In aller Regel haben AIDS-Hypochonder den HIV-Test gemacht, oft mehrmals. Sie sind oft sehr über Testeigenschaften informiert und wissen von der Möglichkeit falsch-negativer Ergebnisse, ebenfalls davon, daß die üblicherweise angewendeten Tests nur Antikörper, nicht aber das Virus selbst nachweisen und daß die Routinetestung lediglich für HIV-I, nicht für andere Virusstämme durchgeführt wird. Diese theoretischen Minimalwahrscheinlichkeiten reichen dann aus, um die Hypochondrie am Leben zu halten. In unserer Psychosomatischen Ambulanz ist diese die häufigste der genannten Formen von sexualneurotischen AIDS-Ängsten.

Beispiel: Ein 42jähriger verheirateter heterosexueller Mann hat nach dem ersten Seitensprung in seiner 15jährigen Ehe eine panische Angst entwickelt, sich mit dem HIV-Virus infiziert zu haben. Er läßt mehrere HIV-Tests im Lauf von 3 oder 4 Monaten machen, die sämtlich negativ ausfallen. Dies beruhigt ihn jedoch nicht. Er beschreibt die Befürchtung, nun seine Frau mit dem unerkannten HIV-Virus anzustecken und ihren Tod zu verursachen. Dadurch verwendet er erstmalig regelmäßig Präservative beim Verkehr, obwohl seine Frau die Pille nimmt. Er vermeidet intensive Küsse, was seine Frau, die von dem Seitensprung weiß und die keine Angst vor AIDS hat, erheblich stört. Sie hat ihm die Episode verziehen, schwankt aber zwischen Verärgerung und Sorge über die panische Angst ihres Mannes. Im Gespräch wird deutlich, daß der Patient mit seiner Hypochondrie sich vor einer Auseinandersetzung mit seiner Frau schützt, die ihm ja so lange nichts vorwerfen kann, als er ihr durch seine Selbstvorwürfe zuvorkommt. Gleichzeitig bringt er in diesem Symptom seine eigenen aggressiven Impulse gegenüber seiner Frau unter, die er empfindet, weil sie in dieser Auseinandersetzung in der moralisch besseren Position (als die Treue) ist: Er verweigert ihr die Sexualität, die sie selbst will. Erst als diese aggressive Auseinandersetzung in einigen Paargesprächen möglich wird, löst sich die AIDS-Hypochondrie.

Für die Behandlung muß sich der Arzt oder Therapeut klar sein, daß eine AIDS-Hypochondrie durch rationale Argumente kaum zu beseitigen ist. Dennoch muß eine medizinische Aufklärung über das Krankheitsbild der erste Behandlungsschritt sein. Die Gefahr besteht in einer Unterschätzung und Bagatellisierung des Leidensdruckes, und es sei daher darauf hingewiesen, daß eine Hypochondrie ein subjektiv sehr quälendes neurotisches Symptom ist. In der Beratung oder Behandlung gilt es zu verstehen, aus welcher Konfliktquelle die AIDS-Hypochondrie rührt. Meist, wie im Fallbeispiel, stehen sexuelle Schuldgefühle im Hintergrund. Hilfreich sind hier aufdeckende Beratungsgespräche, in schweren oder chronifizierten Fällen kann eine Psychotherapie indiziert sein.

Literatur

Abramov, L. S.: Sexual life and sexual frigidity among women developing acute myocardial infarction. Psychosom. Med. 38 (1976) 418–425

Adorno, W. Th. et al.: Studien zum autoritären Charakter. Suhrkamp, Frankfurt 1976

Allemann-Tschopp, A.: Geschlechtsrollen – Versuch einer interdisziplinären Synthese. Huber, Bern 1979

Annon, J. S.: Behavioral Treatment of Sexual Problems: Brief Therapy. Harper & Row, Hagerstown 1976

Arbeitskreis sexuelle Gewalt beim Komitee für Grundrechte und Demokratie: Gewaltverhältnisse. Komitee für Grundrechte und Demokratie, Sensbachtal 1987

Arentewicz, G., G. Schmidt: Sexuell gestörte Beziehungen, 2. Aufl. Springer, Berlin 1986, 1. Aufl. 1980

Bähren, W.: Vaskuläre Ursachen der erektilen Dysfunktion. In Bären, W., J. E. Altwein: Impotenz. Thieme, Stuttgart 1988 (S. 102)

Balint, M.: Der Arzt, sein Patient und die Krankheit. Klett, Stuttgart 1964

Balint, M.: Über genitale Liebe. In: Die Urformen der Liebe und die Technik der Psychoanalyse. Huber/Klett, Bern 1983/ Stuttgart 1965

Bancroft, J.: Grundlagen und Probleme menschlicher Sexualität. Enke, Stuttgart 1985

Barbach, L. G.: Group treatment of preorgasmic women. J. Sex marital Ther. 1 (1974) 139–145

Bates, J. E., W. M. Skilbeck, K. V. R. Smith, P. M. Beutler: Intervention with families of gender-disturbed boys. Amer. J. Orthopsychiat. 45 (1975) 150–157

Bateson, G. D. et al.: Schizophrenie und Familie. Suhrkamp, Frankfurt 1969

Baurmann, M. C.: Sexualität, Gewalt und die Folgen für das Opfer, 3. Aufl. Bundeskriminalamt, Wiesbaden 1984

Becker, N.: Psychoanalytische Ansätze bei der Therapie sexueller Funktionsstörungen. In Sigusch, V.: Therapie sexueller Störungen. Thieme, Stuttgart 1980 (S. 13–25)

Becker, N., E. Schorsch: Die psychoanalytische Theorie sexueller Perversionen. In V. Sigusch (Hrsg.): Therapie sexueller Störungen. Thieme, Stuttgart 1980 (2. Aufl.)

Béjin, A.: Niedergang der Psychoanalytiker, Aufstieg der Sexologen. In Aries, Ph., A. Bejin, M. Foucault: Die Masken des Begehrens und die Metamorphosen der Sinnlichkeit (zur Geschichte der Sexualität im Abendland). Fischer, Frankfurt 1984 (S. 226–252)

Bell, A. P., M. S. Weinberg, S. K. Hammersmith: Sexual Preference: Its Development in Men and Women. Indiana University Press, Bloomington 1981

Benjamin, H.: Transsexualism and transvestitism as psycho-somatic and somato-psychic syndromes. Amer. J. Psychother. 8 (1954) 219–230

Benjamin, H.: The Transsexual Phenomenon. Julian, New York 1966

van den Berg, J. H.: Metabletica. Über die Wandlung des Menschen. Vandenhoeck & Ruprecht, Göttingen 1960

Berner, W., E. Karlick-Bolten: Verlaufsformen der Sexualkriminalität. Enke, Stuttgart 1986

Bieber, I., et al.: Homosexuality. Basic Book, New York 1962

Binet, A.: Le fetichisme dans l'amour. Rev. Phil. 24 (1987) 143, 252

Bischof, N.: Das Rätsel Ödipus (Die biologischen Wurzeln des Urkonfliktes von Intimität und Autonomie). Piper, München 1985

Bischof, N., H. Preuschoft: Geschlechtsunterschiede. Entstehung und Entwicklung. Mann und Frau in biologischer Sicht. München 1980

Blankenburg, W.: Ein Beitrag zum Normproblem. In Brockmann, H., G. Hofer: Die Wirklichkeit des Unverständlichen. Nijhoff, Den Haag 1974

Bornemann, E.: Die Urszene. Fischer, Frankfurt 1971

Boss, M.: Sinn und Gehalt der sexuellen Perversionen. Huber, Bern 1947

Bowlby, J.: Bindung (Eine Analyse der Mutter-Kind-Beziehung). Fischer, Frankfurt 1984

Brady, I. P.: Brevetal-relation treatment of frigidity. Behav. Res. Ther. 4, 1966 (S. 171–177)

Bräutigam, W.: Die ärztlichen Gesichtspunkte zu den sexuellen Perversionen.

Historischer Rückblick und Ausblick auf die gegenwärtige Forschung. In Giese, H.: Psychopathologie der Sexualität. Enke, Stuttgart 1960 (S. 471–515)

Bräutigam, W.: Einflüsse auf die Geschlechtszugehörigkeit des Menschen. Internist 5 (1964) 171

Bräutigam, W.: Indikation und Prognose analytisch nicht behandelbarer Krankheitsbilder (Kontaktpsychotherapie bei 12 Sexualdelinquenten). Z. Psychother. med. Psychol. 16 (1966) 105

Bräutigam, W.: Formen der Homosexualität, Enke, Stuttgart 1967

Bräutigam, W.: Die sexuellen Verirrungen. In Kisker, K. P., J.-E. Meyer, M. Müller, E. Strömgren: Psychiatrie der Gegenwart, 2. Aufl., Bd. II/1. Springer, Berlin 1972

Bräutigam, W.: Sexuelle Normen und Abweichungen: Konflikte, gesellschaftlicher Wandel und medizinische Sicht. In: Sexualität, Vorträge im Wintersemester 1986/87. Studium generale, Universität Heidelberg. Heidelberger Verlagsanstalt, Heidelberg 1987/88 (S. 74–85)

Brindley, C. S.: Cavernosal alpha-blockade. Brit. J. Psychiat. 143 (1983) 332–337

Buddeberg, C., J. Merz: Sexuelle Probleme in der Allgemeinpraxis. Schweiz. Rdsch. Med. Prax. 70 (1981) 2129–2135

Buddeberg, C.: Sexualberatung, 2. Aufl. Enke, Stuttgart 1987

Buddeberg, C., J. Willi, M. Sieber, H. J. Furrer: 10 Jahre Sexualmedizin am Universitätsspital Zürich. Schweiz. Ärzteztg 69 (1988) 388–394

Bulpitt, C. J., C. T. Dollery, S. Carne: Change in symptoms of hypertensive patients after referral to hospital clinics. Brit. Heart J. 38 (1976) 121–128

Bürger-Prinz, H., H. Giese: Psychopathologie der Sexualität. In Giese, H.: Die Sexualität des Menschen. Enke, Stuttgart 1971

Caird, W., J. P. Wincze: Sex Therapy. A Behavioral Approach. Harper & Row, New York 1977

Cauldwell, D. C.: Psychopathia transsexualis. Sexology 16 (1949) 274–280

Ce Cecco, J. P.: Splash and clash in Amsterdam. Z. Sexualforsch. 1 (1988) 146–153

Chesser, E.: The Sexual Marital and Family Relationship of the English Woman. London 1956

Clement, U.: Sexual unresponsiveness and orgasmic dysfunctions. An empirical comparison. J. Sex marital Ther. 6 (1980) 274–281

Clement, U.: Männergruppen – Frauengruppen. Zur therapeutischen Relevanz eines großen Unterschiedes. Sexualmedizin 14 (1985) 504–511

Clement, U.: Sexualität im sozialen Wandel. Enke, Stuttgart 1986a

Clement, U.: Paardynamik von sexuellen Funktionsstörungen. Vortrag auf der 2. Fortbildungstagung der Ärztekammer Tirol: Psychotherapie und Sexualmedizin, Igls bei Innsbruck, 24./25. 5. 1986 (b)

Clement, U., G. Schmidt: The outcome of couple therapy for sexual dysfunctions using three different formats. J. Sex marital. Ther. 9 (1983) 67–78

Coates, T. J., S. F. Morin, L. McKusick: Behavioral consequences of AIDS antibody testing among gay men. J. Amer. med. Ass. 258 (1987) 1889

Collins, G. F., B. N. Kinder: Adjustment following surgical implantation of a penile prothesis: A critical overview. J. Sex. Mental Ther. 10, 1984 (S. 255–271)

Cooper, A. J.: A case of fetischism and impotence treated by behavior therapy. Br. J. Psychiatry 109, 1963 (S. 649–652)

Cooper, A. J.: An innovation in the "behavioral" treatment of a case of nonconsummation due to vaginism. Br. J. Psychiatry 115, 1969 (S. 721–722)

Crowe, M. J., P. Gillan, S. Golombok: Form and content in the conjoint treatment of sexual dysfunction: A controlled study. Behav. Res. Ther. 19 (1981) 47–54

Dannecker, M.: Der Homosexuelle und die Homosexualität. Syndikat, Frankfurt 1986

Dannecker, M., R. Reiche: Der gewöhnliche Homosexuelle. Fischer, Frankfurt 1974

Davenport, C. W.: A follow-up study of 10 feminine boys. Arch. sex. Behav. 15/6 (1986) 511–517

Degenhardt, A.: Geschlechtstypisches Verhalten über die Lebensspanne. In Degenhardt, A., H. M. Trautner: Geschlechtstypisches Verhalten (Mann und Frau) in psychologischer Sicht. Beck, München 1979

Degkwitz, R.: Offener Brief. Spektrum Psychiat. Nervenheilk. 17 (1988) 1

Désirat, K.: Die transsexuelle Frau. Enke, Stuttgart 1985
Deutsch, H.: Psychologie der Frau. Huber, Bern 1954
Deutsch, H.: Frigidity in women. In: Neuroses and charactertypes. Clinical psychoanalytic studies. International Universities Press, New York 1965 (pp. 358–362)
Diagnostisches und statistisches Manual psychischer Störungen: DSM III. American Psychiatric Association/Beltz, Weinheim 1984
Dörner, G.: Hormones and sexual differentiation of the brain. In: Sex-Hormones and Behaviour. Ciba Foundation Symposium 62 (new series). Excerpta Medica, Amsterdam 1979 (pp. 81–101)
Dörner, G., et al.: A neuroendocrine predisposition for homosexuality in men. Arch. sex. Behav. 4 (1975a) 1–8
Dörner, G., F. Götz, W. Rohde: On the evocability of a positive oestrogen feedback action on LH secretion in female and male rats. Endokrinologie 66 (1975b) 369–372
Dörner, G., W. Rohde, K. Seidel, W. Haas, G. G. Schott: On the evocability of a positive oestrogen feedback action on LH secretion in transsexual men and women. Endokrinologie 67 (1976) 20–25
Ehrhardt, H.: Prinzipien der psychosexuellen Differenzierung. In: Bischof, H. und H. Preuschoft: Geschlechtsunterschiede. Entstehung und Entwicklung. Mann und Frau in biologischer Sicht. München 1980
Ehrhardt, A. A., R. Epstein, J. Money: Fetal androgenes and female gender identity in the earlytreated androgenital syndrome. Johns Hopk. med. J. 122, 1968 (S. 160)
Ehrhardt, A. A., H. F. L. Meyer-Bahlburg: Psychosexual development: An examination of the role of prenatal hormones. In: Sex, Hormones and Behaviour. Ciba Foundation Symposium 62 (new series). Excerpta Medica, Amsterdam 1979 (pp. 41–50)
Ehrhardt, A. A., H. F. L. Meyer-Bahlburg, L. R. Rosen, J. F. Feldmann, N. P. Veridiano, I. Zimmermann, B. S. McEwen: Sexual orientation after prenatal exposure to oestrogens. Arch. sex. Behav. 14 (1985) 57–77
Eicher, W.: Die sexuelle Erlebnisfähigkeit und die Sexualstörungen der Frau. Fischer, Stuttgart 1975
Eicher, W.: Transsexualismus. Fischer, Stuttgart 1984
Ellenberg, M.: Sexual aspects of the female diabetic. Mt Sinai J. Med. 44 (1977) 495–500
Erichsen, F.: Schizophrenie und Sexualität. Huber, Stuttgart 1975
Erikson, E. H.: Kindheit und Gesellschaft. Klett, Stuttgart 1971
Ernst, C., N. von Luckner: Stellt die Frühkindheit die Weichen? Enke, Stuttgart 1985
Ernst, C.: Psychosocial aspects of artificial precreation. In: Veröffentlichungen des Schweizerischen Instituts für Rechtsvergleichung. Lausanner Kolloquium vom 29. und 30. November 1985. Schulthess, Zürich 1986
Ersner-Hershfield, R., S. Kopel: Group treatment of preorgasmic women. Evaluation of partner involvement and spacing of sessions. J. consult. clin. Psychol. 47 (1979) 750–759
Fahrner, E. M.: Psychologische Behandlung von Sexualstörungen bei männlichen Alkoholabhängigen. Röttger, München 1985
Fahrner, E. M., G. Kockott, G. Buran: Die psychosoziale Integration operierter Transsexueller. Nervenarzt 58 (1987) 340–346
Fenichel, O.: Perversionen, Psychosen, Charakterstörungen. Int. Psychoanal. Verlag Wien 1931
Fenichel, O.: The psychoanalytic theory of neurosis. Norton, New York 1945
Ferenczi, S.: Zur Nosologie der männlichen Homosexualität. In Ferenczi, S.: Bausteine zur Psychoanalyse I. Huber, Bern 1964a (S. 152)
Ferenczi, S.: Sprachverwirrung zwischen den Erwachsenen und dem Kind (1932) (Die Sprache der Zärtlichkeit und der Leidenschaft). In Ferenczi, S.: Bausteine zur Psychoanalyse III. Huber, Bern 1964b (S. 511–525)
Fett, H.: Einfluß von Sexualhormonen auf Sexual- und Sozialverhalten von Primaten. In: N. Bischof u. H. Preuchoft: Geschlechtsunterschiede. Entstehung und Entwicklung. Mann und Frau in biologischer Sicht. München 1980
Finkelhor, D.: Sexually Victimized Children. Free Press, New York 1978
Fleck, L.: Die Beurteilung der orgastischen Kapazität der Frau und ihre Störungen aus psychoanalytischer Sicht. Psyche 23 (1969) 58–74

Fordney-Settlage, D. S.: Heterosexual dysfunction: Evaluation and treatment procedures. Arch. sex. Behav. 4 (1975) 367–387

Foucault, M.: Sexualität und Wahrheit. Suhrkamp, Frankfurt 1986

Fox, R., N. Odaka, B. E. Polk: Effects of learning HTLV III/LAV antibody status on subsequent sexualactivity. Data presented at the Int. Conf. on AIDS, Paris, June 23–25, 1986

Frenken, J.: Afkeer van seksualiteit. Van Loghum Slaterus, Denventer 1976

Freud, S.: Gesammelte Werke. Imago, London 1941

Frick, V.: Frigidität und Anorgasmie. Sexualmedizin 58, 1973

Frick-Bruder, V.: Gesunder und krankhafter Kinderwunsch. Schlesw.-Holstein. Ärztebl. (1985) 639–642

Friedman, L. J.: Virgin Wives: A Study of Unconsummated Marriages. Tavistock, London 1962

Friedman, D. E.: The treatment of impotence by brietal-relaxation therapy. Behab. Res. Ther. 6, 1968 (S. 257–261)

Frische, M.: Behandlung und Begutachtung der Transsexualität. Lebensversicher.-Med. 9 (1981) 165–168

Fritz, U., A. von Streit: Über weibliche Homosexualität und ihre wissenschaftliche Untersuchung. In Sigusch, V.: Sexualität und Medizin. Kiepenheuer & Witsch, Köln 1979 (S. 315–342)

Gagnon, J. H., W. Simon: Sexual Conduct: The Social Sources of Human Sexuality. Aldridge, Chicago 1973

Garde, K., I. Lunde: Female sexual behaviour. A study in a random sample of 40 year old women. Maturitas 2 (1980a) 225–240

Garfield, A. H., J. F. McBreasty, M. Dichter: "A case of impotence successfully treated with desensitization combined with in vivo operant training and thought substitution." In: Rubin, R., C. M. Frank (ed.): Advancer in behavoir therapy. Academic Press, New York, 1968 (S. 97–103).

Gath, D.: Psychiatric aspects of hysterectomy. In Robins, L., P. Clayton, J. Wing: The Social Consequences of Psychiatric Illness. Brunne/Mazel, New York 1980

Gebhard, P. H., J. H. Gagnon, W. B. Pomeroy, C. V. Christenson: Sex Offenders. Harper & Row, New York 1965

Gebhard, P. H.: Factors in marital orgasm. J. Soc. Iss. 22/2 (1966) 88–95

Gebhard, P. H., A. B. Johnson: The Kinsey Data: Marginal Tabulations of the 1938–1963 Interviewers Conduced by the Institute for Sex Research. Saunders, Philadelphia 1979

von Gebsattel, V. E.: Geschlechtsleib und Geschlechtstrieb. In: Prolegomena einer medizinischen Anthropologie. Springer, Berlin 1954

Gee, W. F., J. W. McRoberts, J. O. Raney, J. S. Ansell: The impotent patient: Surgical treatment with penile prothesis and psychiatric evaluation. J. Urol. 111 (1974) 41–43

Genet, J.: Pompes funèbres (Das Totenfest). Merlin, Hamburg 1966

Gerstenberger, G. L., D. Osborne, W. L. Furlow: Inflatable penile prothesis: Follow-up study of patient-partner satisfaction. J. Urol. 14 (1978) 583–587

Giaretto, H., A. Giaretto, S. Sgroi: Coordinated community treatment of Incest. In Groth, A. N., L. L. Holmstrom, S. M. Sgroi: Sexual Adult of Children and Adolescents. Heath, Lexington 1978

Giese, H.: Der homosexuelle Mann in der Welt. Enke, Stuttgart 1958

Giese, H.: Abnormes und perverses Verhalten. In Giese, H.: Psychopathologie der Sexualität. Enke, Stuttgart 1962 (S. 310–470)

Giese, H., G. Schmidt: Studentensexualität. Rowohlt, Hamburg 1968

Goedert, J. J., R. J. Biggar, S. H. Weiss, et al.: Three-year incidence of AIDS in five cohorts of HTLV-III-infected risk group members. Science 231 (1986) 992–995

Görres, A.: Kennt die Religion den Menschen? Pieper, München 1983 (S. 111)

Goffman, E.: Stigma. Über Techniken der Bewältigung beschädigter Identität. Suhrkamp, Frankfurt 1975

Goldschmidt, O., C. de Boor: Psychoanalytische Untersuchung funktionell steriler Ehepaare. Psyche 30 (1976) 899–923

Gooren, L.: The neuroendocrine response of luteinizing hormon to estrogen administration in heterosexual, homosexual and transsexual subjects. J. clin. Endocrinol. 63 (1986) 583–588

Gooren, L.: Biomedizinische Theorien zur Entstehung der Homosexualität: Eine Kritik. Z. Sexualforsch. 1 (1988) 132–145

Goudsmit, W.: Psychotherapie bei Delinquenten. Psyche 17 (1963/64) 664

Goudsmit, W., J. W. Reicher: Sozialtherapie schwerstgestörter Delinquenten auf psychoanalytischer Grundlage. In Sigusch, V.: Therapie sexueller Störungen. Thieme, Stuttgart 1980 (S. 247–265)

Graumann, C. F.: Rückkehr des Eros in die Sexualität? In: Sexualität. Vorträge im Wintersemester 1986/87, Studium generale, Universität Heidelberg. Heidelberger Verlagsanstalt 1987/88 (S. 7–16)

Green, R.: Sex-dimorphic behaviour development in the human: prenatal hormone administration and postnatal socialization. In: Sex-Hormones and Behaviour. Ciba Foundation Symposium 62 (new series). Excerpta Medica, Amsterdam 1979 (pp. 59–68)

Green, R.: The „Sissy Boy Syndrome" and the Development of Homosexuality. Yale University Press, New Haven 1987

Grünewald, U.: Auswirkungen der Neufassung des § 218 StGB (Erste Ergebnisse einer empirischen Untersuchung an 941 ratsuchenden Frauen). In Sigusch, V.: Sexualität und Medizin. Kiepenheuer & Witsch, Köln 1979

Harlow, H. F., M. Harlow: Reifungsfaktoren im sozialen Verhalten. Psyche 21 (1967) 193

Hastings, D. W.: Common sexual dysfunctions: I. Impotence, II. Ejaculatio praecox, III. Lack of female response. Psychiat. Ann. (1971) 10–31

Hauch, M.: Ist sexuelle Gewalt therapierbar? Vortrag: Kampagne gegen sexuelle Gewalt der Komitees für Grundrechte und Demokratie, Köln 13. 3. 1987

Hauri, D.: Das Leben nach der Prostataektomie. Urol. int. 37 (1982) 271–276

Heim, N.: Castration in treatment of sex offenders. Result of a pilot-study. In: Proceedings of German Conference on Treatment Possibilities for Sex Offenders, Eppingen. Justizministerium Baden-Württemberg, Stuttgart 1978

Heim, N.: Die Kastration und ihre Folgen bei Sexualstraftätern. Schwartz, Göttingen 1980

Heni, F.: Das Hypophysen-Nebennierenrindensystem. In Klinik der Gegenwart, Bd. IV. Urban & Schwarzenberg, München, Stand Juli 1985 (S. 215–274)

Herman, J. L.: Father-Daughter-Incest. In Ochberg, M.: Post-Traumatic Therapy and Victims of Violence. Brunner/Mazel Psychosocial Stress Series, New York 1988

Heston, L. L., J. Shields: Homosexuality in Twins. Arch. gen. Psychiat. 18 (1968) 149–160

Hirsch, M.: Realer Inzest. Psychodynamik des sexuellen Mißbrauchs in der Familie. Springer, Berlin 1987

Hirschfeld, M.: Die Transvestiten. Pulvermacher, Berlin 1910

Hirschfeld, M.: Sexualpathologie, 2. Teil. Marcus & Weber, Bonn 1918

Hirschfeld, M.: Geschlechtsanomalien und Perversionen. Akademische Verlagsgesellschaft, Frankfurt 1953

Hoenig, J.: The management of transsexualism. Canad. psychiat. Ass. J. 19 (1974) 1–5

Hoenig, J., E. Duggan: Sexual and other abnormalities in the family of a transsexual. Psychiat. clin. 7 (1974) 334–346

Hunt, D. D., J. G. Hampson: Follow-up of 17 biologic male transsexuals after sex reassignment surgery. Amer. J. Psychiat. 137 (1980) 432–438

Hunt, M.: Sexual Behavior in the 1970s. Playboy, Chicago 1974

Jackson, P.: Sexual adjustment to hysterectomy and the benefits of a pamphlet for patients. N. Z. med. J. 90 (1979) 471–472

Jaffe, H. W., W. W. Darrow, D. F. Echenberg, et al.: The acquired immunodeficiency syndrome in a cohort of homosexual men. Ann. intern. Med. 103 (1985) 210–214

Jäger, H., E. Schorsch: Sexualwissenschaft und Strafrecht. Enke, Stuttgart 1987

Janssen, P. L.: Zum transsexuellen Symptom in einem Partnerarrangement – Nur ein Fall? Psychother. Psychosom. med. Psychol. 34 (1984) 76–80

Jensen, S. B.: Sexual customs and dysfunction in alcoholics: Part II. Brit. J. sex. Med. 6 (1979) 30–34

Jensen, S. B.: Diabetic sexual function: a comparative study of 160 insulin treated diabetic men and women and an age-matched control-group. Arch. sex. Behav. 10 (1981) 493–504

Jizuka, R., Y. Sawada, et al.: The physical and mental development of children born following artificial insemination. Int. J. Fertil. 13 (1968) 24–32

Johnson, J.: "Prognosis of disorder of sexualpotency in the male." J. Psychosom. Res. 9, 1965 (S. 195–200)

Johnson, W. T., J. D. Delamater: Response effects in sex surveys. Publ. Opin. Quart. 4 (1976) 165–181

Jonas, U.: Five years' experience with the silicone-silver penile prosthesis: improvements and new developments. Wld. J. Urol. 1 (1983) 251–256

Jüdes, U.: In-vitro-Fertilisation und Embryotransfer. Wissenschaftliche Verlagsgesellschaft, Stuttgart 1983

Junge, A.: Behandlungsverlauf und Katamnese von operierten weiblichen Transsexuellen. Diss., Hamburg 1986

Kahn, E.: Sexualpsychopathen. In: Handbuch d. Geisteskrankheiten V, 1. Springer Berlin 1928

Kallmann, F. J.: Comperative twin study on the genetic aspects of male homosexuality. J. nerv. ment. Dis. 115 (1952) 283

Kaplan, H. S.: The new sex therapy: Active treatment of sexual dysfunctions. Brunner/Mazel, New York 1974a

Kaplan, H. S.: The classification of the female sexual dysfunctions. J. Sex marital Ther. 1 (1974b) 124–138

Kaplan, H. S.: Hyperactive sexual desire. J. Sex. marital Ther. 3 (1977) 3–9

Kaplan, H. S.: Sexualaversion, sexuelle Phobien und Paniksyndrome. Enke, Stuttgart 1988

Kaufmann, J. J., R. J. Boxer, B. Boxer, M. C. Quinn: Physical and psychological results of penile prostheses: A statistical survey. J. Urol. 126 (1981) 173–175

Kavemann, B., I. Lohstöter: Väter als Täter. Sexuelle Gewalt gegen Mädchen. Rowohlt, Reinbek bei Hamburg 1984

Keupp, H.: Der Krankheitsmythos in der Psychopathologie. Urban & Schwarzenberg, München 1972

Khan, M. M. R.: Entfremdung bei Perversionen. Suhrkamp, Frankfurt 1983

Kinsey, A. C., W. B. Pomeroy, C. E. Martin: Sexual Behavior in the Human Male. Saunders, Philadelphia 1948 (dtsch. Ausg.: Das sexuelle Verhalten des Mannes. Fischer, Frankfurt 1964a)

Kinsey, A. C., W. B. Pomeroy, C. E. Martin, P. H. Gebhard: Sexual Behavior in the human Female. Saunders, Philadelphia 1953 (dtsch. Ausg.: Das sexuelle Verhalten der Frau. Fischer, Frankfurt 1964b)

Kockott, G., F. Dittmar, L. Nusselt: Ergebnisse einer Untersuchung zur systematischen Desensibilisierung von Erektionsstörungen. In Sigusch, V.: Therapie sexueller Störungen. Thieme, Stuttgart 1975 (S. 41–53)

Kolodny, R. C.: Sexual dysfunction in diabetic females. Diabetes 20 (1971) 557–559

Kolodny, R. C., W. H. Masters, V. E. Johnson: Textbook of Sexual Medicine. Little, Brown, Boston 1979

Koselleck, R.: Historik und Hermeneutik. In Koselleck, R., H.-G. Gadamer: Hermeneutik und Historik. Sitzungsberichte der Heidelberger Akademie der Wissenschaften 1987/1. Winter, Heidelberg 1987 (S. 9–28)

Krafft-Ebing, R.: Psychopathia sexualis. Enke, Stuttgart 1886

Kramarsky-Binkhorst, S.: Female partner reception of Small-Carrion implants. Z. Urol. 12 (1978) 545–548

Kraus, A.: Transvestitismus und Psychose. Nervenarzt 42, 1971 (S. 623)

Kröhn, W.: Untersuchung zum Vaterdefizit bei 50 Homosexuellen. Diss. Heidelberg 1979

Kröhn, W., H. Bertermann, H. Wand, R. Wille: Nachuntersuchung bei operierten Transsexuellen. Nervenarzt 52 (1981) 26–31

Krüll, M.: Freud und sein Vater. Beck, München 1979

Kummer, H.: Geschlechtsspezifisches Verhalten von Tierprimaten. In Bischof, N., H. Preuschoft: Geschlechtsunterschiede – Entstehung und Entwicklung (Mann und Frau in biologischer Sicht). Beck, München 1980

Kunz, H.: Zur Theorie der Perversionen. Schweiz. Mschr. Psychiat. Neurol. 105 (1942)

Kunz, H.: Zur Frage nach dem Wesen der Norm. Psyche 8 (1954/55) 241–321

Lamarck, J. B.: zit. nach Bischof 1985

Landis, J.: Experiences of 500 children with adult sexual deviation. Psychiat. Quart., Suppl. 30 (1956) 91–109

Langelüddeke, A.: Die Entmannung von Sittlichkeitsverbrechern. De Gruyter, Berlin 1963

Langer, D.: Der Transsexuelle: Eine Herausforderung für Kooperation zwischen psychologischer und chirurgischer Medizin. Fortschr. Neurol. Psychiat. 53 (1985) 67–84

Lasègue, C. R.: Les exhibitionistes. Presse Medicale, Paris 1877

Leiblum, S. R., R. Ersner-Hershfield: Sex-

ual enhancement groups for dysfunctional women: An evaluation. J. Sex marital Ther. 312 (1977) 139–152
Lemere, F., J. W. Smith: Alcohol-induced sexual impotence. Amer. J. Psychiat. 130 (1973) 212–213
Lévi-Strauss, C.: Strukturale Anthropologie. Suhrkamp, Frankfurt 1967
Libby, R. W., L. Gray, M. White: A test and reformation of reference group and role correlates of premarital sexual permissiveness theory. J. Marr. Fam. 30 (1978) 79–92
Lindemalm, G., D. Körlin, N. Uddenberg: Long-term follow-up of „sex-change“ in 13 male-to-female transsexuals. Arch. sex. Behav. 15 (1986) 187–209
Lobitz, W. C., E. L. Baker: Group treatment of single males with erective dysfunction. Arch. Sex. Behav. 8, 1979 (S. 127–138)
Lobitz, W. C., J. LoPiccolo: New methods in the behavioral treatment of sexual dysfunction. J. Behav. Ther. exp. Psychiat. 3 (1972) 265–271
LoPiccolo, J., W. C. Lobitz: The role of masturbation in the treatment of orgasmic dysfunction. Arch. sex. Behav. 2 (1972) 163–171
Lorenz, K.: Die angeborenen Formen möglicher Erfahrung. Z. Tierpsychol. 5 (1943) 235
Lossagk, H.: Untersuchungen über Ursachen und Häufigkeit des homosexuellen Themas in der schizophrenen Psychose. Diss., Heidelberg 1965
Lothstein, L. M.: Psychodynamics and sociodynamics of gender dysphoric states. Amer. J. Psychother. 33/2 (1979) 214–238
Lymberopoulos, S.: Einleitung. In Bähren, W., J. E. Altwein: Impotenz. Thieme, Stuttgart 1988 (S. 1)
McCulloch, D. K., I. W. Campbell, F. C. Wu, R. J. Prescott, B. F. Clarke: The prevalence of diabetic impotence. Diabetologia 18 (1980) 279–283
McDougall, J.: Plädoyer für eine gewisse Anormalität. Suhrkamp, Frankfurt 1985
McKee, E. A., H. B. Robock, M. H. Hollander: Transsexualism in two male triplets. Amer. J. Psychiat. 133 (1976) 334–337
Maisch, H.: Inzest. Rowohlt, Hamburg 1968
Maisch, H.: Familiäre Sexualdelinquenz – die neue Emotionalisierung eines alten Dramas. In Jäger, H., E. Schorsch: Sexualwissenschaft und Strafrecht. Enke, Stuttgart 1987
Malcolm, J.: Vater, lieber Vater . . . Ullstein, Frankfurt 1986
Marcuse, H.: Der eindimensionale Mensch. Neuwied 1970
Marquit, C.: Der Täter, Persönlichkeitsstruktur und Behandlung. In Backe. L., N. Leick, J. Merrick, N. Michelsen: Sexueller Mißbrauch von Kindern in Familien. Deutscher Ärzteverlag, Köln 1986
Martin, A.: Streß und Sterilität. Ein Beitrag zur emotionalen Belastung von Paaren mit Kinderwunsch. Diss., Heidelberg 1988
Massing, A., I. Weber: Lust und Leid (Sexualität im Alltag und alltägliche Sexualität). Springer, Berlin 1987
Masson, J. M.: Was hat man Dir, Du armes Kind, getan? (Sigmund Freuds Unterdrückung der Verführungstheorie). Rowohlt, Reinbek 1984
Masters, W. H., V. E. Johnson: Human Sexual Inadequacy. Little, Brown, Boston 1966 (Dtsch. Ausg.: Impotenz und Anorgasmie. Goverts, Krüger, Stahlberg, Frankfurt 1970)
Masters, W. H., V. E. Johnson: Anorgasmie und Impotenz. Goverts, Krüger, Stahlberg, Frankfurt 1973
Mead, M.: Mann und Weib. Biance, Konstanz 1955
Mears, E.: Sexual problem clinics: An assessment of the work of 26 doctors trained by the Institute of Psychosexual Medicine. Publ. Hlth (Lond.) 92 (1978) 218–223
Mendelsohn, J. H., N. K. Mello: Behavioral and biochemical interrelations in alcoholism. Ann. Rev. Med. 27 (1976) 321–333
Merz, M.: Unerwünschte Schwangerschaft und Schwangerschaftsabbruch in der Adoleszenz. Huber, Berlin 1979
Mills, K. H., P. R. Kilmann: Group treatment of sexual dysfunctions. A methodological review of the outcome literature. J. Sex marital Ther. 8 (1982) 259–296
Mitscherlich-Nielsen, M.: Psychoanalyse und weibliche Sexualität. Psyche 29 (1975) 769–788
Money, J.: Psychosexual development and absence of homosexuality in males with precocious puberty: a review of 18 cases. J. nerv. ment. Dis. 148 (1969) 111–123

Money, J.: Homosexuell, bisexuell, heterosexuell. Z. Sexualforsch. 1 (1988) 123–131

Money, J., A. A. Ehrhardt: Man and women, boy and girl. Differentation and dismorphism of gender identity from conception to maturity. John Hopkins University Press, Baltimore 1972 (Dtsch.: Männlich-weiblich. Rowohlt, Reinbek 1975)

Money, J., E. Pollitt: Cytogenetic and psychosexual ambiguity. Klinefelter's syndrome and transvestism compared. Arch. gen. Psychiat. 11 (1964) 589–595

Money, J., M. Schwartz: Dating, romantic and non-romantic friendship, and sexuality in 17 early-treated adrenogenital females, aged 16–25. In Lee, P. A., L. P. Plotnick, A. A. Kowarski, C. J. Migeon: Congenital Adrenal Hyperplasia. University Park Press, Baltimore 1977

Money, J., R. Yankowitz: The sympathetic inhibiting effect of the drug Ismelin on human male eroticism, with a note on Melleril. J. sex. Res. 3 (1967) 69–70

Money, J., M. Schwartz, V. G. Lewis: Adult erotosexual status and fetal hormonal masculinization and demasculinization: 46, XX congenital virilizing adrenal hyperplasia and 46, XY androgen insentivity syndrome compared. Psychoneuroendocrinology 9 (1984) 405–410

Morgenthaler, F.: Die Stellung der Perversionen in Metapsychologie und Technik. Psyche 28 (1974) 1077–1098

Morgenthaler, F.: Homosexualität, Heterosexualität, Perversion. Qumran, Frankfurt 1984a

Morgenthaler, F.: Die unneurotische Entwicklung zur Homosexualität. In Morgenthaler, F.: Homosexualität – Heterosexualität – Perversion. Qumran, Frankfurt 1984b

Moser, T.: Jugendkriminalität und Gesellschaftsstruktur. Suhrkamp, Frankfurt 1972

Nijs, P.: Psychosomatische Aspekte der oralen Antikonzeption. Beitr. Sexualforsch. 50 (1972)

Ochberg, F. M.: Post-traumatic therapy and victims of violence. Psychosocial Stress Series Nr. 11. Brunner/Mazel, New York 1988

Otto, H. A.: Marriage and family enrichment programs in North America – Report and analysis. Family Coordinator 24, 1975 (S. 137–142)

von Paczensky, S.: Verschwiegene Liebe (Lesbische Frauen in unserer Gesellschaft). Rowohlt, Reinbek 1984

Paeslack, V.: Sexualität und körperliche Behinderung. Schindele, Neuburgweiher-Karlsruhe 1983

Paeslack, V.: Sexualität der querschnittgelähmten Frau. In Stöhrer, M., H. Palmtag, H. Madersbacher: Blasenlähmung. Thieme, Stuttgart 1984 (S. 164–176)

Parin, P.: Psychoanalytische Bemerkungen zur Homosexualität. Schweiz. Rundschr. Med. 50, 1961 (S. 1276)

Parin, P.: Zur psychoanalytischen Theorie der sexuellen Perversionen. In: Excerpta Medica International Congress Series 150 (1979)

Parin, P.: Die Verflüchtigung des Sexuellen in der Psychoanalyse. In: F. Pfäfflin, E. Schorsch (Hrsg.): Sexualpolitische Kontroversen. Enke, Stuttgart 1987 (S. 11–17)

Pauly, J. B.: The current status of the change of sex operation. J. nerv. ment. Dis. 147 (1968) 460–471

Pauly, J. B.: Female transsexualism, Part I and II. Arch. sex. Behav. 3 (1974) 487–507 and 509–526

Pauly, J. B.: Outcome of sex reassignment surgery for transsexuals. Austr. N. Z. J. Psychiat. 15 (1981) 45–51

Person, E., L. Ovesey: The transsexual syndrome in males: I. Primary transsexualism. Amer. J. Psychother. 28 (1974a) 4–20

Person, E., L. Ovesey: The transsexual syndrome in males: II. Secondary transsexualism. Amer. J. Psychother. 28 (1974b) 174–183

Petersen, P., L. Casparis: Psychiatrische Untersuchungen bei oralen Kontrazeptiva. Praxis 58 (1969) 267

Petri, H.: Analytische Kurztherapie bei sexuellen Perversionen. In Sigusch, V.: Therapie sexueller Störungen, 2. Aufl. Thieme, Stuttgart 1980 (S. 187–219)

Pfäffl, W.: Medizinische Grundlagen. In Jäger, H.: AIDS. Psychosoziale Betreuung von AIDS- und AIDS-Vorfeldpatienten. Thieme, Stuttgart 1987 (S. 19–44)

Pfäfflin, F.: Probleme der psychotherapeutischen Behandlung transsexueller Patienten. Psychother. Psychosom. med. Psychol. 33 (1983) 89–92

Pfäfflin, F.: Fünf Jahre Transsexuellengesetz – eine Zwischenbilanz. In Jäger, H.,

E. Schorsch: Sexualwissenschaft und Strafrecht. Enke, Stuttgart 1987 (S. 147–155)

Pfäfflin, F., U. Clement: Sexualstörungen. In: U. Baumann, H. Berbolk, G. Seidenstücker (Hrsg.): Klinische Psychologie – Trends in Forschung und Praxis. Huber, Bern 1981 (S. 287–307)

Pingel, R., W. Trautvetter: Homosexuelle Partnerschaften, eine empirische Untersuchung. Rosa Winkel, Berlin 1987

Ploeger, A., R. Flamm: Synopsis des Transvestitismus und Transsexualismus. Fortschr. Neurol. Psychiat. 44 (1976) 493–555

Pocs, O., A. G. Godow: zit. nach G. Arentewicz, G. Schmidt 1980

Porst, H.: Erektive Impotenz. Enke, Stuttgart 1987

Price, S. C., A. G. Heinrich, J. S. Golden: Structured group treatment of couples experiencing sexual dysfunctions. J. Sex. Marital. Ther. 6, 1980 (S. 247–257)

Rainwater, L.: Family Design. Marital Sexuality, Family Size and Contraception. Chicago 1965

Rapaport, D.: Struktur der psychoanalytischen Theorie. Klett, Stuttgart 1959

Redfield, R. R., I. C. Wright, E. C. Tramont: The Walter Reed staging classification for HTLV-III/LAV infection. New Engl. J. Med. 314 (1986) 131

Reich, W.: Der masochistische Charakter. Z. Psychoanal. 18 (1932) 303

Rekers, G. A., O. J. Lovaas: Behavioral treatment of deviant sex-role behaviors in a male child. J. appl. Behav. Anal. 7 (1974) 173–190

Richter, D., M. Stauber: Psychosomatik in Gynäkologie und Geburtshilfe. In von Uexküll, Th.: Psychosomatische Medizin, 3. Aufl. Urban & Schwarzenberg, München 1986 (S. 910–945)

Richter, H. E.: Gesellschaftliche Auswirkungen von AIDS. Statement bei der Anhörung der AIDS-Enquête-Komission des Deutschen Bundestages am 29. 9. 1987

Rieber, J.: Die chirurgische Implantation von Penisprothesen bei Männern mit Erektionsstörungen. Eine kritische Bestandsaufnahme. In Sigusch, V.: Sexualität und Medizin. Kiepenheuer & Witsch, Köln 1979 (S. 177–203)

Rijnaaris, J.: Lots Töchter. Über den Vater-Tochter-Inzest. Claassen, Zürich 1988

Rosenbrock, R.: AIDS kann schneller besiegt werden. VSA, Hamburg 1986

von Rosenstiel, L.: Modelle und Determinanten generativen Verhaltens. Vortrag Studium generale, Universität Heidelberg, WS 1987/88

Ross, M. W., J. Walinder, B. Lundström, J. Thuwe: Cross-cultural approaches to transsexualism. A comparison between Sweden and Australia. Acta psychiat. scand. 63 (1981) 75–82

Rothenberg, R., M. Woelfel, R. Stoneburner, J. Milberg, R. Parker, B. Truman: Survival with the acquired immunodeficieney syndrome. Experience with 5833 cases in New York. New Engl. J. Med. 317 (1985) 1297–1302

Russel, D.: Sexual Exploration: Rape, Child Sexual Abuse, and Sexual Harrasment. Sage, Berkeley 1984

Russel, D.: The Secret Trauma: Incest in the Lives of Girls and Women. Basic Books. New York 1986

Sachs, J.: Die Behandlung von Sexualdelinquenten in Dänemark. Beitr. Sexualforsch. 34 (1965) 69

de Sade, D.: Philosophie im Boudoir. Ringe, München 1967

Sandfort, T.: Pädophile Beziehungen. Holtzmeyer, Braunschweig 1986

Schäfer, S.: Sexuelle und soziale Probleme von Lesbierinnen in der Bundesrepublik. In Schorsch, E., G. Schmidt: Kiepenheuer & Witsch, Köln 1975

Schepank, H.: Erb- und Umweltfaktoren bei Neurosen. Springer, Berlin 1974

Schiavi, R. C., B. Hogan: In Sexual problems in diabetes mellitus; psychological aspects. Diabet. Care 2 (1979) 9–17

Schiavi, R. C., A. Theilgaard, D. R. Owen, D. White: Sex chromosome anomalies, hormones and sexuality. Arch. gen. Psychiat. 45 (1988) 19–24

Schmidt, G.: Working-class and middle-class adolescents. In: J. Money, H. Musaph (eds.): Handbook of Sexology. Elsevier: Biomedical Press 1977 (S. 283–295)

Schmidt, G.: Warum die Unterscheidung von Paar- und Sexualtherapie ein puritanisches Bild vom Sexuellen befördert. Vortrag auf dem Internationalen Paartherapie-Symposium Zürich, 26.–29. 9. 1984

Schmidt, G.: Das große Der Die Das. Rowohlt, Reinbek 1988

Schmidt, G., V. Sigusch: Patterns of sexual behavior in West German workers and students. J. Sex Res. 7 (1971) 89–106

Schnabl, S.: Funktionelle Sexualstörungen. In Hesse, P. G., G. Tembrock: Sexuologie, Bd. I. Hirzel, Leipzig 1972 (S. 368–414)

Schnabl, S.: Intimverhalten – Sexualstörungen – Persönlichkeit. VEB, Berlin 1974

Schneider, H. D.: Sexualverhalten in der zweiten Lebenshälfte. Kohlhammer, Stuttgart 1980

Schneidman, B., L. McGuire: Group therapy for nonorgastic women. Two age levels, Arch. sex. Behav. 5 (1976) 239–247

Schönfeld, T.: Die Initiative des Opfers. Beitr. Sexualforsch. 33 (1965) 109

Schorsch, E.: Sexualstraftäter. Enke, Stuttgart 1971

Schorsch, E.: Sexuelle Perversionen: Ideologie, Klinik, Kritik. In Sigusch, V.: Therapie sexueller Störungen. Thieme, Stuttgart 1980 (S. 119–158)

Schorsch, E.: Die Medikalisierung der Sexualität. Z. Sexualforsch. 1 (1988) 95–112

Schorsch, E., N. Becker: Angst, Lust, Zerstörung. Sadismus als soziales und kriminelles Handeln. Zur Psychodynamik sexueller Tötungen. Rowohlt, Reinbek 1977

Schorsch, E., T. Brand, G. Schmidt, S. Spengler: Zur Versorgung von Patienten mit sexuellen Störungen. Sexualmedizin 6 (1977) 585–590

Schorsch, E., G. Galedary, A. Haag, M. Hauch, H. Lohse: Perversion als Straftat. Springer, Berlin 1985

Schultz-Hencke, H.: Lehrbuch der analytischen Psychotherapie, 2. Aufl. Thieme, Stuttgart 1970

Schutz, F.: Homosexualität und Prägung; eine experimentelle Untersuchung an Enten. Psychol. Forsch. 28 (1965) 439

Schwöbel, G.: Ein transvestitischer Mensch, die Bedeutung seiner Störungen und sein Wandel in der Psychoanalyse. Schweiz. Arch. Neurol. Psychiat. 86 (1960) 358–382

Scott, F. B., W. E. Bradley, G. W. Timm: Management of erectile impotence. Use of the inflatable prosthesis. Urology 2 (1973) 80–82

Seemanova, E.: A study of children of incestuous matings. Hum. Herid. 21 (1971) 108–128

Sharpe, R., V. Meyer: Modification of "cognitive sexual pain" by the spouse under supervision. Behav. Res. Ther. 9 (1973) 285–287

Sheldon, W. H.: The Varities of Temperament, a Psychology of Constitutional Differences. Harper, New York 1942

Sherfey, M. J.: Die Potenz der Frau. Kiepenheuer & Witsch, Köln 1974

Sigusch, V.: Sexuelle Funktionstörungen: Somatischer Anteil und somatische Behandlungsversuche. In Sigusch, V.: Therapie sexueller Störungen, 2. Aufl. Thieme, Stuttgart 1980 (S. 74–116)

Sigusch, V.: Lob des Triebes. In Dannecker, M., V. Sigusch: Sexualtheorie und Sexualpolitik. Beiträge zur Sexualforschung, Bd. 59. Enke, Stuttgart 1984

Sigusch, V., R. Reiche: Die Untersuchung und Behandlung transsexueller Patienten. In Sigusch, V.: Therapie sexueller Störungen. Thieme, Stuttgart 1980 (S. 293–326)

Simon, W., H. J. Gagnon: Sexuelle Außenseiter. Rowohlt, Reinbek 1970

Simon, F. B. und H. Stierlin: Die Sprache der Familientherapie. Klett, Stuttgart 1984

Singer, J.: The Goals of Human Sexuality. Wildwood, London 1973

Small, H. M., H. M. Carrion, J. W. Gordon: Small-Carrion penile prosthesis. New implant for management of impotence. Urology 5 (1975) 479–486

Socarides, C. W.: The desire for sexual transformation: A psychiatric evaluation of transsexualism. Amer. J. Psychiat. 125 (1969) 1419–1425

Socarides, C. W.: A psychoanalytic study of the desire for sexual transformation (‚transexualism'): The plaster-of-Paris man. Int. J. Psychoanal. 51 (1970) 341–349

Socarides, C. W.: Homosexuality. Jason Aronson, New York 1978

Sorensen, T.: A follow-up study of operated transsexual females. Acta psychiat. scand. 64 (1981) 50–64 and 486–503

Spengler, A.: Sadomasochisten und ihre Subkulturen. Campus, Frankfurt 1979

Spengler, A.: Psychische und sexuelle Störungen nach urologischen Genitaleingriffen. Urologe B. 24 (1984) 127–133

Spengler, A.: Psychische und sexuelle Störungen nach ablativen Operationen in der Gynäkologie. Gynäkologe 19 (1986) 47–52

Spitz, R.: Autorität und Onanie. Psyche 6 (1952/53) 1

Starke, K., W. Friedrich: Liebe und Sexualität bis 30. VEB Deutscher Verlag der Wissenschaften, Berlin 1984

Stauber, M.: Psychosomatik der sterilen Ehe. Grosse, Berlin 1979

Stauber, M.: Diskussionsvotum. In Bräutigam, W.: Kooperationsformen somatischer und psychosomatischer Medizin. Springer, Berlin 1988

Steege, J. F., A. Stout, C. C. Carson: Patient satisfaction in Scott and Small-Carrison penile implant recipients: A study of 52 patients. Arch. sex. Behav. 15 (5) (1986) 393–399

Stewart, T. A., S. N. Gerson: Penile prosthesis: Psychologic factors. Urology 7 (1976) 400–402

Stief, C. G., W. Böhm, W. Scherb et al.: Schwellkörper-Autoinjektions-Therapie (SKAT) – Ein neues Konzept zur Behandlung der erektiven Dysfunktion. Med. Klin. 11, 16. Rei. (1986) 375–379

Stierlin, H. et al.: Das erste Familiengespräch. Klett, Stuttgart 1974

Stoller, R. J.: Perversion. Erotische Form von Haß. Rowohlt, Reinbek 1979

Stourzh, H.: Die Anorgasmie der Frau. Beitr. Sexualforsch. 23 (1962)

Straus, E.: Geschehnis und Erlebnis, 2. Aufl. Springer, Berlin 1978

Strauß, B., J. Gross: Auswirkungen psychopharmakologischer Behandlung auf sexuelle Funktion. Fortschr. Neurol. Psychiat. 52 (1984a) 293–301

Strauß, B., J. Gross: Psychopharmakologisch bedingte Veränderungen der Sexualität – Häufigkeit und Stellenwert in der psychiatrischen Praxis. Psychiat. Prax. 11 (1984b) 49–55

Strauß, B., J. Gross: Empirische Untersuchungen zum Sexualverhalten psychiatrischer Patienten – ein Überblick. Fortschr. Neurol. Psychiat. 54 (1986) 248–258

Stürup, G. K.: Die Behandlung der Sexualkriminalität in Dänemark. In Bauer, F.: Sexualität und Verbrechen. Fischer, Frankfurt 1963

Subrini, C. P.: Treatment of impotence using penile implants: surgical, sexual and psychological follow up. In Forleo, R., W. Pasini: Medical Sexology. Elsevier/North Holland, Amsterdam 1980 (pp. 629–635)

Teevan, J. J.: Reference groups and premarital sexual behavior. J. Marr. Fam. 24 (1977) 283–291

Terman, C. M.: Correlates of orgasm adequacy in a group of 556 wives. J. Psychol. 32 (1951) 115–172

Theile, U., G. G. Wendt: Humangenetik und genetische Beratung. In: Klinik der Gegenwart, Bd. XI. Urban & Schwarzenberg, München 1986 (S. 283–356)

von Thiel, B. H., J. S. Gavaler, P. K. Eagon, R. Lester: Mechanisms of hypogonadism and feminization in alcoholic liver disease. Z. Gastroenterol. 7 (1979) 413–421

Thomä, H.: Männlicher Transvestitismus und das Verlangen nach Geschlechtsumwandlung. Psyche 1 (1957/58) 81

Thomas, K.: Sexualerziehung. Diesterweg/Thieme, Stuttgart 1969

Tross, S., J. Holland, S. Wetzler, J. J. Sidtis, R. Price, B. O. Jordan: Psychological and neuropsychological function in AIDS spectrum disorder patients. Int. Conf. AIDS, American College of Physicians, Philadelphia 1985 (S. 81)

Ulrichs, K. H.: Vier Briefe. Jb. Sex. Zwischenstr. 1 (1899) 29

Vogt, H. J.: Anorgasmie des Mannes. Sexualmedizin 3 (1974) 116–118

Wabrek, A. J., R. C. Burchell: Male sexual dysfunction associated with coronary heart disease. Arch. sex. Behav. 9 (1980) 69–75

Walczak, L., J. Schlaegel, K. Schoof-Tams: Sexualmoral Jugendlicher. Sexuelle Vorpubertät, Pubertät und frühe Adoleszenz. Sexualmedizin 4 (1975) 306–325

Wålinder, J.: Medicolegal aspects of transsexualism in Sweden. In Green, R., J. Money: Transsexualism and Sexreassignment. Johns Hopkins University Press, Baltimore 1969 (pp. 461–465)

Wålinder, J.: Incidence and sexratio of transsexualism in Sweden. Brit. J. Psychiat. 117 (1971) 119–195

Walter, K., W. Bräutigam: Transvestitismus bei Klinefelter. Schweiz. med. Wschr. 88 (1958) 357

Watzlawick, P., J. H. Weakland, R. Fisch: Lösungen. Huber, Bern 1974

Westermarck, E.: zit. nach N. Bischof 1985

Westphal, C.: Die konträre Sexualempfindung. Arch. Psychiat. 2 (1870) 73

Whalley, L. J.: Sexualadjustment of male alcoholics. Acta psychiat. scand. 58 (1978) 281–298

Wiegand, G.: Transsexuelle vor und nach der Operation – Verlaufsstudie an 47 Patienten. Diss., Heidelberg 1984

Wille, R.: Zum heutigen Stand der Kastrationsforschung. In Pohlmeier, H., E. Deutsch, H. L. Schreiber: Forensische Psychiatrie heute. Springer, Berlin 1986 (S. 189–197)

Willi, J.: Die Zweierbeziehung, Rowohlt, Reinbek 1975

Wilson, G. T.: Alcohol and human sexual behavior. Behav. Res. Ther. 15 (1977) 239–252

Winnicott, J. W.: Übergangsobjekte und Übergangsphänomene. Psyche 23 (1969) 666

Wolcott, D. L., S. Namir, I. J. Fawzy, M. S. Gottlieb, R. T. Mitsuyasu: Illness concerns, attitudes towards homosexuality and social support in gay men with AIDS. Gen. Hosp. Psychiat. 8 (1986) 395–403

Wyss, D.: Unzucht mit Kindern. Springer, Berlin 1967

Yalom, I., R. Green, N. Fisk: Prenatal exposure to female hormones – effect on psychosexual development in boys. Arch. gen. Psychiat. 28 (1973) 554–561

Zilbergeld, B.: Group treatment of sexual dysfunction in men without partners. J. Sex. marital Ther. 1 (1975) 204–214

Zimmer, D. E.: Tiefenschwindel. Rowohlt, Reinbek 1986

Zones, J. S., D. R. Beeson, D. E. Echenberg et al.: Personal and social consequences of AIDS antibody testing in a cohort of gay and bisexual men. Int. Conf. on AIDS, Paris, June 23–25, 1986

Sachverzeichnis

O

P

R

S